# Microbiologia Para leigos

Ao estudar microbiologia, é preciso saber as diferenças essenciais entre os três domínios da vida, como os cientistas nomeiam e classificam os organismos e como identificam os micro-organismos.

## AS DIFERENÇAS ENTRE BACTÉRIAS, ARQUEIAS E MICRO-ORGANISMOS EUCARIONTES

Há três domínios da vida: Bacteria (também conhecido como Eubactérias), Archaea e Eukarya. O Bacteria e o Archaea são inteiramente constituídos por micro-organismos e o Eukarya inclui plantas, animais e micro-organismos como fungos e protistas. O Bacteria e o Archaea foram agrupados e designados procariontes devido à falta de núcleo. No entanto, as arqueias estão mais intimamente relacionadas aos eucariontes do que às bactérias. Abaixo estão algumas outras grandes diferenças entres os três domínios.

|   | Bacteria | Archaea | Eukarya |
| --- | --- | --- | --- |
| Tipo celular | Procariótico | Procariótico | Eucariótico |
| Parede celular | Constituída por peptidoglicano | Não contém peptidoglicano | Em plantas e fungos é composta por polissacarídeos |
| Suscetível aos antibióticos | Sim | Não | Não |
| Primeiro aminoácido durante a síntese proteica | Formil-metionina | Metionina | Metionina |
| DNA | Principalmente nos cromossomos circulares e nos plasmídeos | Nos cromossomos circulares e nos plasmídeos | Nos cromossomos lineares e raramente nos plasmídeos |
| Histonas | Não | Sim | Sim |
| Organelas | Não | Não | Sim |
| Ribossomos | 70S | 70S | 80S |

## CLASSIFICAÇÃO MICROBIANA E SISTEMA DE NOMENCLATURA

Para manter os muitos organismos ordenados, no século XVIII, o botânico sueco Carl Linnaeus desenvolveu um sistema de nomenclatura para classificar e nomear todos esses organismos,

# Microbiologia Para leigos

incluindo as bactérias. Esse sistema categoriza utilizando os seguintes títulos, como no exemplo da bactéria *E. coli*.

- **Domínio:** Bacteria
- **Filo:** Proteobacteria
- **Classe:** Gammaproteobacteria
- **Ordem:** Enterobacteriales (A ordem sempre utiliza palavras terminadas em *–iales*.)
- **Família:** Enterobacteriaceae (A família sempre utiliza palavras terminadas em *aceae*.)
- **Gênero:** *Escherichia*
- **Espécie:** *coli*

Os organismos são identificados unicamente pelo gênero e pela espécie, os quais aparecem sempre em itálico ou sublinhados. O gênero é normalmente abreviado na primeira letra (por exemplo: *E. coli*).

## COMO OS MICRO-ORGANISMOS SÃO IDENTIFICADOS

Os micro-organismos não podem ser vistos a olho nu, então são identificados de muitas formas indiretas.

- Microscopia para identificar o formato das células ou a aparência dos esporos. As células são frequentemente coradas para evidenciar suas características e as propriedades da parede celular são usadas na classificação dos micro-organismos.

- A aparência das colônias em meios de cultura é um método amplamente utilizado para distinguir os diferentes micróbios, principalmente as bactérias.

- As diferenças na sequência de DNA podem ser usadas para identificar organismos.

- Testes bioquímicos podem ser usados para identificar os tipos de metabolismos utilizados por um micro-organismo, com base nos produtos fabricados a partir de certos substratos.

- Manual Bergey de Sistemática Bacteriológica: Usado para identificar uma bactéria com base na microscopia, capacidade de crescer em um meio específico, aparência das colônias e testes bioquímicos de metabolismo.

# Microbiologia

Para
leigos

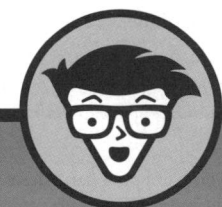

# Microbiologia
### para leigos

Jennifer C. Stearns
Julienne C. Kaiser
Michael G. Surette

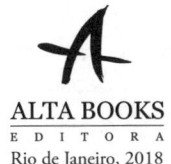

ALTA BOOKS
E D I T O R A
Rio de Janeiro, 2018

**Microbiologia Para Leigos®**
Copyright © 2018 da Starlin Alta Editora e Consultoria Eireli. ISBN: 978-85-508-0242-8

*Translated from original Microbiology For Dummies®. Copyright © 2015 by John Wiley & Sons, Inc. ISBN 978-1-118-87118-8. This translation is published and sold by permission of John Wiley & Sons, Inc., the owner of all rights to publish and sell the same. PORTUGUESE language edition published by Starlin Alta Editora e Consultoria Eireli, Copyright © 2018 by Starlin Alta Editora e Consultoria Eireli.*

Todos os direitos estão reservados e protegidos por Lei. Nenhuma parte deste livro, sem autorização prévia por escrito da editora, poderá ser reproduzida ou transmitida. A violação dos Direitos Autorais é crime estabelecido na Lei nº 9.610/98 e com punição de acordo com o artigo 184 do Código Penal.

A editora não se responsabiliza pelo conteúdo da obra, formulada exclusivamente pelo(s) autor(es).

**Marcas Registradas:** Todos os termos mencionados e reconhecidos como Marca Registrada e/ou Comercial são de responsabilidade de seus proprietários. A editora informa não estar associada a nenhum produto e/ou fornecedor apresentado no livro.

Impresso no Brasil — 2018 — Edição revisada conforme o Acordo Ortográfico da Língua Portuguesa de 2009.

**Publique seu livro com a Alta Books. Para mais informações envie um e-mail para autoria@altabooks.com.br**

**Obra disponível para venda corporativa e/ou personalizada. Para mais informações, fale com projetos@altabooks.com.br**

| | | | | |
|---|---|---|---|---|
| **Produção Editorial**<br>Editora Alta Books | **Gerência Editorial**<br>Anderson Vieira | **Produtor Editorial (Design)**<br>Aurélio Corrêa | **Marketing Editorial**<br>Silas Amaro<br>marketing@altabooks.com.br | **Vendas Atacado e Varejo**<br>Daniele Fonseca<br>Viviane Paiva<br>comercial@altabooks.com.br |
| **Produtor Editorial**<br>Thiê Alves | **Assistente Editorial**<br>Juliana de Oliveira | **Editor de Aquisição**<br>José Rugeri<br>j.rugeri@altabooks.com.br | **Ouvidoria**<br>ouvidoria@altabooks.com.br | |
| **Equipe Editorial** | Bianca Teodoro | Ian Verçosa | Illysabelle Trajano | Renan Castro |
| **Tradução**<br>Paula Rigaud | **Copidesque**<br>Wendy Campos | **Revisão Gramatical**<br>Carolina Gaio<br>Thaís Pol | **Revisão Técnica**<br>Aline Gomes<br>Doutora em biologia celular e molecular pela Fundação Oswaldo Cruz | **Diagramação**<br>Luisa Maria Gomes |

**Erratas e arquivos de apoio:** No site da editora relatamos, com a devida correção, qualquer erro encontrado em nossos livros, bem como disponibilizamos arquivos de apoio se aplicáveis à obra em questão.

Acesse o site www.altabooks.com.br e procure pelo título do livro desejado para ter acesso às erratas, aos arquivos de apoio e/ou a outros conteúdos aplicáveis à obra.

**Suporte Técnico:** A obra é comercializada na forma em que está, sem direito a suporte técnico ou orientação pessoal/exclusiva ao leitor.

A editora não se responsabiliza pela manutenção, atualização e idioma dos sites referidos pelos autores nesta obra.

---

Dados Internacionais de Catalogação na Publicação (CIP) de acordo com ISBD

S799m    Stearns, Jennifer C.
         Microbiologia para leigos / Jennifer C. Stearns, Julienne C. Kaiser, Michael G. Surette ; traduzido por Paula Rigaud. - Rio de Janeiro : Alta Books, 2018.
         384 p. : il. ; 17cm x 24cm.

         Tradução de: Microbiology For Dummies
         Inclui índice.
         ISBN: 978-85-508-0242-8

         1. Microbiologia. 2. Microorganismos. I. Kaiser, Julienne C. II. Surette, Michael G. III. Rigaud, Paula. IV. Título.

                                                         CDD 579
2018-185                                                 CDU 579

Elaborado por Odilio Hilario Moreira Junior - CRB-8/9949

---

Rua Viúva Cláudio, 291 — Bairro Industrial do Jacaré
CEP: 20.970-031 — Rio de Janeiro (RJ)
Tels.: (21) 3278-8069 / 3278-8419
www.altabooks.com.br — altabooks@altabooks.com.br
www.facebook.com/altabooks — www.instagram.com/altabooks

# Sobre os Autores

**Jennifer C. Stearns**, Dra., é pós-doutoranda no Departamento de Medicina da MacMaster University, onde, junto ao Dr. Michael Surette, expande as fronteiras da microbiologia médica todos os dias. Atualmente, pesquisa como as bactérias normalmente benignas presentes no trato respiratório, às vezes, deixam as pessoas doentes. Jennifer ficou fascinada, ainda criança, pelas imagens dos micróbios em um livro de enfermagem de sua mãe, e ansiosamente absorveu todo o conhecimento de microbiologia a que teve acesso. Percebendo seu interesse por todas as coisas do universo microscópico, seu professor de biologia do ensino médio, Sr. Tunnicliffe, emprestou-lhe uma cópia do livro *Zona Quente*, o que a transformou em uma eterna apaixonada por vírus mortais. A autora aproveitou o potencial dos micróbios para aumentar a resistência ao estresse nas plantações e aplicou os princípios da ecologia microbiana nas bactérias que vivem no trato gastrointestinal humano. Ela é constantemente inspirada com a incrível variedade de micro-organismos na natureza e em nossa vida cotidiana. Você acompanha suas considerações sobre a microbiologia do corpo humano no blog *Human Microbiome Journal Club* (conteúdo em inglês), em http://hmjournalclub.wordpress.com.

**Julienne C. Kaiser** é mestre em ciências, atualmente doutoranda no Departamento de Microbiologia e Imunologia da Western University em London, Ontário, Canadá. Ela se graduou em ciências na MacGill University, concluiu o mestrado em ciências na MacMaster University e, ao longo dos anos, estudou vários patógenos humanos, incluindo: *E. coli, Salmonella, Streptococcus* e a letal SARM (*Staphylococcus aureus*, resistente à meticilina). A autora ganhou inúmeros prêmios na divulgação de sua pesquisa em reuniões científicas e, hoje, publica seu conhecimento sobre a microbiologia no blog *The Human Microbiome Journal Club*.

**Michael G. Surette**, Dr., é atualmente membro do Departamento de Medicina e do Departamento de Bioquímica e Ciências Biomédicas da MacMaster University, onde desvenda algumas das dinâmicas interações bacterianas dentro das complexas comunidades microbianas do trato respiratório e gastrointestinal humano. Ele se graduou em bioquímica na Memorial University de Newfoundland e obteve seu doutorado, também em bioquímica, pela Western University, em Ontário, Canadá. Sua pesquisa de pós-graduação da Universidade de Princeton teve como tema a quimiotaxia bacteriana. Depois, surgiu a oportunidade de exercer um cargo no corpo docente do Departamento de Microbiologia e Doenças Infecciosas da Universidade de Calgary, onde atualmente trabalha como professor adjunto. Michael é titular da Cátedra Canadense de Pesquisa Interdisciplinar dos Microbiomas. Pertenceu ao conselho editorial de várias revistas sobre microbiologia e é membro da Sociedade Canadense dos Microbiologistas e da Sociedade Americana de Microbiologia. O autor publicou mais de 100 artigos sobre bacterial sensing (modos de comunicação bacteriana), resistência a antibióticos, genética, doenças infecciosas e métodos microbiológicos. Foi convidado para diversos seminários sobre genética bacteriana, seu comportamento, bioquímica e doenças infecciosas.

# Dedicatória

Para Ben e Lily, vocês transformam todos os meus pesadelos em sonhos.

— *Jennifer Stearns*

Para Steve, por me encorajar e ter paciência. E para os meus pais, por terem comprado meu primeiro microscópio.

— *Julienne Kaiser*

Para Matt, Ben e Carolyn, pela paciência, apoio e ótimos debates!

— *Michael Surette*

# Agradecimento dos Autores

Como este é nosso primeiríssimo livro, temos que agradecer a muitas pessoas pelo apoio técnico e moral. Agradecemos a Matt Wagner, da empresa Fresh Books, e a Lindsay Lefevere, da editora John Wiley & Sons, pela oportunidade de escrever este livro e pelo valioso incentivo ao longo do processo. Obrigado a Elizabeth Kuball por nos manter no caminho certo.

Muitas pessoas contribuíram agregando material neste livro, e estamos muito agradecidos pela colaboração.

Um agradecimento especial a toda a equipe do laboratório Surette da MacMaster University, que, todos os dias, persegue micróbios ardilosos no corpo humano (interna e externamente) e ao anônimo paciente asmático que doou as amostras que aparecem na capa do livro.

Gostaríamos de agradecer especialmente a nossa editora técnica, Laura Rossi, em cujas mãos talentosas tantos problemas desapareceram. Também gostaríamos de fazer um agradecimento às nossas famílias, pelo constante apoio e estímulo durante a composição deste livro.

# Sumário Resumido

**Introdução** ................................................................. 1

## Parte 1: Introdução à Microbiologia ........................... 5
- **CAPÍTULO 1:** Microbiologia e Você .................................................. 7
- **CAPÍTULO 2:** Microbiologia: A Ciência Jovem ............................... 11
- **CAPÍTULO 3:** Micróbios: Estão em Toda Parte e Podem Fazer Tudo ........... 21

## Parte 2: Equilibrando a Dinâmica da Vida Microbiana .... 29
- **CAPÍTULO 4:** Compreendendo a Estrutura Celular e Sua Função ........... 31
- **CAPÍTULO 5:** Entendendo o Metabolismo ........................................ 49
- **CAPÍTULO 6:** Extraindo a Essência da Genética Microbiana ................. 67
- **CAPÍTULO 7:** Medindo o Crescimento Microbiano ............................ 89

## Parte 3: Dividindo a Pluralidade Microbiana ............... 103
- **CAPÍTULO 8:** Apreciando a Ancestralidade Microbiana ..................... 105
- **CAPÍTULO 9:** Aproveitando a Energia e Fixando o Carbono ................ 121
- **CAPÍTULO 10:** Comparando a Respiração e a Fermentação ................ 139
- **CAPÍTULO 11:** Descobrindo a Variedade de Habitats ........................ 155

## Parte 4: Conhecendo os Micróbios .......................... 177
- **CAPÍTULO 12:** Conheça os Procariontes ........................................ 179
- **CAPÍTULO 13:** Diga "Olá" aos Eucariontes ...................................... 197
- **CAPÍTULO 14:** Examinando a Infinidade de Vírus ............................ 217

## Parte 5: Observando o Impacto dos Micróbios ........... 237
- **CAPÍTULO 15:** Entendendo o Comportamento dos Micróbios na Saúde e na Doença ............................................................. 239
- **CAPÍTULO 16:** Colocando os Micróbios para Trabalhar: Biotecnologia .......... 263
- **CAPÍTULO 17:** Lutando Contra as Doenças Microbianas .................... 287

## Parte 6: As Novas Fronteiras da Microbiologia ........... 301
- **CAPÍTULO 18:** Separando as Comunidades ................................... 303
- **CAPÍTULO 19:** Sintetizando a Vida ................................................ 317

## Parte 7: A Parte dos Dez ........................................ 329
- **CAPÍTULO 20:** As Dez (ou Quase) Doenças Causadas pelos Micróbios ...... 331
- **CAPÍTULO 21:** Dez Melhores Utilidades dos Micróbios ..................... 339
- **CAPÍTULO 22:** Dez Melhores Utilidades da Microbiologia .................. 345

**Índice** ................................................................. 355

# Sumário

**INTRODUÇÃO** ............................................................. 1
    Sobre Este Livro ...................................................... 1
    Penso que... .......................................................... 2
    Ícones Usados Neste Livro ............................................ 2
    Além Deste Livro ..................................................... 3
    De Lá para Cá, Daqui para Lá ......................................... 3

**PARTE 1: INTRODUÇÃO À MICROBIOLOGIA** ............................. 5

**CAPÍTULO 1: Microbiologia e Você** .................................... 7
    Por que Estudar Microbiologia? ....................................... 8
    Apresentando os Micro-organismos ................................... 8
    Desconstruindo a Microbiologia ...................................... 10

**CAPÍTULO 2: Microbiologia: A Ciência Jovem** ........................ 11
    Antes da Microbiologia: Equívocos e Superstições ................... 12
    Descobrindo os Micro-organismos .................................... 13
        Destruindo o mito da geração espontânea ..................... 13
        Aprimorando a medicina: Da cirurgia aos antibióticos e mais .. 15
        Observando a microbiologia fora do corpo humano ............. 17
    O Futuro da Microbiologia ........................................... 17
        Fronteiras impressionantes .................................. 18
        Desafios remanescentes ..................................... 19

**CAPÍTULO 3: Micróbios: Estão em Toda Parte e Podem Fazer Tudo** ........................................... 21
    Variedade de Habitats ............................................... 22
    Diversidade Metabólica .............................................. 24
        Obtendo energia ............................................. 25
        Capturando carbono .......................................... 25
        Produzindo enzimas .......................................... 25
        Metabolismo secundário ...................................... 26
    A Interseção dos Micróbios com Todos ............................... 27

## PARTE 2: EQUILIBRANDO A DINÂMICA DA VIDA MICROBIANA ... 29

### CAPÍTULO 4: Compreendendo a Estrutura Celular e Sua Função ... 31

Observando as Formas Celulares ... 32
A Vida em Escala Minúscula: O Tamanho dos Procariontes ... 33
A Célula: Uma Visão Geral ... 34
Dimensionando a Membrana Externa e as Paredes Celulares ... 35
    Examinando a membrana externa ... 35
    Explorando a parede celular ... 38
Outras Estruturas Celulares Importantes ... 42
Prevendo a Divisão Celular ... 43
Analisando os Sistemas de Transporte ... 45
    Seguindo a corrente: Transporte passivo ... 45
    Remando contra a corrente: Transporte ativo ... 46
    Limpando com as bombas de efluxo ... 47
O Processo de Locomoção ... 47

### CAPÍTULO 5: Entendendo o Metabolismo ... 49

Convertendo com as Enzimas ... 50
Comandando a Energia: Oxidação e Redução ... 51
    Doando e recebendo elétrons ... 52
    Negociando com os compostos ricos em energia ... 54
    Guardando energia para depois ... 55
Desmembrando com o Catabolismo ... 56
    Digerindo a glicólise ... 56
    A respiração e os transportadores de elétrons ... 57
    Movendo-se com a força próton-motriz ... 59
    Ativando o ciclo do ácido cítrico ... 60
Estruturando com o Anabolismo ... 61
    Produzindo aminoácidos e ácidos nucleicos ... 62
    Fabricando açúcares e polissacarídeos ... 63
    Agregando ácidos graxos e lipídios ... 65

### CAPÍTULO 6: Extraindo a Essência da Genética Microbiana ... 67

Organizando o Material Genético ... 68
    DNA: A fórmula da vida ... 68
    Plasmídeos perfeitos ... 70
    Duplicando com a replicação do DNA ... 71
Montando a Máquina Celular ... 75
    Fabricando o RNA mensageiro ... 76
    Relembrando outros tipos de RNA ... 78

Sintetizando as proteínas .................................. 79
Preparando a Quantidade Certa: Regulação ..................... 81
    Ligando e desligando: Regulação de DNA .................... 82
    Controlando a função proteica............................. 84
Alterando o Código Genético .................................. 84
    Pequenos ajustes ........................................ 85
    Principais rearranjos..................................... 87

### CAPÍTULO 7: Medindo o Crescimento Microbiano ............. 89

Entendendo os Requisitos do Crescimento ...................... 90
    Requisitos físicos........................................ 90
    Requisitos químicos ..................................... 91
    Cultivando micróbios em laboratório ...................... 92
Observando os Micróbios ..................................... 94
    Contando minúcias....................................... 95
    Observando a morfologia ................................ 97
Calculando o Crescimento Populacional e a Divisão Celular...... 98
    Dividindo as células ..................................... 99
    Acompanhando as fases de crescimento................... 99
Inibindo o Crescimento Microbiano............................ 101
    Métodos físicos ........................................ 101
    Desinfetantes.......................................... 102

## PARTE 3: DIVIDINDO A PLURALIDADE MICROBIANA ... 103

### CAPÍTULO 8: Apreciando a Ancestralidade Microbiana ....... 105

De Onde Vêm os Micróbios................................... 106
    Rastreando a origem da vida ............................ 106
    Diversificando os procariontes primitivos .................. 107
    O impacto dos procariontes no planeta primitivo .......... 108
    Pegando carona: Endossimbiose.......................... 109
Entendendo a Evolução ..................................... 111
Estudando a Evolução ...................................... 113
    Escolhendo os genes marcadores......................... 114
    Observando a transferência de genes dos procariontes ..... 115
Classificando e Nomeando os Micróbios ....................... 115
Escalando a Árvore da Vida................................... 118

### CAPÍTULO 9: Aproveitando a Energia e Fixando o Carbono ... 121

Expandindo com Processos Autotróficos....................... 122
    Fixando carbono ....................................... 122
Usando a Energia da Luz ..................................... 126
    Absorvendo a luz: Clorofilas e bacterioclorofilas............ 127

**Sumário**    **XV**

Auxiliando na fotossíntese: Carotenoides e ficobilinas ....... 129
Produzindo oxigênio (ou não): Fotossíntese oxigênica
e anoxigênica. . . . . . . . . . . . . . . . . . . . . . . . . . . . . . . . . . . . . . . 130
Obtendo Energia Através dos Elementos: Quimiolitotrofia. . . . . . . 135
Aproveitando o hidrogênio . . . . . . . . . . . . . . . . . . . . . . . . . . . 135
Obtendo elétrons do enxofre. . . . . . . . . . . . . . . . . . . . . . . . . 136
Bombeando ferro . . . . . . . . . . . . . . . . . . . . . . . . . . . . . . . . . . 137
Oxidando nitrato e amônia . . . . . . . . . . . . . . . . . . . . . . . . . . 137

CAPÍTULO 10: **Comparando a Respiração e a Fermentação** . . . 139
Estilo de Vida Rico e Facultativo . . . . . . . . . . . . . . . . . . . . . . . . . . 140
Uma Visão Geral . . . . . . . . . . . . . . . . . . . . . . . . . . . . . . . . . . . . . . 141
Estudando a Respiração. . . . . . . . . . . . . . . . . . . . . . . . . . . . . . . . 144
Fazendo girar o ciclo do ácido cítrico . . . . . . . . . . . . . . . . . . 144
Descendo a cadeia de transporte de elétrons . . . . . . . . . . . 146
Descobrindo a Fermentação. . . . . . . . . . . . . . . . . . . . . . . . . . . . . 151

CAPÍTULO 11: **Descobrindo a Variedade de Habitats** . . . . . . . . . . 155
Definindo um Habitat . . . . . . . . . . . . . . . . . . . . . . . . . . . . . . . . . . 156
Entendendo os Ciclos dos Nutrientes . . . . . . . . . . . . . . . . . . . . . . 157
Ciclo do carbono . . . . . . . . . . . . . . . . . . . . . . . . . . . . . . . . . . 158
Ciclo do nitrogênio . . . . . . . . . . . . . . . . . . . . . . . . . . . . . . . . 160
Ciclo do enxofre . . . . . . . . . . . . . . . . . . . . . . . . . . . . . . . . . . 162
Ciclo do fósforo no oceano . . . . . . . . . . . . . . . . . . . . . . . . . . 163
Socialização Microbiana em Comunidades . . . . . . . . . . . . . . . . . 163
Usando o *quorum sensing* para comunicar . . . . . . . . . . . . . . . 164
Vivendo nos biofilmes . . . . . . . . . . . . . . . . . . . . . . . . . . . . . 164
Explorando esteiras microbianas. . . . . . . . . . . . . . . . . . . . . 165
Descobrindo os Micróbios em Habitats Aquáticos e Terrestres . . 166
Prosperando na água. . . . . . . . . . . . . . . . . . . . . . . . . . . . . . 166
Profusão no solo . . . . . . . . . . . . . . . . . . . . . . . . . . . . . . . . . . 168
Convivendo com Plantas e Animais . . . . . . . . . . . . . . . . . . . . . . . 169
Convivendo com as plantas . . . . . . . . . . . . . . . . . . . . . . . . . 170
Convivendo com animais. . . . . . . . . . . . . . . . . . . . . . . . . . . 173
Convivendo com insetos . . . . . . . . . . . . . . . . . . . . . . . . . . . 173
Convivendo com as criaturas do oceano . . . . . . . . . . . . . . . 174
Tolerando Regiões Extremas. . . . . . . . . . . . . . . . . . . . . . . . . . . . . 174
Detectando Micróbios em Lugares Inesperados. . . . . . . . . . . . . . 175

## PARTE 4: CONHECENDO OS MICRÓBIOS . . . . . . . . . . . . . . . . . 177

CAPÍTULO 12: **Conheça os Procariontes** . . . . . . . . . . . . . . . . . . . . 179
Conhecendo o Domínio Bacteria . . . . . . . . . . . . . . . . . . . . . 180

As bactérias Gram-negativas: Proteobacteria .............. 181
Mais bactérias Gram-negativas ....................... 186
Bactérias Gram-positivas............................. 188
Familiarizando-se com o Domínio Archaea ................. 191
Alguns gostam de climas escaldantes: Termófilos extremos .. 192
Além do ácido: Acidófilos extremos................... 194
Supersalgados: Halófilos extremos .................... 194
Arqueias não tão extremas............................ 196

## CAPÍTULO 13: Diga "Olá" aos Eucariontes..........................197

Diversão com Fungos...................................... 198
Compreendendo a fisiologia dos fungos ................ 199
Detalhando a diversidade dos fungos.................. 201
Interagindo com as raízes das plantas ................ 203
Perguntando sobre os *Ascomycotas* ................... 204
Cogumelos: Basidiomycotas ............................ 205
Examinando os Protistas.................................. 207
Adoecendo os seres humanos: *Apicomplexos* ........... 207
Adoecendo as plantas: Oomycotas...................... 209
Observando os ciliados e as amebas ................... 209
Encontrando as algas................................. 212

## CAPÍTULO 14: Examinando a Infinidade de Vírus..............217

Sequestrando Células..................................... 218
Estrutura viral primária ............................. 218
Simplificando a função viral.......................... 220
Brincando de Cara ou Coroa com o Bacteriófago............ 222
Fago lítico .......................................... 222
Fago temperado ....................................... 223
Fago transponível .................................... 225
Discutindo os Vírus dos Eucariontes ..................... 227
Infectando as células animais......................... 227
Analisando os vírus das plantas....................... 230
Como as Células Hospedeiras Reagem....................... 232
Enzimas de restrição ................................. 232
CRISPR................................................ 234
Interferindo em Vírus de RNA: RNAi ................... 235

## PARTE 5: OBSERVANDO O IMPACTO DOS MICRÓBIOS... 237

## CAPÍTULO 15: Entendendo o Comportamento dos Micróbios na Saúde e na Doença ..............239

Identificando a Resposta Imune do Hospedeiro............. 240

Construindo as barreiras da infecção......................240
Acendendo o sinal vermelho com a inflamação.............241
Protegendo o forte com a imunidade inata..................242
Enviando reforços para a imunidade adaptativa............243
Anticorpos em ação........................................245
Contando com os Antimicrobianos para o Tratamento
de Doenças....................................................247
Características fundamentais dos antibióticos.............248
Alvos de destruição.........................................250
Desvendando a resistência microbiana aos medicamentos...251
Descobrindo os novos antibióticos.........................253
Pesquisando sobre as Superbactérias.........................255
Vencendo os *Enterococcus* resistentes à Vancomicina........256
Lutando contra o *Staphylococcus aureus* resistente
à meticilina.................................................257
Combatendo o *Clostridium difficile*.........................258
A ameaça das beta-lactamases de espectro estendido.......259
Conhecendo os Benefícios dos Probióticos e dos Prebióticos....259
Atacando os Vírus com os Antivirais...........................261

### CAPÍTULO 16: Colocando os Micróbios para Trabalhar: Biotecnologia......263

Usando a Tecnologia do DNA Recombinante..................264
Fazendo inserções........................................265
Utilizando os plasmídeos..................................267
Cortando com as enzimas de restrição....................268
Manipulando os micróbios para captar DNA...............271
Usando os promotores para impulsionar a expressão......274
Fazendo uso dos vetores de expressão....................274
Enovelamento apropriado de proteínas....................275
Sendo cauteloso com a carga metabólica..................276
Fabricando construtos longos multigênicos................277
Oferecendo Terapias..........................................279
Aprimorando os antibióticos................................280
Desenvolvendo vacinas....................................280
O Uso Industrial dos Micróbios................................281
Protegendo as plantas com inseticidas microbianos........282
Fabricando biocombustíveis................................283
Biolixiviando metais........................................284
Purificando com os micróbios...............................284

### CAPÍTULO 17: Lutando Contra as Doenças Microbianas......287

Protegendo a Saúde Pública: Epidemiologia..................288

Rastreando as doenças ... 288
Investigando os surtos ... 289
Identificando um Patógeno Microbiano ... 291
Caracterizando a morfologia ... 292
Usando testes bioquímicos ... 293
Tipificando as estirpes com fago ... 294
Usando a sorologia ... 296
Teste de sensibilidade aos antibióticos ... 297
Compreendendo as Vacinas ... 297
Entendendo como as vacinas funcionam ... 298
Classificando os tipos de vacina ... 299

# PARTE 6: AS NOVAS FRONTEIRAS DA MICROBIOLOGIA ... 301

## CAPÍTULO 18: Separando as Comunidades ... 303
Estudando as Comunidades Microbianas ... 304
Pegando emprestado da ecologia ... 304
Diferenças entre as comunidades microbianas, as plantas e os animais ... 304
Observando as Comunidades: Métodos da Ecologia Microbiana ... 305
Selecionando algo especial através do enriquecimento ... 305
Vendo as células através das lentes ... 306
Mensurando a atividade microbiana ... 308
Identificando as espécies através dos genes marcadores ... 309
Pegando o Jeito da Genética Microbiana e de Seus Sistemas ... 309
Sequenciando genomas inteiros ... 309
Usando metagenômica para estudar as comunidades microbianas ... 312
Lendo os transcriptomas microbianos ... 312
Descobrindo o proteoma e o metaboloma ... 313
Buscando a Matéria Escura Microbiana ... 315

## CAPÍTULO 19: Sintetizando a Vida ... 317
Regulando os Genes: O Operon lac ... 318
Usando um bom sistema natural ... 318
Aprimorando o bom sistema ... 320
Criando as Redes Genéticas ... 323
Mudanças de um estado para outro ... 323
Oscilando entre os estados ... 324
Mantendo os sinais curtos ... 325
A Caixa de Ferramentas da Biologia Sintética ... 326
Modulando ... 326
Participando da competição iGEM ... 327

## PARTE 7: A PARTE DOS DEZ........................................329

### CAPÍTULO 20: As Dez (ou Quase) Doenças Causadas pelos Micróbios........................................331
Ebola........................................332
Antraz........................................333
Influenza........................................333
Tuberculose........................................334
HIV........................................335
Cólera........................................335
Varíola........................................336
Meningoencefalite Amebiana Primária........................................336
O Desconhecido........................................337

### CAPÍTULO 21: Dez Melhores Utilidades dos Micróbios........................................339
Cozinhando Alimentos Deliciosos........................................340
Desenvolvendo os Legumes........................................340
Fermentando Cerveja, Bebidas Alcoólicas e Vinho........................................341
Matando as Pragas........................................341
Tratando o Esgoto........................................341
Contribuindo com a Medicina........................................342
Equilibrando Seu Aquário........................................342
Produzindo e Decompondo Plásticos Biodegradáveis........................................343
Reaproveitando Resíduos Compostáveis........................................343
Mantendo o Equilíbrio........................................344

### CAPÍTULO 22: Dez Melhores Utilidades da Microbiologia........................................345
Assistência Médica: Mantendo as Pessoas Saudáveis........................................346
Assistência Odontológica: Conservando os Dentes Brancos e Brilhantes........................................347
Assistência Veterinária: Ajudando o Totó a Se Sentir Bem........................................347
Monitorando o Ambiente........................................348
Deixando as Plantas Radiantes........................................350
Mantendo os Peixes Nadando Bem........................................350
Produzindo Alimentos, Vinho e Cerveja........................................351
Hackeando a Ciência........................................352
Procurando Micróbios em Salas Limpas........................................353
Fabricando Produtos Farmacêuticos........................................353

## ÍNDICE........................................355

# Introdução

O mundo que nos cerca é repleto de seres vivos minúsculos invisíveis que nos afetam todos os dias. Mergulhar no estudo desse mundo é o objetivo do nosso livro. Assim, estamos felizes que você tenha escolhido mergulhar conosco. A microbiologia como um todo parece complicada demais; no entanto, quando a dividimos em partes, ela se transforma em algo muito claro e até mesmo interessante.

Quer você esteja frequentando aulas de microbiologia ou estudando por conta própria, este livro foi escrito para você, iniciante. O livro percorre os complexos conceitos da microbiologia abordando formas, funções e impactos dos micróbios na natureza e em nossas vidas.

## Sobre Este Livro

*Microbiologia Para Leigos* é uma visão geral da matéria apresentada em um curso típico de microbiologia para iniciantes. Alguns cursos abrangem mais assuntos voltados para a área médica, molecular ou da microbiologia ambiental do que outros. Por isso, incluímos esses assuntos aqui.

Neste livro, você encontra explicações claras sobre:

- As características comuns aos micro-organismos
- As coisas que diferenciam um micróbio do outro e dos demais seres vivos
- Os processos importantes para a vida microbiana
- A diversidade da vida microbiana
- Como os micróbios nos afetam

Se você é do tipo que gosta de aprender visualmente, vai adorar as diversas ilustrações deste livro. E se gosta de organizar a matéria em categorias, achará as listas e tabelas muito úteis. Com este livro, você será capaz de explicar o que torna os micro-organismos únicos e de identificar onde e como vivem. Também irá adquirir habilidades para se aprofundar em áreas específicas da microbiologia, as quais esta obra abrange de forma introdutória.

Este livro é uma obra de referência, o que significa que não é necessário memorizá-lo. Ao contrário do seu curso de microbiologia, não haverá nenhum teste no final. Use-o como uma diretriz, mergulhando em qualquer capítulo ou seção que contenha as informações de que precisa. Por fim, os boxes e as seções indicadas com o ícone Papo de Especialista são opcionais. Oferecem uma discussão mais aprofundada do tema, um detalhe extra ou casos interessantes relacionados ao assunto principal do capítulo.

## Penso que...

Não presumimos que você possui qualquer conhecimento prévio sobre a microbiologia, exceto sobre os assuntos abordados em um curso introdutório de biologia. De fato, muitos conceitos ensinados em um curso de biologia também são apresentados aqui, porém não esperamos que você os conheça. Imaginamos que seja um iniciante nos assuntos referentes à microbiologia ou sobre outros temas da área de ciências, para os quais a introdução à microbiologia é útil. Escrevemos este livro de maneira que proporcione o conhecimento prévio de que precisa.

A ciência da microbiologia envolve o conhecimento de um pouco de bioquímica, biologia celular, biologia molecular e ciência ambiental. Por isso, explicamos esses conteúdos conforme o necessário. No entanto, talvez você queira estudar guias de leitura sobre esses tópicos para uma compreensão mais completa.

Além disso, apenas presumimos que você transcende a ideia de que os micro-organismos são "maus" e considera que são membros importantes do nosso mundo. Especialmente porque eles nos superam numericamente em uma proporção de cerca de 200 milhões de trilhões para um!

## Ícones Usados Neste Livro

Os ícones aparecem na margem esquerda para chamar sua atenção para o que ocorre no texto. Veja o que cada ícone significa:

O ícone Dica mostra tópicos interessantes para pensar sobre o conceito abordado de uma forma diferente ou ajudá-lo a se lembrar de algo.

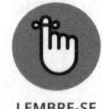

O ícone Lembre-se destaca conceitos importantes para se ter em mente. Normalmente, esses conceitos aparecem mais de uma vez na obra.

O ícone Cuidado identifica pontos que causam confusão. Normalmente, esses conceitos geram confusão do público em geral e, pior ainda, dentro da própria comunidade científica. Às vezes, esse ícone aponta para áreas de debate sobre a microbiologia; portanto, você não deve se sentir inseguro caso outras fontes discordem da nossa explicação.

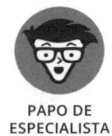
Informações não essenciais, mas úteis e interessantes, são sinalizadas no ícone Papo de Especialista. Você pode pular essa parte do texto se não quiser saber os detalhes.

## Além Deste Livro

Alguns tópicos sobre a microbiologia são úteis de se ter à mão, seja para estudar para uma prova ou para rapidamente refrescar sua memória. Você acessa a Folha de Cola Online através do site www.altabooks.com.br. Procure pelo título do livro/ISBN. Na página da obra, em nosso site, faça o download completo da Folha de Cola e de todas as imagens presentes no livro, bem como de erratas e possíveis arquivos de apoio.

## De Lá para Cá, Daqui para Lá

Gostamos de pensar que você não pulará nenhum capítulo. No entanto, se estiver matriculado em um curso de microbiologia neste momento, provavelmente não precisará de uma introdução sobre o tema e poderá pular a Parte 1. Mesmo que cada capítulo possa ser lido separadamente, o material da Parte 2 é essencial para todos os estudantes de microbiologia e provavelmente será muito proveitoso para a abordagem de tópicos mais avançados.

Existem muitas formas de microbiologia, diversos pontos de vista a partir dos quais se define como a parte introdutória será ensinada. Para uma perspectiva da saúde humana, foque o Capítulo 5. Para uma visão sobre a ecologia, você provavelmente achará os capítulos da Parte 3 bastante interessantes. Se desejar uma referência sobre micro-organismos específicos, consulte a Parte 4.

Não importa por onde comece ou termine, esperamos que passe a gostar de micróbios e se divirta com este roteiro de aprendizado de microbiologia.

# 1 Introdução à Microbiologia

**NESTA PARTE...**

Obtenha uma visão geral da microbiologia, incluindo como os micro-organismos impactam nossas vidas de maneiras que podemos ou não enxergar.

Familiarize-se com a história da microbiologia desde antes de sabermos da existência dos micróbios até o uso atual de técnicas sofisticadas para o estudo dos micro-organismos.

Compreenda a variedade de estilos de vida microbianos e como os micróbios estão por toda a parte vivendo em comunidades.

Entenda a diversidade microbiana e todas as diferentes formas que esses minúsculos organismos descobriram para obter energia de seus ambientes.

> **NESTE CAPÍTULO**
>
> A importância da microbiologia
>
> Conhecendo os micro-organismos
>
> Ferramentas para estudar os micróbios

# Capítulo 1
# Microbiologia e Você

Ao considerarmos o mundo imperceptivelmente pequeno, é muito fácil, em alguns momentos, perder a noção do todo. Neste capítulo, analisamos a ciência da microbiologia sob a ótica de sua relação com a vida humana, bem como de sua interação com outras ciências. O objetivo é mostrar um panorama dos diferentes pensamentos abordados ao longo deste livro. Não se preocupe, pois explicaremos todos os intrincados detalhes de bioquímica e biologia molecular conforme aparecem em cada capítulo.

# Por que Estudar Microbiologia?

A pergunta sobre o porquê de se estudar a microbiologia é muito pertinente, pois os impactos dos micro-organismos em nossas vidas não são imediatamente óbvios. Mas a verdade é que os micro-organismos não apenas possuem um grande impacto em nossas vidas como estão literalmente por toda a parte. Eles cobrem toda a superfície do seu corpo e estão em todos os habitats urbanos e naturais. Na natureza, esses elementos contribuem para os ciclos biogeoquímicos, bem como para a reciclagem da matéria-prima no solo e nos habitats aquáticos. Alguns são valorosos simbiontes de plantas (organismos que vivem em contato íntimo com seus hospedeiros com benefícios mútuos), enquanto outros são importantes patógenos (organismos que causam doenças) de plantas e animais.

Embora nem todos os micro-organismos sejam maléficos, o tratamento e a prevenção das doenças causadas por bactérias, vírus, protozoários e fungos só se tornaram possíveis devido à microbiologia. Os antibióticos foram descobertos através dessa ciência, assim como as vacinas e outras terapêuticas.

Outros usos dos micro-organismos incluem indústrias como a de mineração, produtos farmacêuticos, comida, bebidas e genética. Os micro-organismos são modelos fundamentais para o estudo de princípios da genética e bioquímica.

Muitas profissões exigem que você aprenda um pouco sobre microbiologia. Você já deve conhecer essa informação, porque está estudando em uma turma de microbiologia como parte do treinamento para uma dessas carreiras. Elas incluem, entre outras, as seguintes áreas:

» Enfermagem
» Medicina
» Análises clínicas
» Farmacêutica
» Cervejarias e vinícolas
» Engenharia ambiental

# Apresentando os Micro-organismos

Então, o que são exatamente os micro-organismos? Eles, na realidade, são um grupo diversificado de organismos. O fato de alguns serem microscópicos não significa que essa é uma regra para todos. Alguns formam estruturas multicelulares facilmente visíveis a olho nu.

Há três principais tipos de micro-organismos de acordo com as linhas evolutivas (veja a Figura 1–1):

- **Bactérias** constituem um grande grupo de organismos unicelulares, que os cientistas classificam, a grosso modo, como Gram-negativos e Gram-positivos. No entanto, na realidade, existem muitos outros tipos de bactérias.
- **Arqueias** são outro grupo de organismos unicelulares que evoluiu junto com as bactérias há vários milhões de anos. Muitos são considerados *extremófilos*, o que significa que são seres que se desenvolvem em condições extremamente quentes ou ácidas. As arqueias têm uma relação mais próxima com os eucariontes do que com as bactérias.
- **Micro-organismos eucariontes** são um grupo estruturalmente diverso, que abrange protistas, algas e fungos. Todos possuem núcleo, organelas ligadas à membrana, bem como outras diferenças essenciais em relação à bactéria e à arqueia. Os organismos multicelulares restantes, incluindo os seres humanos, também apresentam células eucarióticas.

  Assim como os micro-organismos eucariontes, os seres eucariontes englobam toda a vida multicelular do nosso planeta, como as plantas, os animais e os seres humanos.

- **Vírus** são menores do que as bactérias e não são considerados vivos por conta própria — precisam infectar uma célula hospedeira para sobreviver. São formados por algum material genético envolto por um revestimento viral; porém, desprovidos de qualquer mecanismo necessário para produzir proteínas e catalisar reações. Esse grupo ainda abrange as partículas subvirais e os príons, as formas de "vida" mais simples que existem, compostas de ácido ribonucleico (RNA) ou simplesmente de proteínas.

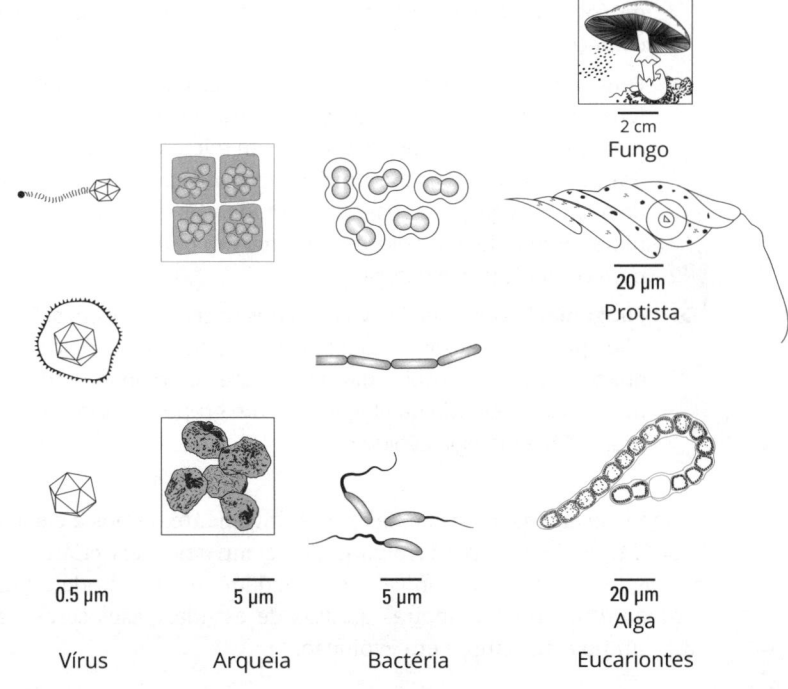

**FIGURA 1-1:** Tipos de micro-organismos.

 As bactérias e as arqueias são normalmente referidas em conjunto sob o título de "procariontes", pois não possuem núcleo. Elas partilham algumas poucas características e não são, a princípio, facilmente distinguíveis. No entanto, pertencem a grupos distintos.

# Desconstruindo a Microbiologia

A microbiologia abrange o estudo dos micro-organismos através de ângulos diferentes. Cada perspectiva emprega um conjunto de ferramentas distintas escolhidas de uma caixa em constante aperfeiçoamento e modificação. Isso inclui:

» **Morfologia:** Estudo da forma das células, analisada através de corantes e microscopia.
» **Metabolismo:** Como um organismo obtém energia do seu ambiente e os resíduos que produz. É estudado através dos princípios da bioquímica.
» **Crescimento:** Como um organismo cresce. O crescimento de um micróbio avalia a rapidez de divisão de uma população e distingue um micróbio de outro. Esse crescimento é mensurado através de princípios da física e da boa e velha contagem de micróbios. As medidas qualitativas de crescimento também são consideradas importantes.
» **Genótipo:** É caracterizado pela composição genética de uma cepa microbiana. Os genes são estudados através da genética, que recentemente começou a compreender a biologia molecular.
» **Fenótipo:** É o nome dado às características perceptíveis de um micróbio. O fenótipo é definido pela interação entre a constelação genética e os fatores ambientais. É usado para descrever um micro-organismo e estudar a função dos genes. Para mensurar um fenótipo, você precisa usar o conhecimento da microbiologia para observar as mudanças no crescimento e no metabolismo do micróbio, assim como em outros processos bioquímicos para comunicação e defesa.
» **Filogenia:** É a história da evolução dos micro-organismos. Ela é importante não apenas por auxiliar a identificação de novos micróbios, mas por permitir enxergar como micróbios diferentes estão intimamente relacionados uns aos outros. O estudo da filogenia de um grupo envolve genética, biologia molecular e biologia evolutiva.

Quando encaixamos todas essas peças novamente, temos a ciência da microbiologia. Microbiologistas são alguns dos cientistas mais criativos, pois possuem muitas ferramentas disponíveis, que podem ser usadas de diversas formas. O segredo é imaginar maneiras astutas de estudar esses seres, razão pela qual esse campo está sempre em evolução.

> **NESTE CAPÍTULO**
>
> Lembrando o período anterior à microbiologia
>
> Descobrindo os micro-organismos passo a passo
>
> Novos caminhos da microbiologia

# Capítulo 2
# Microbiologia: A Ciência Jovem

Comparada a outros campos mais antigos da ciência, a microbiologia é relativamente um bebê. A física teve início na antiguidade e a matemática, em tempos ainda mais remotos. No entanto, o conhecimento dos minúsculos seres vivos, sua biologia e seu impacto na vida humana passou a existir apenas no final do século XIX. Até a década de 1880, as pessoas ainda acreditavam que a vida poderia surgir do nada e que as doenças eram causadas por pecados e maus odores.

Como em outros campos da ciência, existem dois aspectos da pesquisa microbiológica: a básica e a aplicada. A *microbiologia básica* consiste em descobrir as regras fundamentais que regem o mundo microbiano e estudar toda a variedade da vida microbiana e de seus sistemas. A *microbiologia aplicada* aborda mais a resolução de problemas e envolve a utilização de micróbios, seus genes ou proteínas para fins práticos, como na indústria e na medicina.

Neste capítulo, apresentamos os principais conceitos e experiências que deram origem à descoberta dos micróbios e sua importância nas doenças. Este capítulo também destaca as diversas áreas de estudo dentro da microbiologia e alguns avanços e desafios na prevenção e no tratamento de doenças infecciosas.

# Antes da Microbiologia: Equívocos e Superstições

As práticas médicas da antiguidade eram todas fortemente influenciadas pelas crenças sobrenaturais. O Egito Antigo era bastante à frente do seu tempo em relação à medicina, com médicos que realizavam cirurgias e tratamentos sob uma ampla variedade de condições. A medicina na Índia também era considerada bem avançada. Os médicos gregos da antiguidade se preocupavam em equilibrar os *humores* do corpo (os quatro diferentes fluidos corporais que entendiam como responsáveis pela saúde, quando em equilíbrio, ou pelas doenças, em caso de desequilíbrio). E a medicina da Europa medieval foi baseada nessa tradição. No entanto, nenhum deles possuía o conhecimento das causas microbianas das doenças.

Os conceitos sobre os motivos pelos quais as doenças afligiam as pessoas diferiam entre culturas e partes da sociedade, assim como seus tratamentos. As doenças supostamente eram causadas por:

» Maus odores, que eram tratados sendo removidos ou mascarados
» Desequilíbrio dos humores do corpo, tratado com sangrias, sudação e indução ao vômito
» Pecados da alma, tratados com orações e rituais

Embora o conceito de contágio fosse conhecido, não era atribuído a minúsculos seres vivos, mas a maus odores ou espíritos, como o diabo. Assim, medidas simples, como remoção de fontes de infecção, lavagem de mãos ou utilização de equipamentos cirúrgicos, simplesmente não eram tomadas.

# Descobrindo os Micro-organismos

Antes da descoberta dos micro-organismos, a vida não era entendida como algo originado unicamente de células vivas. Em vez disso, as pessoas pensavam que ela brotava espontaneamente da lama, dos lagos ou de qualquer lugar que tivesse nutrientes suficientes para um processo chamado de *geração espontânea*. Esse pensamento era tão convincente que persistiu até o final do século XIX.

Robert Hooke, cientista inglês do século XVII, foi o primeiro a utilizar uma lente para observar a menor unidade de tecido, que chamou de "célula". Logo depois, o biólogo amador holandês Anton van Leeuwenhoek observou o que chamou de "animálculos", usando os seus microscópios caseiros.

Quando os micro-organismos foram descobertos, a maioria dos cientistas acreditava que essas formas simplificadas de vida poderiam surgir através da geração espontânea. Assim, quando aqueciam um recipiente, adicionavam um *caldo de nutrientes* (uma mistura de nutrientes que sustentava o crescimento dos micro-organismos nesses experimentos iniciais), e então o recipiente era lacrado, e nenhum micro-organismo surgia. Eles acreditavam que isso ocorria devido à ausência de ar ou força vital (seja lá o que fosse isso!), necessários para gerar a vida.

## Destruindo o mito da geração espontânea

O conceito de geração espontânea foi finalmente derrubado pelo químico francês Louis Pasteur em uma inspirada sequência de experimentos que envolviam a utilização de um frasco do tipo "pescoço de cisne" (veja na Figura 2-1). Quando ele ferveu o caldo em um frasco com gargalo reto e o deixou exposto ao ar, os organismos cresceram. Quando realizou esse experimento com o frasco pescoço de cisne, nenhum organismo cresceu. O formato em S do gargalo do segundo frasco aprisionou as partículas de poeira do ar, impedindo-as de atingir o caldo. Ao mostrar que era possível permitir a entrada de ar sem as partículas de poeira no frasco, Pasteur provou que eram os organismos da poeira que cresciam no caldo. Esse é o princípio por trás da placa de Petri, usada para cultivar bactérias em um meio de crescimento sólido (gerado pela adição de um material em gel ao caldo). Isso permite a entrada do ar, porém não deixa as pequenas partículas de poeira alcançarem a superfície do meio de crescimento.

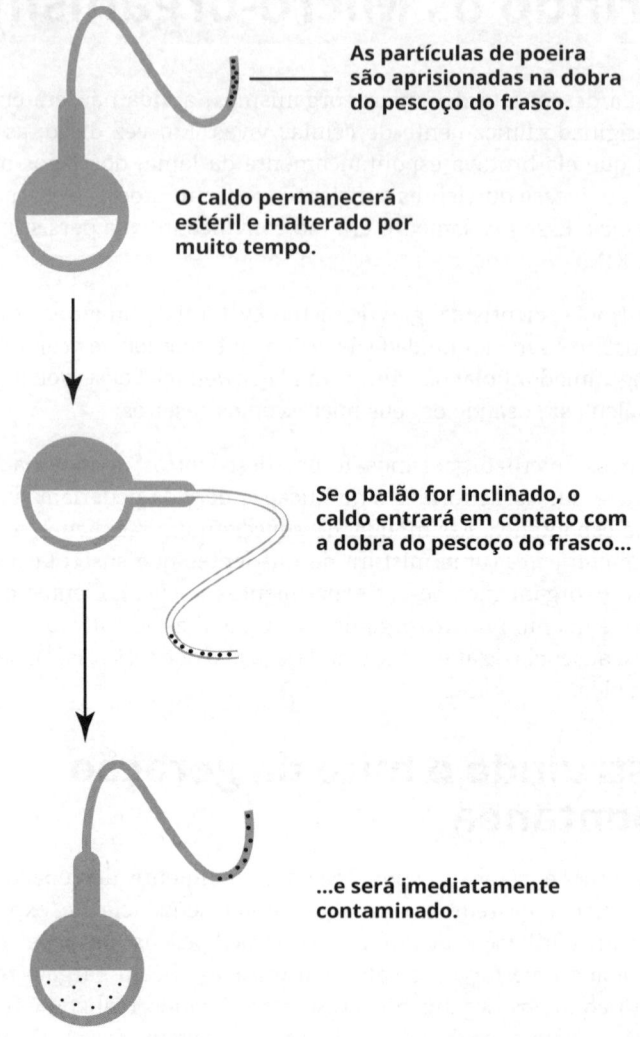

**FIGURA 2-1:** Os experimentos de Pasteur que refutaram a teoria da geração espontânea.

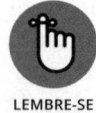

**LEMBRE-SE**

A ideia de que micro-organismos invisíveis são a causa das doenças é chamada de *teoria dos germes*. Essa foi outra importante contribuição de Pasteur à microbiologia. Ela surgiu não apenas através dos seus experimentos, que refutaram o conceito de geração espontânea, mas também de sua pesquisa sobre um organismo infeccioso (tifoide) que causou a morte de três de suas filhas.

Na mesma época em que Pasteur realizava seus experimentos, um médico chamado Robert Koch trabalhava para descobrir as causas de algumas doenças animais muito graves (primeiro o antraz e depois a tuberculose). Ele desenvolveu um rígido conjunto de diretrizes — chamado de postulados de Koch —, que até hoje é utilizado para comprovar que um micro-organismo pode ser o causador de uma determinada doença. Os quatro postulados de Koch são:

> » O organismo causador da doença é encontrado em indivíduos doentes, porém não nos saudáveis.
> » O organismo pode ser isolado e cultivado em cultura pura.
> » O organismo causa a doença quando introduzido em um animal saudável.
> » O organismo deve ser extraído do animal infectado para ser estudado e confirmado como sendo o mesmo organismo introduzido no animal.

## Aprimorando a medicina: Da cirurgia aos antibióticos e mais

Uma vez que os cientistas tiveram conhecimento que os micróbios eram os causadores das doenças, foi só uma questão de tempo para que as práticas médicas fossem drasticamente aprimoradas. As cirurgias costumavam ser tão perigosas quanto não se fazer nada. No entanto, depois que a técnica da *assepsia* (esterilização) foi introduzida, as taxas de recuperação dos pacientes melhoraram incrivelmente. Os procedimentos de lavar as mãos e da quarentena de pacientes infectados reduziram a disseminação das doenças e fizeram dos hospitais um local para se buscar tratamento e não mais um lugar para morrer.

A vacinação foi descoberta antes da teoria dos germes; no entanto, não foi totalmente compreendida até a época de Pasteur. No final do século XVIII, as mulheres que ordenhavam vacas, que contraíram uma forma não letal de varíola bovina, foram poupadas da epidemia de varíola que devastava a Inglaterra de tempos em tempos. O médico Edward Jenner utilizou o pus das feridas das vacas infectadas com a varíola bovina para vacinar as pessoas contra a varíola. Anos mais tarde, Pasteur percebeu que a razão de a vacina ter funcionado foi o fato de o vírus da varíola bovina ser similar o suficiente ao da humana para disparar uma resposta imunológica que proporciona proteção de longo prazo em uma pessoa, ou *imunidade*.

Os antibióticos foram descobertos totalmente por acidente, na década de 1920, quando bactérias em um prato de Petri com meio de cultura sólido (também chamado de *placa de Petri*) foram deixadas em repouso por um tempo maior que o habitual. Conforme acontece com qualquer fonte de alimento deixada de lado, surgiu um bolor, apresentando o crescimento de um fungo filamentoso. As colônias de bactérias que se formaram na área próxima ao fungo eram menores em tamanho e pareciam crescer menos em comparação às bactérias do restante da placa, como mostra a Figura 2–2.

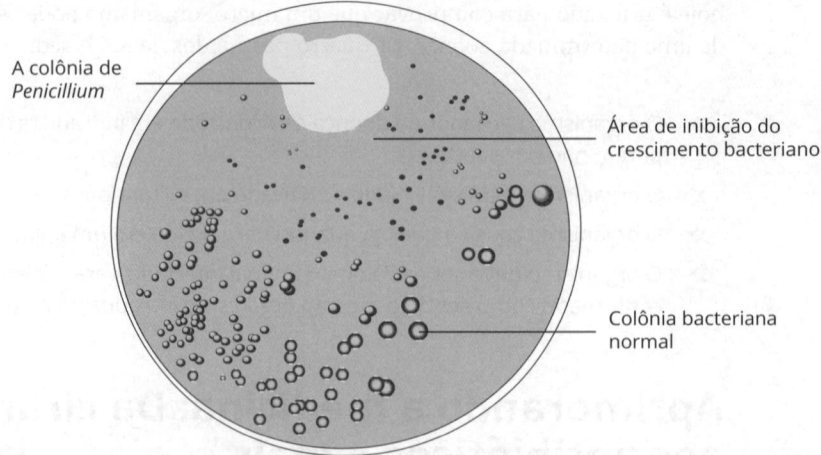

**FIGURA 2-2:** Propriedade antibacteriana do fungo *Penicillium*.

O composto responsável por essa ação antibacteriana foi chamado de penicilina. A penicilina, o primeiro antibiótico, foi posteriormente utilizada para tratar pessoas que sofriam de uma variedade de infecções bacterianas e prevenir a infecção bacteriana em vítimas de queimaduras, entre muitas outras aplicações.

Após a descoberta das bactérias, o campo da biologia molecular realizou grandes progressos na compreensão do código genético, de como o DNA é regulado e de como o RNA é traduzido em proteínas. Até esse ponto, a pesquisa focava principalmente as células de plantas e animais, que são muito mais complexas do que as bacterianas. Quando os pesquisadores passaram a estudar esses processos nas bactérias, muitos segredos de genes e enzimas começaram a ser revelados.

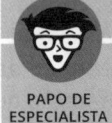

PAPO DE ESPECIALISTA

## A NOMENCLATURA DOS MICRO-ORGANISMOS

Os micro-organismos são nomeados de acordo com o sistema de nomenclatura desenvolvido por Linnaeus, no século XVIII. Ele utiliza nomes em latim em duas partes para todas as coisas vivas. A primeira parte, em letra maiúscula, é o gênero atribuído a organismos estreitamente relacionados. A segunda parte é a espécie, em letra minúscula, que define um organismo específico. Isso é mais complicado do que você pode imaginar, pois mesmo para plantas e animais o conceito de espécie dos micro--organismos é indefinido (veja o Capítulo 8 para mais informações). Quando o nome completo do gênero e da espécie de um organismo já foi apresentado, ele pode ser referido apenas pela primeira letra do gênero seguida pelo nome completo da espécie (por exemplo: *Escherichia coli* é abreviado como *E. coli*). No entanto, ambos sempre devem aparecer em itálico.

## Observando a microbiologia fora do corpo humano

Dois conceituados microbiologistas moldaram nossa compreensão do mundo microbiano fora do corpo humano e deram origem à microbiologia ambiental moderna:

» **O microbiologista holandês Martinus Beijerinck** foi o primeiro a usar a *cultura enriquecida* (misturas químicas específicas que permitem o crescimento de determinados organismos) para capturar as bactérias do ambiente que não cresceriam facilmente em condições normais de laboratório. Um exemplo importante é a *Azotobacter*, uma bactéria fixadora de nitrogênio cultivada em condições até então consideradas insuficientes para a vida, por conter apenas gás nitrogênio ($N_2$) como única fonte de nitrogênio.

» **O microbiologista russo Sergei Winogradsky** descreveu bactérias oxidantes de enxofre chamadas de *Beggiatoa* em uma fonte termal. Foi essa descoberta que convenceu o campo da microbiologia de que alguns micróbios obtêm energia de compostos inorgânicos, como o sulfeto de hidrogênio ($H_2S$), um tipo de metabolismo microbiano conhecido como *quimiolitotrofia*.

# O Futuro da Microbiologia

Hoje, talvez seja o melhor momento da história para se tornar um microbiologista! O desenvolvimento de novas técnicas experimentais e a capacidade de sequenciar organismos sem ter que realmente cultivá-los em laboratório primeiro revelaram a diversidade e a complexidade do mundo microbiano, até então desconhecidas. A maioria dos micro-organismos não pode ser cultivada em laboratório, por isso eram desconhecidos antes do desenvolvimento de técnicas de sequenciamento de DNA. A exploração dessa biodiversidade microbiana com o intuito de descobrir fármacos e aplicações em biotecnologia é uma área de pesquisa empolgante. Com a disponibilidade generalizada dos antibióticos e das vacinas na última metade do século XX, imaginava-se que as doenças infecciosas estivessem sob controle. O surgimento da resistência a antibióticos e a rápida evolução dos patógenos bacterianos e virais tornaram a microbiologia médica uma área da ciência crucial e estimulante.

# Fronteiras impressionantes

É um momento empolgante para a microbiologia, pois as ferramentas disponíveis para o estudo dos micróbios melhoraram muito nos últimos tempos. A *biologia molecular* (o estudo dos ácidos nucleicos, como o DNA e o RNA) evoluiu tanto que os microbiologistas, hoje, utilizam ferramentas moleculares em diversos ramos da área (veja o box a seguir, "Os campos da microbiologia"). Essas ferramentas incluem o sequenciamento e a manipulação do DNA e do RNA, que permitiram que os microbiologistas compreendessem a função das enzimas e a evolução dos micro-organismos, bem como a manipulação de *genomas microbianos* (o material genético dos organismos).

O sequenciamento completo dos genomas microbianos significa a transposição de uma fronteira impressionante, pois abre as portas para o conhecimento sobre a diversidade metabólica do mundo microbiano. Apenas uma fração dos muitos micro-organismos do planeta teve seus genomas inteiros sequenciados. No entanto, aqueles que foram sequenciados contribuíram muito para o entendimento da ciência sobre os genes microbianos e sua evolução.

Um significativo exemplo disso é o recente sequenciamento completo do genoma da cepa de *Yersinia pestis*, responsável pela Peste Negra na Inglaterra, que dizimou a população humana no século XIII. O DNA coletado dos restos escavados foi cuidadosamente sequenciado para reunir todos os genes bacterianos e mostrar como essa cepa está relacionada às cepas de *Y. pestis* ainda em circulação nos dias de hoje.

Um campo que está crescendo rapidamente na microbiologia é o do estudo de todos os micro-organismos e seus genes e produtos em um ambiente específico, conhecido como *pesquisa de microbioma*. Essa nova e interessante fronteira da microbiologia é possível graças aos avanços na tecnologia de sequenciamento, e abriu nossos olhos para a diversidade microbiana do nosso planeta. Pesquisas recentes sobre os oceanos, por exemplo, têm revelado um número muito maior de espécies de bactérias e arqueias do que o esperado, com uma infinidade de novas vias metabólicas.

Um dos focos mais populares da pesquisa de microbiomas é sobre os micróbios que habitam o corpo humano. O conjunto de micróbios que naturalmente vive na superfície e dentro do corpo humano está presente em todos nós e potencialmente desempenha um enorme papel na saúde e nas doenças. Os microbiologistas acreditam nisso porque esses minúsculos seres estão presentes em um número dez vezes maior do que o de células do corpo humano. Eles representam em torno de 1 kg do peso corporal de um adulto e possuem cerca de 100 vezes mais genes que nós. A pesquisa sobre os micróbios do corpo humano e sobre todos os seus genes é chamada de *pesquisa do microbioma humano* e já encontrou relações entre os micróbios e tudo o que acontece em nosso corpo, desde o ganho de peso ao câncer e à depressão.

## Desafios remanescentes

A microbiologia ainda é uma ciência jovem; portanto, ainda há muitas fronteiras a serem exploradas. Isso significa que os cientistas descobriram apenas uma ponta do iceberg da diversidade microbiana do nosso planeta. Em particular, a variedade de vírus que infectam pessoas não é de todo conhecida. Além disso, é difícil até mesmo estimar os inúmeros tipos de vírus existentes no planeta.

O estudo da cura das doenças virais ainda enfrenta grandes obstáculos, como para os vírus HIV e influenza, que continuam a representar um desafio significativo. Os vírus da poliomielite e do sarampo foram essencialmente erradicados dos países desenvolvidos; porém, ainda matam e deformam crianças em todo o mundo, principalmente em países em desenvolvimento. Em 2014, a Índia foi declarada livre da pólio, somente após gastar mais de US$2 bilhões em uma campanha de vacinação em massa. Contudo, doenças infecciosas, como a pneumonia, ainda são a principal causa de morte infantil no mundo devido à dificuldade de acesso a vacinas em países em desenvolvimento.

A pesquisa de vacinas contra doenças como a malária e a tuberculose é contínua. A vacinação ainda não é comprovadamente eficaz no caso dessas doenças, que costumam se esconder do sistema imunológico. Outras estratégias contra a malária incluem infectar mosquitos (os insetos que infectam as pessoas com a doença) com bactérias que matam o parasita da malária, mas a pesquisa ainda está em progresso.

As vacinas são eficazes para a prevenção de doenças infecciosas, mas os antibióticos que são usados para efetivamente tratar infecções ativas. Após a era de ouro da descoberta dos antibióticos, veio um longo período de dependência dos antibióticos na medicina moderna. Eles foram tão eficazes no combate à maioria das infecções que nos tornamos condescendentes sobre seu uso. Estamos, agora, entrando na fase de resistência aos antibióticos, em que a maioria, senão todos os antibióticos que usamos, deixa de ser eficaz em razão do surgimento de patógenos resistentes a eles. Isso se transformou em um problema tão grave que, na primavera de 2014, a Organização Mundial de Saúde declarou a resistência aos antibióticos uma crise de saúde global.

### OS CAMPOS DA MICROBIOLOGIA

Desde o século XIX, vem ocorrendo uma explosão da pesquisa microbiológica, criando diferentes ramos da microbiologia, tanto de natureza básica quanto aplicada. Veja alguns dos campos surgidos desde a descoberta dos micro-organismos:

- **Microbiologia aquática, do solo e da agricultura:** Estuda os micro-organismos associados aos sistemas aquáticos (incluindo os sistemas de tratamento de águas residuais), ao solo e aos ambientes agrícolas, respectivamente.

(continua...)

(continuação...)

- **Bacteriologia:** Identifica e a caracteriza as espécies bacterianas.

- **Imunologia:** Estuda a resposta do corpo às infecções por micro-organismos. Abrange a área de pesquisa de vacinas, que visa desenvolver mais e melhores maneiras de imunizar as pessoas contra os micro-organismos que causam infecções com risco de morte.

- **Microbiologia industrial:** Utiliza em larga escala os micro-organismos para desenvolver produtos como antibióticos ou álcool.

- **Microbiologia médica:** Estuda os micro-organismos patogênicos que causam doenças infecciosas em seres humanos e animais e as formas de prevenção e tratamento.

- **Bioquímica microbiana:** Visa compreender as enzimas e as reações químicas dentro das células microbianas.

- **Biotecnologia microbiana:** É a engenharia genética de micro-organismos para produzir um gene "estrangeiro" ou outra forma de fabricar um produto para uso humano (por exemplo, a insulina humana) ou para desempenhar uma função essencial (por exemplo, a degradação de contaminantes ambientais).

- **Ecologia microbiana:** Estuda a diversidade de micróbios na natureza, as populações e comunidades microbianas e seus efeitos no ambiente. Isso inclui o ciclo de nutrientes e a biogeoquímica (processos biológicos, químicos e físicos que controlam a composição do ambiente natural).

- **Genética microbiana:** Estuda os genomas dos micro-organismos, incluindo como o código genético varia entre as espécies e como isso é passado adiante.

- **Sistemática microbiana:** Estuda como os micro-organismos se diversificam ao longo do tempo. Inclui a denominação e a organização dos grupos microbianos entre si.

- **Micologia:** Estuda os fungos, tanto em termos de seus habitats naturais quanto de sua genética, bem como sua capacidade de causar doenças em pessoas, animais e plantas.

- **Parasitologia:** Estuda os parasitas de animais e seres humanos. São todos eucariontes (e não bactérias ou arqueias), e incluem protistas e vermes.

- **Virologia:** Estuda os vírus e agentes simples não virais, como os viroides (moléculas de RNA que se comportam como agentes infecciosos) e príons (proteínas que agem como agentes infecciosos).

> **NESTE CAPÍTULO**
>
> Descobrindo a vida microbiana
>
> Observando a variedade do metabolismo microbiano
>
> Conectando-se aos micro-organismos

Capítulo 3

# Micróbios: Estão em Toda Parte e Podem Fazer Tudo

Tendemos a pensar nos micro-organismos como causadores de doenças (como poliomielite, peste e pneumonia) ou de problemas (deterioração de alimentos, resfriado comum e doenças em plantas). No entanto, a verdade é que eles desempenham um papel muito maior em nossas vidas. Uma comunidade microbiana equilibrada é fundamental para a saúde de um ecossistema, da nossa saúde, dos nossos animais de estimação e dos jardins. É conveniente pensar no mundo microbiano apenas no que diz respeito ao nosso cotidiano; porém, na realidade, os micro-organismos superam e muito todas as outras formas de vida no planeta, em termos de variedade genética e da quantidade de células (cerca de $2,5 \times 10^{30}$, de acordo com cálculos recentes).

Com base nas melhores estimativas dos biólogos, a vida surgiu no nosso planeta há quase 4 bilhões de anos. A vida multicelular apareceu 2,5 bilhões de anos depois; mas, nesse meio-tempo, os organismos unicelulares dominaram o planeta. Os *procariontes* primitivos (bactérias e arqueias) viviam sem oxigênio, pois a atmosfera era *anóxica* (sem oxigênio) e depois lentamente foi se transformando em um ambiente em que os níveis de oxigênio se tornaram suficientes para suportar a vida dos seres que dependem dele. O planeta primitivo ainda possuía um clima muito mais severo que o atual, ainda existem evidências de micróbios capazes de tolerar condições extremas de sobrevivência.

Os sinais da existência desses diferentes organismos são percebidos ao observarmos a árvore evolutiva da vida no planeta atualmente (veja a Figura 3–1). É possível ver que há muitos ramos distantes de micróbios. Quanto mais distantes os ramos, maior a diferença no material genéticos entre os organismos. Observando esses ramos, percebemos que a diversidade genética da vida microbiana é vasta se comparada à dos animais, em que os ramos são mais próximos.

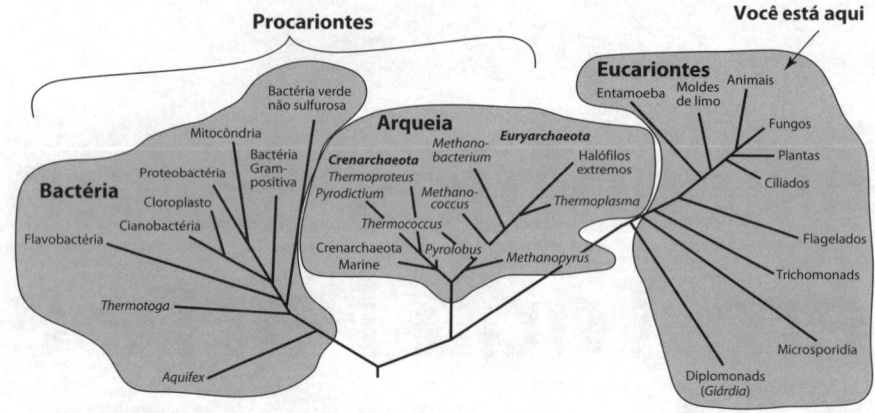

**FIGURA 3-1:** Relações genéticas entre as atuais formas de vida no nosso planeta.

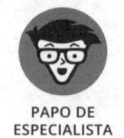

**PAPO DE ESPECIALISTA**

Uma *população* microbiana é um grupo de células geneticamente similar entre si (às vezes chamadas de *espécie*). Essas populações vivem juntas em grupos com outros micro-organismos nas comunidades *microbianas.* Essas comunidades interagem extensivamente umas com as outras e com seu ambiente, conhecido como *habitat,* consumindo nutrientes e excretando resíduos. Seu ambiente significa as condições externas às células e é geralmente estudado em comparação às condições internas. As comunidades microbianas vivem dentro de um contexto mais amplo de *ecossistema*, que inclui lagos, oceanos e florestas. Os micro-organismos produzem um profundo efeito nos ecossistemas, atuando na ciclagem de muitos elementos essenciais dentro deles.

# Variedade de Habitats

Habitat é um importante conceito na biologia e na microbiologia em particular, pois os micro-organismos são imensamente influenciados pelo local em que vivem. Habitats microbianos incluem solo, rios, lagos, oceanos, superfícies de seres vivos e mortos, interior de outros organismos, estruturas artificiais e tudo o mais. Eles fornecem os nutrientes e protegem as células de condições adversas. Quanto mais procuramos micróbios, mais os encontramos.

Cada ambiente é *estratificado* (organizado por camadas) de acordo com a temperatura, a quantidade de oxigênio e a presença de luz solar. Essas estratificações compõem diferentes *nichos*, aos quais um micro-organismo específico, ou um grupo, é singularmente adaptado. Ao longo dos bilhões de anos que esses micro-organismos estiveram no nosso planeta, evoluíram para se adaptar perfeitamente a quase todos os nichos. Eles realmente estão por toda parte.

Muitos habitats na terra possuem temperaturas, pH, salinidade e/ou acidez extremas, e, por isso, se tornam inóspitos para a maioria dos animais e plantas. Em vez de serem desprovidos de vida, esses ambientes são ricos em vida microbiana. Os micróbios vivem nas profundezas dos oceanos e nas nuvens mais altas. Eles prosperam em temperaturas extremamente altas, próximos a respiradouros hidrotérmicos, e em temperaturas extremamente baixas, dentro do gelo marinho polar. Os micro-organismos são encontrados em níveis de pH, salinidade e aridez extremos, mas também são muito abundantes e ubíquos em todas as condições intermediárias. Além disso, alguns são resistentes a substâncias tóxicas para a maioria dos outros tipos de vida. Esses micro-organismos costumam utilizá-las para obter energia, e, durante o processo, as desintoxicam.

Para onde quer que se olhe, há micróbios, até mesmo em locais onde menos se espera, como salas cirúrgicas, *salas limpas* da NASA (especialmente concebidas com tratamento especial de ar e sistemas de desinfecção para serem livres de quaisquer micróbios), no cérebro humano e nas cavernas subterrâneas. Para cada sistema projetado para manter os micróbios longe, existe um micróbio que conseguiu contorná-lo. Isso ocorre porque os micro-organismos são os mestres da adaptação e por existir uma imensidão de diferentes micróbios adaptados a uma infinidade de condições ambientais. O que significa que, apesar dos nossos maiores esforços, é muito difícil se livrar deles.

A quantidade de células microbianas não é a mesma em todos os habitats. Alguns locais hospedam um grande número de células bacterianas, conhecidas como *biomassa*, enquanto outros possuem uma grande quantidade de diferentes espécies ou grupos. Por exemplo, o cólon dos animais é a moradia de talvez a maior biomassa de células bacterianas, com uma estimativa de $10^{10}$ células por grama. Contudo, o número de diferentes grupos de bactérias é calculado como sendo entre 100 e 200. Em contraste, o habitat mais diverso, contendo o maior número de espécies, é provavelmente o solo, com cerca de meio milhão de espécies em um grama de solo. Os ambientes com fontes mistas de nutrientes muitas vezes possuem uma grande variedade de bactérias, pois muitos micróbios distintos crescem sem que se sobreponham completamente. Assim, a quantidade total de micróbios é menor; porém, o número de espécies, maior.

Em alguns casos, os micro-organismos constroem os próprios habitats e crescem em vastas comunidades multiespécies visíveis a olho nu. Um exemplo óbvio disso são as *esteiras microbianas*, que incluem muitas espécies distintas de bactérias e arqueias. As esteiras microbianas contêm uma riqueza de estilos de vida e uma diversidade metabólica. Elas são discutidas no Capítulo 11. Outro tipo ligeiramente diferente de comunidade microbiana é chamado de *consórcio*, e envolve uma relação mais direta entre um pequeno número de espécies diversas de micróbios. Dois exemplos disso são o líquen e o consórcio de bactérias verdes sulfurosas de ambientes marinhos e de água doce (veja a Figura 3–2).

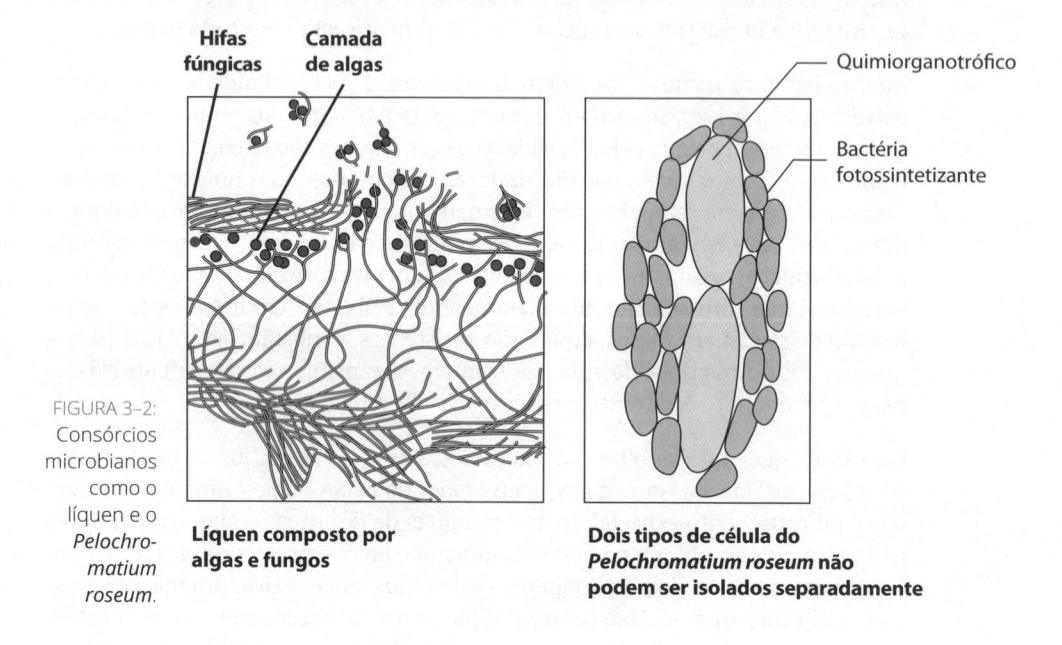

FIGURA 3-2: Consórcios microbianos como o líquen e o *Pelochromatium roseum*.

**Líquen composto por algas e fungos**

**Dois tipos de célula do *Pelochromatium roseum* não podem ser isolados separadamente**

## Diversidade Metabólica

Não só os micro-organismos são extremamente difundidos, como também no mundo microbiano há uma impressionante quantidade de diferentes vias metabólicas. Sabemos disso por causa dos compostos que consomem e produzem, assim como pelos estudos dos genes microbianos encontrados na natureza. Recentemente, os cientistas foram capazes de sequenciar o genoma completo de muitos micro-organismos, permitindo o acesso às sequências de todos os genes presentes. Isso nos oferece um vislumbre do potencial metabólico de um micróbio, pois conhecê-lo indica quais enzimas produz e utiliza no seu metabolismo.

As quatro grandes categorias de diversidade metabólica incluem: a principal estratégia de coleta de energia usada, os métodos para a obtenção de carbono, as enzimas primordiais para seu crescimento e os produtos não essenciais para a sobrevivência, chamados de *metabólitos secundários*.

## Obtendo energia

Há três fontes de energia na natureza:

- Substâncias químicas orgânicas (que contêm ligação carbono–carbono)
- Substâncias químicas inorgânicas (que não contêm ligação carbono–carbono)
- Luz

A *quimiorganotrofia* é o tipo de metabolismo em que a energia advém de substâncias químicas orgânicas, enquanto que a *quimiolitotrofia*, em que é oriunda de substâncias químicas inorgânicas. A *fototrofia* envolve a transformação da energia luminosa em energia metabólica em um processo chamado de fotossíntese. A *fotossíntese* possui duas formas principais:

- **A fotossíntese oxigênica** gera oxigênio e é o processo utilizado pelas cianobactérias (um tipo de bactéria; veja o Capítulo 12) e pelas algas (um eucarionte), bem como por todas as plantas vivas.
- **A fotossíntese anoxigênica** não produz oxigênio e é usada pelas bactérias roxas e verdes (tipos de bactérias que vivem em ambientes aquáticos anaeróbicos; veja o Capítulo 12).

## Capturando carbono

Todas as células vivas precisam de muito carbono, que é parte de todas as proteínas, ácidos nucleicos e estruturas celulares. Os organismos que utilizam carbono orgânico são chamados de *heterotróficos*. Os quimiorganotróficos entram nessa categoria. Os organismos que usam o dióxido de carbono ($CO_2$) para seus requerimentos de carbono ($CO_2$) são chamados de *autótrofos*. A maioria dos quimiolitotróficos e dos fototróficos também são *autótrofos*, o que os torna *produtores primários*, pois produzem carbono orgânico a partir do $CO_2$ inorgânico, disponibilizando-o para si próprios, para os quimiorganotróficos e ocasionalmente para todas as formas superiores de vida. Alguns organismos optam pela heterotrofia quando há carbono orgânico disponível e pela autotrofia quando as fontes de alimento se esgotam. Esses organismos são chamados de *mixotróficos*.

## Produzindo enzimas

Poucos compostos na natureza não são degradados por micro-organismos. A variedade de compostos produzidos por eles é enorme, porém não é completamente conhecida. Seus processos metabólicos são essenciais para o ciclo de nutrientes do ambiente e eles são os produtores primários que sustentam a vida no planeta.

Micróbios são especializados em degradar compostos, desde os mais simples aos mais complexos. Eles são os únicos capazes de decompor o *material vegetal resistente* (fibra) constituído por *celulose* (material usado pelas plantas para formar suas rígidas paredes celulares) e por *ligninas* (materiais usados pelas plantas em sua estrutura rígida, como na madeira e na palha). Os micróbios no *rúmen* (parte do estômago da vaca e de outros animais ruminantes) dos herbívoros e no intestino dos cupins são responsáveis pela digestão dessas fibras vegetais duras. Os fungos e as bactérias são os mestres na produção de enzimas especiais para decompor fontes alimentares complexas (enzimas hidrolíticas), incluindo todas as formas de tecidos vegetais e animais, alguns plásticos e até metais.

## Metabolismo secundário

Os produtos microbianos que não são produzidos como parte do metabolismo central e que não são imprescindíveis às atividades diárias são chamados de *produtos secundários*. Muitos deles são compostos bioativos úteis na interação com outros organismos. Os antibióticos são o exemplo de um produto secundário utilizado na interação com outros micróbios. Alguns patógenos de plantas produzem substâncias que imitam os hormônios vegetais para manipular seu crescimento. Outros micróbios produzem moléculas úteis na comunicação com outros organismos, insetos e plantas.

O conhecimento do metabolismo dos micro-organismos é utilizado de várias maneiras. Uma delas é tentar isolá-los em uma cultura. Isso nem sempre é fácil, pois existem muitas lacunas no nosso conhecimento sobre a pluralidade metabólica da maioria dos micro-organismos. É relativamente simples recriar as condições de temperatura e oxigênio. No entanto, para selecionar o organismo que você deseja e escolhê-lo dentre todos os outros, é preciso conhecer uma condição específica necessária apenas para o organismo escolhido. Veja a seguir algumas outras formas como o conhecimento do metabolismo microbiano tem sido produtivo nos avanços da ciência:

> » **Enzimas microbianas usadas na pesquisa de biologia molecular**. Enzimas bacterianas, como a Taq DNA polimerase (usada para reproduzir sequências de DNA), e as de restrição (usadas para manipular fragmentos de DNA no estilo recorte e cole) se tornaram ferramentas de pesquisa inestimáveis.
>
> » **Micróbios utilizados para expressar proteínas ou enzimas animais, como a insulina.** Quando os cientistas descobrem que uma doença pode ser curada ou tratada com uma determinada proteína ou enzima, é bastante útil e eficiente que possam produzir em grande quantidade a molécula em micróbios.
>
> » **Sistemas microbianos utilizados como parte das máquinas microscópicas na biologia sintética.** Para avançar nas pesquisas, cientistas utilizam nosso conhecimento para impulsionar o desenvolvimento da

engenharia e da genética. Eles utilizam todo o potencial dos processos microbianos para novas descobertas dentro dos organismos.

» **Processos industriais aproveitam a diversidade de micróbios nas indústrias de alimentos, celulose e papel, mineração e farmacêutica (para citar apenas alguns).** Como alguns micro-organismos são tolerantes a condições extremas, as enzimas que produzem são úteis em ambientes industriais em que as condições são severas.

Como os cientistas não conhecem toda a diversidade metabólica do mundo microbiano, não conseguem isolar uma grande quantidade de micróbios ambientais. Isso resulta em grandes lacunas no conhecimento sobre todos os grupos microbianos existentes. O termo *matéria escura microbiana* foi inventado para descrever o vasto número das linhagens microbianas sobre as quais os cientistas pouco sabem (e, na maioria dos casos, quase nada sabem). Como a matéria escura do universo que compõe a maior parte da matéria, a microbiana é enorme e provavelmente supera a biodiversidade conhecida no planeta em várias ordens de grandeza.

# A Interseção dos Micróbios com Todos

Os micro-organismos que vivem dentro e na superfície de outros organismos muitas vezes se adaptaram para interagir com o organismo hospedeiro. Existem diferentes tipos de interação entre os organismos hospedeiros e os micro-organismos que o habitam interna ou externamente (veja a Figura 3–3):

» **Benigna:** Organismos que vivem dentro ou na superfície de nosso corpo e que não são prejudiciais nem percebidos por nós. Eles estão lá, vivendo felizes, e nosso corpo basicamente os ignora a maior parte do tempo.

» **Amigável:** Organismos que vivem na parte interna ou externa de nosso corpo e que não são prejudiciais. Nosso corpo reconhece a presença deles e também que não são prejudiciais. Por isso, nosso corpo não reage.

» **Mutualmente benéfica:** Organismos que vivem dentro ou na superfície do nosso corpo e nos oferecem algum benefício, como a fabricação de vitaminas que não produzimos. Em contrapartida, proporcionamos a eles nutrientes e um lar.

» **Antagonista:** Organismos que nos causam danos, como no caso dos vírus, que tomam conta de nossas células para que produzam mais vírus, até que eventualmente morrem.

Pesquisas ainda estão sendo feitas para se determinar em que medida o sistema imunológico do corpo humano reconhece e reage às bactérias amigáveis e não prejudiciais que vivem dentro e na superfície de nosso corpo.

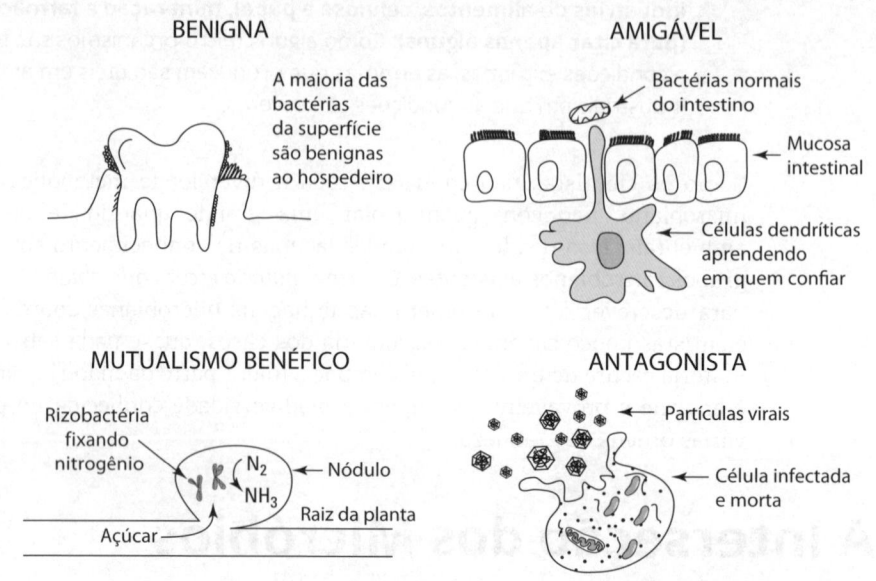

**FIGURA 3-3:** Quatro tipos de interação hospedeiro-micróbio.

**BENIGNA** — A maioria das bactérias da superfície são benignas ao hospedeiro

**AMIGÁVEL** — Bactérias normais do intestino; Mucosa intestinal; Células dendríticas aprendendo em quem confiar

**MUTUALISMO BENÉFICO** — Rizobactéria fixando nitrogênio; $N_2$; $NH_3$; Nódulo; Açúcar; Raiz da planta

**ANTAGONISTA** — Partículas virais; Célula infectada e morta

Para cada organismo vivo no planeta, há um *patógeno* microbiano (um organismo causador de doenças) perfeitamente adaptado para atacá-lo. Alguns micróbios são patógenos agressivos que infectam seu hospedeiro, subvertem suas defesas e causam estragos sob a forma de uma doença grave, às vezes fatal. Outros produzem toxinas que causam efeitos terríveis a seu alvo. Entre eles estão os micróbios que infectam animais, plantas, insetos e invertebrados, entre outros. Há ainda micróbios que infectam outros micróbios.

Por outro lado, existem infecções acidentais, que surgem quando uma pessoa com o sistema imunológico comprometido entra em contato com um micro-organismo comum do meio ambiente, mas que consegue sobreviver no ambiente quente e úmido do corpo humano. Como exemplo, temos: as leveduras, os fungos e as bactérias, tais como as espécies de *Bacillus*, as *Pseudomonas*, as *Acinetobacter* e os *Clostridium*.

Os micro-organismos patogênicos parecem ter moldado, inclusive, a evolução de seus hospedeiros. Um exemplo arrepiante disso foi a recente descoberta dos efeitos da praga da Idade Média no desenvolvimento das pessoas da Europa Ocidental. Os pesquisadores descobriram que os genes para a imunidade eram diferentes em pessoas cujos antepassados tinham sido expostos ao patógeno bacteriano. Eles também constataram que genes relacionados a doenças autoimunes foram afetados, sugerindo que um patógeno tem um profundo impacto na evolução do hospedeiro.

# 2 Equilibrando a Dinâmica da Vida Microbiana

**NESTA PARTE...**

Observe as diferentes formas das células microbianas e compreenda como funcionam.

Aprenda os segredos do metabolismo, como os micróbios produzem energia através dos alimentos e como a armazenam para depois.

Compreenda a genética microbiana, desde a importância do DNA até como os genes mudam e as maneiras como são ativados e desativados.

Descubra como os micróbios crescem, como esses seres são exigentes e como os cientistas precisam se esforçar para obter as condições laboratoriais corretas.

Saiba mais sobre os quatro diferentes tipos de "limpeza" quando se trata de micróbios e como a presença de micróbios indesejados é controlada.

**NESTE CAPÍTULO**

Aprendendo o básico sobre a estrutura celular

Compreendendo como as células transportam as coisas para dentro e para fora

Descobrindo a divisão celular e o movimento das células

Capítulo 4

# Compreendendo a Estrutura Celular e Sua Função

Os microbiologistas conhecem muito bem as células microbianas, considerando o fato de serem pequenas demais para serem vistas a olho nu. As pesquisas sobre células bacterianas, arqueanas e eucarióticas (veja o Capítulo 1) nos deram um vislumbre de como essas células são agrupadas e como diferem entre si.

Neste capítulo, trazemos um panorama da estrutura das células microbianas. Em seguida, fornecemos detalhes de algumas das estruturas celulares mais importantes. Discutimos as principais diferenças entre micróbios, como, por exemplo, as diferenças entre os micro-organismos procariontes e eucariontes, bem como o que as células têm em comum.

# Observando as Formas Celulares

Sabemos que as células procarióticas apresentam diferentes formas e tamanhos, pois podemos observá-las em um microscópio. A descrição da forma de uma célula é chamada de *morfologia celular*. As morfologias celulares mais comuns são *coco* (esféricas) e *bacilo* (bastonetes). *Cocobacilos* são uma mistura de ambas, *vibriões* possuem o formato de vírgula, *espirilos* têm forma *helicoidal* (uma espiral como um saca-rolha) e *espiroquetas* são retorcidas como um parafuso. A Figura 4–1 mostra essas morfologias celulares comuns.

Embora os procariontes sejam organismos unicelulares, suas células são arranjadas em alguns formatos distintos, como cadeias ou aglomerações, dependendo de como se dividem:

» Bactérias cocos se dividem ao longo de um único plano formando pequenas cadeias de duas células, chamadas de *diplococos*, ou cadeias longas de múltiplas células, conhecidas como *estreptococos*.

» As bactérias cocos também se dividem ao longo de múltiplos planos para formar *tétradas* (dois planos), *sarcinas* (três planos) ou conjuntos em formas de cachos, chamados de *estafilococos* (múltiplos planos).

» De maneira similar às *cocos*, as bactérias em formato de bastonetes se dividem para criar os *diplobacilos* de duas células ou as cadeias mais longas, conhecidas como *estreptobacilos*.

A forma de uma célula é codificada pelos seus genes. Embora, muitas vezes, saibamos como é controlada, a razão por trás das diferentes formas permanece um mistério.

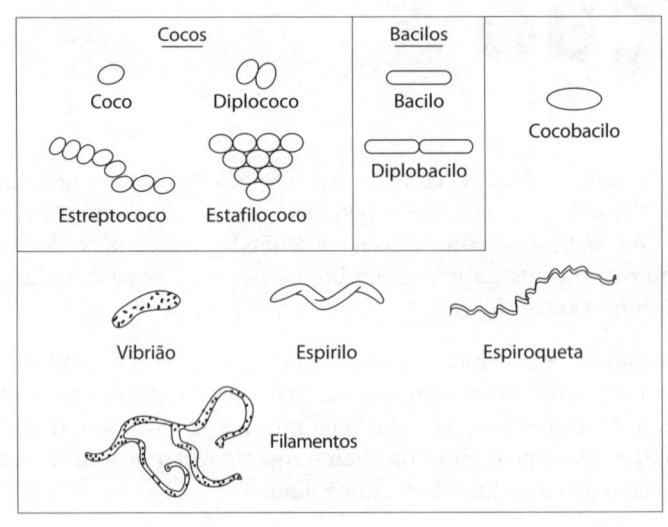

**FIGURA 4-1:** Morfologias celulares.

**DICA**

Você já deve ter percebido que algumas das morfologias (seus nomes em latim) aparecem nos nomes das bactérias. Por exemplo, *Streptococcus pneumoniae*, *Staphylococcus aureus*, *Bacillus anthracis* e *Vibrio cholerae*. Isso ocorre porque as morfologias, às vezes, são características dos gêneros bacterianos.

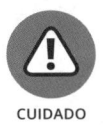

**CUIDADO**

A morfologia é um aspecto descritivo que não fornece informações suficientes para que saibamos exatamente o tipo de bactéria que se observa ou sua função.

# A Vida em Escala Minúscula: O Tamanho dos Procariontes

Uma característica que distingue as células procarióticas é seu tamanho microscópico. O tamanho médio de uma célula procariótica varia entre 1µm e 10µm (veja a Figura 4–2). As células eucarióticas, como as do corpo humano, são muito maiores e variam entre 10µm e 200µm. Já as células dos vírus são menores que as células procarióticas e possuem uma variação de 10nm (0,01µm) a 100nm, seguidas pelas moléculas subcelulares, como as proteínas ou os cromossomos, que são menores que 10nm. O menor tamanho visível a olho nu é 100µm. Portanto, os cientistas dependem de microscópios para observar as células procarióticas.

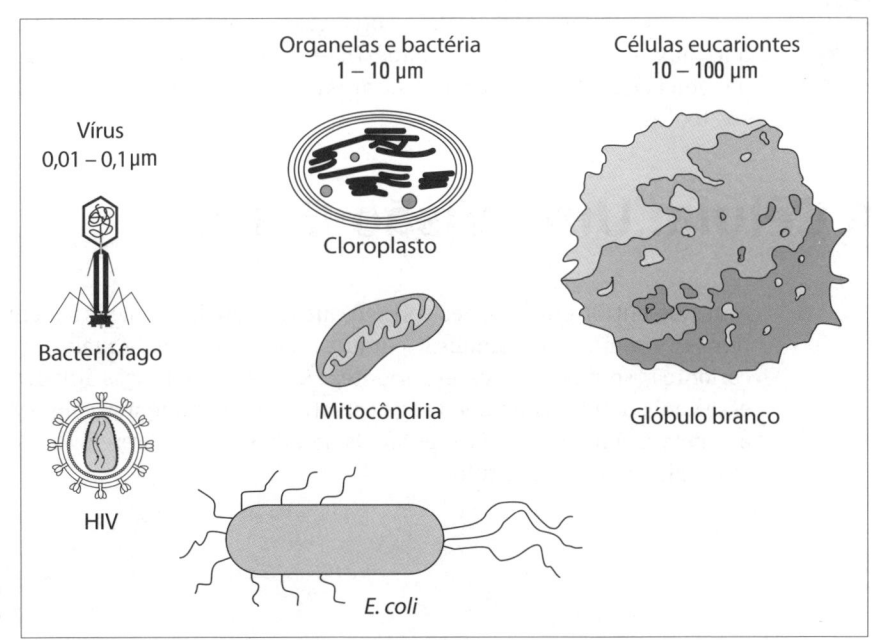

**FIGURA 4–2:** Comparação entre o tamanho das células.

## A DIVERSIDADE DE FORMAS E TAMANHOS

Veja alguns fatos interessantes sobre as formas e os tamanhos das células:

- As menores bactérias registradas são as *nanobactérias*. Seu tamanho varia entre 0,05µm e 0,2µm. Muito menores do que os cientistas imaginavam!

- A maior bactéria encontrada, *Thiomargarita namibiensis*, mede 750µm, quase 1 milímetro.

- Existem algumas bactérias com formatos incomuns, como estrela, quadrado plano ou pera.

- As células procarióticas *pleomórficas* são mutáveis em sua forma e, portanto, não possuem apenas um formato.

O tamanho de uma célula é realmente muito importante para sua função. Ser pequeno tem algumas vantagens! As células absorvem nutrientes através da superfície, que precisam ser espalhados pela célula para ajudá-la a crescer. Maximizar a área da superfície e minimizar o volume total das células reduz a distância que os nutrientes precisam percorrer, diminuindo o tempo desse percurso.

**LEMBRE-SE**

Quanto maior a relação *superfície-volume*, melhor será o desempenho da célula. As células procarióticas conseguiram encontrar o tamanho ideal, em que maximizaram a relação superfície-volume sem correr o risco de serem pequenas demais a ponto de amontoar seu conteúdo e prejudicar os processos biológicos.

# A Célula: Uma Visão Geral

Antes de entrar em detalhes sobre o que diferencia as bactérias entre si, queremos primeiramente analisar como as bactérias e as arqueias, que são procariontes, se diferem dos eucariontes. Existem diferenças importantes entre esses dois domínios no que tange estrutura e componentes celulares. Consulte a Tabela 4–1 para uma visão geral. Os detalhes dessas diferenças são abordados mais adiante neste capítulo.

**TABELA 4-1** Diferenças entre Procariontes e Eucariontes

| Estrutura | Procarionte | Eucarionte |
|---|---|---|
| Tamanho | 0,5µm | 5µm |
| DNA em formato circular | Sim | Não |
| Plasmídeos | Sim | Não |
| Ribossomos | 70S | 80S |
| Parede celular | Sim | Não |
| Membrana celular | Sim | Sim |
| Organelas ligadas à membrana | Não | Sim |
| Crescimento acima de 70°C | Sim | Não |
| Endósporo | Sim | Não |

# Dimensionando a Membrana Externa e as Paredes Celulares

A barreira entre o interior de uma célula e seu entorno se chama parede ou membrana celular. Por agirem como uma barreira entre o mundo exterior e a célula, essas estruturas precisam ser fortes e funcionar de modo confiável. As paredes celulares também têm que ser versáteis e distintas o suficiente das de outras bactérias para dar a cada uma delas uma identidade própria. Vários componentes constituem essa barreira única para os diferentes tipos de bactéria, e muitos desses aspectos são usados para ajudar os cientistas a distinguir entre grupos de bactérias. Observando as características da membrana externa, da parede celular e da coloração de Gram (Gram-positivas x Gram-negativas) das células bacterianas, desemaranhamos os muitos grupos de bactérias. Mais adiante nesta seção, explicamos o que torna as arqueias tão únicas.

## Examinando a membrana externa

A membrana plasmática delimita a célula e atua como uma barreira entre seu interior e o ambiente externo. Ela possui muitas funções importantes nas células procarióticas, como as seguintes:

- » Fornecer locais para a respiração e/ou fotossíntese
- » Transporte de nutrientes
- » Manter os *gradientes de energia* (diferença na quantidade de energia entre as partes interna e externa da célula)
- » Manter grandes moléculas fora da célula

A membrana plasmática é composta por uma *bicamada fosfolipídica*. Os fosfolipídios são constituídos por um grupo fosfato carregado, "cabeça", e por um grupo de lipídios não carregado, "cauda". Por conterem componentes eletricamente carregados e não carregados, as moléculas fosfolipídicas são consideradas *anfipáticas*, significando que interagem tanto com soluções lipídicas quanto aquosas.

**DICA**

Pense em soluções lipídicas e aquosas como o óleo e a água. Elas realmente não conseguem se misturar e tendem a se separar. A cauda dos fosfolipídios é *hidrofóbica* (repele a água). Assim, ela repele a água de modo que, em uma solução aquosa, as moléculas se rearranjam com as caudas para dentro, formando uma bicamada, de modo a evitar o contato com a água. Essa cauda forma a porção interna da membrana. Já os grupos da "cabeça" são *hidrofílicos* (atraem a água). Eles se voltam para a parte externa da membrana e ficam diretamente em contato com o meio ambiente ou com o citoplasma, ambos aquosos (veja a Figura 4–3).

A camada mais próxima do ambiente extracelular é conhecida como *folheto externo* e a mais próxima do citoplasma, chamada de *folheto interno*. A natureza hidrofóbica dos lipídios é o que torna a bicamada fosfolipídica impermeável a grandes moléculas solúveis em água.

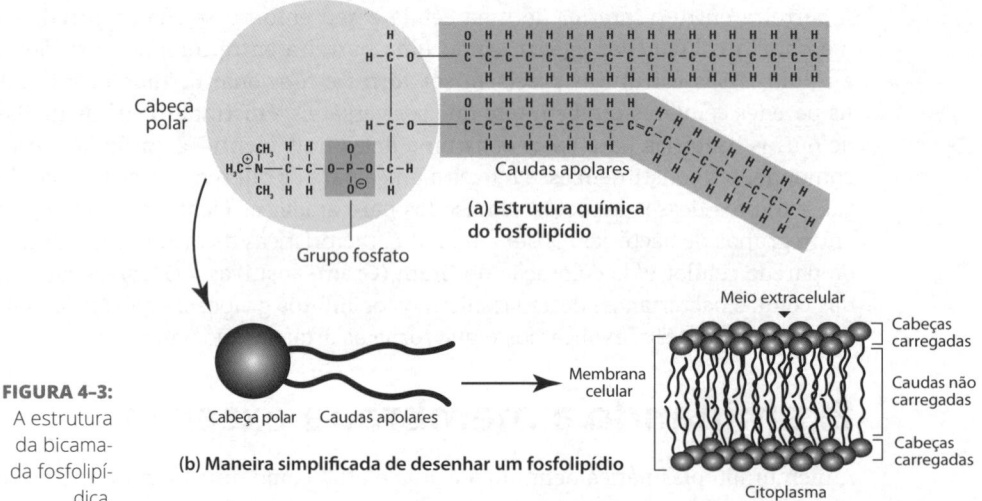

**FIGURA 4-3:** A estrutura da bicamada fosfolipídica.

Os fosfolipídios individuais contêm um grupo fosfato ligado a uma molécula de glicerol, que está associada a duas caudas de ácidos graxos. Às vezes, moléculas adicionais se ligam ao grupo de fosfatos dos fosfolipídios.

## Nem todas as membranas são iguais

A bicamada fosfolipídica é comum a eucariontes, arqueias e bactérias, porém existem várias diferenças em suas membranas:

» As membranas **eucarióticas** contêm *esteróis* (lipídios que possuem esteroides), como o colesterol, que fortalecem a membrana.

» As membranas **bacterianas** possuem moléculas semelhantes aos esteróis, chamadas de *hopanoides*, que fortalecem a membrana.

» A composição química dos fosfolipídeos **arqueanos** difere dos bacterianos e eucarióticos de quatro maneiras principais, como mostra a Tabela 4-2. Essas diferenças são uma grande distinção entre os domínios.

**TABELA 4-2** **Diferenças na Estrutura Fosfolipídica das Arqueias**

| Estrutura | Bactéria/Eucarionte | Arqueia |
| --- | --- | --- |
| Quiralidade de glicerol | D-glicerol | L-glicerol |
| Caudas hidrofóbicas | Cadeias de hidrocarboneto C16 ou C18 | Unidades de repetição do carbono-5 isopreno |
| Ligação de glicerol | Ligação de éster | Ligação de éter |
| Ramificação das cadeias laterais | Não | Sim |

## Os fatos graxos

A membrana plasmática não é apenas formada por gordura. É quase igualmente composta por proteínas. As proteínas da membrana desempenham muitas funções biológicas imprescindíveis, incluindo motilidade, aderência a superfícies, sinais de detecção e secreção e transporte de nutrientes.

A proteína da membrana deve conter uma região hidrofóbica que interaja com a região hidrofóbica dos fosfolipídios. Existem duas classes de proteínas da membrana:

» **As proteínas integrais** são insolúveis em ambientes aquosos e se localizam no centro da membrana.

» **As membranas periféricas** são solúveis em meios aquosos e se encontram próximas à membrana. Elas entram em contato com a membrana temporariamente ou interagem com as proteínas integrais.

As proteínas integrais flutuam dentro da bicamada fosfolipídica e são capazes de se mover lateralmente como uma boia em um lago que se movimenta para frente e para trás de acordo com o deslocamento da água. As proteínas se movimentam na membrana porque sua consistência é semelhante à do óleo de cozinha. A membrana contém proteínas dispersas que se movem livremente dentro dela.

## Explorando a parede celular

As células armazenam as moléculas necessárias a seu crescimento em números maiores do que as encontradas fora delas. A água naturalmente deseja fluir para dentro da célula com o intuito de equilibrar o número de moléculas dentro e fora dela. No entanto, se a célula permitisse isso, estouraria como um balão cheio demais. A parede celular permite que a célula resista a essa *pressão osmótica*.

Nas bactérias, a parede celular é composta por *peptidoglicano*, uma estrutura não encontrada em eucariontes ou arqueias. Essa estrutura forma um saco em torno da célula que lhe dá rigidez. O peptidoglicano é constituído por polissacarídeos ligados por pontes peptídicas. Os polissacárideos são longas cadeias de açúcares de unidades N-acetilglicosamina (NAG) e de ácido N-acetilmurâmico (NAM) alternados e firmemente unidos por ligações químicas.

Como mostra a Figura 4–4, os polissacarídeos se arranjam como cabos que circundam a célula e são conectados por pontes peptídicas compostas por quatro aminoácidos: a L-alanina, a D-alanina, o ácido D-glutâmico e/ou lisina ou ácido diaminopimélico (DAP). As pontes peptídicas estão ligadas de forma covalente aos açúcares NAM. Cada unidade individual de peptidoglicano é, portanto, um tetrapeptídeo NAG-NAM.

A ponte peptídica pode ser constituída por diferentes aminoácidos e cria uma diversidade na estrutura do peptidoglicano entre as bactérias.

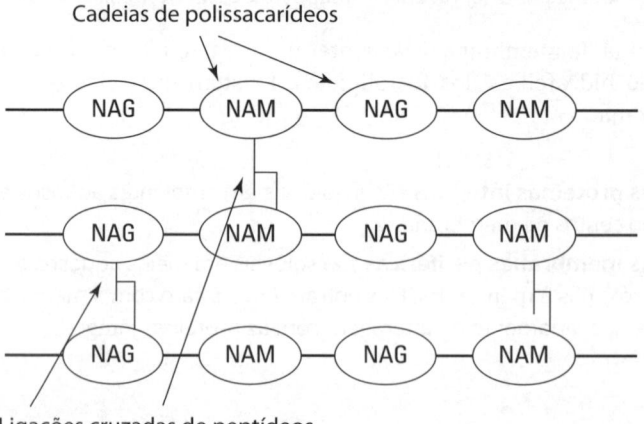

**FIGURA 4-4:** A estrutura do peptidoglicano.

## UMA FENDA NA ARMADURA

A necessidade da parede celular para a sobrevivência da célula é uma fraqueza da qual o nosso corpo se aproveita para combater as bactérias infecciosas. Nosso organismo produz a *lisozima*, uma enzima capaz de quebrar as ligações entre os açúcares NAG-NAM. Isso enfraquece a parede celular e permite que a água penetre na célula, estourando-a. O antibiótico penicilina também ataca vários pontos da síntese do peptidoglicano, o que bloqueia definitivamente a formação da parede celular e causa a morte da célula.

## As diferenças da superfície

As *bactérias* são classificadas como Gram-positivas ou Gram-negativas de acordo com o resultado da coloração de Gram (veja o Capítulo 7). As diferenças estruturais dos peptidoglicanos são a base dessas distinções. As Gram-positivas retêm o corante cristal violeta no procedimento da coloração de Gram, pois possuem uma multicamada espessa de peptidoglicano. As Gram-negativas, por outro lado, não retêm o corante cristal violeta no procedimento de coloração, porque têm uma única camada fina de peptidoglicano.

A Figura 4–5 mostra os dois tipos de células através de um microscópio eletrônico de transmissão e de uma representação esquemática das diferenças na estrutura da parede celular.

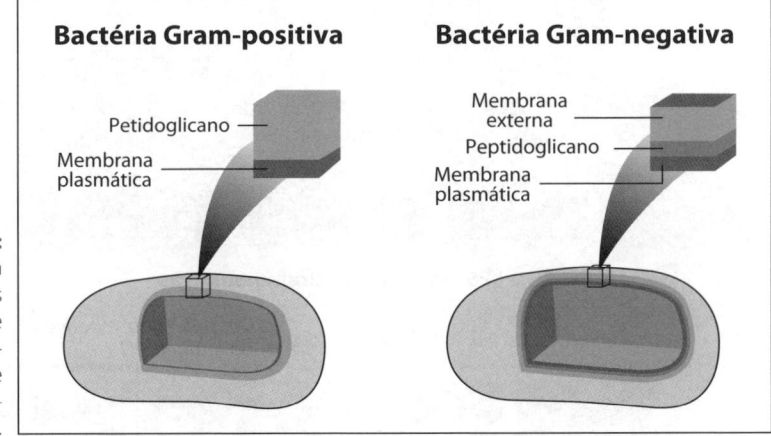

**FIGURA 4-5:** A estrutura das paredes celulares de Gram-positivas e Gram-negativas.

**DICA**

Algumas bactérias, como o *Mycoplasma*, não possuem paredes celulares e são apenas envoltas por uma membrana. As espécies de *Mycoplasma* normalmente vivem dentro de outras células, em que não sofrem tanta pressão osmótica. Suas membranas são geralmente mais resistentes, porque contêm colesterol. Entretanto, a maioria dos grupos bacterianos conhecidos possui parede celular.

As distinções entre as bactérias Gram-positivas e Gram-negativas, no entanto, não param por aí. As células Gram-positivas têm várias características essenciais que as distinguem das bactérias Gram-negativas (veja a Figura 4–6):

» O *ácido teicoico* é uma molécula exclusiva de peptidoglicanos Gram-positivos e percorre de forma perpendicular as camadas de polissacarídeos. O ácido teicoico está diretamente ligado ao peptidoglicano e é ocasionalmente associado aos fosfolipídios para formar o ácido lipoteicoico.

» O espaço entre a membrana plasmática e a camada de peptidoglicano é chamado de *espaço periplasmático,* que é muito fino e quase imperceptível nas bactérias Gram-positivas.

» O peptidoglicano de bactérias Gram-positivas é, muitas vezes, revestido com açúcares e proteínas que ajudam as bactérias a se fixarem às superfícies e a interagirem com o ambiente.

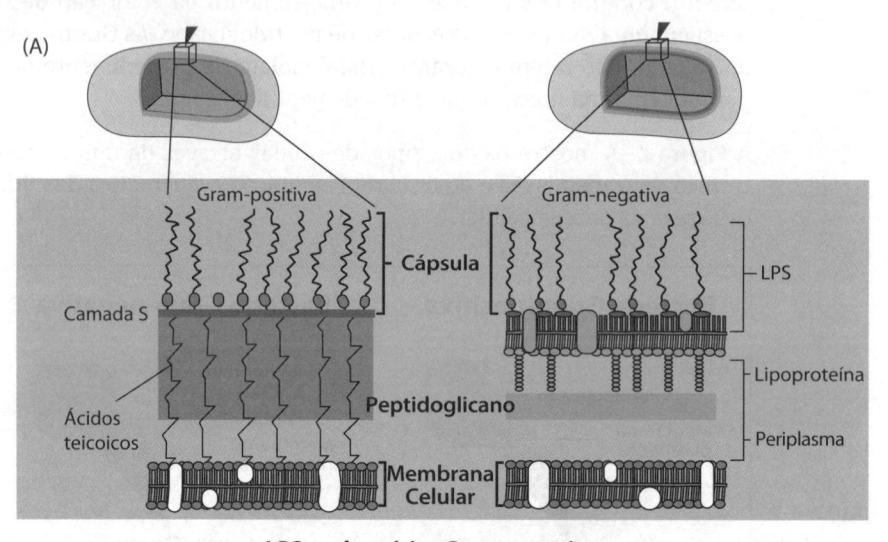

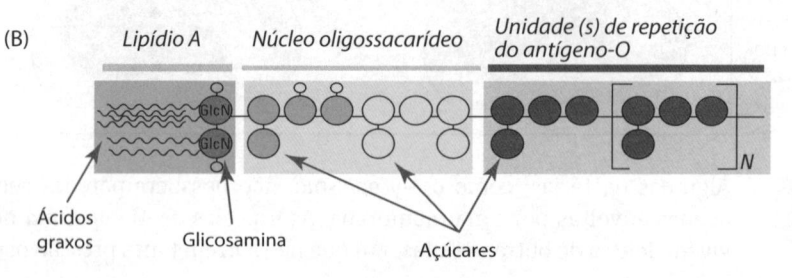

**FIGURA 4–6:** (a) As moléculas na parede celular de Gram-positivas e Gram-negativas e (b) o lipopolissacarídeo.

As células Gram-negativas possuem uma membrana adicional na superfície externa do peptidoglicano, chamada de *membrana externa*. No entanto, não é uma membrana típica. O folheto interno contém proteínas que o ancoram à parede celular. Essas amarras são conhecidas como *lipoproteínas*. O folheto externo é constituído por um tipo diferente de fosfolipídio, o *lipopolissacarídeo* (LPS). O LPS é uma molécula grande com três principais elementos constituintes (veja a Figura 4–6):

- **Lipídio A:** As cadeias de ácidos graxos no lipídio A estão ligadas a um par de *moléculas de glicosamina* (uma molécula de glicose com um grupo amina) e não a uma molécula de glicerol, como em um típico fosfolipídio. Cada glicosamina está associada a um grupo de fosfato cabeça. Esse lipídio é uma *endotoxina* que ativa o sistema imunológico causando muitos dos sintomas mais graves das infecções por bactérias Gram-negativas.
- **Núcleo do oligossacarídeo:** São compostos por uma cadeia de aproximadamente cinco açúcares e ligados a uma das moléculas de glicosamina do lipídio A.
- **Polissacarídeos O (ou antígeno O):** São cadeias de açúcares que se estendem além da região do núcleo. São compostos por até 200 açúcares. Os tipos de açúcar nos polissacarídeos O variam em diferentes bactérias.

## *Revestindo as arqueias*

As arqueias, como qualquer outro organismo unicelular, possuem paredes resistentes que as protegem do ambiente. No entanto, elas diferem dos outros organismos pela ausência do peptidoglicano. A parede celular da arqueia é composta, na maioria das vezes, por uma camada de proteínas, chamada de camada S, formada por proteínas ou glicoproteínas, que compõe a camada mais externa da célula.

As paredes celulares de algumas arqueias, como as de certos *metanogênicos* (produtores de metano), contêm *pseudomeurina* (*pseudo* = falsa, *meurina* = parede). A composição química da pseudomeurina e a do peptidoglicano diferem pela composição de açúcares e aminoácidos. Em outras, as paredes celulares possuem uma camada de polissacarídeos e oferecem proteção sozinhas ou juntamente com uma camada S.

# Outras Estruturas Celulares Importantes

Muitas estruturas celulares são fundamentais para a função celular, que diferem nas células eucarióticas e procarióticas. Veja a seguir uma lista de estruturas importantes para as células procarióticas.

- » **Nucleoide:** É a região da célula em que a massa irregular de material genético, chamada de *cromossomo*, é encontrada. Ao contrário do núcleo das células eucarióticas, o nucleoide não apresenta membrana. O cromossomo dos procariontes é normalmente circular, mas pode ser linear.
- » **Plasmídeos:** Também contêm material genético, porém em pequenas formas circulares, que são independentes do cromossomo e se replicam por conta própria.
- » **Citoplasma:** É o mar em que as estruturas restantes nadam. Porém, não é composto apenas de água — ele é gelatinoso e contém filamentos que vão de uma extremidade a outra, fornecendo uma estrutura para a célula.
- » **Ribossomos:** Responsáveis pela produção de proteínas, são abundantes nas células em crescimento. Eles são menores e menos densos nos procariontes do que nos eucariontes. Os ribossomos são compostos por subunidades — 30S e 50S —, assim chamados por seu tamanho e formato. (Na verdade, os nomes são atribuídos pela distância que percorrem em uma solução quando agitados, mas isso se deve a seu tamanho e forma.) Muitos antibióticos atacam os ribossomos bacterianos como uma maneira de retardar seu crescimento.
- » **Glicocálice:** É um polímero extracelular que envolve a parte externa da célula e é chamado de *cápsula* quando é bem definido e firmemente acoplado. Quando está frouxamente acoplado e desorganizado é chamado de *camada limosa*. A cápsula protege as bactérias de serem *fagocitadas* (englobadas) pelas células do sistema imune. Um biofilme é formado quando uma ou várias populações bacterianas usam um glicocálice chamado de *substância polimérica extracelular* (EPS) para se fixar a uma superfície. A formação do biofilme não só ajuda os micróbios a formar um nicho para si, mas também os auxilia a sobreviver a condições ambientais como seca ou estresse provocado por antibióticos.
- » **Inclusão:** É a concentração de uma substância dentro da célula procariótica. Existem muitos tipos de inclusão, como a designada para o armazenamento de nutrientes (polissacarídeos, lipídios ou grânulos de enxofre) ou aquelas que têm uma função, como os carboxissomos (fixação de dióxido de carbono), os vacúolos (preenchidos com gás para flutuação) ou os magnetossomos (que contêm compostos magnéticos para direcionamento).
- » **Endósporos:** São criados como um mecanismo de sobrevivência por algumas bactérias. Quando os nutrientes estão escassos ou as condições

começam a se tornar desfavoráveis, um endósporo começa a se formar dentro de uma célula em crescimento (chamada de *célula vegetativa*). Eles possuem um revestimento espesso, contêm pouquíssima água e carregam apenas o essencial para começar a crescer novamente quando as condições melhoram. Após ser liberado da célula vegetativa, o endósporo não metaboliza e nem cresce ativamente. Em vez disso, permanece esperando, às vezes, por milhares (ou milhões!) de anos até que germine perto de uma fonte adequada de alimentos.

As células eucarióticas diferem das procarióticas de várias maneiras. Embora contenham algumas das mesmas estruturas que as procarióticas, a maior parte delas é maior e mais complexa. Uma diferença importante é o fato de as eucarióticas possuírem estruturas compartimentadas chamadas de *organelas,* que são ligadas à membrana e normalmente têm uma função especial. Aqui estão algumas organelas indispensáveis:

» **Núcleo:** É a maior organela da célula e contém os cromossomos. O DNA dos eucariontes está associado às proteínas ligantes de DNA, chamadas de *histonas*.

» **Mitocôndria:** São a usina de energia da célula e produzem o trifosfato de adenosina (ATP) através da respiração. Apresentam seu próprio DNA e possuem uma relação evolutiva com as bactérias.

» **Cloroplastos:** Organelas de dentro de algumas células eucarióticas (como as algas e as plantas) que são responsáveis pela reação fotossintética.

Outras importantes organelas incluem o retículo endoplasmático (em que a proteína é produzida), o complexo de Golgi (em que as proteínas são processadas) e os lisossomos (que contêm as enzimas digestivas).

# Prevendo a Divisão Celular

A divisão celular é um processo necessário para o crescimento microbiano. Ele começa com uma única célula que se estica em tamanho até se separar em duas células distintas, em um processo chamado de *fissão binária*. Cada nova célula é equipada com a quantidade correta de proteínas, nutrientes e, principalmente, cromossomos, para funcionar como uma célula independente.

Vários eventos fundamentais acontecem antes da divisão celular (veja a Figura 4-7).

**1.** **Na preparação da divisão celular, uma célula fabrica mais peptidoglicanos e membranas para suportar e auxiliar o prolongamento da célula. No geral, a célula aumenta de volume.**

2. O material genético de células procarióticas é normalmente armazenado em um único cromossomo circular. As células criam uma cópia desse cromossomo, uma para cada célula depois da divisão.

3. Uma estrutura chamada de anel Z é feita a partir da proteína FtsZ e se agrupa ao redor do centro da célula.

4. Os cromossomos e outros conteúdos celulares são distribuídos em lados opostos da célula.

5. O anel Z se contrai para dentro do meio da célula e o *septo* (parede divisória) se forma entre as duas novas paredes celulares.

6. A parede celular se retrai para completar a divisão e dar origem a duas células-filhas.

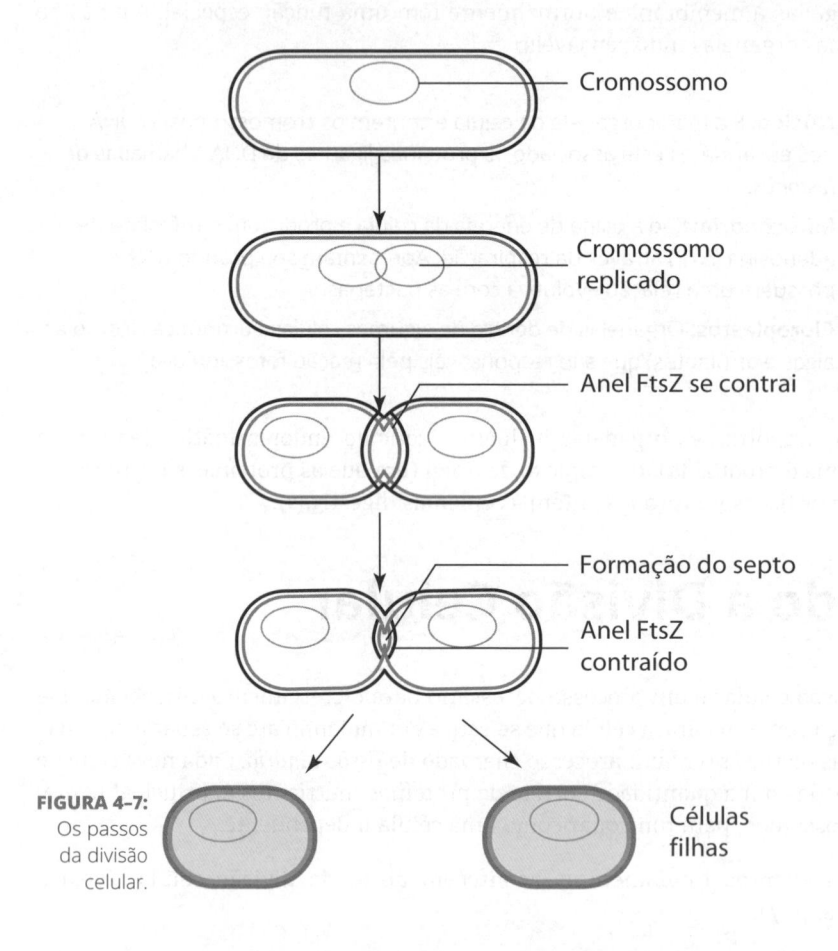

**FIGURA 4-7:** Os passos da divisão celular.

O tempo que leva para uma célula se dividir em duas é chamado de *tempo de geração*. Se forem fornecidos nutrientes ricos à bactéria *E. coli*, seu tempo de geração será de 20 minutos. Isso significa que se uma única célula dessa bactéria for cultivada por uma hora, se transformará em oito células (três gerações). Esse aumento é chamado de *crescimento exponencial* e é uma das fases do crescimento discutida mais detalhadamente no Capítulo 7.

# Analisando os Sistemas de Transporte

A membrana plasmática separa o conteúdo da célula de sua parte externa. Ela é impermeável a grandes moléculas solúveis em água porque é composta por diversos pequenos lipídios hidrofóbicos. Embora essa barreira física garanta que importantes moléculas, como as necessárias para a obtenção de energia, permaneçam dentro da célula, isso também gera um desafio para as células quando precisam carregar algo para dentro delas (como os açúcares, aminoácidos ou íons). Para dificultar ainda mais o processo, os nutrientes estão presentes, geralmente, em concentrações muito baixas e difíceis de serem aproveitadas.

As células são capazes de absorver nutrientes do ambiente graças às proteínas transportadoras que atravessam a membrana. Diferentes tipos de transportadores são necessários para carregar a ampla gama de nutrientes de que as células precisam. Porém, isso representa um gasto energético, pois a célula precisa criar um armazenamento interno em concentrações maiores do que as encontradas no ambiente. Mesmo assim, os ganhos superam o custo, porque esses nutrientes são vitais para sua sobrevivência.

## Seguindo a corrente: Transporte passivo

O *transporte passivo* é o movimento das moléculas de uma área de alta concentração para uma de menor concentração até que o equilíbrio seja atingido (veja a Figura 4–8). Imagine que esteja dentro de um caiaque em um rio e pare de remar. O caiaque será conduzido na direção da corrente e ficará lento até parar quando chegar a uma área calma. Você não precisa usar o remo. Da mesma forma, o transporte passivo não requer energia da célula.

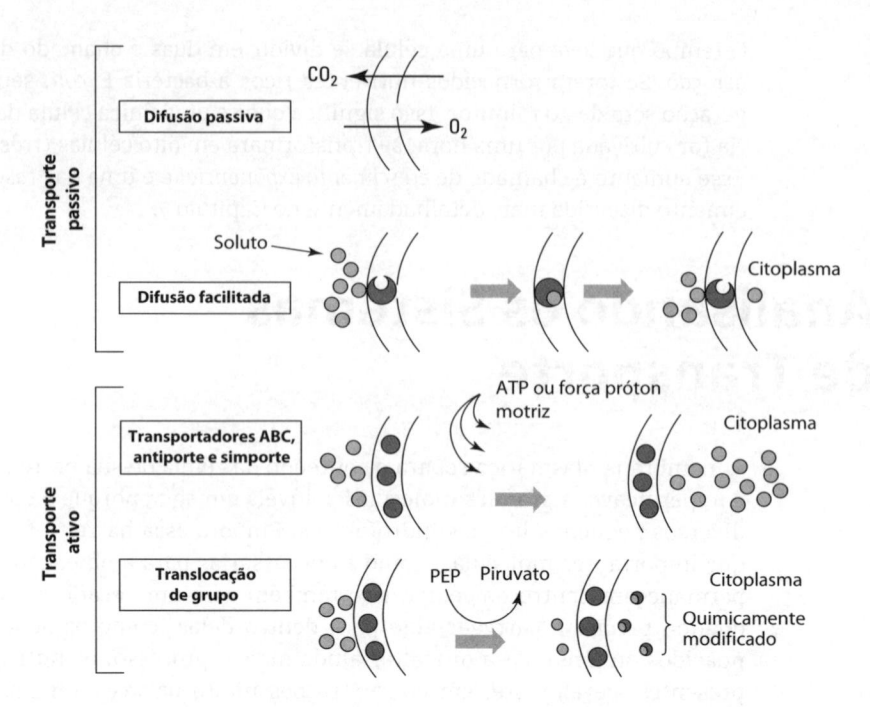

**FIGURA 4-8:** Os mecanismos de transporte através da membrana.

O transporte passivo é chamado de *difusão* e possui dois tipos:

» **Difusão passiva** é a passagem de algumas pequenas moléculas apolares, como $CO_2$, $O_2$ e $H_2O$, através da membrana

» **Difusão facilitada** envolve uma proteína transportadora, que permite o transporte passivo de grandes moléculas, como o glicerol, através da membrana.

## Remando contra a corrente: Transporte ativo

O *transporte ativo* é o movimento das moléculas contra um gradiente de concentração e requer energia da célula (veja a Figura 4-8). Nesse caso, você precisa remar muito em seu caiaque, se quiser ir contra a corrente! Esses tipos de transportadores são geralmente específicos para a molécula ou para os íons que precisam ser transportados. Essa especificidade ajuda a célula a manter níveis ideais de cada molécula ou íon. Veja a seguir alguns sistemas de transportes ativos:

» **Antiportes e simportes:** Usam a energia da força próton-motriz da célula para impulsionar as moléculas de transporte para dentro da célula. Como os nomes sugerem, os *antiportes* transportam uma molécula e um próton na direção oposta, enquanto os simportes transportam uma molécula e um próton na mesma direção.

» **Transporte em grupo:** Envolve enzimas que modificam quimicamente um substrato, enquanto é transportado para a célula. A energia sob a forma de fosfoenolpiruvato (PEP) fornece um grupo fosfato, que é transferido para os açúcares que entram na célula, como a glicose.

» **Transportadores Cassete de Ligação ao ATP (ABC):** Possuem uma alta especificidade para o substrato que transportam. O transporte começa quando uma proteína ligante de substrato encontrada no *periplasma* (a área entre as membranas interna e externa) das bactérias Gram-negativas, ou ligada à porção mais externa das bactérias Gram-positivas, se liga com alta afinidade a seu substrato. De posse do substrato, a proteína se acopla a um transportador que atravessa a membrana. Dentro da célula, esse transportador recruta duas moléculas de ATP para obter energia enquanto o soluto for transportado através da membrana.

## Limpando com as bombas de efluxo

Às vezes, as células acumulam substâncias que interferem em sua função normal. Para se livrar dessas substâncias indesejadas, as proteínas de transporte funcionam como bombas de efluxo, para enviar as moléculas para fora da célula. Algumas são seletivas em relação às moléculas que exportam, enquanto outras são capazes de exportar uma variedade de moléculas aleatórias. Em ambos os casos, essas bombas precisam de energia (ATP). Os tipos de toxina que uma célula exporta incluem corantes, detergentes, antimicrobianos derivados do hospedeiro e antibióticos.

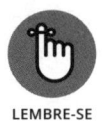

**LEMBRE-SE**

As proteínas de transporte permitem o fluxo entre os conteúdos de dentro de uma célula e do ambiente, mas é importante que a troca de moléculas seja controlada. É um desperdício de energia transportar nutrientes desnecessários. A célula fabrica os transportadores quando percebe que o fornecimento de um nutriente específico está no fim. Como os transportadores são seletivos em relação ao substrato que transportam, reabastecem aquele depósito específico, e, quando o trabalho está concluído, deixam de ser fabricados.

# O Processo de Locomoção

Algumas células microbianas são fixas, porém a maioria tem um meio de se movimentar, chamado de *locomoção*. Os flagelos são fundamentais para o movimento. Impulsionam a célula para frente ou para trás. Tanto as procariontes quanto as eucariontes os possuem. No entanto, esses elementos são mais complexos nos seres eucariontes. Nas células procarióticas, os flagelos giram e impulsionam as células mais rapidamente. Em células eucarióticas, os movimentos são ondulares e conduzem as células mais lentamente. Os diferentes tipos de arranjo flagelar em células bacterianas são mostrados na Figura 4-9.

**FIGURA 4-9:** As estruturas dos flagelos e seu posicionamento nas células bacterianas.

Atríquia (sem flagelos)

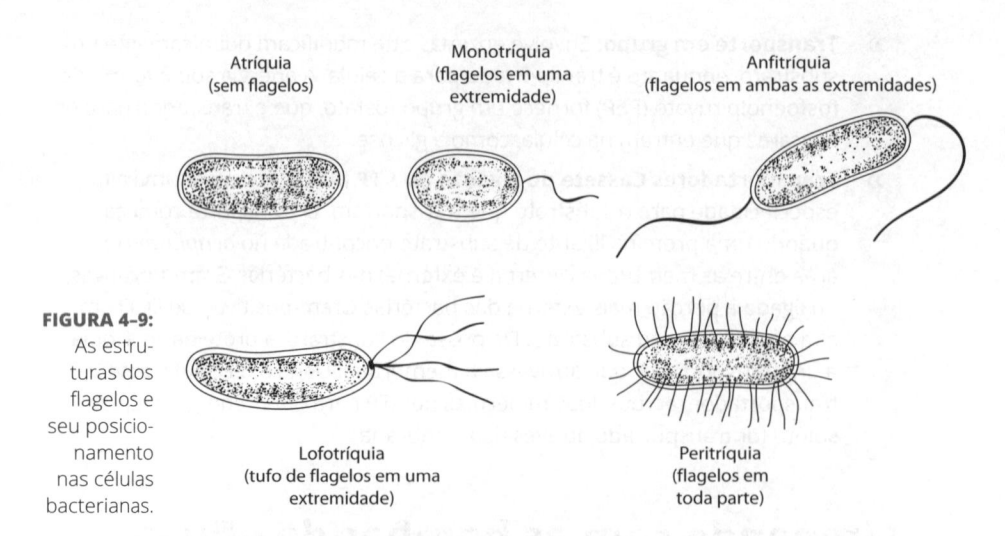

Monotríquia (flagelos em uma extremidade)

Anfitríquia (flagelos em ambas as extremidades)

Lofotríquia (tufo de flagelos em uma extremidade)

Peritríquia (flagelos em toda parte)

As bactérias que não possuem flagelos também se movem através de um tipo de movimento chamado de *deslizamento*. Em algumas, ele é realizado através da liberação (ou excreção) de uma secreção viscosa que adere a uma superfície, em que a célula desliza. Outro método utilizado são as *fímbrias*, finos apêndices parecidos com fios de cabelo na superfície das células bacterianas que aderem ao longo de uma superfície, ajudando na locomoção. Outras bactérias deslizam por meio de métodos desconhecidos.

Os micróbios normalmente se locomovem se aproximando ou se afastando de algo com base no gradiente químico do entorno, em um processo conhecido como *taxia*. Os gradientes químicos (oxigênio ou açúcar) e os fotogradientes (luz) induzem esse processo, que também é considerado um tipo de comunicação microbiana.

## SALVANDO A PELE

As bombas de efluxo dos patógenos de seres humanos são a principal preocupação em um ambiente clínico, pois são capazes de bombear os antibióticos para fora das células, tornando o patógeno resistente à droga. Essas bombas são conhecidas como bombas de efluxo resistentes a múltiplas drogas (MDR) porque normalmente são capazes de exportar mais de um tipo de antibiótico. Isso deixa o médico com poucas opções para tratar uma infecção. Geralmente, as bombas de efluxo MDR têm baixa expressão gênica e não conseguem bombear os antibióticos de forma rápida o suficiente para evitar danos. Contudo, muitos patógenos resistentes a antibióticos contêm mutações dentro e em volta dos genes que codificam as bombas de efluxo MDR, de modo que sempre se expressem em altos níveis. Os agentes patógenos resistentes aos antibióticos que possuem essas mutações incluem o *Pseudomonas aeruginosa* e o *Staphylococcus aureus*.

> **NESTE CAPÍTULO**
>
> **Seguindo o fluxo de energia**
>
> **Desmembrando os compostos orgânicos para alimentação**
>
> **Observando como os micróbios sintetizam o que precisam para sobreviver**

# Capítulo 5
# Entendendo o Metabolismo

O metabolismo, em essência, são todas as etapas que envolvem o consumo de algo utilizando sua energia para fabricar os elementos de que você precisa para sobreviver e se desenvolver. Para alguns micróbios, isso significa viver em ambientes como os dos açúcares. Para outros, equivale a viver em ambientes que não consideramos alimentares, como o petróleo.

Os micro-organismos são ótimos para decompor elementos. De fato, a vastidão da diversidade metabólica no mundo microbiano não é completamente conhecida. Micróbios são muito frugais e, ao final, nada é desperdiçado. O lixo de um micróbio é o tesouro de outro!

Neste capítulo, abordamos um conceito comum a todas as formas de vida: a energia! Explicamos como os minúsculos micróbios movimentam as engrenagens do metabolismo, extraindo energia das fontes de combustível e produzindo aquilo de que necessitam para sobreviver.

# Convertendo com as Enzimas

Se considerarmos a célula microbiana como uma pequena fábrica, as enzimas são os robôs que fazem todo o trabalho. Elas são proteínas especiais, responsáveis por transformar os elementos de uma forma em outra. Para fazer isso, elas dão início às reações químicas necessárias para a conversão. Os tipos de enzimas fabricadas por um micróbio determinam o modelo de metabolismo utilizado para aproveitar a energia e crescer.

As reações químicas são o centro de todos os processos celulares. Embora você não possa vê-las, as reações químicas fornecem energia a todos os seres vivos e muitas forças da natureza. Na ciência, são traduzidas em equações, em que de um lado estão as substâncias que entram em reação (os *substratos*) e de outro, os resultados (os *produtos*), como mostrado abaixo:

Substrato 1 + Substrato 2 → Produto

Nem todas as reações químicas têm o mesmo número de substratos e produtos que o exemplo acima, porém elas sempre possuem substratos entrando e produtos saindo.

**LEMBRE-SE**

As reações químicas são sempre acompanhadas por uma mudança na energia. Os substratos e produtos contêm diferentes quantidades de energia. A diferença entre a quantidade contida nos substratos e a quantidade dentro dos produtos determina se a energia precisa ser inserida ou liberada durante a reação. Reações que consomem energia são chamadas de *endergônicas* e as que liberam, de *exergônicas*. A energia liberada de uma reação exergônica é armazenada para uso posterior ou usada imediatamente para alimentar uma reação endergônica.

Reações químicas biologicamente importantes são necessárias para cada processo dentro da célula. No entanto, por si só, os substratos da célula reagiriam tão lentamente que a vida deixaria de existir. Os catalisadores aceleram as reações químicas.

**LEMBRE-SE**

Um *catalisador* é uma molécula de proteína (ou às vezes de RNA) que acelera a taxa de uma reação química sem interferir de qualquer outro modo na reação.

Na célula, esses catalisadores são chamados de *enzimas*. Elas trabalham aproximando e dobrando as moléculas dos substratos em um formato correto para que reajam e formem produtos. As enzimas são geralmente muito maiores que os substratos e os produtos da reação que catalisam. Elas possuem um "bolso" específico para conter os substratos e os produtos, chamado de *sítio ativo*. A lisozima (mostrada na Figura 5–1) é muito maior que seu substrato, o peptidoglicano, que se encaixa no seu sítio ativo e é *clivado* (dividido) em dois açúcares.

As enzimas são geralmente específicas para uma reação ou para um grupo de reações semelhantes. Outro fato interessante sobre as enzimas e as reações que catalisam é que a maioria é reversível. Isso significa que os produtos gerados em uma reação se recombinam para formar os substratos com a ajuda da mesma enzima, desde que a mudança de energia também seja revertida. Se a reação produzir ou necessitar de muita energia, normalmente existirá uma enzima diferente para cada direção da reação.

As *coenzimas* são pequenas moléculas que se associam a uma enzima e a auxiliam em sua função, mas que não são um substrato. A NAD+/ NADH é um exemplo de uma coenzima que pode se associar a muitas outras distintas e auxiliar na transferência dos elétrons (veja a seção "Doando e recebendo elétrons", mais adiante neste capítulo). Os *Grupos Prostéticos*, por outro lado, são constituídos por pequenas moléculas que se ligam permanentemente e são consideradas essenciais para a atividade da enzima.

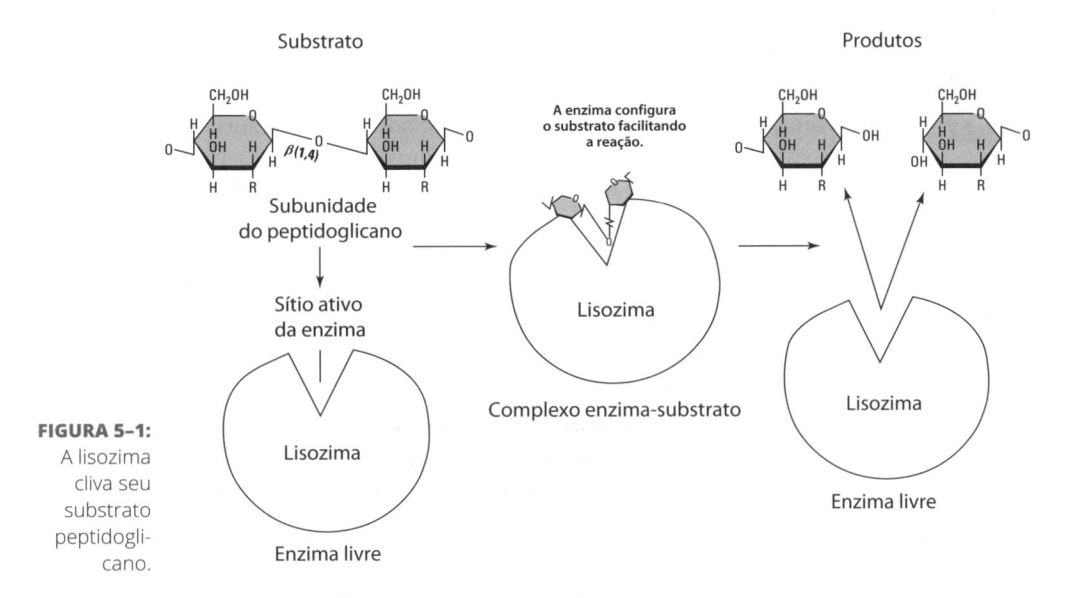

**FIGURA 5-1:** A lisozima cliva seu substrato peptidoglicano.

# Comandando a Energia: Oxidação e Redução

A energia não pode ser criada ou destruída, então tem que circular. Dentro da célula, ela é reutilizada e reciclada de forma muito eficiente. O mesmo ocorre fora da célula, onde a energia é armazenada em tudo, incluindo nas folhas e rochas do solo. O segredo é extrair a energia de onde ela é armazenada.

Outra forma de encarar a energia é pensar nos elétrons, a parte com carga elétrica negativa dos átomos. Eles são, essencialmente, transportadores de energia, que é capaz de ser convenientemente transferida de uma molécula para outra.

Assim, para os micróbios, transportar os elétrons entre as moléculas, processo chamado de *oxidação* e *redução*, é fundamental para a obtenção de energia.

A maior parte da energia gerada para a vida provém das reações de oxidação e redução. A oxidação costumava ser pensada como um processo em que uma molécula se combinava ao oxigênio (daí o nome) e a redução, como o retorno dessa molécula a seu estado original. Hoje sabemos que, na verdade, tudo se trata da transferência de elétrons de uma substância para outra. Quando elétrons são doados de uma substância A para uma substância B, A é a doadora de elétrons, que é oxidada, e B é a receptora, que é reduzida.

Uma maneira fácil de se lembrar desse processo é através do mnemônico "LEO vira GER": **L**ibera **E**létrons, **O**xidação; **G**anha **E**létrons, **R**edução.

Em matéria de oxidação e redução, tenha em mente que:

» **Não se trata apenas dos elétrons.** Quando uma substância é oxidada, perde elétrons, mas também pode perder um próton ($H^+$). Quando um composto perde um elétron e um próton, realmente perde um átomo de hidrogênio (H). Da mesma forma, quando uma substância é reduzida, pode ganhar um próton.

» **Alguns doam e outros recebem.** A maioria das substâncias é flexível e pode atuar como um doador de elétrons em uma situação e como um receptor de elétrons em outra. No entanto, muitas vezes cada substância tem preferência por um ou por outro.

» **Os doadores e os receptores são sempre pares.** Se uma substância é oxidada, os elétrons perdidos não ficam lá perdidos na solução, são transferidos para um receptor de elétrons. Isso é chamado de *reação redox*, porque todas as ocorrências de oxidação ou redução ocorrem em pares.

As reações redox ocorrem continuamente, desde que os doadores de elétrons e seus receptores estejam disponíveis e a energia obtida alimente outras reações na célula microbiana. O que determina que tipo de molécula será usado para transferir essa energia é o tempo de armazenamento, se de curto ou longo prazo.

## Doando e recebendo elétrons

As substâncias possuem tendências diferentes para doar ou receber elétrons. Quando um doador muito bom encontra um excelente receptor, a reação química libera muita energia. O oxigênio ($O_2$) é o melhor receptor de elétrons e é usado em muitas *reações aeróbicas* (reações com oxigênio). O gás hidrogênio ($H_2$) é um bom doador de elétrons. Quando $O_2$ e $H_2$ são combinados, e associados a um catalisador, é formada a água ($H_2O$). Esse exemplo de reação redox é escrito da seguinte forma:

$$H_2 + \tfrac{1}{2}\, O_2 \rightarrow H_2O$$

**LEMBRE-SE**

A reação redox é aquela na qual todas as ocorrências de oxidação e redução acontecem em pares.

Observe que as reações precisam se equilibrar. O número total de átomos de hidrogênio e de oxigênio em um lado da reação é igual ao de água no outro. O equilíbrio da reação redox é crucial para todas as reações bioquímicas na célula e cria desafios interessantes para os micro-organismos que vivem em *ambientes anaeróbios* (sem oxigênio).

O oxigênio e o hidrogênio se encontram em ambas as extremidades do espectro dos receptores e doadores de elétrons, mas há muitas substâncias entre elas que facilmente aceitam elétrons em uma situação e os doam em outra.

As células precisam de muitos doadores primários e de receptores finais de elétrons disponíveis para as diversas reações químicas que acontecem a todo momento. Na realidade, nem sempre existem quantidades ilimitadas de doadores e receptores de elétrons. E é aqui que os *transportadores de elétrons* entram em cena. Essas pequenas e úteis moléculas aceitam elétrons e prótons ($H^+$), que, então, são doados para outra reação. A Figura 5–2 mostra o $NAD^+$/NADH, um transportador de elétrons que é reduzido (para NADH) em uma reação e depois oxidado (para $NAD^+$) em outra. Transportadores de elétrons como esse aumentam a produtividade da célula, ligando doadores e receptores redox incompatíveis. Como são reciclados repetidamente, a célula precisa apenas de uma pequena quantidade de cada um.

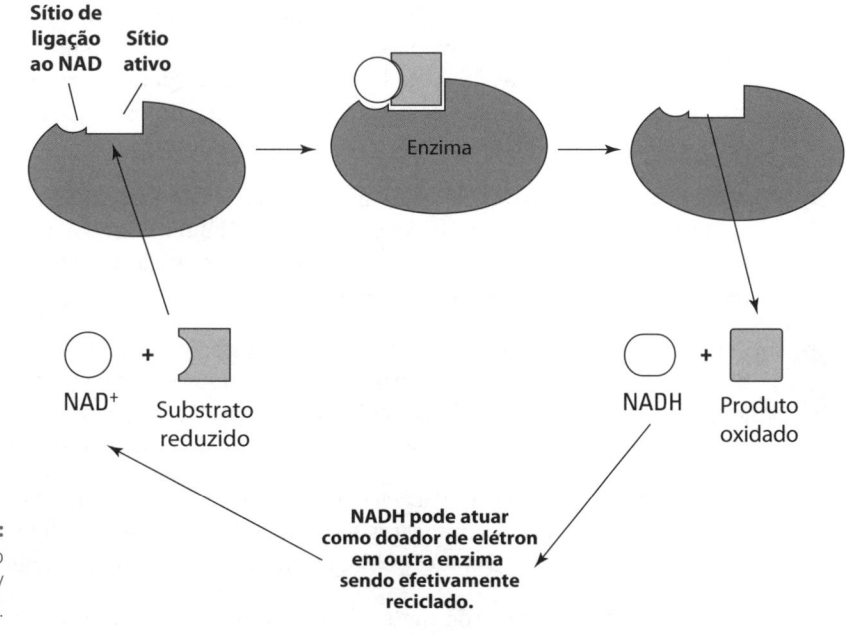

**FIGURA 5–2:** O ciclo do $NAD^+$/NADH.

## DIVERSIDADE METABÓLICA: O EXEMPLO DA SINTROFIA

Quando se trata das diferentes formas de reação redox, as possibilidades parecem infinitas, e isso permite uma grande variedade de diversidade metabólica no mundo microbiano. Um exemplo da engenhosidade do estilo de vida microbiano é a *sintrofia*, em que duas espécies de bactéria cooperam para desmembrar uma substância. O segredo da sintropia é a transferência do gás hidrogênio ($H_2$) entre as duas espécies, um membro fabrica o $H_2$ e o outro o consome. Como o $H_2$ é um bom doador de elétron, é sempre bastante solicitado. Principalmente em ambientes anaeróbicos. A bactéria sintrófica *Syntrophomonas* se aproveita desse fato para se associar a uma bactéria consumidora de $H_2$ (existem muitas assim). As Syntrophomonas vivem da oxidação de ácidos graxos que liberam $H_2$, porém a reação se torna energicamente desfavorável. Somente quando uma bactéria que consome $H_2$ cria uma demanda, a oxidação dos ácidos graxos pode continuar. E por causa desse arranjo mutuamente benéfico, as *Syntrophomonas* são capazes de sobreviver.

# Negociando com os compostos ricos em energia

A energia é armazenada nas ligações químicas dentro das moléculas da célula, mas nem todas as ligações são igualmente energéticas. Quando se quebram, algumas ligações liberaram mais energia que outras. O fosfato é um átomo de fósforo ligado a três átomos de oxigênio ($PO_3$). Quando é associado a outra molécula, a conexão entre eles é chamada de *ligação de fosfato*. A quebra da ligação de fosfato libera uma grande quantidade de energia.

**LEMBRE-SE**

A adenosina trifosfato (ATP) possui duas ligações de fosfato de alta energia, e é a principal forma de circulação energética na célula. O ATP é essencial para a transferência de energia de reações altamente *exergônicas* (que liberam energia) para as *endergônicas* (que consomem).

**DICA**

Por exemplo, quando uma molécula de glicose é quebrada pela célula para a obtenção de alimento, libera muita energia para ser usada de uma só vez (cerca de 2.800 quilojoules [kJ]). Assim, a formação de muitas moléculas de ATP (transportando cerca de 32kJ cada) é utilizada como uma forma de transferir essa energia para outra tarefa.

As moléculas que contêm ligações de alta energia são consideradas compostos ricos em energia. Esses compostos são a moeda de troca da célula. Podem ser usados para alimentar as reações bioquímicas consumidoras de energia.

Outro importante grupo de moléculas ricas em energia é o das derivadas da coenzima A. Um exemplo é a acetil-CoA, que possui uma ligação tioéster contendo enxofre rica em energia, em vez de ligações de fosfato. A energia liberada na decomposição do acetil-CoA é apenas suficiente para realizar uma ligação do fosfato com o ATP. Embora utilizadas para todos os tipos de metabolismo, essas moléculas são fundamentais para os micróbios que dependem de um tipo de metabolismo anaeróbio chamado de *fermentação*, em que o alimento é quebrado na ausência do oxigênio.

Tanto o ATP quanto o acetil-CoA são moléculas de armazenamento de curto prazo. Eles são geralmente usados para fornecer energia para outras reações de modo relativamente rápido. Para o armazenamento de energia a longo prazo, os micróbios guardam suas reservas de energia em outro lugar.

## Guardando energia para depois

O armazenamento de energia a longo prazo é realizado pela produção de moléculas insolúveis, chamadas de *polímeros*. Os procariontes (bactéria e arqueia) geram elementos como glicogênio, poli-β-hidroxibutirato ou polihidroxialcanoatos, enquanto os eucariontes fabricam amido e gorduras (veja a Figura 5–3). O objetivo é produzir as reservas de energia que a célula consegue armazenar. Então, durante épocas de escassez, esses polímeros são quebrados para produzir ATP.

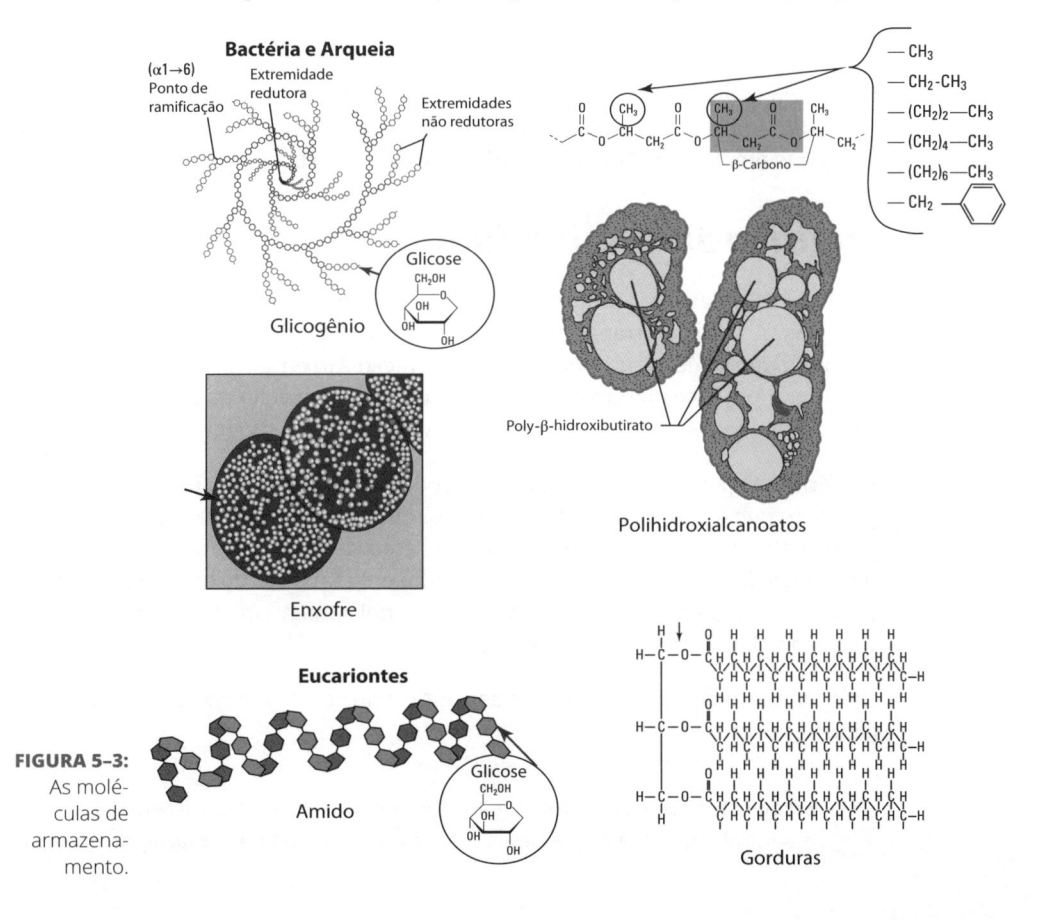

**FIGURA 5-3:** As moléculas de armazenamento.

# Desmembrando com o Catabolismo

O *catabolismo* (a quebra de compostos para a conservação da energia) acontece de diferentes maneiras para distintos tipos de micro-organismos. Nos *quimiorganotróficos*, organismos que produzem sua energia a partir dos compostos orgânicos, existem duas formas de metabolismo catabólico: a fermentação e a respiração.

A *fermentação* é uma forma de catabolismo anaeróbio (na ausência de $O_2$), em que o substrato orgânico atua tanto como doador quanto receptor de elétrons. Aqui, o ATP é produzido a partir de uma reação rica em energia, intermediada por um processo conhecido como *fotofosforilação ao nível do substrato*.

A *respiração* pode ocorrer na presença ou ausência do oxigênio. Durante a respiração aeróbia, o $O_2$ atua como receptor final dos elétrons e o ATP é formado usando a *força próton-motriz*, em um processo chamado de *oxidação fosforilativa*. Na ausência do oxigênio, a respiração ocorre se uma alternativa do $O_2$ estiver presente para trabalhar como receptor final dos elétrons. Nesse caso, o processo é conhecido como *respiração anaeróbica*.

Embora a fermentação produza menos ATP do que a respiração, em condições *anóxicas* (livres de oxigênio), os micróbios que utilizam a fermentação têm muita flexibilidade em relação aos alimentos que podem quebrar. Devido a esse fato, são muito importantes para a cadeia alimentar anaeróbia, sem falar na excelente ajuda que oferecem para a fabricação de queijo, cerveja, aguardentes ou pão.

## Digerindo a glicólise

A glicose é um açúcar simples, usado como fonte de energia para muitas células vivas. A *glicólise* (transformação da glicose em ácido pirúvico) é o mesmo processo que se dá na fermentação e respiração. No entanto, o destino do *ácido pirúvico*, o produto da glicólise, é diferente. A participação da glicose na respiração ou na fermentação depende da presença do oxigênio ($O_2$).

Na fermentação, a quebra da glicose produz duas moléculas de ATP e o ácido pirúvico, que é então reduzido a produtos finais, como o lactato e o etanol. Na presença de $O_2$, a glicose passa pelo processo de respiração para produzir 38 moléculas de ATP e $CO_2$. A respiração resulta em mais ATP do que a fermentação porque a energia restante no lactato e no etanol somente pode ser extraída pela redução deles a $CO_2$ na presença do $O_2$.

Independentemente de a glicólise ser feita através de respiração ou fermentação, requer três estágios:

» **Estágio 1:** As reações enzimáticas preparatórias levam a um intermediário essencial. Essa fase não envolve reações redox e não há liberação de energia.

> **Estágio 2:** É aqui que as reações redox ocorrem, produzindo ATP e ácido pirúvico. Nesse ponto, a quebra da glicose é realizada, mas como essas reações não estão equilibradas, outra etapa é necessária.

> **Estágio 3:** As reações redox necessárias para equilibrar as reações do estágio 2 acontecem no estágio 3. Na fermentação, ocorre a redução do ácido pirúvico em seus produtos de fermentação, que são, então, excretados como resíduos. Na respiração, ocorre a redução do ácido pirúvico em $CO_2$.

## A respiração e os transportadores de elétrons

A quebra dos compostos através da respiração libera muito mais energia do que a fermentação. Isso acontece porque a redução completa dos produtos da fermentação não é possível sem o oxigênio ou sem seus substitutos, que atuam como receptores finais do elétron.

A estrela desse fenômeno é a *cadeia transportadora de elétrons*, que envolve vários receptores de elétrons posicionados dentro de uma membrana para reduzir a energia, de modo que o receptor de elétrons mais fraco seja aquele no final da cadeia e o mais forte esteja na outra extremidade. É a orientação específica dos transportadores de elétrons na membrana que gera a força próton-motriz e faz a ligação com a síntese de ATP.

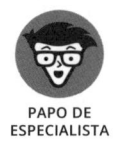

**PAPO DE ESPECIALISTA**

A cadeia transportadora de elétrons reduz os compostos orgânicos a $CO_2$ e conserva parte da energia à medida que os elétrons são transferidos do substrato de carbono (glicose) através de várias reações redox até o receptor de elétrons final ($O_2$).

Alguns transportadores ligados à membrana, como as quinonas, são moléculas não proteicas, mas a maior parte são enzimas de oxirredução, e algumas têm grupos prostéticos que participam de reações redox. Os grupos prostéticos são pequenas moléculas permanentemente ligadas a uma enzima, fundamentais para sua atividade. Antes de abordarmos a força próton-motriz e como o ATP é produzido durante a respiração, queremos listar alguns dos diferentes transportadores dos elétrons que participam da cadeia de transporte:

> **NADH desidrogenase:** São proteínas que aceitam um elétron ($e^-$) e um próton ($H^+$) do NADH, oxidando-os em $NAD^+$ e transferindo-os para uma flavoproteína.

> **Flavoproteínas:** São compostas por uma proteína ligada a um grupo prostético chamado de *flavina*, que deriva da vitamina riboflavina. O grupo flavina aceita dois $e^-$ e dois $H^+$, porém apenas doa dois $e^-$ quando oxidado.

> **Citocromos:** Essas proteínas contêm um grupo prostético heme que possui um átomo de ferro no seu centro, que ganha ou perde um único $e^-$. Existem

diferentes classes de citocromos com base no tipo de heme que contêm, identificados com uma letra diferente (por exemplo, citocromo a). Quando a mesma classe de citocromo é ligeiramente diferente em dois organismos, cada uma recebe um número anexado ao nome (por exemplo, citocromos $a_1$ e $a_2$).

» **Proteínas de ferro-enxofre:** Essas proteínas se ligam ao ferro, mas sem um grupo heme. Em vez disso, possuem aglomerados de enxofre e átomos de ferro ordenados no centro da proteína. Elas aceitam apenas $e^-$ e têm diferentes potenciais de redução, dependendo do número de átomos de ferro e enxofre presentes.

» **Quinonas:** Essas moléculas hidrofóbicas (não proteicas) são livres para se moverem pela membrana. Aceitam dois $e^-$ e dois $H^+$, e geralmente atuam como uma ponte entre proteínas de ferro-enxofre e os citocromos.

Na Figura 5-4, você observa os exemplos de alguns desses compostos e como fisicamente se apresentam dentro da membrana, ordenados de forma correta para que os elétrons fluam do mais eletronegativo para o mais eletropositivo.

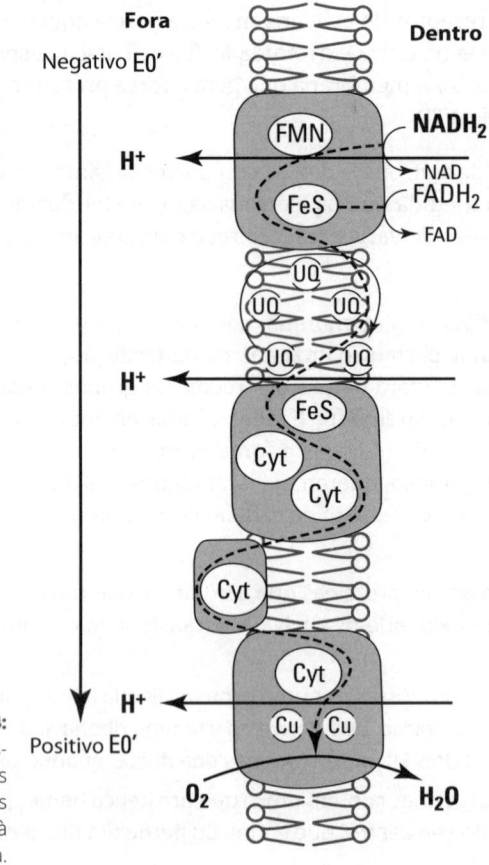

**FIGURA 5-4:** Os transportadores dos elétrons ligados à membrana.

# Movendo-se com a força próton-motriz

A força próton-motriz ocorre quando a membrana celular se energiza devido às reações de transporte de elétrons pelos transportadores nela embutidos. Basicamente, isso faz a célula se comportar como uma minúscula bateria. Sua energia pode tanto ser usada imediatamente para executar tarefas como para energizar o flagelo ou para ser armazenada para mais tarde no ATP. A síntese de ATP está ligada à força próton-motriz através da *fosforilação oxidativa*, processo em que um grupo fosfato é adicionado ao ADP.

Embora vários passos estejam envolvidos na criação de uma membrana celular energizada, há um conceito simples por trás desse fenômeno: a separação dos prótons positivos ($H^+$) no exterior da membrana e dos íons negativos de hidróxido ($OH^-$) no interior. O fato de eles estarem carregados torna impossível para esses íons atravessarem a membrana por conta própria. Aprisionar os íons em ambos os lados da membrana acarreta duas coisas, que juntas produzem a *força próton-motriz*: o pH e a diferença de carga. A diferença entre a carga no interior e no exterior da célula é chamada de *potencial eletroquímico*, e é uma enorme fonte de energia.

Imagine que esteja de pé no telhado de um edifício alto, segurando uma laranja. Se deixar a laranja cair pela lateral do edifício, no momento que chegar ao chão terá ganhado tanta velocidade que atingirá o solo com uma intensa força e será esmagada. Por causa da grande diferença de altura entre o ponto em que a laranja foi lançada e que aterrissou, há uma imensa quantidade de energia. O mesmo acontece com o potencial eletroquímico, em que a grande diferença na carga gera muita energia potencial.

Isso acontece porque durante o transporte dos elétrons os $H^+$ são empurrados para o exterior da membrana. Os $H^+$ provêm tanto da NADH quanto da dissociação de $H_2O$ em $H^+$ e $OH^-$. Como vemos a seguir, é um pouco mais complicado, mas o resultado geral é a acumulação de uma carga positiva fora da célula e uma negativa dentro dela.

No exemplo da Figura 5-4, a força próton-motriz é gerada por uma série de complexos dentro da membrana celular. Esses complexos são constituídos pelos transportadores de $e^-$ mencionados anteriormente, a exata combinação e o número são diferentes entre os organismos. A força próton-motriz tem dois possíveis inícios:

- » **Complexo I:** Uma maneira de a força próton-motriz ter início é através da doação de $H^+$ do NADH para a flavina mononucleotídeo (FMN) para produzir o $FMNH_2$. Os $4H^+$ se deslocam para o exterior da célula quando o $FMNH_2$ doa $2e^-$ para as proteínas Fe/S no complexo I.
- » **Complexo II:** Outra forma de a força próton-motriz ter início é através do complexo II, em que o FADH fornece $e^-$ e $H^+$ da oxidação do *succinato*, um produto do ciclo do ácido cítrico, para as quinonas. O complexo II é menos eficiente que o complexo I.

Uma vez que os elétrons entram no ciclo através dos Complexos I ou II, passam para o Complexo III e, finalmente, para o IV:

- » **Complexo III:** As quinonas são reduzidas no *ciclo-Q* (uma série de reações de oxidação e redução da coenzima Q que resultam na liberação de mais $H^+$ para o exterior da membrana). Em seguida, os elétrons são transferidos um de cada vez do ciclo-Q para o complexo III, que contém as hemeproteínas (especificamente, o citocromo $bc_1$) e uma proteína FeS.
- » **Complexo IV:** O citocromo $bc_1$ transfere $e^-$ para o citocromo c, que então os transfere para os citocromos a e $a_3$ no complexo IV. Esse é o fim da linha em que o $O_2$ é reduzido em $H_2O$.

Em quase todos os passos, o $H^+$ é bombeado para a superfície externa da membrana, aumentando a força próton-motriz.

As cadeias de transporte de elétrons diferem entre os organismos, mas sempre possuem três coisas em comum:

- » Os transportadores de elétrons são arranjados em uma ordem crescente de potencial de redução
- » Há alternância entre transportadores de $H^+$ e $e^-$ e transportadores apenas de $e^-$
- » Geração da força próton-motriz

A produção de adenosina trifosfato (ATP) através da respiração aeróbia é chamada de *fosforilação oxidativa*, e é realizada por um complexo de proteínas chamado de *ATP sintase*. Esse complexo é composto por duas subunidades, $F_1$ e $F_0$, cada uma é na verdade um motor rotativo. Os prótons ($H^+$), empurrados de fora para dentro da membrana pela força próton-motriz, passam pelo $F_0$ e fazem pressão (ou torque) no $F_1$. A molécula de difosfato de adenosina (ADP, com apenas dois grupos de fosfato), juntamente com um grupo fosfato livre (Pi), se liga ao $F_1$. Quando o torque é liberado, essa energia se torna livre para alimentar a formação do ATP através da ligação da ADP e do Pi. Como muitas enzimas, o ATP sintase é reversível para contribuir com a força próton-motriz, em vez de enfraquecê-la. Assim, mesmo os organismos que não utilizam a fosforilação oxidativa, como os fermentadores anaeróbios, têm ATP sintases, para que ainda gerem uma força próton-motriz para realizar atividades, como o movimento flagelar ou o transporte de íons.

## Ativando o ciclo do ácido cítrico

O ciclo do ácido cítrico é uma etapa fundamental para o catabolismo em todas as células. Como mencionado anteriormente, todos os passos da respiração da glicose até a formação do ácido pirúvico são os mesmos na fermentação. Depois disso, o ciclo do ácido cítrico é responsável pela oxidação do ácido pirúvico em $CO_2$. Para cada piruvato utilizado, são produzidas três moléculas de $CO_2$ (veja a Figura 5-5).

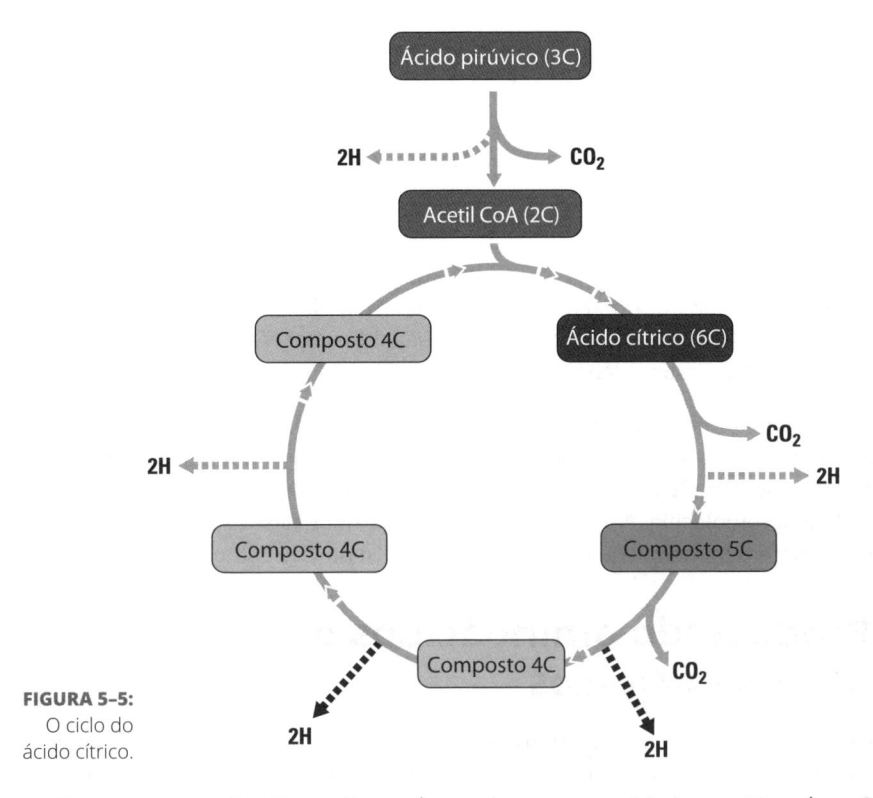

**FIGURA 5-5:** O ciclo do ácido cítrico.

Na respiração, a glicose é completamente oxidada em $CO_2$ e é produzida muito mais energia do que em sua fermentação. Ela é fermentada através do álcool ou de produtos do ácido láctico e são produzidas duas ATP. Por outro lado, na respiração, a glicose produz $CO_2$, $H_2O$ e 38 ATP.

# Estruturando com o Anabolismo

Discutimos até agora os diversos artifícios que uma célula usa para gerar energia, quebrando os alimentos, como a glicose, e obtendo potencial de redução para produzir ATP. Agora, veremos o que a célula faz com essa energia.

A célula precisa de muitos compostos para a vida, incluindo enzimas para realizar suas muitas funções, estruturas moleculares para lhe dar forma, bem como ácidos nucleicos para armazenar seu material genético. Se puder, a célula obtém alguns desses elementos do ambiente, mas quando precisa fabricá-los sozinha, usa o *anabolismo*.

Anabolismo, na essência, é fazer substâncias (compostos) complexas e necessárias a partir de pequenos elementos formadores. Esses compostos complexos são chamados de *macromoléculas*, e existem quatro classes principais:

» As proteínas são feitas a partir de aminoácidos.
» Os ácidos nucleicos são constituídos a partir de nucleotídeos.
» Os polissacarídeos, subunidades de carboidratos complexos como o amido e o glicogênio, são criados a partir de açúcares.
» Os lipídios são feitos a partir de ácidos graxos.

Muitas dessas macromoléculas se combinam não só com membros da própria classe, mas também com os de outras para formar elementos como as glicoproteínas ou as lipoproteínas, que possuem papel fundamental na função e estrutura das células microbianas.

Os próprios elementos formadores são às vezes extraídos diretamente do ambiente; mas, em certos momentos, precisam ser produzidos. Em muitos casos, vias complexas são necessárias para criar as menores subunidades de cada macromolécula. No entanto, como explicamos nesta seção, os micróbios descobriram maneiras de usar o menor número de vias complexas possíveis.

## Produzindo aminoácidos e ácidos nucleicos

Os aminoácidos possuem um grupo amina ligado a um esqueleto de carbono, a estrutura central de todos os aminoácidos é mostrada na Figura 5-6. Cada um possui um ou mais grupos laterais ou cadeias (R) especiais, que conferem uma estrutura ou função específica. Produzir aminoácidos a partir do zero é muito caro em termos de energia, por isso, os micróbios fazem de tudo para obtê-los a partir do ambiente. Quando não conseguem, usam um tipo de método padrão para reduzir a quantidade de energia gasta em diferentes vias da biossíntese.

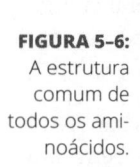

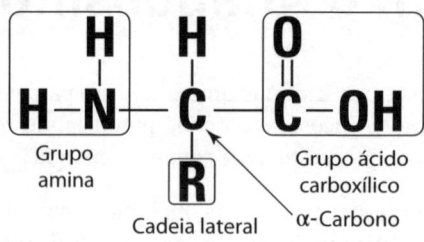

**FIGURA 5-6:** A estrutura comum de todos os aminoácidos.

A biossíntese dos aminoácidos começa com um esqueleto de carbono, feito a partir dos intermediários do ciclo do ácido cítrico ou da glicólise. Alguns esqueletos distintos são usados na produção de vários aminoácidos diferentes, e o resultado são classes de aminoácidos em que seus membros possuem uma estrutura semelhante.

O passo seguinte é a conexão de um grupo amina a uma estrutura de carbono. Esse grupo amina é obtido a partir da amônia ($NH_3$) encontrada no ambiente e é usado para produzir glutamato ou glutamina. Dependendo da disponibilidade da amônia, as enzimas usadas podem ser:

> » **Glutamato desidrogenase:** Usada quando a $NH_3$ é abundante. É a energia menos dispendiosa.
> » **Glutamato sintase:** Utilizada em condições com pouca $NH_3$. Requer mais energia que o glutamato desidrogenase.

Outra frugalidade praticada pelos micróbios é que depois que a glutamina e o glutamato são produzidos, o grupo amina é usado em todos os outros 20 aminoácidos.

Os nucleotídeos são subunidades de ácidos nucleicos, como o ácido ribonucleico (RNA) e o ácido desoxirribonucleico (DNA), e, assim como os aminoácidos, são mais dispendiosos e levam mais tempo para serem produzidos. Na verdade, os nucleotídeos são ainda mais complexos de serem produzidos, pois os átomos de carbono e nitrogênio têm que ser adicionados um de cada vez! Quando isso não pode ser evitado, os micróbios realizam dois modelos diferentes de nucleotídeos (um para as purinas e outro para as pirimidinas), que eles modificam para formar outras variantes. Isso economiza os custos de se ter uma porção de vias complexas para a biossíntese de nucleotídeos em ação na célula.

As duas classes de nucleotídeos resultantes são as purinas e as pirimidinas. A primeira purina essencial produzida é o ácido inosínico, a partir de todos os tipos de fontes de carbono e de nitrogênio. Uma vez formada, é modificada para produzir as principais purinas: a adenina e a guanina. A primeira pirimidina produzida é o uridilato, que é transformado em tiamina, citosina e uracila.

A estrutura de nucleotídeos completos é mostrada na Figura 5–7. Eles possuem um anel de purina ou de pirimidina ligado a três fosfatos ($PO_3^-$) e a uma espinha dorsal de açúcar do tipo ribose. Depois que são formados, podem ser usados diretamente no RNA ou a ribose pode ser modificada através de um processo de redução à desoxirribose, e é usada no DNA.

## Fabricando açúcares e polissacarídeos

Na seção anterior, falamos muito sobre a quebra de açúcares, como a glicose, para a energia, mas as células também usam açúcares para todo tipo de outras funções. Por exemplo, a espinha dorsal do peptidoglicano, um componente fundamental da parede celular bacteriana, é composta por açúcares. As *hexoses* são açúcares de seis carbonos, como a glicose, e as *pentoses*, de cinco, como a ribose (veja a Figura 5–8). Quando as hexoses precisam ser formadas, são sintetizadas com a *gliconeogênese* usando intermediários da glicólise e do ciclo do ácido cítrico. As pentoses são criadas através da remoção de um carbono de uma hexose.

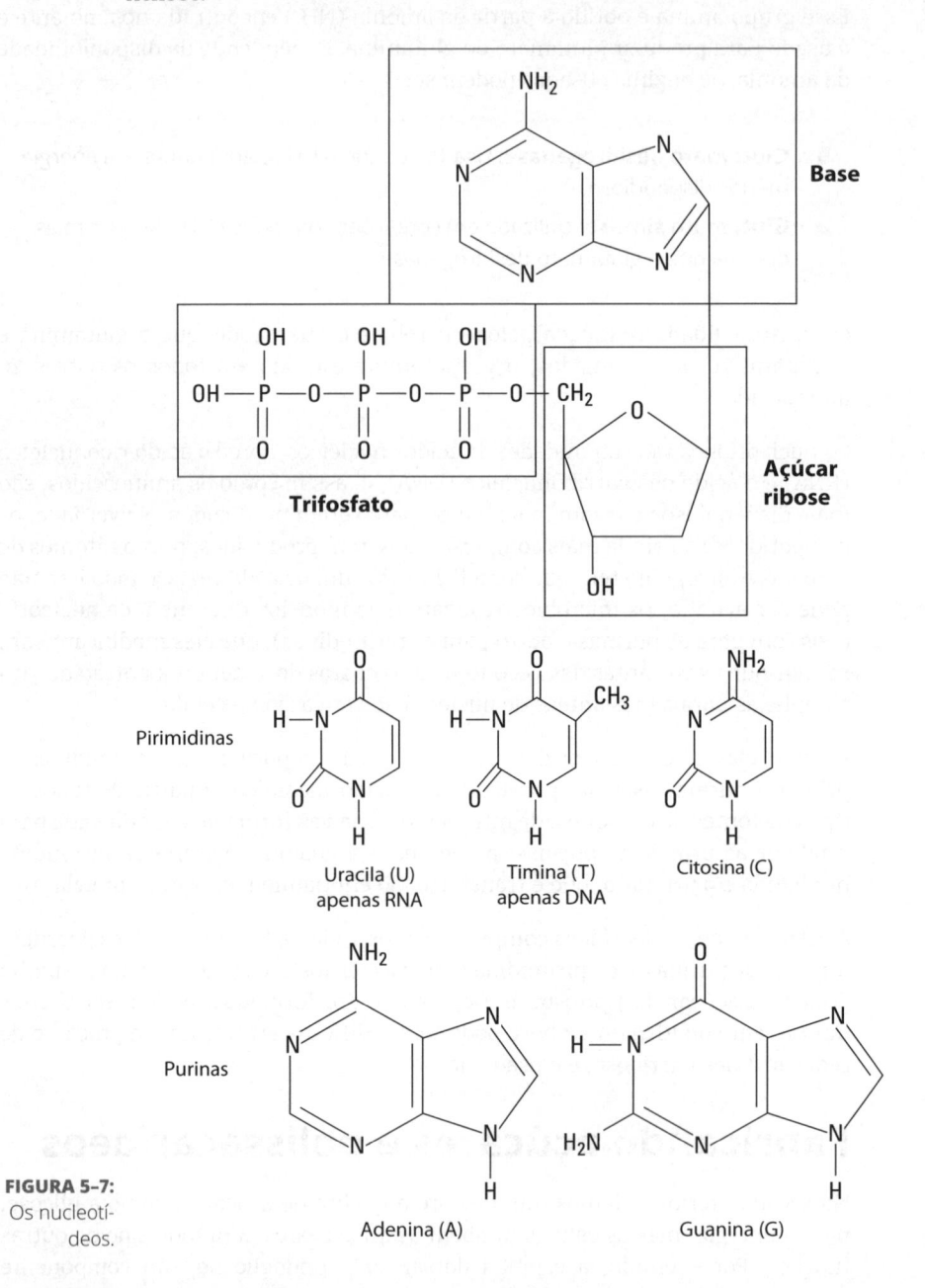

**FIGURA 5-7:** Os nucleotídeos.

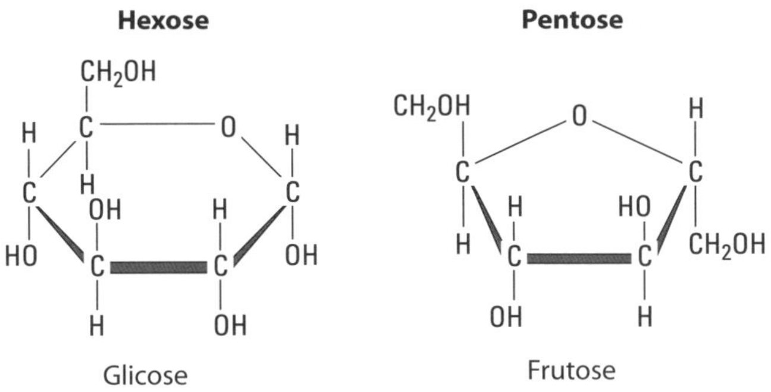

**FIGURA 5-8:** Um exemplo de hexose e de pentose.

Hexose — Glicose

Pentose — Frutose

Os *polissacarídeos* são moléculas compostas de muitas subunidades de açúcar. Nos procariontes, são sintetizados a partir da glicose ativada. Existem duas formas de glicose ativada. Cada uma é usada para produzir um tipo diferente de polissacarídeo:

» **Uridina difosfoglicose (UDPG)** é a precursora da estrutura dorsal do peptidoglicano da parede celular; de partes da membrana externa de bactérias Gram-negativas e do glicogênio, uma molécula de armazenamento.

» **Adenosina difosfoglicose (ADPG)** é a precursora da molécula de glicogênio.

O processo de fabricação de um polissacárido envolve a adição de uma glicose ativada à cadeia crescente de um polissacarídeo.

## Agregando ácidos graxos e lipídios

As células bacterianas produzem uma grande variedade de lipídios a partir de subunidades de ácidos graxos que possuem algumas funções importantes na célula. Os lípidos são a parte principal das membranas e são usados como armazéns para energia a longo prazo. Os ácidos graxos são construídos pela adição de dois carbonos de cada vez a uma cadeia crescente desse ácido. As enzimas carreadoras de acil (ACP) são essenciais para esse processo, pois se fixam à cadeia de crescimento até que todos os carbonos tenham sido adicionados.

Os ácidos graxos são de *cadeia linear* ou *ramificada*. Além disso, são *saturadas* ou *insaturadas*. Ácidos graxos saturados de cadeia linear são longilíneos, enquanto os sítios insaturados contêm torções e curvas na cadeia (veja a Figura 5-9). As cadeias lineares de lípidos são envolvidas de modo mais denso umas nas outras (como em uma membrana, por exemplo). Essas diferenças determinam como uma membrana funciona (por exemplo, sob temperaturas diferentes).

Os lípidos da membrana, em particular, precisam de um lado polar e um apolar, o que significa um lado carregado e outro sem carga. Isso permite a interação com outras moléculas carregadas (como a água) de um lado e com outras moléculas não carregadas (como as gorduras) do outro. Isso é realizado pela junção de uma cadeia de ácidos graxos apolar a um grupo polar, como um carboidrato ou um fosfato. O glicerol é um exemplo de um grupo polar com três carbonos que podem estar todos ligados a ácidos graxos (criando triglicerídeos simples) ou a ácidos graxos e outros grupos laterais (formando lípidos complexos). Nas arqueias, os grupos polares são os mesmos, porém os apolares são formados por moléculas de uma cadeia ramificada mais longa, chamadas de *fitanil* e *bifitanil*.

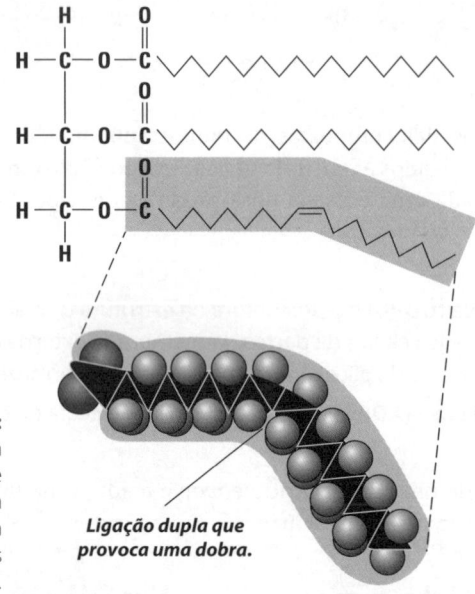

**FIGURA 5-9:** Um exemplo de dobra em uma cadeia de ácidos graxos.

*Ligação dupla que provoca uma dobra.*

## OS POLISSACARÍDEOS OFERECEM UMA VANTAGEM PARA A BACTÉRIA

Além das outras excelentes utilizações dos polissacarídeos, algumas bactérias usam açúcares para produzir compostos usados para competir e sobreviver. Há dois motivos, em particular, importantes por que uma bactéria patogênica os utiliza para ter uma vantagem sobre nós:

- A ***Streptococcus pneumoniae*** usa uma espessa cápsula de polissacarídeo, que envolve toda a célula bacteriana para se esconder do sistema imunológico humano.

- A ***Pseudomonas aeruginosa*** excreta uma substância pegajosa composta por açúcares em torno de si, formando o que chamamos de *biofilme*, de modo que se fixe nos pulmões de pessoas imunocomprometidas. Uma vez dentro do biofilme, as *Pseudomonas* se tornam muito difíceis de tratar com antibióticos, pois não conseguem ultrapassar a densa matriz polissacarídica.

> **NESTE CAPÍTULO**
>
> Observando como o material genético é organizado
>
> Entendendo a transcrição e a tradução
>
> Regulando a quantidade e a atividade das proteínas
>
> Acompanhando as alterações do genoma

# Capítulo 6
# Extraindo a Essência da Genética Microbiana

O material genético da célula inclui todo o seu DNA, que atua como uma cópia das instruções necessárias para fabricar proteínas. Como essas proteínas são o maquinário que executa todas as funções da célula (incluindo o metabolismo e sua estrutura), o DNA é o modelo central da maneira como uma célula é formada e de como deve se comportar.

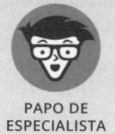

**PAPO DE ESPECIALISTA**

Na maioria dos capítulos deste livro, consideramos as bactérias e as arqueias (muitas vezes chamadas de procariontes) juntas, principalmente porque compartilham muitos aspectos da estrutura celular, como o metabolismo, e, sobretudo, seu estilo de vida. Nesses casos, faz sentido falar sobre as diferenças entre procariontes e eucariontes. Conforme discutido no Capítulo 8, entretanto, as arqueias e os eucariontes estão mais intimamente relacionados do que as arqueias e as bactérias. Não é de se admirar, então, que a organização do seu material genético, assim como os mecanismos utilizados para produzir as proteínas, seja menos semelhante nas bactérias em relação aos eucariontes. Os vírus, por outro lado, são tão distintos dos outros micróbios que reservamos uma discussão sobre a genética viral para o Capítulo 14.

# Organizando o Material Genético

Em todas as células, as instruções dentro do DNA são primeiro copiadas para o RNA, que é, então, usado para fabricar as proteínas. O dogma central da biologia é, desse modo, o fluxo da informação do DNA levado para a proteína, através do RNA, assim:

DNA → RNA → Proteína

As instruções individuais das proteínas existem como uma cadeia de DNA chamada de *gene*. Todos os genes de um organismo são coletivamente conhecidos como o seu *genoma*. Dentro do genoma, cada organismo possui muitos outros genes que utilizará a qualquer momento, pois eles carregam as informações para as proteínas que serão necessárias se ou quando as condições mudarem. O genoma é o potencial genético de um organismo. Todas as proteínas e os produtos que o organismo fabrica no momento, que permitirão sua interação com o ambiente de forma específica, são chamados de *fenótipo*.

Nesta seção, apresentamos os processos da genética microbiana especificamente para as bactérias, com observações sobre as diferenças em arqueias e micro-organismos eucariontes.

## DNA: A fórmula da vida

O DNA codifica as instruções para as proteínas através de um conjunto de quatro moléculas chamadas de *bases*. Cada uma representa uma letra do código genético (A = adenina, C = citosina, G = guanina e T = timina). As bases são constituídas por anéis de carbono e nitrogênio, e são ligadas a um açúcar e a um fosfato para formar um nucleotídeo. Os nucleotídeos se encontram conectados uns aos outros para gerar uma cadeia longa, com as bases apontando para fora. Uma vez que as bases de nitrogênio interagem umas com as outras (A se ligando com T e C, com G), duas dessas cadeias colocadas em posição oposta produzem a estrutura em forma de escada do DNA, com as bases emparelhadas construindo seus degraus (veja a Figura 6-1).

As bases de nucleotídeos sempre formam pares da mesma maneira; assim, cada cadeia de DNA possui a mesma sequência quando é lida na direção oposta. O fato de cada uma das duas cadeias de DNA ter a mesma sequência é conhecido como *complementaridade.* É essencial se certificar de que todas as células recebam as mesmas instruções durante a replicação do DNA e da divisão celular.

As ligações covalentes unem as subunidades da estrutura central, enquanto as ligações de hidrogênio, os pares de base. Como essas ligações de hidrogênio são muito mais fracas que as restantes, as bases podem ser separadas, permitindo a replicação do DNA ou que a síntese do RNA ocorra.

Os genomas das bactérias e das arqueias são, na maior parte, arranjados como um único cromossomo circular e algum material genético extracromossomal, os chamados *plasmídeos*. O cromossomo contém todos os genes fundamentais para a vida, enquanto os plasmídeos possuem genes úteis, porém não estritamente essenciais. Os genomas eucariontes normalmente se encontram contidos nos cromossomos lineares múltiplos, embora também contenham plasmídeos.

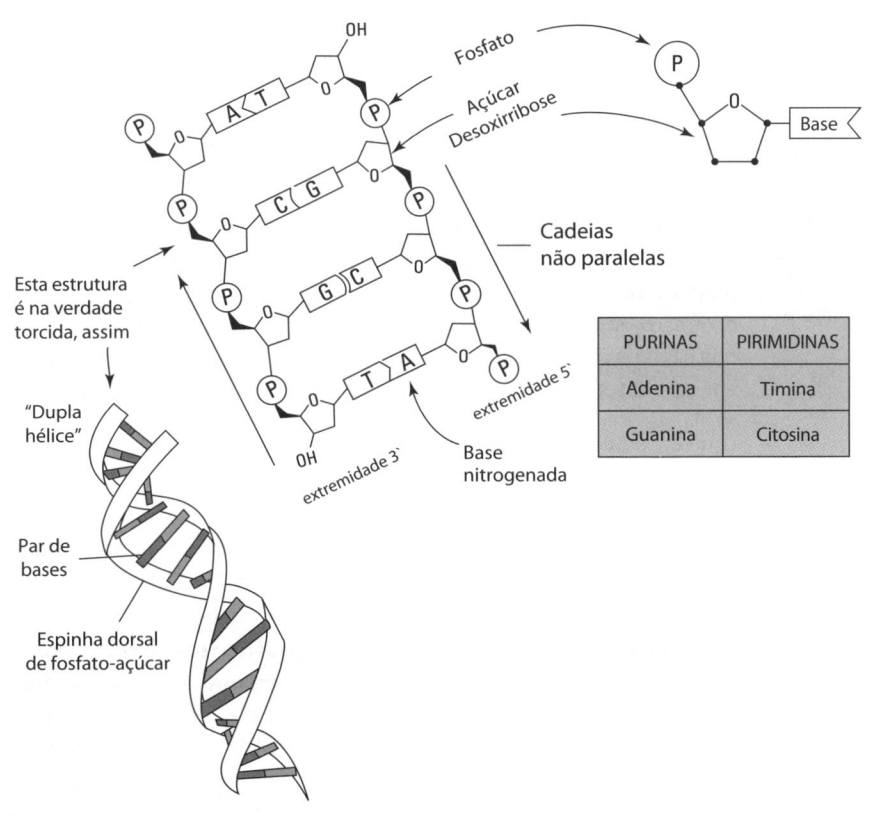

| PURINAS | PIRIMIDINAS |
|---|---|
| Adenina | Timina |
| Guanina | Citosina |

**FIGURA 6-1:** A estrutura do DNA.

Em ambos os casos, os tipos de gene do genoma incluem:

» Genes de biossíntese e metabolismo

» Genes de RNA ribossômico e RNA de transferência

» Genes de replicação e de reparo de DNA

Um genoma bacteriano é espiralado sobre si mesmo para se encaixar de forma compacta dentro de uma célula bacteriana. O DNA do genoma de um eucarionte é enrolado em torno de proteínas chamadas de *histonas*, que auxiliam na compactação sem que a cadeia de DNA fique emaranhada. As arqueias possuem um único cromossomo circular (como as bactérias), que é envolvido por histonas, assim como os eucariontes.

Os genomas dos vírus são muito mais curtos e são compostos de RNA, DNA de cadeia dupla ou simples (veja no Capítulo 14).

## Plasmídeos perfeitos

A informação genética não contida no cromossomo das bactérias ou das arqueias é mantida nas moléculas circulares de DNA de cadeia dupla, chamadas *plasmídeos* (embora existam alguns plasmídeos lineares). Os plasmídeos contêm apenas genes não essenciais, e se replicam independentemente do cromossomo. Alguns existem em muitas cópias dentro de uma célula e são conhecidos como *plasmídeos de alto número de cópias*, enquanto outros são menos numerosos, denominados *plasmídeos de número reduzido de cópias*. E, claro, uma célula pode ter vários plasmídeos diferentes ao mesmo tempo.

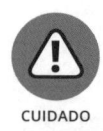

Embora as enzimas envolvidas na replicação do DNA dos plasmídeos sejam as mesmas usadas pelo cromossomo, alguns plasmídeos são copiados de uma maneira diferente da do cromossomo. Cromossomos circulares e alguns plasmídeos são copiados em duas direções ao mesmo tempo, começando em um ponto, o que é chamado de *replicação bidirecional*. Outros, no entanto, são copiados somente em uma direção, em um método conhecido como *replicação por círculo rolante*.

Uma característica importante dos plasmídeos é o fato de poderem ser transferidos entre as bactérias. Para a maior parte, isso acontece de duas maneiras:

» **As bactérias morrem liberando seus plasmídeos e outras os absorvem.** Para que isso aconteça, a segunda bactéria deve naturalmente ser capaz de absorver o DNA através do seu ambiente. Isso é chamado de *competência natural*.

» **Os plasmídeos ou outro material genético são ativamente transferidos de uma bactéria para outra através de um processo chamado de conjugação.** Apenas alguns plasmídeos possuem os genes necessários para induzir a transferência do material genético entre as células bacterianas através da conjugação. Eles são conhecidos como *plasmídeos conjugativos*. Os plasmídeos conjugativos facilitam a própria transferência, a de outros plasmídeos e até mesmo do DNA cromossômico entre as bactérias.

Além dos plasmídeos conjugativos, outros principais tipos de plasmídeos são:

» **Plasmídeos de resistência:** Carregam os genes da resistência aos antibióticos, aos metais pesados e a outras defesas celulares.

> » **Plasmídeos de virulência:** Carregam os fatores de virulência.
>
> » **Plasmídeos col:** Carregam as bacteriocinas utilizadas para inibir ou matar outras bactérias. Bacteriocinas têm um espectro de ação mais estreito que o dos antibióticos, então são especialmente destinadas a bactérias específicas.

Os plasmídeos são uma ferramenta útil para a biotecnologia, como explicado no Capítulo 16.

## Duplicando com a replicação do DNA

Antes que os genes sejam passados das células dos pais para seus descendentes, uma cópia do genoma deve ser feita em um processo chamado de *replicação*. Para os cromossomos circulares, como os das bactérias e das arqueias, a replicação se inicia em sua origem e prossegue em duas direções distantes desse ponto, simultaneamente.

As etapas envolvidas na replicação do DNA, mostradas na Figura 6–2, devem acontecer em uma ordem precisa:

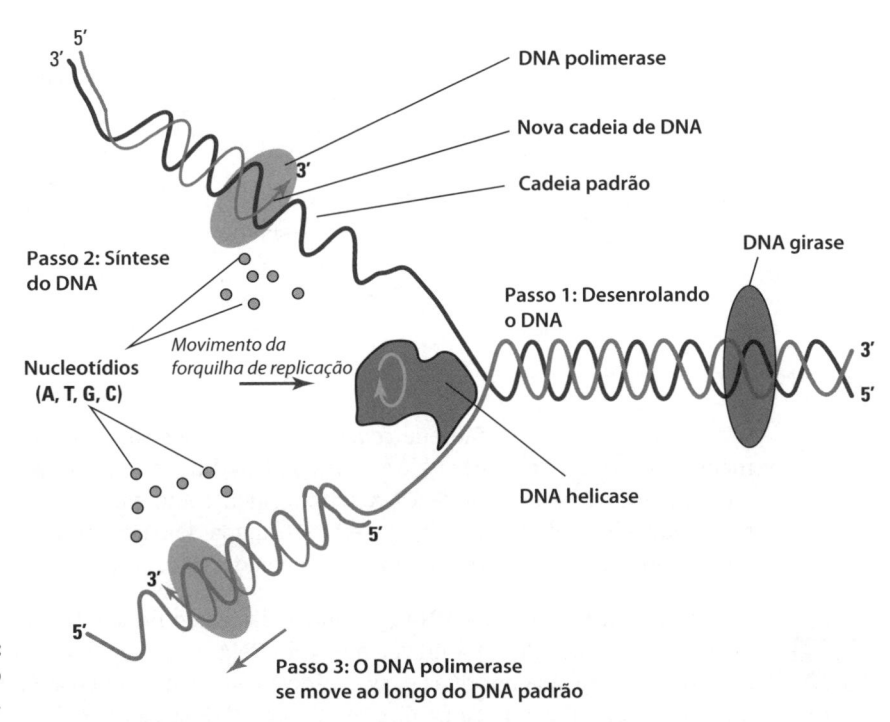

**FIGURA 6–2:** A replicação do DNA.

1. O DNA de cadeia dupla (ou dupla fita) superenrolado é relaxado por uma enzima chamada de *topoisomerase* (ou girase) e, então, é desenrolado por uma enzima chamada de *helicase*, que abre a cadeia dupla em uma área de cada vez.

2. **Os nucleotídeos se combinam às bases expostas pelo desenrolamento do par de base a que correspondem. A enzima *DNA polimerase* une essas bases através da catalisação da formação de uma ligação entre o fosfato de um nucleotídeo e o açúcar (desoxirribose) de um nucleotídeo adjacente. Essa enzima tem uma função de revisão, corrigindo quaisquer nucleotídeos adicionados erroneamente.**

3. **As enzimas se movem mais adiante, desenrolando a próxima seção do DNA para que mais nucleotídeos se juntem ao filamento crescente da nova cadeia de DNA.**

O local em que tudo isso ocorre é chamado de forquilha *de replicação*. Como cada cadeia de uma molécula de DNA de cadeia dupla é incorporada a uma das duas cópias finais das novas moléculas de DNA, o processo é chamado de *replicação semiconservativa*.

O DNA polimerase só adiciona bases na direção 5' para 3', de modo que a replicação ocorre de maneira diferente nas duas cadeias na forquilha de replicação, como mostrado na Figura 6-3.

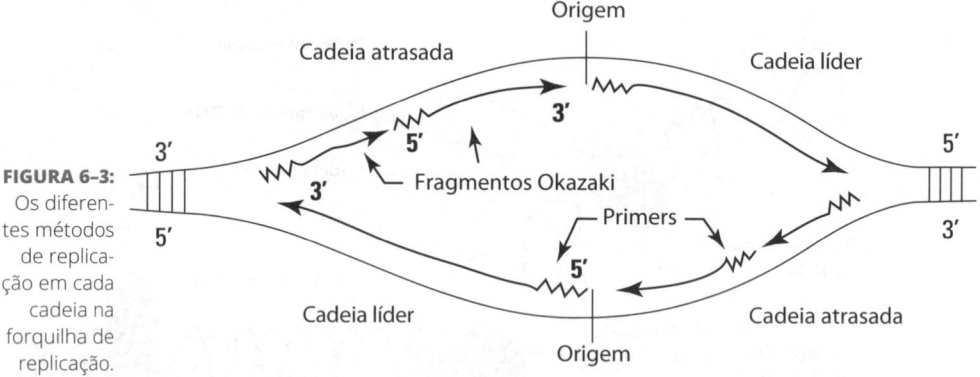

**FIGURA 6-3:** Os diferentes métodos de replicação em cada cadeia na forquilha de replicação.

Uma das cadeias é chamada de *cadeia líder*. As bases são adicionadas suavemente na direção de 5' para 3'. A outra cadeia é denominada *cadeia atrasada*. Lá, pequenos fragmentos de DNA (conhecidos como *fragmentos de Okazaki*) são produzidos pelo DNA polimerase com a ajuda de curtos primers de RNA e, então, são unidos por outra enzima, chamada de *DNA ligase*.

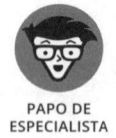

**PAPO DE ESPECIALISTA**

As extremidades 5' e 3' do DNA (pronunciadas cinco linha e três linha) são as duas extremidades de uma única cadeia de DNA. Uma vez que a cadeia dupla de DNA é constituída por duas dessas cadeias em sentidos opostos, uma vai na direção 5' para 3' e a outra na direção 3' para 5'. Elas são nomeadas assim por causa dos átomos de carbono nos açúcares pentose nas estruturas.

Após a replicação do DNA se completar, a célula gera dois cromossomos circulares a partir de um. Cada um deles se torna, então, parte de uma nova célula durante a divisão celular (veja a Figura 6-4).

O núcleo dos eucariontes deixa tudo mais complicado. A replicação de um cromossomo linear acontece de modo um pouco diferente em relação ao cromossomo circular, pois o DNA polimerase inicia a replicação de cada extremidade da cadeia em vez de usar um ponto de origem no meio. Os passos são os mesmos para as bactérias com algumas proteínas extras envolvidas. Uma proteína em particular, a *telomerase*, garante que as extremidades do cromossomo não se encurtem toda vez que é copiado. A telomerase estende as extremidades do cromossomo adicionando sequências repetidas. Essas sequências são conhecidas como *telômeros*.

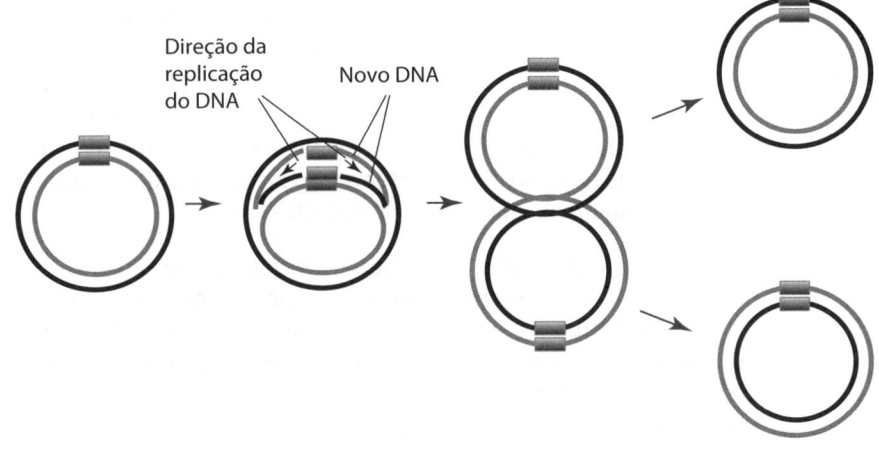

**FIGURA 6-4:**
A replicação do cromossomo circular.

Após a replicação, porém, antes da divisão celular, os cromossomos se tornam muito condensados, em uma forma chamada de *heterocromatina*, que é vista através do microscópio. Em seguida, o núcleo se desmonta, de modo que as cópias dos cromossomos são separadas em duas direções. Outra característica importante dos cromossomos eucarióticos é a existência dos *centrômeros*, áreas do cromossomo em que as fibras do fuso se fixam durante a divisão celular. Nem os telômeros nem os centrômeros contêm genes. São apenas partes estruturais do cromossomo (veja a Figura 6-5). Após a divisão celular, dois núcleos são formados em torno dos cromossomos em cada célula filha.

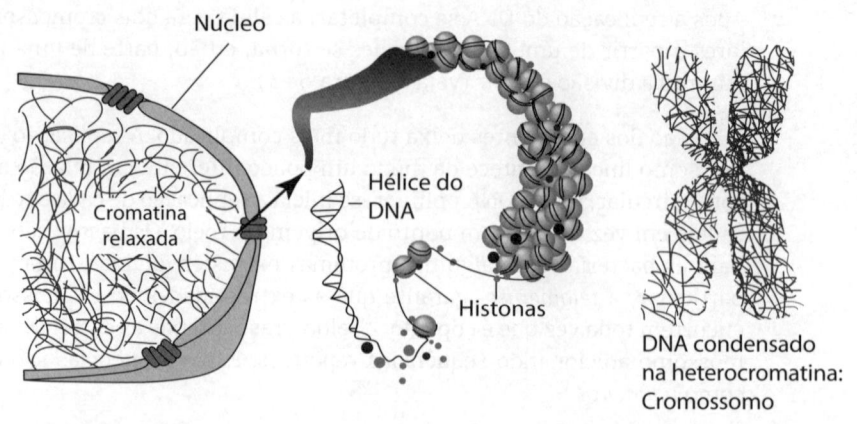

**FIGURA 6-5:** Os cromossomos das células eucarióticas.

Núcleo
Cromatina relaxada
Hélice do DNA
Histonas
DNA condensado na heterocromatina: Cromossomo

Os organismos eucariontes têm uma ou duas cópias dos seus cromossomos dentro da célula. Quando possuem duas cópias, são chamados de *diploide*. Quando possuem apenas uma, de *haploide*. E quando as células eucarióticas replicam seu DNA antes da divisão celular, isso recebe o nome de *mitose*. Os organismos haploides e diploides passam pelo estágio da mitose e da divisão celular, durante o qual se certificam de ter o mesmo número de cromossomos em cada célula resultante da que tinham no início.

Outro tipo de replicação, chamada de *meiose*, é usado para ir de um estágio diploide para um estágio haploide. Ela primeiro envolve a separação das duas cópias dos cromossomos da célula diploide, produzindo duas células haploides durante a divisão celular. Em seguida, a replicação do DNA e a divisão celular acontecem novamente nessas duas células haploides para gerar quatro células haploides finais. Nos organismos eucariontes complexos, essas são as células utilizadas para a reprodução (óvulos e espermatozoides), mas nos micro-organismos eucariontes, são os esporos.

A Figura 6-6 ilustra a meiose e a mitose.

**FIGURA 6-6:** Meiose e mitose.

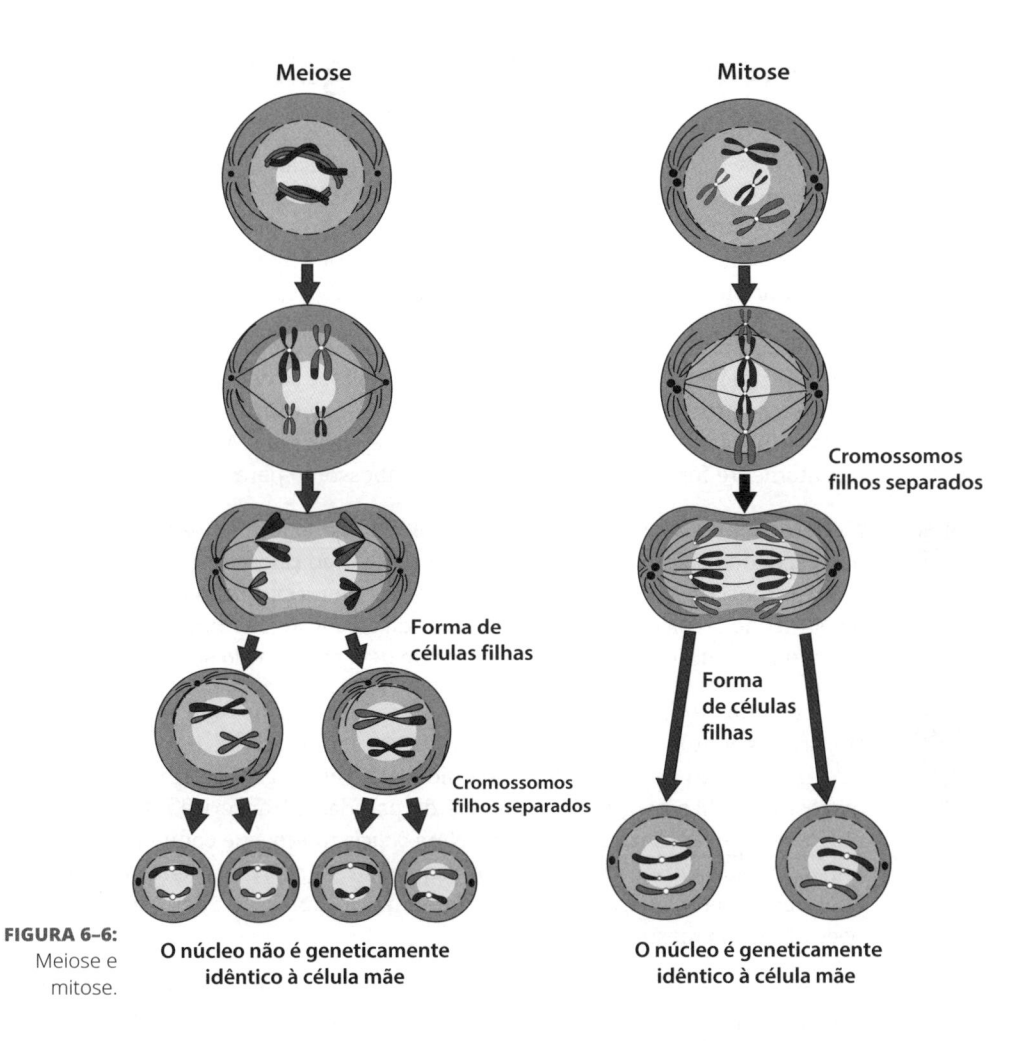

## Montando a Máquina Celular

Para que a informação transportada dentro do DNA de uma célula seja útil, deve ser transformada primeiro em ácido ribonucleico (RNA), através da transcrição, e depois em proteína, através da tradução. O RNA mensageiro (RNAm) é usado para transportar a mensagem de um gene através do ribossomo, onde se transforma em proteína. Como o RNAm não dura para sempre na célula, essas mensagens curtas representam uma maneira de produzir apenas a proteína necessária no momento.

## Fabricando o RNA mensageiro

O RNA é produzido através da transcrição, processo em que uma enzima chamada de RNA polimerase transcreve a sequência de DNA em uma versão complementar, utilizando nucleotídeos de RNA livres. As três bases (adenina, guanina e citosina) são as mesmas do DNA, porém a quarta (timina) é substituída pela uracila no RNA. Além disso, a estrutura é ligeiramente distinta, contendo uma ribose em vez de um açúcar desoxirribose.

A transcrição se inicia no promotor, uma localização do DNA que sinaliza o início de um gene. Nas bactérias, o RNA polimerase se conecta ao promotor, e a transcrição prossegue na direção 5' para 3' até encontrar a sequência que determina o fim da informação, e a transcrição é encerrada. A molécula de RNAm recentemente formada é, então, ligada ao ribossomo para começar a tradução.

**DICA**

Na verdade, a síntese proteica começa imediatamente nas bactérias uma vez que parte do RNAm fica disponível para se ligar ao ribossomo. Isso ocorre pois tanto a transcrição quanto a tradução acontecem no citoplasma, e ainda porque o RNAm não precisa ser processado antes da tradução. Os ribossomos se ligam e iniciam a tradução do RNAm antes mesmo de a transcrição ser finalizada.

**LEMBRE-SE**

Nas bactérias e arqueias, muitos genes são organizados em grupos que são transcritos juntos, os chamados *operons*. O operon possui um promotor que sinaliza o início da transcrição, seguido por vários genes próximos uns dos outros, e finaliza com uma sequência de parada. A transcrição de um operon resulta em um RNAm, chamado de *RNAm policistrônico*, que codifica várias proteínas, e cada uma é traduzida em sequência. Agrupar os genes através dos operons é uma maneira de a célula coordenar a expressão dos genes que serão necessários ao mesmo tempo.

A transcrição dos eucariontes é semelhante à transcrição das bactérias, com exceção do fato de que após a elaboração do RNAm, ele é obrigatoriamente processado e depois transportado para fora do núcleo do citoplasma para a tradução (veja a Figura 6–7).

**Apenas nos eucariontes**

Ocorre no núcleo

**Pré-RNAm (transcrito primário)**

5' — Começo — Exon 1 — Introns — Exon 2 — Exon 3 — Fim — Sítio Poly (A) — 3'

5'- Cap
3'- Poliadenilação

5'- Cap — Começo — 1 — 2 — 3 — Fim — Cauda Poly (A) AAAAAA — 3'

Introns retirados

**RNAm maduro**

Começo — 1 — 2 — 3 — Fim — AAAAAAA

Exporta para o citoplasma e para a tradução

**Proteína**

**Nas bactérias e nos eucariontes**

Gene(s) que serão transcritos

Região promotora

A transcrição se inicia e a cadeia do RNA cresce

RNA

Ao atingir o sítio terminal, O crescimento da cadeia para

A polimerase e o RNA são liberados

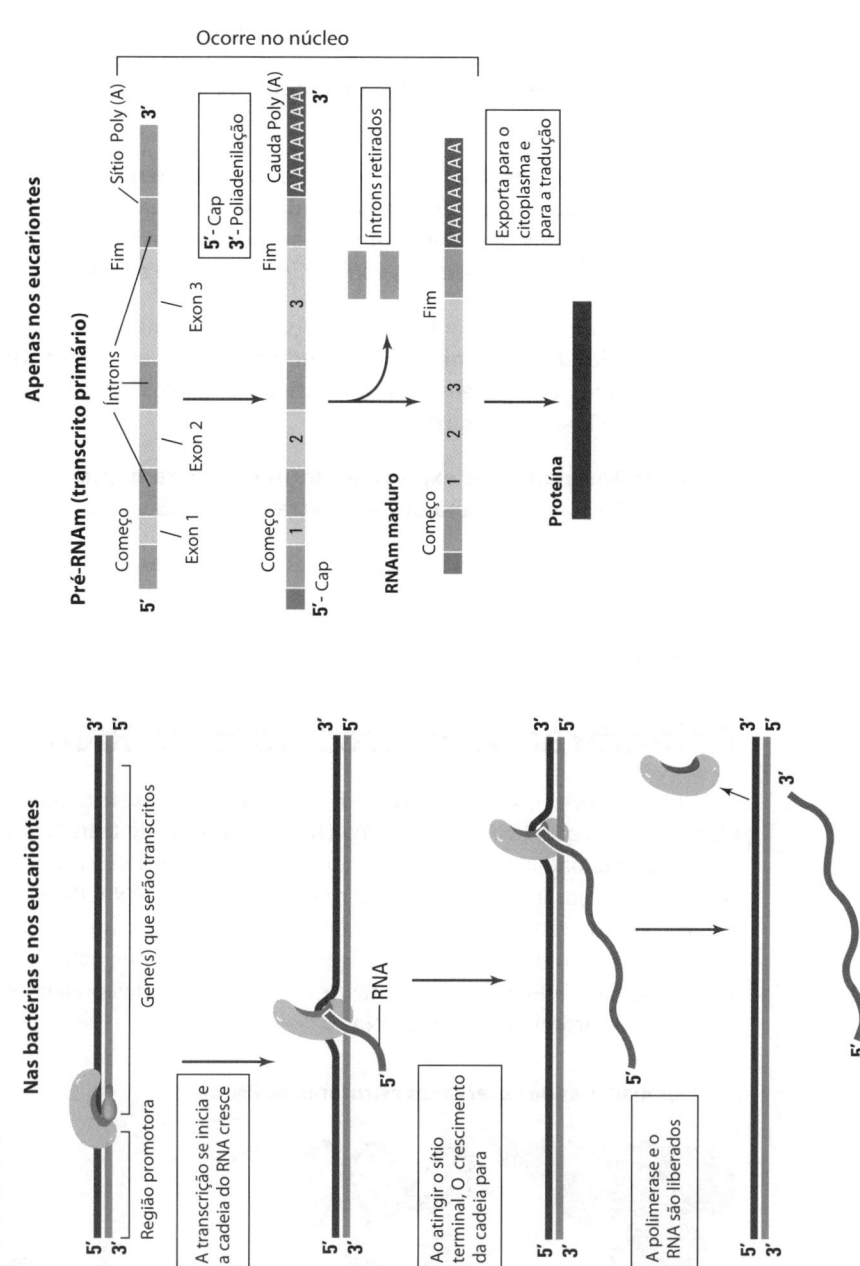

**FIGURA 6-7:** A transcrição das bactérias e dos eucariontes.

CAPÍTULO 6 **Extraindo a Essência da Genética Microbiana** 77

Veja o passo a passo do processamento do RNAm:

1. Um "cap" é ligado ao RNAm de modo que seja reconhecido para a tradução pelo ribossomo.

2. A sequência codificadora das proteínas dos genes dos eucariontes é interrompida pelas regiões não codificantes, chamadas de *íntrons*, que são transcritas pelo RNA polimerase, porém são posteriormente removidas, o que é chamado de *splicing*, durante o processamento do RNA.

3. O RNAm é cortado, e uma cadeia de A (Adenina) é adicionada a uma extremidade, denominada de *cauda poli* A. Essa cauda torna o RNAm estável e auxilia em sua identificação pelo ribossomo como uma sequência a ser traduzida.

4. O RNAm maduro é exportado do núcleo para o citoplasma para ser transformado em uma proteína através dos ribossomos.

As arqueias possuem os promotores e o RNA polimerase, semelhantes aos dos eucariontes, mas sua transcrição é regulada como em uma bactéria. Muitos dos genes das arqueias são encontrados nos operons. Alguns, porém, não todos, apresentam íntrons.

## Relembrando outros tipos de RNA

A célula apresenta outros tipos de RNA, dois deles são fundamentais para a síntese proteica: o RNA ribossômico (RNAr) e o RNA de transferência (RNAt). Esses são chamados de *RNAs não traduzidos*, pois nunca são transformados em proteínas. No entanto, desempenham sua função como RNA. Para o RNAr e para o RNAt, isso significa, primeiro, ser dobrado em uma estrutura tridimensional, que é mantida unida através das ligações entre as bases complementares da sequência (veja a Figura 6–8). O RNAr e o RNAt dobrados podem, então, interagir com as proteínas e com o DNA.

**Três maneiras de observar as estruturas do RNAm**

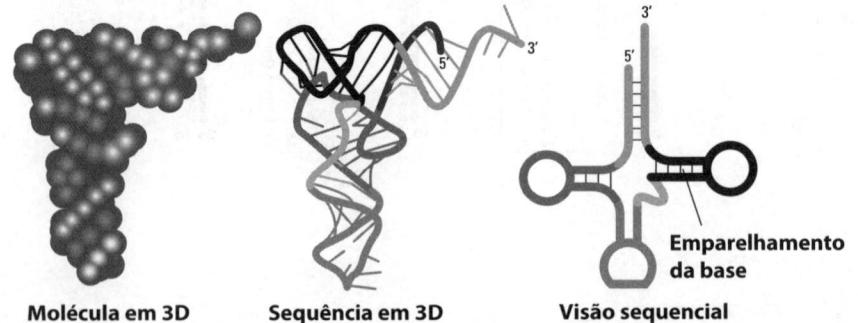

**FIGURA 6–8:** As três estruturas dimensionais do RNAt.

Molécula em 3D    Sequência em 3D    Visão sequencial

Emparelhamento da base

## Sintetizando as proteínas

A mensagem contida dentro de um RNAm é convertida em proteína através da tradução, processo em que o código genético é decifrado em aminoácidos. As bases do RNAm são decodificadas em três códons, e cada um codifica um aminoácido (veja a Figura 6–9). Há 20 aminoácidos. Diversos códons diferentes codificam o mesmo aminoácido.

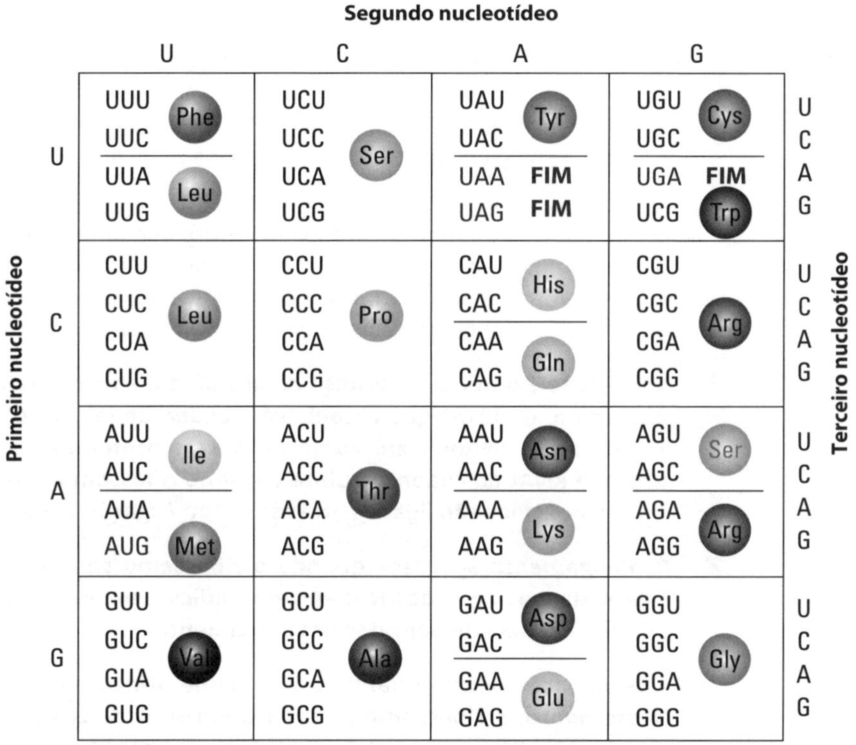

**Segundo nucleotídeo**

| Primeiro nucleotídeo | | U | C | A | G | Terceiro nucleotídeo |
|---|---|---|---|---|---|---|
| | U | UUU Phe / UUC — / UUA Leu / UUG | UCU / UCC Ser / UCA / UCG | UAU Tyr / UAC — / UAA FIM / UAG FIM | UGU Cys / UGC — / UGA FIM / UCG Trp | U / C / A / G |
| | C | CUU / CUC Leu / CUA / CUG | CCU / CCC Pro / CCA / CCG | CAU His / CAC — / CAA Gln / CAG | CGU / CGC Arg / CGA / CGG | U / C / A / G |
| | A | AUU / AUC Ile / AUA / AUG Met | ACU / ACC Thr / ACA / ACG | AAU Asn / AAC — / AAA Lys / AAG | AGU Ser / AGC — / AGA Arg / AGG | U / C / A / G |
| | G | GUU / GUC Val / GUA / GUG | GCU / GCC Ala / GCA / GCG | GAU Asp / GAC — / GAA Glu / GAG | GGU / GGC Gly / GGA / GGG | U / C / A / G |

**FIGURA 6–9:** Os códons.

A fabricação de uma proteína envolve o encadeamento de muitos aminoácidos em uma cadeia longa, que, então, se dobra na forma necessária para executar sua função. Os aminoácidos possuem diferentes propriedades. Alguns são hidrofóbicos e não se misturam com a água, enquanto outros são hidrofílicos e se misturam bem com a água. Alguns são ácidos, enquanto outros, básicos. Alguns são mais sutis e não interagem fortemente com qualquer outra molécula. As diferentes combinações dessas propriedades geram os muitos tipos de proteína.

Há muitos elementos importantes na síntese de proteína; porém, dois em particular desempenham papéis cruciais:

» **Ribossomo:** O trabalho do ribossomo é manter tudo no lugar, bem como formar as ligações entre os aminoácidos. Todas as células possuem ribossomos. Eles são compostos pelo RNA e pelas proteínas associadas, com uma pequena e uma grande subunidade que se unem durante a tradução para catalisar a síntese proteica.

» **Os RNAs de transferência (RNAt):** Os RNAs de transferência são pequenas moléculas de RNA dobradas em um formato específico, necessário para se encaixar nos ribossomos, carreando um aminoácido e lendo um códon. Cada RNAt reconhece um códon através da comparação das bases de uma sequência complementar do RNAt, conhecida como *anticódon*.

O início da tradução é sinalizado pelo códon AUG, que também codifica o aminoácido metionina. O final da tradução é sinalizado por um dos três códons de parada (UAA, UGA ou UAG). Nenhum deles codifica um aminoácido. Nos procariontes, o processo funciona assim (veja a Figura 6–10):

**1.** A *iniciação* é o início da síntese de proteína e envolve a montagem do ribossomo, do RNAt que reconhece o códon de iniciação e da própria molécula do RNAm, bem como de outras proteínas acessórias. Um segundo RNAt do códon seguinte entra no ribossomo e os dois primeiros aminoácidos são ligados através de uma ligação peptídica.

**2.** O *alongamento* acontece quando o ribossomo se move ao longo do RNAm, de modo que os RNAt entrem e adicionem os aminoácidos apropriados à cadeia de peptídeo em crescimento.

**3.** A *terminação* ocorre quando o ribossomo atinge o códon de parada. Nesse ponto, o ribossomo se separa em suas duas subunidades, e a molécula de RNAm e a cadeia peptídica são liberadas.

**LEMBRE-SE**

Uma cadeia peptídica é uma proteína recém-formada composta por aminoácidos ligados de forma covalente através das ligações peptídicas.

Nos eucariontes, o processo é semelhante, com algumas diferenças fundamentais:

» Os RNAm dos eucariontes são reconhecidos pelo ribossomo através do seu cap metilado e da sua cauda poli A.

» Os ribossomos são maiores e utilizam diferentes proteínas acessórias para cada passo da tradução. Os ribossomos das arqueias também usam algumas das mesmas proteínas acessórias dos eucariontes.

**FIGURA 6-10:** A tradução.

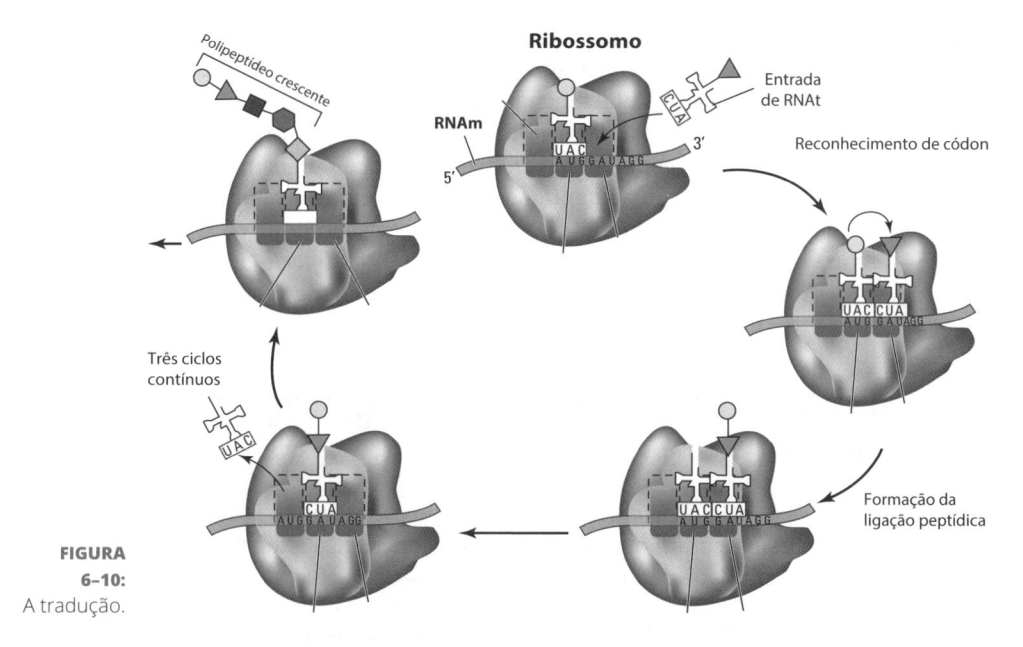

A cadeia peptídica, então, se dobra da forma adequada ou por si própria ou com a ajuda de outras proteínas. Depois que é enviada para seu local adequado na célula, a proteína recém-produzida estará pronta para executar sua função. Algumas proteínas bacterianas precisam ser secretadas para o *periplasma* (o espaço entre a membrana interna e a externa das bactérias Gram-negativas) ou inseridas na membrana. As proteínas a serem secretadas têm um peptídeo sinal, que tem cerca de 10 a 15 aminoácidos de comprimento. O peptídeo sinal é ligado a outras proteínas, que irão transportá-lo para a área da membrana em que podem ser exportados a partir do citoplasma.

# Preparando a Quantidade Certa: Regulação

Das muitas proteínas trabalhando na célula, algumas são necessárias o tempo todo, enquanto outras, apenas em determinadas circunstâncias. Por exemplo, a ATPase é sempre necessária, enquanto uma enzima que quebra um açúcar específico só será necessária quando esse açúcar estiver presente.

As células possuem genes para muitas outras proteínas além das necessárias em um dado momento. E o processo que consiste em ativar e desativar esses genes ou de alterar a atividade deles é chamado de *regulação*. A síntese proteica gasta muita energia da célula, por isso, é importante que faça apenas o que precisa fazer.

Por que existem duas maneiras principais de regular o metabolismo? Porque nenhuma das duas por si só poderia administrar os recursos necessários para manter uma célula funcionando eficientemente. Por exemplo, quando uma proteína é necessária, leva um certo tempo para realizar a transcrição e a tradução do seu gene. Além disso, quando não é mais necessária, existe um tempo específico para a quantidade dessa proteína na célula ficar velha e parar de funcionar. Assim, apesar de a ativação e a desativação da transcrição de um gene serem importantes, também é importante ativar e desativar a função de uma proteína (como uma enzima) para que a célula reaja rapidamente a seu ambiente.

## Ligando e desligando: Regulação de DNA

A regulação que ocorre a nível transcricional envolve as proteínas que se ligam ao DNA e aumentam ou reprimem a transcrição. Essa forma de regulação controla a quantidade de uma proteína que é produzida.

As *proteínas de ligação do DNA*, como seu nome sugere, são proteínas que interagem com o DNA. Existem dois tipos de proteínas de ligação: de sequência específicas e inespecíficas. Um exemplo de uma proteína de ligação inespecífica do DNA é a histona, que interage com todo o DNA na célula da mesma maneira. As proteínas de ligação à sequência específica do DNA realizam ligações quando reconhecem uma região curta da sequência de DNA.

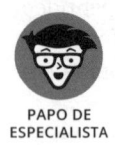

As histonas interagem com o DNA carregado negativamente porque elas se encontram muito positivamente carregadas. A associação entre os dois neutraliza a carga em ambos e permite que o DNA seja compactado mais do que se as cargas negativas estivessem repelindo umas às outras.

O *controle negativo* da expressão gênica utiliza uma *proteína repressora*, que, quando ativada, se liga ao DNA e desativa a expressão do gene. Para alguns genes, o repressor está inativo até que uma molécula *correpressora* esteja presente. O correpressor se liga ao repressor, ativando-o e fazendo com que a expressão desse gene seja desativada (veja o exemplo da arginina [arg] na Figura 6–11). Para outros genes, o repressor é naturalmente ligado ao gene para manter sua expressão desativada até que uma molécula *indutora* esteja presente para se ligar ao repressor e desativá-lo, o que gera a transcrição desse gene (veja o exemplo de lactose [lac], na Figura 6–11).

O processo de transcrição e de tradução do gene é denominado de *expressão*.

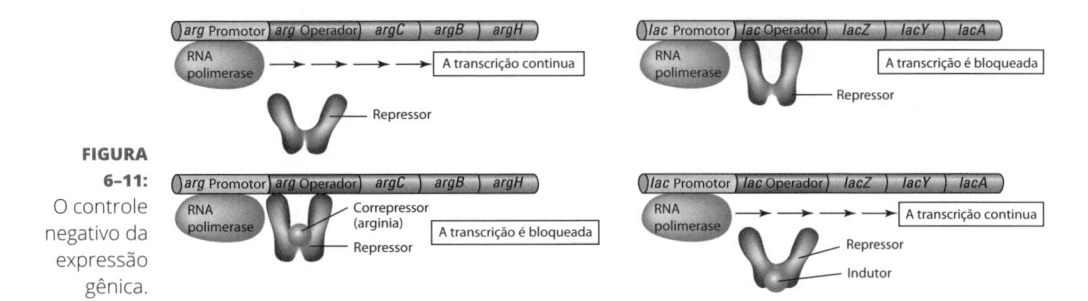

**FIGURA 6-11:** O controle negativo da expressão gênica.

O *controle positivo* da expressão gênica envolve uma proteína de ligação do DNA chamada de *ativadora*, que se conecta ao DNA e ativa a transcrição. Ativadores geralmente precisam primeiro se ligar a uma molécula indutora, que, então, permite que se liguem ao DNA. Quando os três estão conectados, o RNA polimerase se liga e transcreve o gene. Um exemplo disso é a expressão dos genes para quebrar a maltose (um açúcar). Isso requer que a própria maltose se ligue ao ativador, que depois ativa os genes de sua quebra (veja a Figura 6–12).

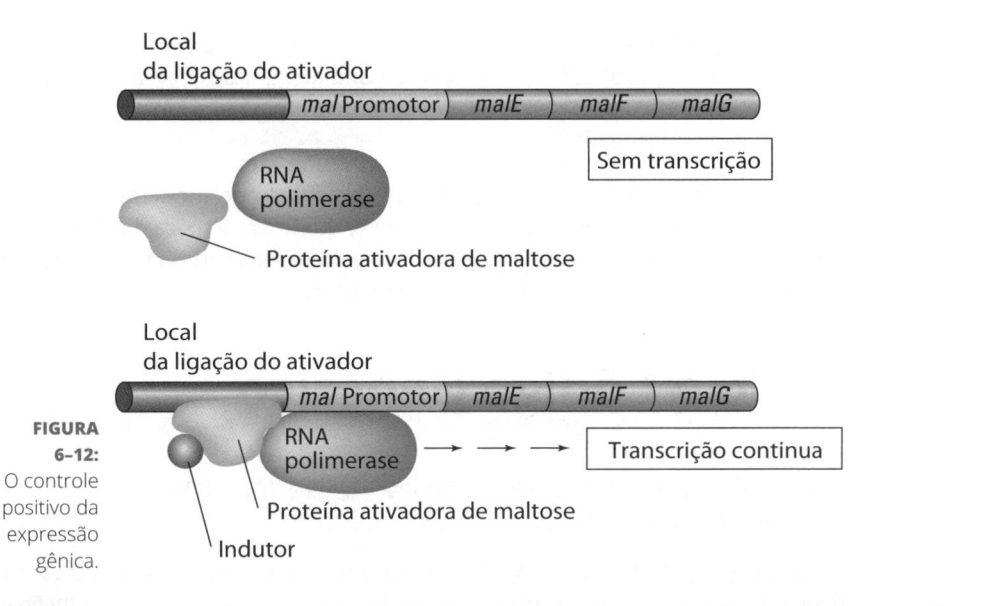

**FIGURA 6-12:** O controle positivo da expressão gênica.

**CUIDADO** Nos eucariontes, a regulação da expressão dos genes não envolve as proteínas repressoras ou ativadoras. Em vez disso, os sinais de ativação e desativação da transcrição são enviados diretamente para partes da enzima RNA polimerase propriamente dita.

> **PASSANDO O RECADO: TRANSDUÇÃO DE SINAL**
>
> Às vezes, em vez de responder a uma fonte de alimento ou ao produto de uma via biossintética, a expressão gênica é regulada com base em um sinal que não está relacionado aos genes sendo regulados. Esse tipo de regulação transcricional é denominado *transdução de sinal* e envolve duas partes: detectar o sinal e respondê-lo. Raramente a mesma proteína detecta e responde ao sinal, é mais comum que duas proteínas separadas trabalhem juntas no chamado *sistema regulador de dois componentes*.

## Controlando a função proteica

A regulação da atividade de uma enzima é uma maneira de ajustar o metabolismo para limitar qualquer desperdício de energia, parar o acúmulo de resíduos tóxicos ou evitar a utilização excessiva de um recurso valioso.

Quando os produtos são acumulados na célula, agem para desligar a atividade da enzima que os produziu. Isso é denominado de *inibição por retroalimentação*, e age para modificar uma enzima de sua forma ativa para uma inativa, ou de "ligada" para "desligada".

A atividade da enzima também pode ser controlada de maneira muito mais sutil. Os sítios dentro dessa enzima podem ser modificados para diminuir exponencialmente a quantidade de produto que uma enzima produz. Isso fornece à célula um controle preciso sobre a via metabólica.

# Alterando o Código Genético

A diversidade genética é a base da evolução e da seleção natural. Também é a força que as impulsiona.

Se uma cópia perfeita do genoma fosse sempre transmitida, não haveria variedade genética no mundo. A alteração genética é o que impulsiona a evolução e o que leva à grande variedade dos tipos de vida que conhecemos hoje. As alterações de um genoma se dão na forma de uma mutação ou de recombinação. Cada uma ocorre de maneira diferente.

Nos eucariontes, a troca de DNA está ligada à divisão celular — duas células, cada uma com uma cópia do genoma, se fundem para formar uma célula com duas cópias desse genoma. O material genético pode, então, se recombinar e se dividir novamente, na meiose (veja "Duplicando com a replicação do DNA", anteriormente neste capítulo), para formar células haploides. Nas bactérias e nas arqueias, no entanto, a troca do DNA nem sempre está relacionada à divisão celular. As células absorvem material genético, que é combinado com seu genoma e se reproduz separadamente através da divisão celular.

## Pequenos ajustes

Às vezes, ocorrem erros durante a replicação do DNA que alteram a sequência por um ou um pequeno número de bases, adicionando nucleotídeos de mais ou de menos, ou, ainda, um nucleotídeo errado. O resultado é chamado de *mutação pontual*. As mutações pontuais podem ter um efeito negativo, positivo ou nenhum efeito sobre a proteína. Na maioria das vezes, as substituições da base não possuem efeito sobre a proteína final, por isso, são chamadas de *mutações silenciosas*. Outras vezes, no entanto, as alterações em uma ou em poucas bases transformam a função de uma proteína de maneira negativa ou positiva, diminuindo a função da proteína expressa ou aprimorando-a.

Três tipos de mutação são possíveis devido às substituições das bases (veja a Figura 6–13).

> » **Mutação missense (com alteração ou perda de sentido):** Ocorre quando um nucleotídeo errado é adicionado dentro da região de codificação de um gene da proteína e este altera o aminoácido que é incorporado à proteína resultante.
>
> » **Mutação nonsense (sem sentido):** É o resultado da adição de um nucleotídeo errado dentro da região codificante de um gene da proteína, criando um códon de parada. A proteína resultante será, então, mais curta do que deveria ser ou *truncada*.
>
> » **Mutação frameshift (troca de quadro de leitura):** É causada pela perda ou adição de um nucleotídeo que altera como o padrão dos três nucleotídeos por códon é lido. O resultado é que, a partir desse ponto, os aminoácidos se tornam completamente diferentes e podem ser incorporados à proteína.

As mutações pontuais também são causadas pelos mutagênicos, como produtos químicos ou radiação, que danificam o DNA. Os micro-organismos possuem a capacidade de reparar um pouco do DNA após o dano de um mutagênico. O processo envolve remover as bases incorretas ou danificadas e adicionar as corretas.

**FIGURA 6–13:** Os efeitos das mutações pontuais.

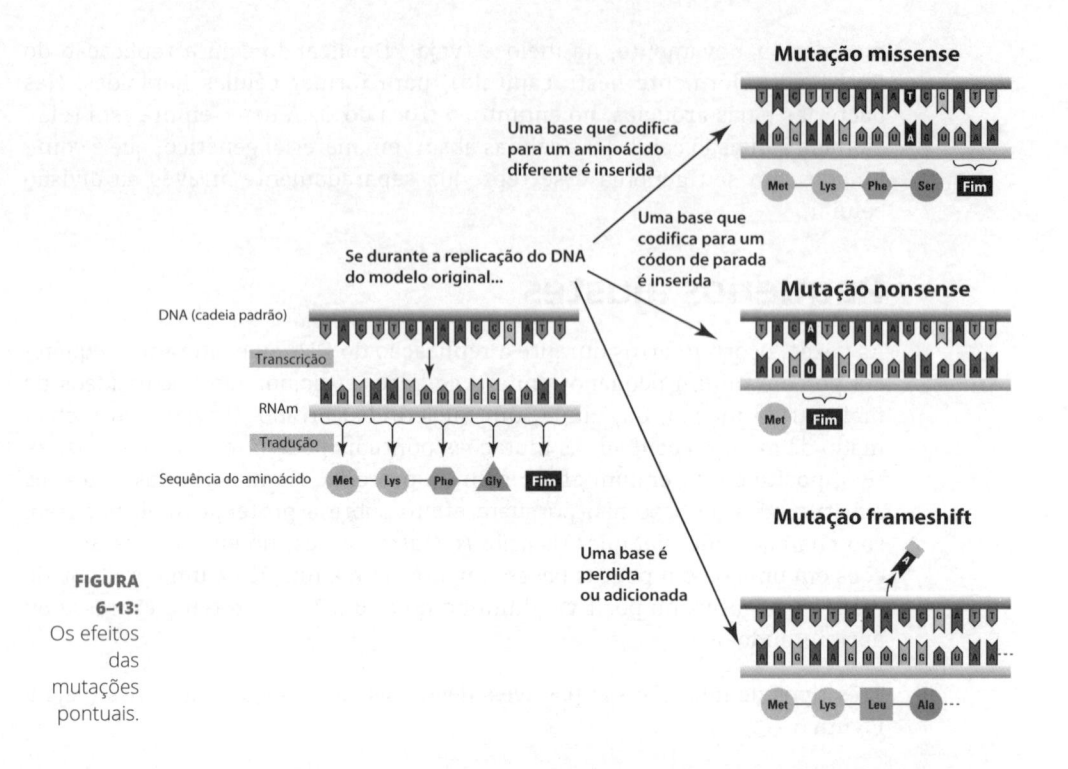

## OS CÓDONS BALANÇAM, MAS NÃO CAEM

O código do DNA é degenerado, formando uma margem de redundância embutida para proteger a mensagem de eventuais substituições de base. Mais de um códon de três bases do código do DNA é usado para o mesmo aminoácido, e geralmente a diferença está no terceiro nucleotídeo do códon, denominado *posição de oscilação*. Devido a essas substituições de bases que alteram a oscilação, os nucleotídeos não mudam quando o aminoácido é adicionado à proteína durante a tradução.

Essa é uma maneira de permitir uma variação natural para que os organismos evoluam ao longo do tempo sem ter um número elevado de mutações negativas em qualquer população. As substituições de bases acontecem naturalmente em uma proporção de 1 a cada $10^{10}$ bases copiadas, dependendo do organismo individual e do gene. A proporção das mutações dos vírus é muito mais elevada, o que funciona como uma vantagem, pois eles constantemente se adaptam para evitar as defesas do seu hospedeiro.

# Principais rearranjos

As alterações do DNA de um organismo também ocorrem em uma escala maior do que a das mutações pontuais, em que as regiões do DNA de duas fontes diferentes se combinam. O processo de incorporação das sequências de diferentes fontes no mesmo cromossomo é denominado *recombinação* (veja a Figura 6–14). Isso ocorre em contextos diferentes nos eucariontes e nas bactérias.

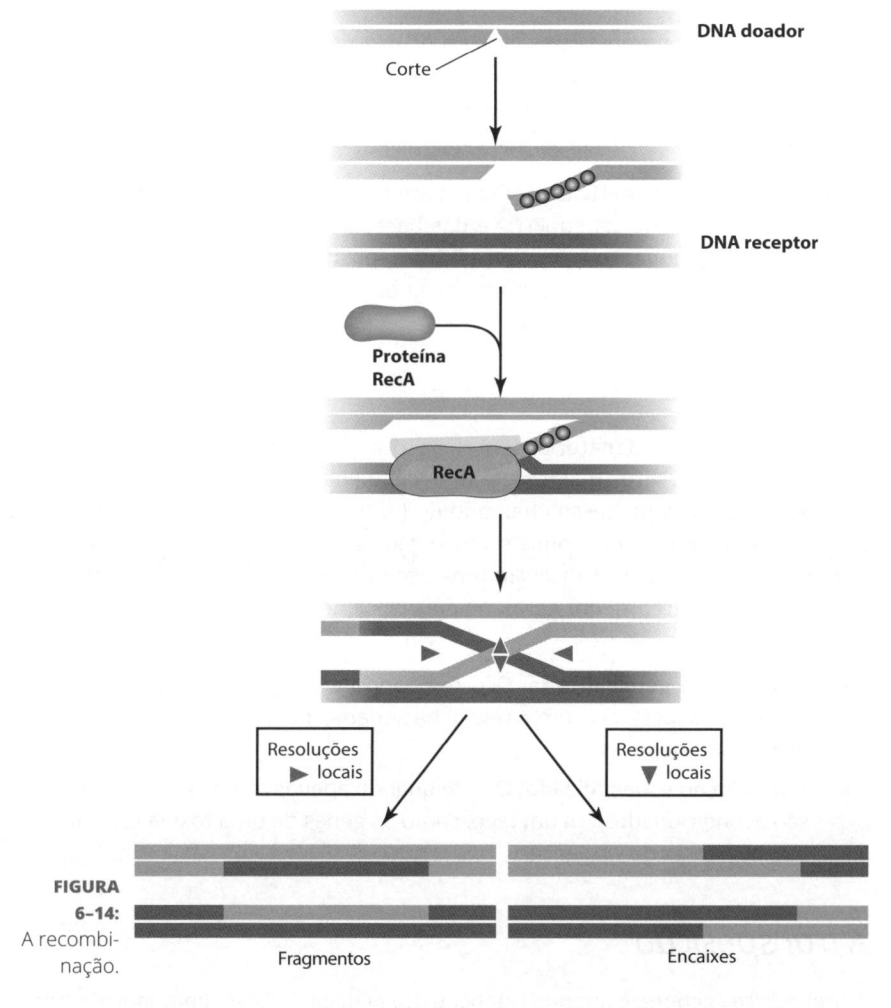

**FIGURA 6–14:** A recombinação.

Os micro-organismos eucariontes possuem um passo específico de recombinação genética incorporado na formação das células sexuais, em que partes de cada par de cromossomos diploides são trocadas, aumentando, assim, a diversidade genética dos esporos resultantes. Nas bactérias, a recombinação genética não está ligada à divisão celular. Em vez disso, é considerada parte de algumas estratégias diferentes destinadas a aumentar a diversidade genética, incluindo a transformação, a conjugação, a transdução e a transposição.

## A transformação e a conjugação

As bactérias encontram DNA no seu ambiente o tempo todo, porque o DNA dos indivíduos precedentes se concentra a seu redor depois que morrem. As células bacterianas que são capazes de absorver o DNA exógeno são consideradas *competentes*. Quando são competentes, grandes moléculas de DNA são capazes de passar através da parede celular para o citoplasma; após esse passo, a recombinação é necessária caso o DNA seja incorporado ao genoma bacteriano.

Quando as células competentes colhem o DNA do ambiente, o processo é chamado de *transformação*. Quando as células transferem o material genético com a ajuda de um plasmídeo conjugativo, o processo é denominado *conjugação*. A conjugação requer o contato célula-célula, enquanto a transformação, não.

As bactérias Gram-negativas produzem um pilus sexual (um apêndice parecido com um fio de cabelo na superfície das bactérias) usado para realizar o contato entre elas, enquanto as bactérias Gram-positivas se aproximam umas das outras e constroem uma ponte entre as células usando substâncias pegajosas na superfície da célula.

## A transdução

Outra maneira como o material genético é transferido entre as bactérias é através da ação de um vírus que infecta uma célula bacteriana e transfere os genes para outra, em um processo chamado de *transdução*. Os vírus que infectam as bactérias são conhecidos como *bacteriófagos* ou simplesmente *fagos*. Existem muitos tipos de fagos, e discutiremos esse assunto mais profundamente no Capítulo 14. No entanto, em geral, há dois tipos de transdução pelo fago:

» **Transdução generalizada:** Ocorre quando um fago acondiciona quaisquer genes presentes em uma célula bacteriana, quer sejam cromossômicos, plasmidiais ou virais.

» **Transdução especializada:** Ocorre quando apenas alguns genes bacterianos são acondicionados em um fago, como os genes de uma toxina específica ou outros fatores de virulência.

## A transposição

A *transposição* acontece quando um pequeno pedaço do DNA, chamado de *transposon*, se move de um local para outro dentro do DNA de um organismo. Para que isso aconteça, é necessário haver uma enzima capaz de cortar e ressoar o DNA e os locais de reconhecimento em que a enzima atua. Existem transposons simples e complexos; entretanto, todos causam modificações no DNA.

> **NESTE CAPÍTULO**
>
> Criando os fatores adequados para o crescimento microbiano
>
> Observando e contando micro-organismos
>
> Reduzindo o número microbiano

# Capítulo 7
# Medindo o Crescimento Microbiano

Sua perspectiva sobre o crescimento microbiano dependerá de sua preocupação em estimular os micróbios a crescer (por exemplo, para estudá-los) ou em desestimulá-los (para a preservação ou esterilização dos alimentos). O cultivo de alguns micro-organismos em laboratório tem se tornado muito desafiador, e diversos microbiologistas se esforçam muito para conseguir as condições adequadas para encorajar esses minúsculos e tímidos seres a crescerem. Outros micróbios são facilmente cultivados em laboratório e normalmente usados como organismos modelo para o estudo de diferentes aspectos da vida microbiana. Se estiver tentando se livrar deles, entenda que alguns são fáceis de erradicar e outros, como as bactérias formadoras de esporos, bastante difíceis de eliminar.

Neste capítulo, o acompanharemos através dos prós e contras do crescimento microbiano. Começamos com o tema relacionado ao crescimento deles porque amamos os micróbios!

# Entendendo os Requisitos do Crescimento

Para cada micro-organismo, existe um conjunto de condições (tanto físicas quanto químicas) sob as quais ele sobrevive. Muitos fatores se combinam para criá-las. Dentre a gama de condições em que um micróbio pode sobreviver, há uma faixa mais estreita, que é a ideal para seu crescimento.

## Requisitos físicos

Os micróbios possuem uma variedade de requisitos físicos para seu crescimento, incluindo a temperatura, o pH e a pressão osmótica. Explicamos esses requisitos nas seções a seguir.

### Temperatura

Eles podem ser separados em grupos de acordo com a faixa de temperatura em que sobrevivem. Nas extremidades de cada faixa, os micróbios geralmente sobrevivem, mas não se desenvolvem; as condições ideais para o crescimento normalmente estão na faixa intermediária. Há também muita área cinzenta entre esses grupos, porque nem todos os micróbios de cada grupo são iguais. Por exemplo, alguns psicrófilos sobrevivem a 0°C, mas preferem 15°C. E outros preferem 30°C, o que os coloca quase no grupo mesófilo.

Veja alguns dos diversos grupos microbianos com base em suas necessidades físicas:

» **Psicrófilos** são micróbios que crescem a 0°C. Alguns são inibidos em temperaturas mais altas, preferindo viver em climas frios, enquanto outros sobrevivem em condições acima de 20°C. Esse último grupo é denominado *psicrotróficos*, porque escolhem temperaturas mais frias, mas vivem bem em níveis mais altos. A faixa de temperatura para os psicrófilos é de -10°C a 20°C, sendo a ideal por volta de 10°C. Para os psicrotróficos é de 0°C a 40°C, com um crescimento ideal por volta de 20°C.

» **Mesófilos** crescem entre 25°C e 40°C, no entanto, sobrevivem entre 10°C e 50°C. Os micróbios que vivem no interior de animais têm crescimento ideal a uma temperatura que coincide com a do seu hospedeiro. Por exemplo, os que vivem no corpo humano crescem entre 34°C e 37°C, o que corresponde à nossa temperatura corporal.

» **Termófilos** toleram temperaturas até 70°C e crescem entre 50° C e 60°C. Esse grupo contém um subconjunto considerado *hipertermófilo* ou amante do calor extremo. Todos os micro-organismos conhecidos dessa categoria pertencem à mesma classificação das arqueias. E alguns podem até crescer em temperaturas acima de 120°C, no fundo do mar, onde a pressão impede que a água ferva a essa temperatura.

## pH

Outra condição física de crescimento importante para os micro-organismos é o pH. O pH é a medida de acidez ou alcalinidade de solução, com valores que variam de 0 a 14. Os ambientes ácidos incluem a drenagem ácida de minas, lagos de ferro e o frasco de picles no armário de sua cozinha, variando entre 1 e 6. O pH neutro é de cerca de 7. O alcalino ou básico fica entre 8 e 14. A maioria das bactérias prefere uma faixa de pH entre 6,5 e 7,5, enquanto os fungos crescem em condições mais ácidas, preferindo o pH entre 5 e 6. Algumas bactérias e arqueias são *acidófilas* (amantes dos ácidos). Crescem em condições muito ácidas para outras espécies.

## Pressão osmótica

A última condição física a se considerar é a pressão osmótica, seja pela concentração de solutos no ambiente dos micróbios ou pela desidratação. À medida que mais solutos, como sais ou açúcares, são dissolvidos na água, a concentração de água diminui. Uma célula microbiana é permeável à água, por isso, se sua concentração for menor fora da célula, a água vai sair para equilibrar as soluções dentro e fora.

Se uma quantidade excessiva de água sair da célula, ela morre. Esse fato tem sido usado para preservar carnes e outros alimentos através da desidratação ou cura com sal, ou, ainda, pela adição de muito açúcar (por exemplo, mel e geleia). Por outro lado, os micróbios ambientais se adaptaram às condições salgadas. Alguns crescem perfeitamente em ambientes com pouca quantidade de sal, como a água do mar, ou ambientes com muito sal, como as lagoas de salmoura.

Uma maneira como as bactérias lidam com as más condições é transformar-se em endósporos. O endósporo é uma forma latente da célula bacteriana original rodeada por um revestimento rígido, que o torna resistente à desidratação, assim como a compostos tóxicos em seu ambiente.

## Requisitos químicos

Ao contrário dos requisitos físicos em que uma faixa ou concentração específica é necessária para o crescimento ideal, os requisitos químicos somente precisam estar presentes no ambiente para que o micróbio use o que necessitar. Os micróbios usam compostos contendo elementos e vitaminas para fabricar de tudo na célula, incluindo membranas, proteínas e ácidos nucleicos:

» **Carbono:** É necessário para a vida existir. No mundo microbiano, os *quimiorganotróficos* obtêm o carbono da matéria orgânica, enquanto os *quimioautotróficos* o adquirem da atmosfera.

» **Nitrogênio, enxofre e fósforo:** O nitrogênio, o enxofre e o fósforo são necessários para a realização da biossíntese de proteínas e para a fabricação dos ácidos nucleicos. A maioria dos micróbios adquire esses elementos degradando as proteínas e os ácidos nucleicos, porém alguns captam o nitrogênio do gás de nitrogênio ou da amônia, ou, ainda, obtêm enxofre de outros íons do ambiente.

» **Elementos-traço:** Elementos como o ferro, o cobre, o molibdênio e o zinco são necessários como cofatores para as enzimas e devem ser obtidos, em pequenas quantidades, do ambiente.

» **Vitaminas e aminoácidos:** Ao contrário dos seres humanos, os micróbios produzem vitaminas que também atuam como cofatores enzimáticos. Para alguns deles, no entanto, falta a capacidade de produzir uma ou várias vitaminas. Assim, precisam adquiri-las do seu ambiente. O mesmo ocorre com os aminoácidos e com as vitaminas necessárias, conhecidas como *fatores de crescimento*. Embora a maioria das bactérias produza todos os aminoácidos de que necessita, algumas não conseguem. Essas são chamadas *auxotróficas*.

» **Oxigênio:** A presença do oxigênio afeta alguns diferentes aspectos do crescimento microbiano (veja os Capítulos 9 e 10). Micróbios distintos respondem de modo diferente ao oxigênio (veja o Capítulo 10).

## Cultivando micróbios em laboratório

Se estiver interessado em estudar um micro-organismo específico em laboratório, você precisará criar um ambiente que irá satisfazer seu crescimento. Os meios de cultura contêm tudo o que é necessário para o crescimento microbiano. As condições de cultura são condições nas quais conseguimos um crescimento ótimo do micróbio.

O meio de cultura utilizado para um micróbio específico deve conter todas as suas exigências químicas, assim como o pH e a concentração adequada do soluto, além de ser incubado nas condições devidas de temperatura e oxigênio. Aqui estão alguns dos diferentes tipos de meio de cultura:

» **Meios quimicamente definidos** são aqueles em que a concentração de todos os componentes é conhecida. Frequentemente, esses meios são utilizados para se estudar aspectos específicos do crescimento e do metabolismo microbianos.

» **Meios complexos** são aqueles em que a concentração de nutrientes é desconhecida. Esses meios são usados mais comumente em laboratórios de microbiologia, porque funcionam adequadamente no cultivo de uma variedade de micro-organismos. Os meios complexos contêm ingredientes, como os produtos animais ou vegetais, para os quais os ingredientes químicos não são exatamente conhecidos. São normalmente usados para cultivar a biomassa microbiana, suficiente para a pesquisa.

- » **Meios de crescimento anaeróbico** contêm os agentes redutores que removem o oxigênio dissolvido neles.
- » **Meios seletivos** são utilizados para isolar os micróbios de interesse particular. A ideia por trás do meio seletivo é desencorajar ou inibir completamente o crescimento de todos, exceto do micróbio que você quer na cultura. Isso é conseguido através do uso de aditivos que são prejudiciais para todos, com exceção do micróbio de interesse e das condições que favorecem o micróbio desejado. Isso, então, elimina o restante.
- » **Meios de enriquecimento** são um tipo de meio seletivo especificamente concebido para estimular o crescimento dos micróbios que se encontram presentes em uma amostra de quantidades muito pequenas ou são facilmente eliminados por outros micróbios da amostra. Se os micróbios que você quer ver crescer metabolizam algo raro, como o fenol, ele pode ser adicionado como a única fonte de carbono, o que permitirá que apenas micróbios que possam degradá-lo cresçam.
- » **Meios diferenciais** contêm compostos que mudam de cor dependendo da atividade do metabolismo dos micróbios presentes. Um exemplo disso é o ágar sangue, no qual as bactérias formam halos em torno de suas colônias quando *lisam* (rompem) as hemácias.

Existem muitos tipos de meio que são seletivos e diferenciais, com o intuito de rapidamente fazer crescer e identificar os micróbios específicos.

Cada um desses tipos pode ser utilizado em forma líquida ou sólida. Para criar a versão sólida de cada meio, o ágar (uma substância extraída das algas) é adicionado ao meio e, em seguida, aquecido (geralmente durante a esterilização). A mistura é vertida em um recipiente. Após o resfriamento, o ágar coloca o meio em uma forma semissólida ou sólida (dependendo da concentração utilizada), na qual as culturas microbianas crescem.

A obtenção de uma cultura pura de determinado micróbio é conseguida inoculando uma placa de meio sólido de uma maneira específica, mostrada na Figura 7–1. Na figura, as linhas pretas mostram o que você deve desenhar em uma placa de ágar usando uma haste ou uma alça como "ferramenta de desenho" depois de entrar em contato com algumas bactérias. A parte inferior da figura mostra onde as bactérias crescem (os círculos), seguindo as linhas que você "desenhou". À medida que os micróbios se espalham pela placa da maneira mostrada, são diluídos para que colônias únicas sejam isoladas. As colônias que parecem semelhantes, provavelmente, pertencem ao mesmo organismo.

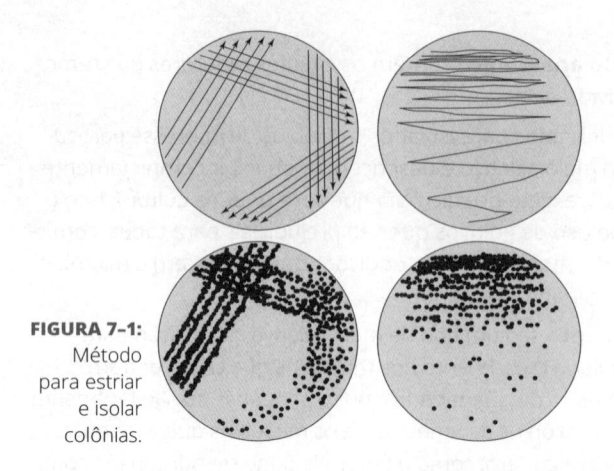

**FIGURA 7-1:** Método para estriar e isolar colônias.

Para os micróbios que exigem condições anóxicas (livres de oxigênio), existem algumas maneiras de excluir o oxigênio do seu ambiente de crescimento. O primeiro envolve um frasco selado contendo uma combinação química que produz hidrogênio ($H_2$) e dióxido de carbono ($CO_2$). O hidrogênio se combina com o oxigênio ($O_2$) na presença do catalisador para formar água. O outro método se dá através de uma grande câmara, que é enchida com um gás inerte, geralmente o gás nitrogênio ($N_2$), que substitui o ar convencional.

Alguns micróbios — os que vivem em animais — somente crescem com níveis elevados de $CO_2$. A margem de $CO_2$ necessária, normalmente, é de 3% a 5%, e pode ser atingida acendendo-se uma vela em um frasco selado ou usando as mais modernas câmaras de crescimento projetadas especificamente para regular a quantidade de $CO_2$.

O nível da biossegurança de um micro-organismo é o mesmo em relação à precaução necessária ao se trabalhar com ele, e tem base em sua capacidade conhecida de causar doenças em seres humanos. Os níveis começam em 1 (mais seguro) e terminam em 4 (zona quente). Esses níveis foram estabelecidos para todos os micróbios em que são realizadas pesquisas. Para trabalhar com um patógeno de nível 3 são necessárias salas e equipamentos especiais de contenção que mantenham tudo sob pressão negativa e filtrem todo o ar que sai deles. Os patógenos de nível 4 exigem as mesmas precauções, além de os pesquisadores precisarem usar roupas de proteção com suprimento de ar individual.

# Observando os Micróbios

Para lidar com seu tamanho minusculamente pequeno, dois tipos de estratégias muito diferentes são usadas.

A primeira estratégia é aumentar seu número para um nível que seja observado a olho nu. Isso normalmente requer que o micróbio de interesse esteja em uma cultura pura, que quando cultivado a um número suficiente formará um tipo característico de colônia (um grande número de células microbianas provenientes de uma única célula microbiana individual) em meio sólido.

A segunda estratégia é ampliar as células, muitas vezes com o uso da microscopia. Na maioria das vezes, esse método produz um bom detalhamento das estruturas das células individuais, porém requer que a amostra seja preparada com o uso de corantes e outros produtos químicos.

## Contando minúcias

Experimentos microbianos muitas vezes exigem que saibamos a quantidade das bactérias, por exemplo, que se encontram presentes. Conhecer a quantidade de células microbianas indica se elas estão crescendo ou morrendo, e isso auxilia os experimentos a serem cronologicamente consistentes.

Métodos para decifrar o número de células presentes com facilidade e precisão são usados em laboratórios de microbiologia todos os dias. Eles incluem técnicas diretas, nas quais as colônias são contadas de maneira direta ou indireta quando se realiza uma estimativa do número das células.

### *Métodos diretos*

A determinação da quantidade de células bacterianas vivas em uma amostra é feita usando *contagem de viáveis*. Cada método para calcular o número de organismos viáveis tira vantagem do fato de que quando a suspensão de bactérias está em uma placa de meio sólido, todas as células bacterianas vivas crescerão para formar uma colônia, que será suficientemente grande para ser visível. Quando a concentração de bactérias em uma amostra é elevada, deve ser diluída o suficiente para que as colônias sejam distintas umas da outras. Isso ocorre através da *diluição em série* (ou seriada), ilustrada na Figura 7–2.

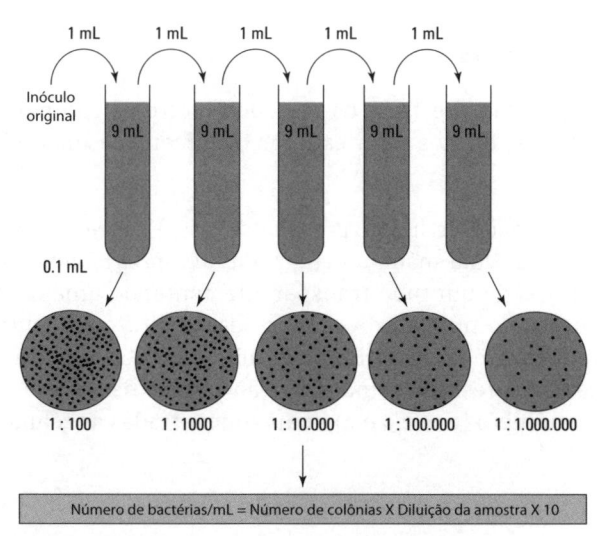

**FIGURA 7–2:** A diluição em série.

Número de bactérias/mL = Número de colônias X Diluição da amostra X 10

Na Figura 7-2, uma cultura de bactérias é repetidamente diluída adicionando-se um volume fixo ao primeiro tubo (primeira diluição) e depois utilizando-se o volume fixo do primeiro tubo no segundo (segunda diluição). Isso é repetido várias vezes (razão pela qual é chamado de *diluição em série*), em um esforço para diluir a cultura bacteriana original. Um pequeno volume de cada diluição é, então, plaqueado em ágar, e as células bacterianas individuais formam suas colônias. As diluições crescentes resultarão em um número decrescente de bactérias presentes e, consequentemente, em uma quantidade decrescente de colônias em cada placa de ágar. O número de colônias é então utilizado para realizar a contagem retroativa, com o intuito de determinar o número exato de células que estavam presentes na amostra original.

**LEMBRE-SE**

Para calcular o número de células viáveis na amostra original, a quantidade de colônias presentes após a incubação das placas é multiplicada pelo fator de diluição. O número de células em uma amostra é normalmente expresso em *unidades formadoras das colônias* (UFC) por unidades de volume (nesse caso, mL) ou UFC/mL.

Quando o número de células de uma amostra é muito baixo, como na água de lagos, um grande volume da amostra pode ser filtrado, e depois cultivado com o meio apropriado para produzir as colônias de micróbio de interesse. Nesse caso, o número de colônias é dividido pelo volume da amostra filtrada. Por exemplo, se 5 litros (L) da água de um lago forem filtrados e 100 colônias aparecerem após a incubação, então, o número original de bactérias na água era de 100 colônias/5L = 20 UFC/L.

Outra maneira de calcular a quantidade das células de uma amostra é através da *contagem microscópica direta*. Com esse método, todas as células da amostra (vivas ou mortas) são contabilizadas. Isso fornece uma estimativa imediata dos números bacterianos sem a necessidade de incubar uma amostra por 24 horas ou mais.

## Métodos indiretos

Embora não sejam tão precisos, os métodos indiretos são mais rápidos e convenientes que os diretos para estimar o número de micróbios de uma amostra.

*Turbidez* é a quantidade de luz dispersada devido à presença de células em uma cultura líquida. Uma máquina chamada de *espectrofotômetro* lança um feixe de luz através de um tubo transparente contendo uma cultura bacteriana. À medida que o número de células nessa cultura aumenta, mais luz é dispersada e menos é transmitida pelo tubo para ser registrada do outro lado. A turbidez é expressada como absorção e como densidade óptica (DO). Quanto maior o número (entre 0 e 2), mais concentradas as células se encontram na solução.

Outra maneira de calcular indiretamente o número de células é através da medição da atividade metabólica da amostra para um substrato específico. Desse modo, a quantidade de resíduo produzido — um gás que pode ser captado ou um metabólito que pode ser usado como indicador no meio — é utilizada para calcular quantas células crescem na cultura.

O último método para estimar indiretamente o número de células é através do cálculo do peso seco do organismo na cultura. Esse método é frequentemente utilizado com os fungos que formam as colônias de filamentos longos, que não são facilmente fragmentadas pela diluição. A amostra é concentrada e o líquido, removido. Em seguida, as células são desidratadas e pesadas.

## Observando a morfologia

Os cientistas vêm analisando micro-organismos através de microscópios há séculos. Para alguns, o formato de suas células oferece pistas sobre sua identidade; porém, muitas vezes, é necessário adicionar corantes para evidenciar suas características e colher informações sobre sua estrutura celular.

A coloração simples contém um único corante, que se liga às células microbianas e evidencia sua estrutura básica. Alguns exemplos de coloração simples incluem o uso de corantes como cristal violeta, safranina, azul de metileno e carbolfucsina.

As colorações de diferenciação distinguem um tipo de micróbio de outro. Um exemplo de coloração de diferenciação que possibilita a distinção de células Gram-negativas das Gram-positivas é a coloração de Gram, mostrada na Figura 7-3. Esse processo se aproveita do fato de que as células bacterianas Gram-positivas possuem uma parede celular muito mais espessa em relação às Gram-negativas. Isso impede que a primeira coloração seja removida das células pela lavagem com álcool.

A coloração álcool-ácido-resistente aproveita que as bactérias com substância cerosa em suas paredes celulares retêm a coloração mesmo depois de serem lavadas com álcool. As bactérias que permanecem coradas após a lavagem com álcool são chamadas de *álcool-ácido-resistentes*, e incluem os patógenos humanos do grupo *Mycobacterium*.

Outras estruturas da célula são observadas após serem coradas com técnicas especiais. Elas incluem cápsulas bacterianas, endósporos e flagelos.

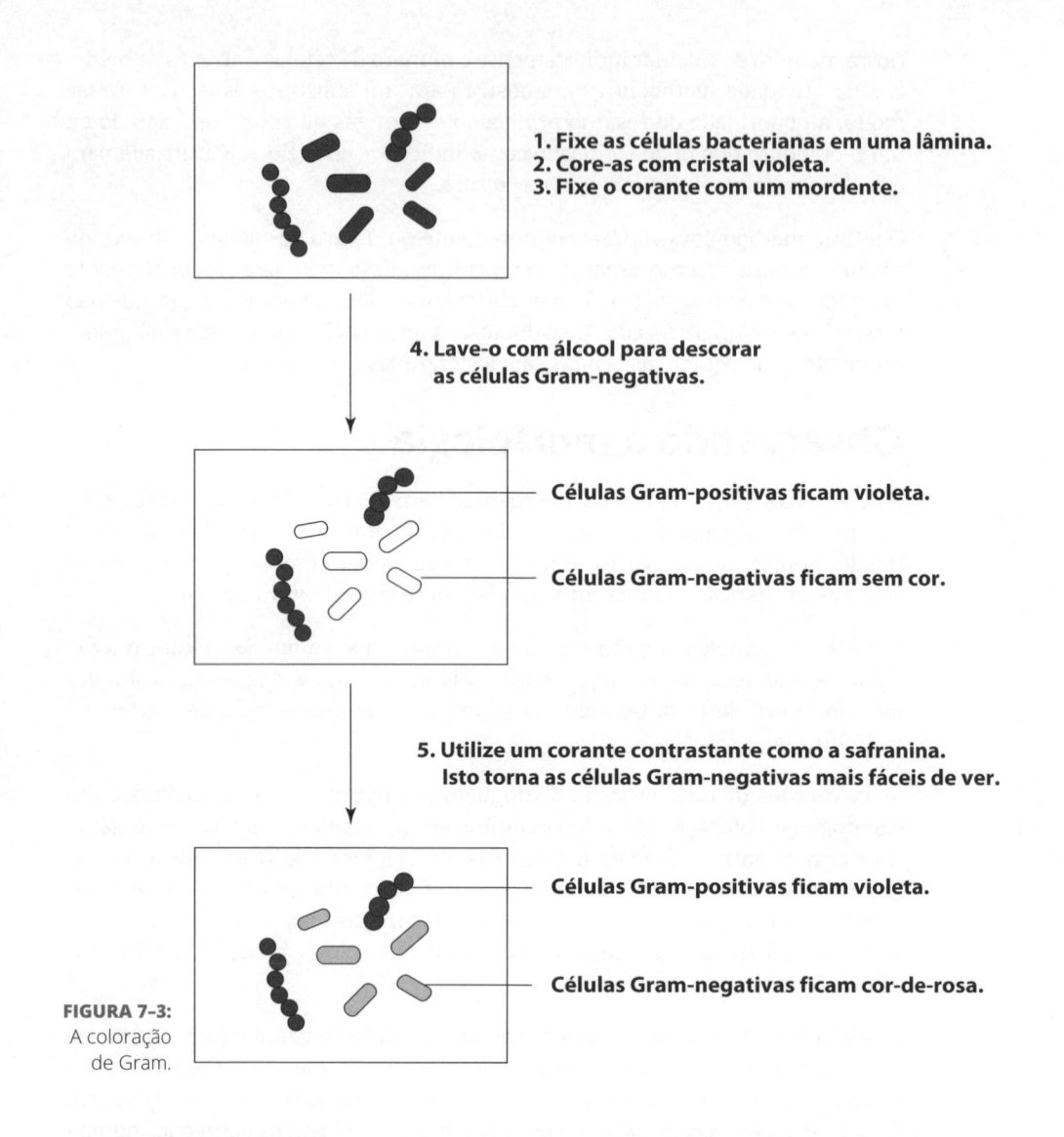

1. Fixe as células bacterianas em uma lâmina.
2. Core-as com cristal violeta.
3. Fixe o corante com um mordente.

4. Lave-o com álcool para descorar as células Gram-negativas.

Células Gram-positivas ficam violeta.

Células Gram-negativas ficam sem cor.

5. Utilize um corante contrastante como a safranina. Isto torna as células Gram-negativas mais fáceis de ver.

Células Gram-positivas ficam violeta.

Células Gram-negativas ficam cor-de-rosa.

**FIGURA 7-3:** A coloração de Gram.

## Calculando o Crescimento Populacional e a Divisão Celular

Ao contrário do crescimento animal, medido tanto pelo tamanho quanto pelo número de indivíduos, o crescimento microbiano se refere exclusivamente ao tamanho populacional. Apenas a quantidade das células é importante para calcular a dimensão de sua população. Como as células são normalmente cultivadas em uma solução, o nível de crescimentos é chamado de *densidade da cultura* ou *concentração de células microbianas*.

# Dividindo as células

Quando as células microbianas crescem alegremente em uma fonte de alimento, aumentam de número através da divisão celular. Nem todos os micróbios apresentam o mesmo método para aumentar o número de células na população. Aqui estão as maneiras como as células se dividem:

- » A fissão binária, usada por muitas bactérias, é um processo no qual a célula em crescimento primeiro replica seu DNA e depois a parede celular se contrai, dividindo a célula em duas (veja a Figura 7-4).
- » Algumas bactérias e alguns fungos, como a levedura, formam novas células através do processo de brotamento. Uma área na superfície da célula começa a crescer para fora em determinado ponto; quando já cresceu o suficiente, é "destacada" da célula original.
- » As bactérias com filamentos e os fungos criam longas cadeias, que não se separam completamente. Para construir novas colônias, formam uma estrutura especial, chamada de *conidióspero*, que, então, se separa, ou uma parte da cadeia simplesmente é rompida.

# Acompanhando as fases de crescimento

Os micróbios em cultura seguem um comportamento padrão denominado *curva de crescimento* (veja a Figura 7-5), que pode ser dividido em algumas fases:

- » **Fase lag:** A fase lag é quando as células estão metabolizando, mas não aumentam em número.
- » **Fase exponencial ou logarítmica:** A fase exponencial é quando ocorre o maior aumento do número de células. À medida que o número de ciclos aumenta, a quantidade das células salta drasticamente, tornando difícil a visualização da taxa de crescimento. Por essa razão, a quantidade das células é convertida para um valor logarítmico com uma base de 10, indicada como $\log_{10}$.
- » **Fase estacionária:** Na fase estacionária, a cultura não se divide mais. Isso acontece porque os nutrientes se esgotaram, o pH diminuiu devido aos resíduos dos produtos ou o oxigênio foi exaurido.
- » **Fase de declínio:** Na fase de declínio, as células começam a morrer. À medida que o número de células diminui, a curva de crescimento também diminui.

**FIGURA 7-4:** A divisão celular através da fissão binária.

O cromossomo é copiado.

Os cromossomos são separados e uma nova parede celular se forma entre as duas novas células.

Duas células novas.

**FIGURA 7-5:** As fases de crescimento de uma cultura microbiana.

Fase Lag | Fase exponencial (ou Log) | Fase estacionária | Fase de declínio (ou de morte)

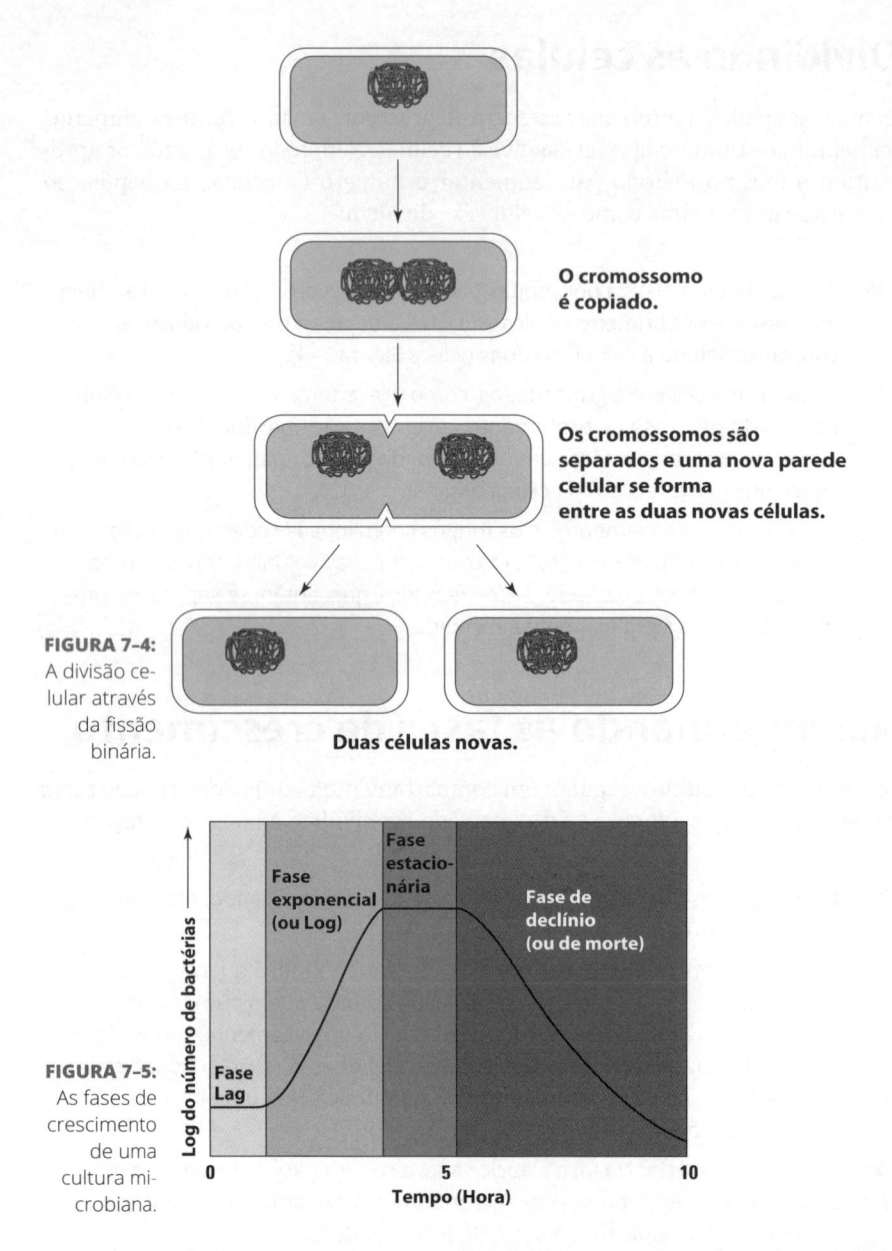

Log do número de bactérias

Tempo (Hora)

A curva de crescimento de um micro-organismo específico é sempre a mesma quando o micro-organismo é cultivado sob as mesmas condições. Essa informação é útil ao estudar as características metabólicas de um micróbio ou calcular quanto tempo levará para que ele cresça até um certo número de células.

Se forem fornecidos infinitos nutrientes a uma cultura microbiana e os resíduos de seu metabolismo forem retirados, é possível alcançar densidades de células muito mais altas. Essa técnica é frequentemente usada na indústria em um processo chamado de *cultura contínua*.

# Inibindo o Crescimento Microbiano

A terminologia usada para descrever os métodos para redução ou remoção de micróbios de uma superfície às vezes é confusa. Existem diferentes razões para você querer se livrar dos micróbios, mas nem todos precisam de *esterilização* (a completa erradicação de todos os seres vivos), método necessário para os equipamentos cirúrgicos. Para fins de preparação de alimentos, por exemplo, são utilizados alguns passos para assegurar que os agentes patogênicos transmitidos pelos alimentos, que podem provocar doenças, foram removidos. Um exemplo disso é a *esterilização comercial* usada em alimentos enlatados, em que as condições são usadas para reduzir as chances de incluir esporos causadores do botulismo, mas os alimentos não ficam totalmente estéreis. Ao higienizar o lugar em que a comida é servida, como um restaurante, o processo de *sanitização* se livra dos micróbios que podem ser transmitidos adquiridos pelas pessoas. A *desinfecção* é a remoção das células microbianas em crescimento em uma superfície. Quando essa superfície é a pele humana, o agente desinfetante é mais suave e denominado *antisséptico*.

Outra distinção a ser feita é se o produto químico é *bacteriostático* (interrompe o crescimento das bactérias, mas não as mata) ou *bactericida* (mata as bactérias).

Nesta seção, falamos sobre alguns dos compostos conhecidos de acordo com sua atividade na inibição do crescimento microbiano.

## Métodos físicos

Esses métodos destroem proteínas, matando os micro-organismos. E alguns têm sido usados especificamente para destruir os endósporos bacterianos.

O calor, embora útil para destruir os micróbios, não é suficiente para esterilizar a maioria das coisas. É somente através da combinação de calor e pressão que os esporos resistentes são eliminados. Isso é feito com equipamentos especiais, como uma autoclave ou uma panela de pressão que usa o vapor sob pressão.

Na ausência da pressão, o calor consegue matar a maioria dos micróbios, razão pela qual é recomendada a fervura de objetos em água por dez minutos para que se tenha uma segurança razoável. No entanto, os esporos de algumas bactérias, se presentes, não são eliminados por esse processo.

Se o objeto a ser esterilizado é capaz de resistir ao calor elevado, como o metal, é possível utilizar a chama direta. Com esse método, o objeto é colocado diretamente na chama ou primeiro é mergulhado em álcool, que é, assim, inflamado. Desnecessário dizer que essa é uma maneira eficaz de esterilizar um objeto.

A *pasteurização* é o aquecimento de líquidos como o leite e a cerveja a temperaturas mais baixas do que seria necessário para esterilizá-las, a fim de eliminar os patógenos e diminuir a quantidade de micróbios, mas protegendo o sabor do produto. Dois avanços tecnológicos para a indústria de alimentos incluem a pasteurização rápida, também chamada de HTST, de sua sigla em inglês *High Temperature Short Time* (alta temperatura e curto tempo), e a pasteurização ultrarrápida, ou UHT, de sua sigla em inglês *Ultra High Temperature* (temperatura ultra-alta), essa última esteriliza o produto sem afetar severamente seu sabor.

As soluções líquidas podem ser esterilizadas por filtração, através de uma membrana com tamanho de poro menor do que dos micróbios que serão removidos. Para as bactérias e os fungos, o tamanho do poro fica entre 0,22μm e 0,45μm. No entanto, para os vírus e algumas bactérias sorrateiras, esse tamanho se encontra em torno de 0,1μm.

A baixa temperatura serve para retardar ou parar o crescimento da maioria dos micróbios. Alguns, no entanto, crescem em temperaturas baixas. Se quiser uma prova disso, basta pensar em como as sobras estragam mesmo dentro da geladeira, caso fiquem lá por muito tempo.

Existem vários exemplos de radiação usada para matar os micro-organismos. O primeiro exemplo se refere à radiação ionizante, como a dos raios X e raios gama, que danificam diretamente as células ou indiretamente através da produção de radicais livres. O segundo tipo é a radiação não ionizante que vem da luz ultravioleta (UV) e provoca mudanças irreversíveis no DNA de um micróbio, tornando-o inútil.

## Desinfetantes

Existem muitos exemplos de desinfetantes ao nosso redor. Alguns são facilmente identificados e outros são mais difíceis de detectar. Aqui estão alguns deles:

> » Um tipo de fenol que deriva do alcatrão do carvão é chamado de *cresol* e é considerado o principal ingrediente do Lysol. Um bisfenol chamado *triclosan* tem sido usado na fabricação de utensílios de cozinha, como nas tábuas de corte, para deter o crescimento microbiano.
> » Halogêneos, como o iodo e o cloro, são usados há séculos. Ainda hoje, são empregados para tratar a água (pastilhas de iodo) e para a desinfecção doméstica em desinfetantes e água sanitária.
> » O álcool é um desinfetante conveniente, que funciona para muitos micróbios, porém se livra dos endósporos ou dos vírus não desenvolvidos.
> » Os metais pesados, como a prata, o cobre e o mercúrio, são muito eficazes contra os micro-organismos, e além de seu uso histórico na medicina e na indústria, recentemente foram incorporados aos equipamentos esportivos e ao vestuário para reduzir os micróbios que causam odores.

# 3 Dividindo a Pluralidade Microbiana

**NESTA PARTE...**

Vislumbre o planeta primitivo e observe que a evolução da vida se inicia com os micro-organismos que alteram o clima até hoje.

Compreenda os caminhos usados pelos micróbios para obter energia e como eles adquirem o carbono necessário para a produção do material celular a partir do dióxido de carbono e da matéria orgânica.

Observe como os micróbios administram o ciclo do carbono e do nitrogênio e como isso possui um grande impacto sobre toda a vida na terra.

Examine os locais em que os micróbios vivem, do fundo do oceano a dentro do corpo humano.

Desvende as comunidades interconectadas de micróbios e veja como cooperam e competem entre si.

> **NESTE CAPÍTULO**
>
> Encontrando a origem da vida
>
> Tendo uma visão geral da evolução
>
> Compreendendo a filogenia dos micro-organismos

# Capítulo 8
# Apreciando a Ancestralidade Microbiana

O planeta Terra sofreu grandes mudanças geológicas e climáticas desde sua formação, há 4,5 bilhões de anos. Quando os micróbios surgiram, a Terra era muito diferente do que é hoje. À medida que o planeta se transformava, proporcionava aos micróbios novas oportunidades de diversificação. Conforme os micro-organismos evoluíram, tiveram um impacto significativo na atmosfera terrestre, levando a mudanças ainda mais profundas, que tornaram possível a diversidade de vida que vemos hoje. Organizar nossa compreensão da diversidade microbiana envolve aprender sobre como distinguir os micróbios e classificá-los. Medir a diversidade dos micro-organismos, hoje, nos permite ler a história da evolução microbiana, que, como se verifica, é também a nossa história evolutiva.

# De Onde Vêm os Micróbios

A formação da Terra foi há cerca de 4 bilhões de anos; porém, antes que a vida surgisse, foi necessário que ela esfriasse, chegando a menos de 100°C, tornando possível a água existir em estado líquido. Depois que os oceanos se formaram, a superfície do planeta ainda era extremamente volátil, com choques de asteroides e radiação cósmica bombardeando a superfície. Por essas razões, os cientistas imaginam que a vida não tenha começado na superfície, em lagos quentes, mas no fundo do oceano, perto das *fontes hidrotermais* (aberturas em que a água é aquecida pelo núcleo da Terra, que escapa para a superfície). Na lama perto das fontes hidrotermais, a energia e os elementos eram provavelmente abundantes e as condições para as primeiras formas de vida, perfeitas.

## Rastreando a origem da vida

Dentro desse lodo ancestral no fundo do oceano, os seguintes processos provavelmente ocorreram:

1. A formação de moléculas orgânicas foi catalisada espontaneamente e sem células vivas. Essas moléculas orgânicas incluíam os lipídios, os aminoácidos, os ácidos nucleicos e os açúcares. Como não havia ninguém por perto para consumir esse primeiro material orgânico, ele se acumulou.

2. Os ácidos ribonucleicos (RNA) foram formados, alguns com *atividades catalíticas* (o que significa que eles ajudaram as reações químicas a acontecer). Esses RNAs catalíticos são denominados *ribozimas*, porque são feitos de RNA; no entanto, possuem atividades enzimáticas. Uma das atividades de uma ribozima primitiva era a replicação do RNA, gerando RNA autorreplicante.

3. Outra atividade realizada pelas ribozimas primitivas era a síntese de proteínas. As proteínas que possuíam atividades enzimáticas começaram a catalisar reações bioquímicas, incluindo a replicação do ácido nucleico.

4. O ácido desoxirribonucleico (DNA) evoluiu e se tornou mais estável que o RNA, então, assumiu a função de armazenar as informações genéticas. O fluxo de informação genética na biologia molecular da vida foi, dessa forma, definido:

    DNA → RNA → Proteína

5. E, finalmente, as membranas lipídicas foram formadas. Elas englobam outros organismos e incorporam as proteínas que se movem de um

lado para o outro. Os processos bioquímicos delimitados (compartimentalizados) em estruturas lipídicas foram protegidos em relação à aleatoriedade do mundo exterior e, dessa forma, a célula nasceu!

A célula sofreu inúmeras melhorias nos bilhões de anos desde que surgiu, mas permanece fundamentalmente a mesma nos dias atuais. As exceções incluem alguns vírus que armazenam seu material genético, como o RNA, e que contêm a enzima transcriptase reversa. Essa descoberta adicionou uma seta do RNA para o DNA na equação acima. No Capítulo 14, uma discussão sobre os vírus destaca outras exceções dessas etapas.

## Diversificando os procariontes primitivos

No início, as células primitivas divergiram em duas direções diferentes, dando origem eventualmente às bactérias e arqueias. Cada um desses ramos foi provavelmente bem adaptado a distintas condições ambientais, de modo que cada um deu origem a diferentes especializações estruturais e metabólicas. As bactérias e as arqueias desenvolveram processos semelhantes entre si para sobreviver, mas os detalhes exatos seriam diferentes em cada uma. A Tabela 8–1 apresenta alguns exemplos.

**TABELA 8-1** Diferenças na Estrutura Fundamental de Bactérias e Arqueias

| | Bactéria | Arqueia |
|---|---|---|
| Membrana lipídica | Ligação de éster | Ligação de éter |
| Parede celular | Com peptidoglicano | Sem peptidoglicano |
| Enzimas para a transcrição dos ácidos nucleicos | Uma enzima com quatro subunidades | Uma enzima com oito a dez subunidades |
| Enzimas para a síntese proteica | Ribossomos 70S | Ribossomos 70S |
| Metabolismo especializado | Fotossíntese baseada na clorofila de endósporos | Cresce acima de 100°C |

**LEMBRE-SE** Os organismos precisam de uma fonte de carbono e de uma fonte de energia. O carbono é utilizado para produzir as moléculas contendo carbono usadas na estrutura celular e para o armazenamento de energia. A energia é empregada para alimentar os processos metabólicos e outros processos celulares.

Os diferentes tipos de metabolismo evoluíram, cada um com os próprios substratos e produtos residuais. Como os micróbios primitivos consumiam apenas um substrato, outros se desenvolveram para usar uma nova fonte de energia ou de carbono. Os produtos do seu metabolismo se constituíram e tiveram um grande impacto na composição química do planeta.

# O impacto dos procariontes no planeta primitivo

Os primeiros fototróficos utilizavam a luz solar como fonte de energia; porém, só depois que os fototróficos oxigênicos (que produzem oxigênio como resíduo) evoluíram é que a diversidade da vida realmente decolou. No início, o oxigênio produzido apenas reagiu com os compostos reduzidos disponíveis. No entanto, após algumas centenas de milhões de anos, o oxigênio eventualmente se acumulou a níveis altos o suficiente para que os micro-organismos aeróbios prosperassem. Foram necessários mais de 2 bilhões de anos para que os níveis de oxigênio na atmosfera chegassem aos 21% de hoje.

Por que a presença do oxigênio na atmosfera permitiu tal explosão de diferentes formas de vida? A quantidade de energia adquirida pela redução do $O_2$ em $H_2O$ é muito alta, por isso, os organismos aeróbios crescem muito mais rapidamente em relação aos anaeróbios, produzindo muito mais células com a mesma quantidade de um recurso específico. Uma quantidade maior de células significa uma diversidade de mutações capazes de se adaptar aos novos nichos. Os níveis crescentes de oxigênio significaram para os micro-organismos anaeróbios que seus substratos reduzidos eram limitados porque o oxigênio reagia espontaneamente a eles. Para muitos micro-organismos anaeróbios, o oxigênio era tóxico, então, as opções que tinham eram desenvolver mecanismos para lidar com essa toxicidade ou ficarem restritos a locais sem oxigênio.

À medida que os níveis de oxigênio aumentavam, os micro-organismos que possuíam organelas (os eucariontes) evoluíram. Esse foi o começo do chamado domínio eucarionte, que teve início com as algas que se diversificaram extensivamente nos oceanos e eventualmente deram origem a grandes organismos multicelulares. Dentro de 600 milhões de anos, esses grandes multicelulares originaram muitas espécies de plantas e animais que viveram e estão vivos até os dias de hoje.

## OZÔNIO, NÓS TE AMAMOS

À medida que a atmosfera do planeta foi preenchida por oxigênio ($O_2$), parte dele reagiu à radiação ultravioleta (UV), gerando o ozônio ($O^3$), que formou uma grossa camada na atmosfera superior, que cobriu boa parte do planeta de hoje. Como o ozônio absorve radiação em maior proporção que o ar puro, protegeu a superfície da Terra da forte radiação UV e da radiação cósmica. Até esse momento, os níveis de radiação eram extremos, impedindo que muitas células sobrevivessem. Com a proteção da camada de ozônio, a vida pôde, então, deixar a proteção relativa do mar para começar a colonizar a terra, levando a uma explosão de organismos adaptados aos habitats terrestres e aos de água doce.

# Pegando carona: Endossimbiose

A diferença fundamental entre as células eucariontes e as procariontes é a presença de um núcleo e de organelas ligadas à membrana, o que fez com que muitos microbiologistas presumissem que os dois tiveram diferentes começos evolucionários. Na verdade, muitos aspectos da biologia dos eucariontes são mais semelhantes aos membros das arqueias do que aos das bactérias. Acontece que os eucariontes evoluíram de um antepassado das arqueias que absorveu, mas não destruiu, a célula bacteriana, resultando em uma relação simbiótica, chamada de *endossimbiose* (veja a Figura 8–1). Essa relação simbiótica deu origem aos eucariontes.

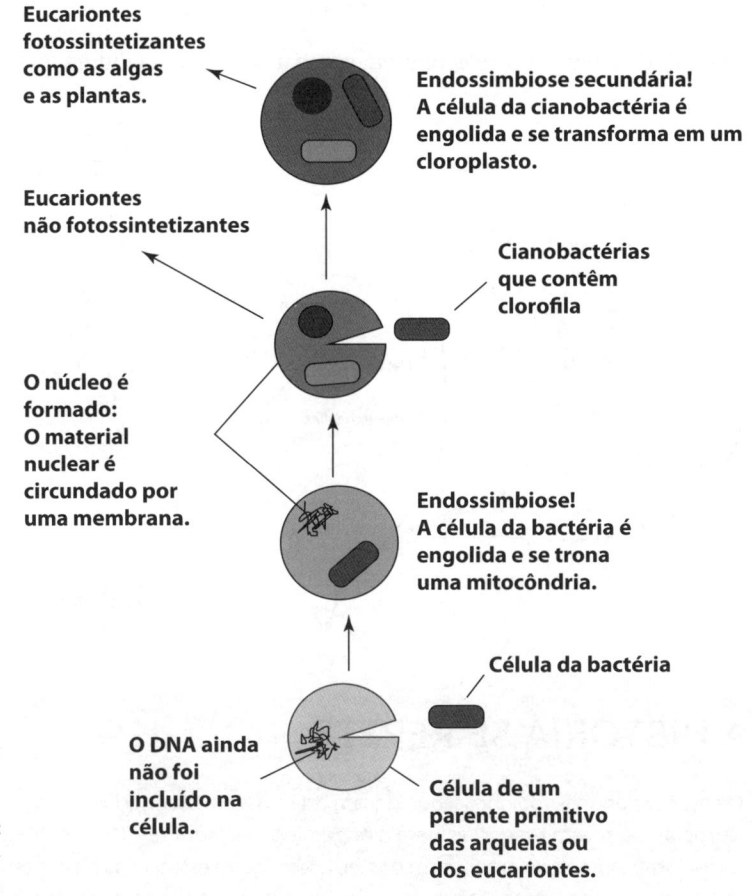

**FIGURA 8-1:** A endossimbiose.

- Eucariontes fotossintetizantes como as algas e as plantas.
- **Endossimbiose secundária!** A célula da cianobactéria é engolida e se transforma em um cloroplasto.
- Eucariontes não fotossintetizantes
- Cianobactérias que contêm clorofila
- O núcleo é formado: O material nuclear é circundado por uma membrana.
- **Endossimbiose!** A célula da bactéria é engolida e se trona uma mitocôndria.
- Célula da bactéria
- O DNA ainda não foi incluído na célula.
- Célula de um parente primitivo das arqueias ou dos eucariontes.

CAPÍTULO 8 **Apreciando a Ancestralidade Microbiana**

Ainda há dúvidas sobre a ordem exata em que isso aconteceu, mas os biólogos evolucionistas geralmente concordam que os seguintes eventos aconteceram dentro de uma célula de um antepassado comum das arqueias e dos eucariontes:

1. **Uma célula bacteriana aeróbia foi absorvida para eventualmente tornar-se uma mitocôndria.**

2. **Uma membrana nuclear foi formada em torno do cromossomo da célula.**

3. **Uma cianobactéria foi engolida e eventualmente se transformou em um cloroplasto, dando origem às algas e depois às plantas.**

4. **As organelas membranosas foram formadas.**

O resultado é uma árvore evolutiva, como a ilustrada na Figura 8–2:

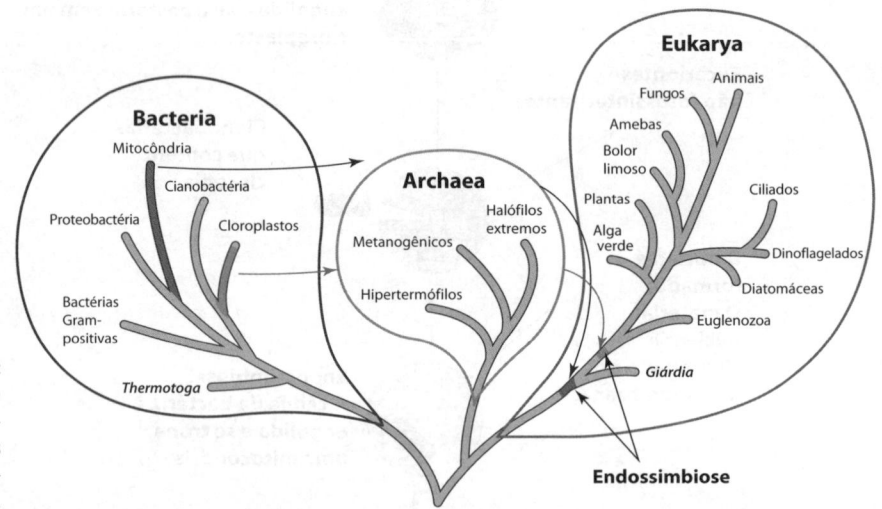

**FIGURA 8-2:** A árvore da vida que inclui eventos endossimbióticos.

## A HISTÓRIA SE REPETE

Os eventos endossimbióticos, que deram origem às mitocôndrias e aos cloroplastos, foram essenciais para a origem dos eucariontes. Os eucariontes fotossintetizantes que emergiram destes eram os ancestrais das algas verdes e vermelhas e das plantas. Posteriormente, os micróbios eucariontes, que não são fototrópicos, absorveram essas algas em uma simbiose secundária, dando origem a algumas formas protistas que conhecemos hoje.

As vantagens da endossimbiose foram óbvias para as bactérias. Elas não precisam se defender de serem engolidas ou de terem que adquirir a própria comida. A célula hospedeira utiliza um pouco do hidrogênio e da energia produzida pelas bactérias pelo baixo custo de alguns substratos e de ter que transportar carga extra. As células naquela época provavelmente experimentavam um tamanho maior e poderiam usar a energia extra para impulsionar os processos celulares.

Os eucariontes fotossintetizantes apareceram mais tarde no registro evolutivo, de modo que os cientistas pensaram que essa célula eucarionte primitiva, com mitocôndrias e um núcleo, tivesse engolido uma cianobactéria para que pudesse utilizar a luz solar e obter energia. Assim como a diversificação dos procariontes, o aparecimento dos eucariontes marca a segunda grande explosão da diversidade de células muito mais complexas, que poderiam tirar proveito dos novos habitats.

# Entendendo a Evolução

Antes de falarmos sobre o estudo da evolução dos micro-organismos, devemos primeiro descrever exatamente o que significa essa evolução. A evolução é composta por algumas partes:

» A origem de um organismo a partir de outro, também chamada de *descendência*. Os ancestrais de uma espécie são chamados de *linhagem* da espécie.
» As diferenças entre indivíduos de diferentes gerações.
» As pressões ambientais que favorecem as características de um indivíduo em relação a outro. Essa é a força motriz da evolução chamada de *seleção natural*. Os habitats individuais, com todas as suas pressões ambientais específicas, são chamados de *nicho*.

Para que a evolução funcione, também é necessária a *extinção*, pois a sobrevivência dos organismos mais bem-sucedidos fornece o estoque para a próxima rodada de diversificação e seleção. Dessa maneira, ao longo do tempo, as linhagens se tornam cada vez mais especializadas de acordo com os seus nichos. A Figura 8-3 mostra a evolução teórica de diferentes espécies ao longo de um período de tempo.

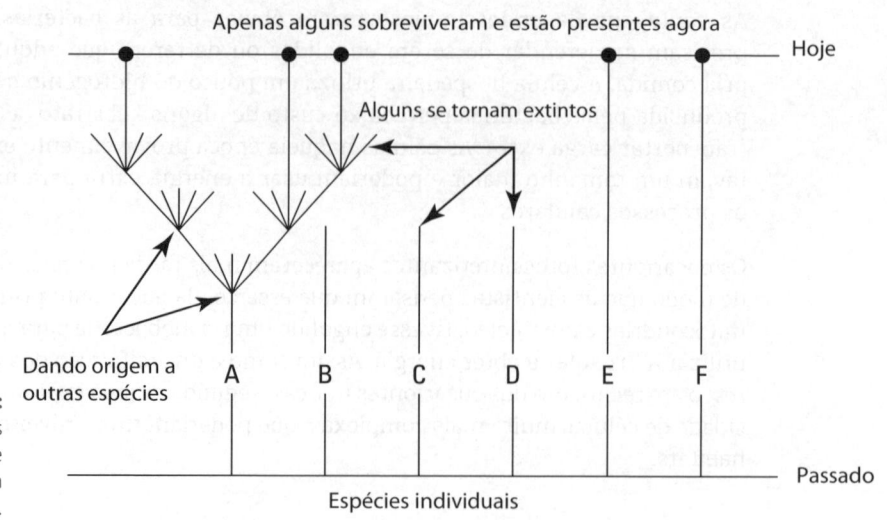

**FIGURA 8-3:** As linhagens surgem de acordo com a evolução.

*(Diagrama: Apenas alguns sobreviveram e estão presentes agora — Hoje; Alguns se tornam extintos; Dando origem a outras espécies; A B C D E F — Espécies individuais; Passado)*

> **CUIDADO**
>
> As *mutações* (mudanças) entre gerações afetam muitas características diferentes de uma espécie; porém, apenas as que oferecem uma vantagem são mantidas. Algumas mutações são mortais ou diminuem capacidades do indivíduo, outras, neutras, e outras ainda oferecem alguma vantagem. Somente as mutações neutras e benéficas permanecem ao longo da história evolutiva da espécie.

> **LEMBRE-SE**
>
> A evolução dos animais acontece em escalas de tempo que são muito longas para observarmos. Mesmo a evolução de organismos com períodos curtos entre as gerações é muito lenta para ser observada. As gerações bacterianas são, muitas vezes, calculadas na ordem dos minutos, e a evolução das amostras de laboratório pode ser mensurada. No entanto, é difícil medir na natureza.

Os organismos geneticamente semelhantes, que vivem no mesmo habitat e possuem as mesmas pressões ambientais, são chamados de *ecótipos*. Quando as alterações acumuladas são benéficas o suficiente para dar a um membro de um ecótipo uma vantagem sobre os outros (veja a Figura 8-4), ele irá se reproduzir muito mais rapidamente do que os demais e eventualmente se sobreporá aos demais até que sejam extintos. Mas, se as condições mudarem, diferentes membros de um ecótipo continuam a existir, cada um aproveitando os diversos recursos e se transformando em dois novos ecótipos.

**FIGURA 8-4:** Os ecotipos.

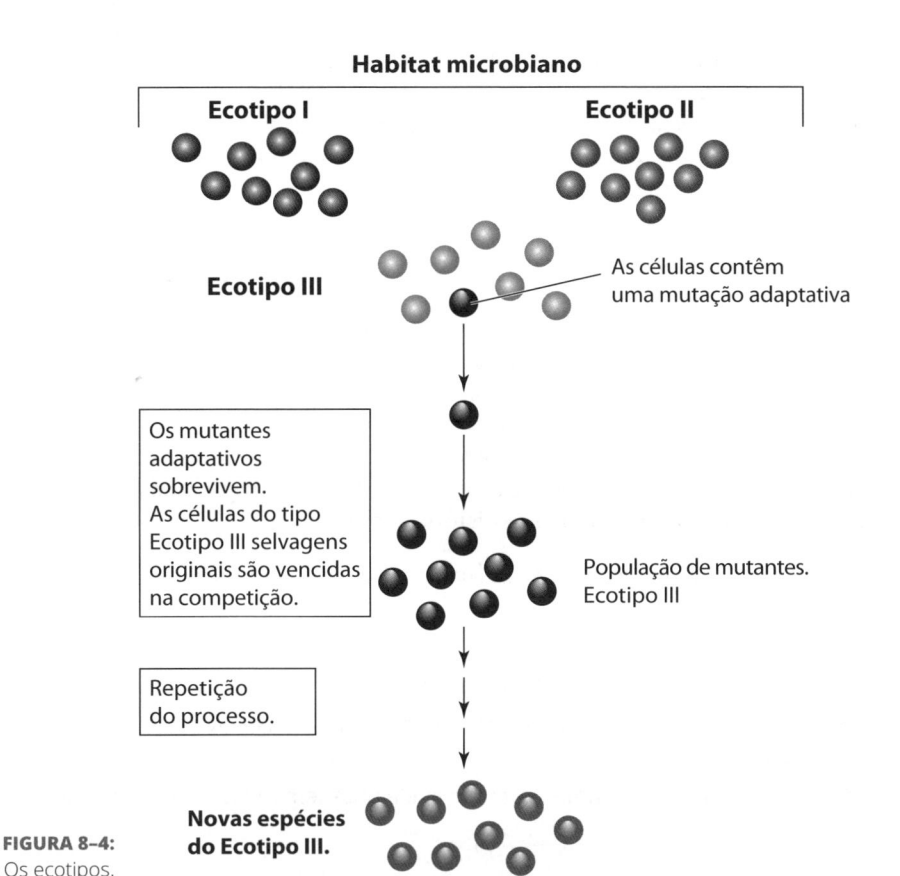

*Habitat microbiano* — Ecotipo I, Ecotipo II, Ecotipo III. As células contêm uma mutação adaptativa. Os mutantes adaptativos sobrevivem. As células do tipo Ecotipo III selvagens originais são vencidas na competição. População de mutantes. Ecotipo III. Repetição do processo. Novas espécies do Ecotipo III.

# Estudando a Evolução

Existem muitos métodos diferentes empregados na identificação dos micróbios. Alguns aproveitam as diferenças metabólicas entre os micro-organismos usando testes bioquímicos para excluir os grupos, um a um, até que sobre uma única espécie ou estirpe. Outros analisam aspectos que todos possuem (como o DNA) e avaliam suas diferenças.

Cada uma dessas abordagens é fundamental para identificar o micro-organismo. A primeira se baseia na análise dos aspectos singulares de cada micróbio e é amplamente utilizada na microbiologia médica, como mostraremos no Capítulo 17. A segunda se embasa nas semelhanças entre os micro-organismos e é empregada com mais frequência para estudar as relações evolutivas, elas são tratadas aqui e usadas no Capítulo 18.

A *filogenia* (estudo da história evolutiva) dos organismos vivos é possível, nos dias de hoje, analisando-se as diferenças em seu DNA. Observe na Figura 8-2 que todas as espécies presentes hoje possuem ancestrais comuns. Se as alterações no DNA foram preservadas de sua mudança até hoje, o cálculo da relação dos organismos com base nos graus de diferença entre eles será possível.

## Escolhendo os genes marcadores

As alterações de uma geração para outra são o resultado das mutações do DNA de um organismo. Algumas são benéficas, outras, prejudiciais, e muitas, neutras. As mutações neutras não afetam a evolução; assim, se acumulam no genoma e aumentam o número de disparidades genéticas entre as espécies. Se você considerar que ao longo da evolução cada organismo carrega consigo todas as mutações ocorridas no DNA de seus ancestrais, então o genoma de um organismo contém um registro de sua história evolutiva.

Para calcular as alterações genéticas dentro dos indivíduos, são utilizados genes marcadores. Esses genes:

» Estão presentes em todos os organismos.
» São essenciais, então não se encontram perdidos ou inativos em alguns indivíduos.
» Não mudaram rapidamente, então ainda possuem muita similaridade no geral.

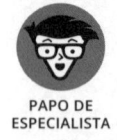

**PAPO DE ESPECIALISTA**

Como exemplo dos genes marcadores, incluímos o gene da pequena subunidade do RNA ribossômico, o gene Tu do fator de alongamento e o do DNA-girase, entre outros. O mais utilizado é o gene da pequena subunidade ribossômica. Nas bactérias e nas arqueias, esse é o gene RNAr 16S e nos eucariontes, o 18S RNAr.

O gene RNAr, em particular, tem sido extremamente útil para as atribuições taxonômicas, bem como para os estudos filogenéticos. No entanto, nem sempre é ideal para distinguir entre organismos muito próximos. Para tal, vários genes diferentes ou todo o genoma são comparados.

Diferentes genes acumulam alterações em distintas proporções. Alguns, como os da região 16S do RNAr, mudam lentamente, provavelmente porque sua função é essencial; assim, as mudanças que afetam sua função são rapidamente selecionadas para não serem ativadas. Outros genes, como os da *luminescência* (a produção de luz), se modificam mais rapidamente ao longo do tempo, pois sua função apresenta um controle mais flexível. Os genes que evoluem mais lentamente são úteis para diferenciar os micro-organismos relacionados distantemente, enquanto os que evoluem mais rapidamente são melhores para distinguir espécies intimamente relacionadas.

## Observando a transferência de genes dos procariontes

Um dos desafios na determinação da história evolutiva dos organismos, com base no código genético das bactérias e das arqueias, é a possibilidade de transferir seu código genético de mais de uma maneira, *horizontal* e *verticalmente*.

### Transferência vertical do gene

A *transferência vertical* dos genes é a transferência do material genético da célula mãe diretamente para sua prole. Nas bactérias e nas arqueias, isso é feito através da divisão celular. Os erros durante a replicação do genoma do pai são transferidos para cada uma das células filhas, resultando em mutações que podem persistir através das gerações seguintes.

### Transferência horizontal do gene

A *transferência horizontal* dos genes, às vezes conhecida como *transferência lateral de genes*, é a incorporação no genoma de genes inteiros ou de outras grandes seções de DNA de uma fonte externa. Isso ocorre através de vários mecanismos, incluindo a transformação e a transfecção (veja o Capítulo 6).

O impacto da transferência horizontal é que os genes de espécies completamente não relacionadas podem estar presentes dentro do mesmo genoma parental. Isso complica a análise filogenética com base nas diferenças da sequência do DNA, porque se supõe que as mutações acumuladas ao longo do tempo ocorram através da transferência vertical dos genes.

# Classificando e Nomeando os Micróbios

A *taxonomia* é a ciência da classificação dos organismos vivos para fins de:

» Diferenciação
» Descrição de um indivíduo
» Permitir que os microbiologistas falem uma língua universal
» Desvendar sua evolução

A *classificação* é a nomeação formal em que todas as espécies descritas se encontram agrupadas. A Tabela 8-2 exemplifica alguns micróbios. As categorias são ordenadas do mais abrangente, na parte superior, ao mais específico, na parte inferior.

**TABELA 8-2   A Classificação dos Quatro Micro-organismos**

|  | Bactérias do cólon humano que raramente causam doenças | Bactérias da pele humana que às vezes causam doenças | Arqueias de fontes de ácido sulfúrico | Cogumelo comum |
|---|---|---|---|---|
| **Domínio** | Bacteria | Bacteria | Archaea | Eukarya |
| **Filo** | Proteobactéria | Firmicutes | Crenarchaeota | Basidiomycota |
| **Classe** | Gammaproteobactéria | Bacilli | Thermoprotei | Agaricomycetes |
| **Ordem** | Enterobacteriales | Bacilliales | Sulfolobales | Agaricales |
| **Família** | Enterobacteriaceae | Staphylococcaceae | Sulfolobaceae | Agaricaceae |
| **Gênero** | *Escherichia* | *Staphylococcus* | *Sulfolobus* | *Agaricus* |
| **Espécie** | *E. coli* | *S. aureus* | *S. acidocaldarius* | *A. bisporus* |

Muitos níveis de classificações não oficiais são adicionados pelos taxonomistas para entender os complicados grupos de organismos. No entanto, nenhum deles é oficial. Uma categoria não oficial bastante útil para os microbiologistas é a *cepa* ou *estirpe* (uma nomenclatura das subespécies das bactérias que se encontram dentro da mesma espécie, mas têm características diferentes, os chamados *fenótipos*). Um exemplo de uma estirpe é a *E. coli* 0H157:H7, que pode deixar as pessoas doentes, enquanto a maioria das espécies é inofensiva.

A *nomenclatura* é o sistema de nomeação, com base em palavras em latim, que classifica cada espécie. Todas as espécies descritas recebem um nome com duas partes, que é considerado seu nome científico em contraste a seu nome comum. O sistema de dois nomes é importante para a obtenção de um registro preciso de cada espécie individual descrita até a data. O nome completo é composto pelo gênero e pela espécie. Por exemplo, a *Escherichia coli*, da Tabela 8-2, consta sempre em itálico e é muitas vezes encurtado a uma inicial para denominar o gênero e a espécie: *E. coli*.

**DICA** O gênero pode ser pensado como um substantivo, e o nome da espécie, um adjetivo. Por exemplo, *Escherichia* é uma versão latinizada do sobrenome de Theodor Escherich, que descobriu essa bactéria, e *coli*, "do cólon". Outros exemplos incluem *Homo* ("homem"), *sapiens* ("sábio"), *Staphylococcus* ("bactéria que se parece com um cacho de uvas") e *aureus* ("dourado").

Organizar e acompanhar todos os procariontes conhecidos é um trabalho imenso; contudo, existem vários recursos:

» **Guias de identificação e classificação:** São essenciais para descrever uma nova estirpe ou espécie ou quando se trata de identificá-la. O padrão segue o do *Bergey's Manual of Systematic Bacteriology* (Manual Bergey de Sistemática Bacteriológica), que possui descrições e métodos para identificar os organismos com base no crescimento e metabolismo.

» **Coleções de culturas:** São um recurso fundamental, porque mantêm vivas as culturas dos micro-organismos, que podem ser compradas pelos microbiologistas. Exemplo: EMPRAPA [http://plataformarg.cenargen.embrapa.br/rede-microbiana/colecoes-de-culturas; FIOCRUZ [https://portal.fiocruz.br/pt-br/content/cole%C3%A7%C3%B5es-biol%C3%B3gicas]; ATCC (www.atcc.org/en/Products/Cells_and_Microorganisms.aspx em inglês; BCCM (http:// bccm.belspo.be/catalogues), em inglês; CIP (http://www.pasteur.fr/ip/easysite/pasteur/en/research/collections), em inglês; entre outros.

» **Listas de micro-organismos atualmente descritos**: São fáceis de navegar e pesquisar. Exemplos: Lista de Nomes dos Procariontes com Padrão de Nomenclatura (www.bacterio.cict.fr), Nomenclatura Bacteriana Atualizada (www.dsmz.de/bactnom/bactname.htm) e Navegador da Taxonomia (www.ncbi.nlm.nih.gov/taxonomy), todos em inglês.

Com a utilização das técnicas filogenéticas modernas, a classificação e a nomenclatura de muitos micro-organismos, especialmente as bactérias, mudaram à medida que os microbiologistas perceberam que algumas espécies dentro do mesmo gênero eram, de fato, distantemente relacionadas entre si e mais intimamente relacionadas a outras espécies. Dois exemplos importantes são a reclassificação de muitos membros de um gênero muito grande em gêneros distintos próprios. Por exemplo, algumas espécies de *Streptococcus* foram renomeadas como *Enterococcus sp.* e algumas espécies de *Pseudomonas*, como a espécie *Burkholderia*. Isso se tornou fundamental, especialmente, para traçar as origens de uma infecção humana.

## ESCLARECENDO O CONCEITO DE ESPÉCIE NA MICROBIOLOGIA

Na biologia comum, uma espécie é definida como um grupo de organismos isolados de outros pela reprodução, seja pela genética ou pela circunstância, denominado *isolamento reprodutivo*. O conceito de isolamento reprodutivo só funciona para os organismos que se reproduzem sexualmente. Assim, uma abordagem diferente deve ser tomada no caso dos procariontes.

O conceito atual de espécie de procarionte tem base na identidade do gene 16S do RNAr e na hibridização DNA-DNA. Juntos, esses métodos distinguem a maioria das espécies. Na microbiologia médica, as bactérias são identificadas por testes bioquímicos e fisiológicos específicos, visando a separação dos micróbios causadores de doenças. Mas é claro que isso não funciona para todos os organismos.

Outra abordagem proposta para a definição das espécies é o *conceito filogenético de espécie*, segundo o qual vários genes conservados são usados para construir uma história evolutiva das bactérias ou arqueias. As filogenias mais complexas são mais úteis e difíceis de constituir em relação às baseadas em um único gene.

É difícil adivinhar quantas bactérias e espécies de arqueias existem hoje. Em parte, devido à dificuldade de definir uma espécie e por simplesmente não haver recursos para descrever todas. Sete mil espécies de bactérias e de arqueias foram encontradas até hoje, com provavelmente dezenas ou centenas de vezes mais (talvez até um milhão no total!) que não foram identificadas.

# Escalando a Árvore da Vida

É natural ficar confuso sobre quantos domínios de vida existem. Intuitivamente, parece que há uma variedade de vida ao nosso redor que podemos observar com nossos próprios olhos. Historicamente, os cientistas passaram por muitas versões da árvore da vida antes de chegar à que estudamos hoje. Até o advento da filogenética molecular, havia muitos sistemas distintos de classificação com base em métodos disponíveis a cada momento. Um grande problema era sempre onde encaixar as bactérias.

## CONTINUANDO O DEBATE

Desde 1978, os taxonomistas desfrutaram da certeza de que existem três domínios de vida; mas, recentemente, esse conceito foi contestado. Novas evidências da existência de apenas dois domínios têm causado muita controvérsia. O debate envolve como organizar os ramos Archaea e Eukarya.

Se cada domínio representa uma divisão dos caminhos evolutivos, então, os membros de um domínio nunca devem ser encontrados em outro. No entanto, há evidências de que esse é o caso das arqueias e dos eucariontes. Como essas ramificação surgiram há mais de 3 bilhões de anos, reunir toda a história é muito complicado. Além disso, como as arqueias só foram descobertas nos últimos 40 anos, sua história evolutiva ainda está sendo preenchida, à medida que novos membros são encontrados. É um momento emocionante para os biólogos evolutivos quando novas espécies são encontradas, e ajuda a responder às perguntas sobre como a vida começou!

Antes da microscopia se tornar sensível o suficiente para observar a estrutura subcelular, as bactérias eram agrupadas junto com as algas e os fungos, como parte do reino Planta. Em seguida, a questão era saber se haveria um reino separado para os protistas e se seriam incluídos todos os organismos microscópicos. O termo *reino* foi substituído por uma classificação mais elevada de domínio. Dentro do domínio Bacteria e Archaea não há classificação de reinos; contudo, essa categoria é importante dentro do domínio Eukarya. Com base na sequenciação do DNA dos genes 16S e 18S do RNAr, possuímos um sistema universalmente aceito de *três domínios*, que inclui os domínios Bacteria, Archaea e Eukarya (veja o Capítulo 3).

O filo e a reorganização de menor nível ocorrem frequentemente, à medida que descobrimos e descrevemos novos organismos. Na verdade, o nível de detalhe fino das árvores filogenéticas mostrado neste livro provavelmente já foi alterado no momento em que você o lê!

**CUIDADO**

Os vírus não são classificados na árvore da vida porque não estão tecnicamente vivos. Eles usam a maquinaria da célula hospedeira para se reproduzir, e seus genomas se incorporam e misturam ao de seu hospedeiro.

**NESTE CAPÍTULO**

Entendendo a fixação do carbono

Observando como a energia da luz é usada na fotossíntese

Passando pelos processos de quimiolitotrofia

# Capítulo 9
# Aproveitando a Energia e Fixando o Carbono

As células vivas necessitam de energia e de compostos de carbono, que compõem a maior parte do seu material. Os micróbios obtêm energia a partir de ligações químicas de compostos complexos, da energia térmica e luminosa ou extraindo elétrons das moléculas do seu ambiente. Muitos micróbios fixam o carbono reduzindo o $CO_2$ a seu redor (as plantas fazem isso, também). Isso supre não apenas sua necessidade de carbono, mas também a necessidade dos organismos que não o fixam a partir do $CO_2$. A fim de fixá-lo, um organismo precisa ter uma fonte de poder redutor (fornecida pelos doadores de elétrons).

Este capítulo explica como os micro-organismos extraem a energia da luz ou de compostos inorgânicos, como obtêm o poder redutor de que precisam e como ocorrem os processos usados para fixar o carbono.

# Expandindo com Processos Autotróficos

Para as células microbianas, duas coisas estão no topo da lista de prioridades:

- » A obtenção da energia com a qual é possível criar a força próton-motriz usada para gerar a adenosina trifosfato (ATP).
- » A conversão do carbono em material celular.

Se um micro-organismo obtém seu carbono a partir de material orgânico, ele é considerado um *heterótrofo*. Se consegue seu carbono através de um carbono inorgânico, como $CO_2$, então é chamado de *autótrofo*. Há uma abundância de autótrofos no mundo microbiano, muitos dos quais serão discutidos aqui. Uma das formas mais comuns de assimilação do $CO_2$ no material celular é através do ciclo de Calvin.

## Fixando carbono

O mundo biológico — dos micro-organismos aos seres humanos — é composto por vidas baseadas no carbono. Assim, todas as formas de vida precisam obter carbono para seu material celular. Mas enquanto todos os outros organismos necessitam usar substratos *orgânicos* (carbono reduzido) como alimento, os autótrofos criaram algumas maneiras de reduzir o $CO_2$ do ar, em um processo conhecido como *fixação do carbono.*

Há algumas maneiras distintas de fixar o carbono, assunto que abordamos nesta seção.

### O ciclo de Calvin

Esse método de redução do $CO_2$ atmosférico é usado por todas as plantas verdes, bactérias roxas, cianobactérias, algas e a maioria das bactérias quimiolitotróficas, entre outras. Não é surpresa, então, que a primeira enzima do ciclo, a ribulose bifosfato carboxilase (mais conhecida como RuBisCO), seja a proteína mais abundante da Terra. O RuBisCO produz duas moléculas do ácido fosfoglicérico (PGA) a partir da ribulose bifosfato e do $CO_2$ (veja a Figura 9-1). O PGA possui, dessa forma, um grupo fosfato ($PO_3-$) adicionado a ele, após a redução do PGA em gliceraldeído 3-fosfato.

> # CARBONO: UM ÁTOMO VERSÁTIL
>
> A razão pela qual dizemos que toda a vida na Terra é baseada no carbono é porque o material que compõe as células contém cadeias de átomos de carbono. O carbono é um dos poucos átomos versáteis porque:
>
> - É abundante no planeta.
> - É capaz de formar quatro ligações com outros átomos.
> - É suficientemente pequeno para que a força dessas ligações suporte as estruturas ramificadas.
>
> Isso torna termodinamicamente possível utilizar blocos de construção de carbono para criar todas as muitas formas moleculares necessárias na célula.

O gliceraldeído 3-fosfato é um dos intermediários na via de degradação da glicose, chamada de *glicólise*. Portanto, o fato de as enzimas da glicólise funcionarem no sentido inverso, como a maioria das enzimas, faz a glicose ser fabricada através do gliceraldeído 3-fosfato. Dessa maneira, a célula absorve o $CO_2$ da atmosfera, utiliza ATP e NADPH e produz a glicose que pode ser usada para a construção do material celular ou como energia, se necessário.

**LEMBRE-SE**

O NADPH é a forma reduzida do NADP (nicotinamida adenina dinucleotídeo fosfato), um cofator utilizado pela célula para transferir elétrons entre as reações (veja o Capítulo 5).

Aqui estão os passos importantes a serem lembrados (veja a Figura 9–1):

» **Fixação do carbono:** Seis moléculas de $CO_2$ são incorporadas por seis moléculas de ribulose bifosfato (cinco carbonos cada) para produzir 12 moléculas de PGA (três carbonos cada).

» **Redução:** Doze moléculas de ATP e de NADPH são consumidas durante o rearranjo dos carbonos para formar 12 moléculas de gliceraldeído 3-fosfato (três carbonos cada), que são convertidas em seis moléculas de ribulose 5-fosfato (cinco carbonos cada) e uma de glicose ($C_6H_{12}O_6$).

» **Regeneração do ribulose bifosfato:** São necessárias seis moléculas adicionais de ATP para fosforilar as seis ribulose 5-fosfatos, devolvendo à conformação de ribulose bifosfato a molécula receptora do $CO_2$.

**FIGURA 9-1:**
Os passos do ciclo de Calvin.

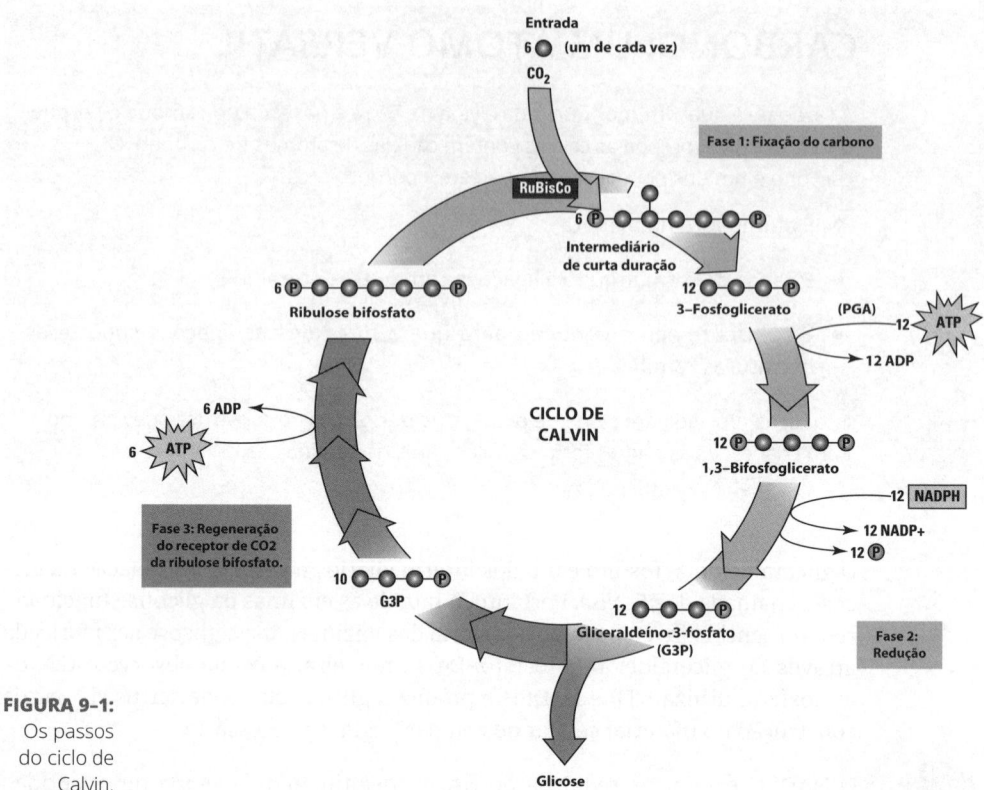

*Diagrama do Ciclo de Calvin:*
- Entrada: 6 $CO_2$ (um de cada vez)
- Fase 1: Fixação do carbono — RuBisCo — 6(P)(P) Intermediário de curta duração → 12 (P)(P) 3-Fosfoglicerato (PGA)
- 12 ATP → 12 ADP
- 12 (P)(P)(P) 1,3-Bifosfoglicerato
- 12 NADPH → 12 NADP+ + 12 (P)
- Fase 2: Redução — 12 (P)(P) Gliceraldeído-3-fosfato (G3P)
- → Glicose
- 10 (P)(P) G3P
- Fase 3: Regeneração do receptor de CO2 da ribulose bifosfato
- 6 ATP → 6 ADP
- 6 (P)(P)(P) Ribulose bifosfato
- CICLO DE CALVIN

**LEMBRE-SE**

Durante o ciclo de Calvin, são utilizados 18 ATP, 12 NADPH e 6 $CO_2$ para produzir uma molécula de glicose.

Uma estrutura celular usada pelos procariontes autótrofos (as bactérias e as arqueias) é o *carboxissomo*. O carboxissomo é pequeno em comparação ao tamanho da célula e é usado para capturar $CO_2$ e concentrá-lo junto às camadas cristalinas de 250 ou mais moléculas de RuBisCO. À medida que o $CO_2$ entra no carboxissomo, o primeiro passo para a fixação do carbono é facilitado, pois a RuBisCO e o $CO_2$ acabam ficando muito próximos um do outro.

A segunda função fundamental do carboxissomo é manter a enzima RuBisCO longe do $O_2$. Quando o oxigênio está presente, a enzima às vezes combina o $O_2$ e a ribulose bifosfato (um processo chamado *oxigenação*), em vez de carboxilar (combinando-o com $CO_2$). Quando isso acontece, fica muito mais caro, em termos de ATP e de poder redutor (doadores de elétrons), para a célula utilizar a ribulose bifosfato oxigenado em reações adicionais.

## Vias alternativas

Duas outras vias de fixação do carbono, que são utilizadas pelas bactérias verdes sulfurosas e não sulfurosas, são o *ciclo do ácido cítrico reverso* e a *via do hidroxipropionato*. O ciclo do ácido cítrico reverso emprega muitas enzimas do ciclo do ácido cítrico na direção inversa. O ciclo do hidroxipropionato pode ser uma das primeiras formas de autotrofia do planeta.

## O CICLO DO ÁCIDO CÍTRICO REVERSO

Duas etapas primordiais do ciclo do ácido cítrico reverso são catalisadas pelas enzimas ligadas à ferredoxina que trabalham para reduzir o $CO_2$ (veja a Figura 9-2). A primeira carboxila (adiciona um grupo carboxila composto de um carbono, dois oxigênios e um hidrogênio), a succinil-CoA, para formar o alfa-cetoglutarato, e a segunda carboxila, a acetil-CoA, em piruvato. Outras etapas desse processo simplesmente invertem a ação da maioria das enzimas no ciclo regular do ácido cítrico (veja o Capítulo 5).

**LEMBRE-SE**

A ferredoxina é uma proteína ferro-enxofre não-heme, uma das proteínas importantes para as reações de luz nessas bactérias que atuam como uma forte doadora de elétrons.

Cada rodada do ciclo do ácido cítrico reverso utiliza três moléculas de $CO_2$ para produzir o piruvato, que é então convertido em gliceraldeído 3-fosfato, que pode ser usado para fabricar o material da célula. Essa via autotrófica é comum nas bactérias verdes sulfurosas; no entanto, tem sido encontrada entre outros grupos. Por isso, esse provavelmente é considerado um processo generalizado entre os procariontes.

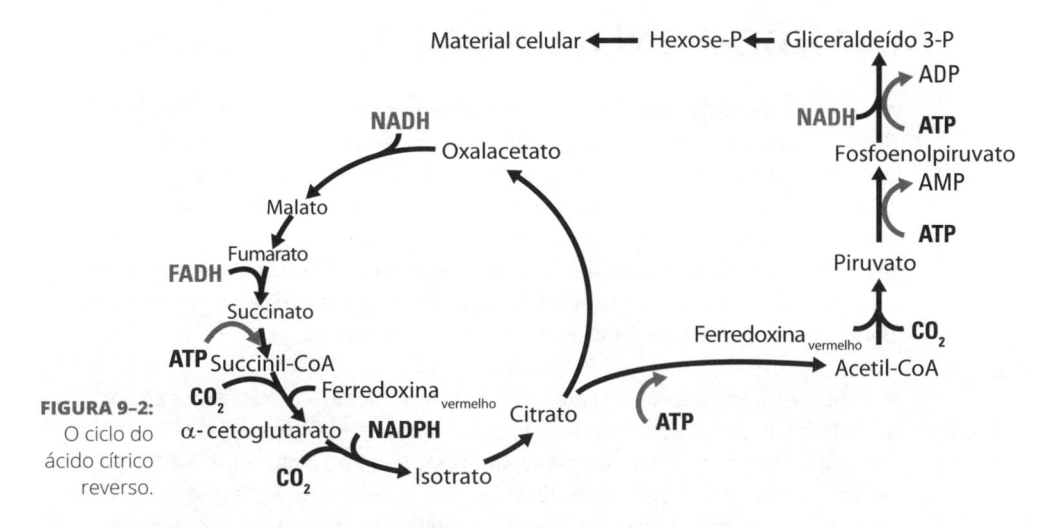

**FIGURA 9-2:** O ciclo do ácido cítrico reverso.

## O CICLO DO HIDROXIPROPIONATO

Outra via autotrófica que não foi vista amplamente entre os micróbios é o ciclo do hidroxipropionato, que foi descrita principalmente em *Chloroflexus*, um tipo de bactéria verde não sulfurosa. Nessa via, duas moléculas de $CO_2$ são convertidas em glioxilato e material celular. Como a *Chloroflexus* é conhecida como o antepassado da maioria dos grupos bacterianos que utilizam a luz solar para obter energia, e como essa via metabólica foi encontrada apenas nela e entre arqueias muito arcaicas, essa rota metabólica é considerada uma das formas mais antigas da autotrofia dos organismos fotossintéticos do planeta.

# Usando a Energia da Luz

A *fototrofia* é o uso da energia da luz para produzir ATP para alimentar os processos celulares. Os organismos que realizam esse processo são chamados de *fototróficos*. A *fotossíntese* é a conversão da energia luminosa em energia química e é a via pelo qual os fototróficos utilizam a energia luminosa.

Como mencionamos anteriormente neste capítulo, todos os organismos precisam de uma fonte de carbono. Aqueles que reduzem o $CO_2$ inorgânico são chamados de *autótrofos*, enquanto os que usam carbono orgânico, de *heterótrofos*. Não é uma surpresa, então, juntar esses termos para descrever os organismos que utilizam energia luminosa através do ATP e $CO_2$ (*fotoautotróficos*) ou do carbono orgânico (*fotoheterotróficos*). Apenas como uma observação, as reações quimiolitotróficas, que abordamos mais adiante neste capítulo, são aquelas que empregam os compostos inorgânicos, em vez da luz, como energia para gerar ATP.

## USANDO A ENERGIA DA LUZ

A luz solar é a radiação eletromagnética com uma ampla faixa de comprimento de onda. O *espectro visível,* ou seja, a parte que podemos ver, é apenas uma pequena parte do espectro eletromagnético, e é composta por todas as cores que enxergamos. Cada cor é medida em comprimento de onda e carrega uma quantidade diferente de energia. O *comprimento de onda* é a distância que um fóton percorre ao longo de uma trajetória em forma de onda. A luz com um comprimento de onda mais curto possui uma frequência mais elevada e vice-versa. A luz de maior frequência tem mais energia do que a de menor frequência.

Para os nossos propósitos, os comprimentos de onda de que precisamos estão entre cerca de 300 nanômetros (nm) e 900nm porque a luz nessa faixa é absorvida pelos micróbios para obter energia. Outro aspecto interessante sobre a luz é que quando um determinado comprimento de onda é absorvido — digamos, a luz azul de 420nm —, o resto da luz do espectro assumirá a cor complementar — nesse caso, amarela — e será visto dessa maneira por nossos olhos. Um pouco fora dos limites do espectro visível (de 400nm a 800nm) estão comprimentos de onda, que também podem ser utilizado pelos micróbios, na parte ultravioleta (300nm a 400nm) e na parte infravermelha (cerca de 900nm) do espectro. A luz na parte ultravioleta e infravermelha do espectro muitas vezes é chamada de *radiação* ultravioleta ou infravermelha.

# Absorvendo a luz: Clorofilas e bacterioclorofilas

Os fototróficos são capazes de capturar a energia da luz graças aos pigmentos fotossintéticos, como a *clorofila* e a *bacterioclorofila*, que absorvem sua energia dando início a um processo que eventualmente resulta na produção de ATP. Existem dois tipos principais de fotossíntese: a que gera oxigênio (a chamada *fotossíntese oxigênica*) e a que não o produz (a chamada *fotossíntese anoxigênica*).

A estrutura geral desses dois pigmentos é muito semelhante (veja a Figura 9–3). Ambos possuem o característico anel tetrapirrol, com um $Mg^{2+}$ no centro, e uma cauda de fitol (cadeia longa de 20 carbonos), que os ancora na membrana fotossintética. As diferenças ocorrem nas substituições ao redor do anel (destacadas na Figura 9–3), no comprimento e nas substituições da cauda de fitol.

Existem quatro tipos diferentes de clorofila. As mais comuns são "a" e "b". Há também sete variantes conhecidas da bacterioclorofila. Esses tipos de clorofila e de bacterioclorofila diferem na estrutura, e essas diferenças afetam o comprimento de onda específico da luz que cada um absorve. Isso permite que diversas espécies distintas de micróbios unidos coletem o espectro completo de luz. Cada uma absorvendo um comprimento de onda distinto. Aqui se encontra uma lista dos tipos conhecidos de clorofila e bacterioclorofila:

> » **Clorofila a** absorve a luz vermelha (cerca de 680nm) e é o pigmento principal das plantas superiores, de muitas algas e das cianobactérias.
> 
> » **Clorofila b** também absorve a luz vermelha (660nm), e é encontrada em todas as plantas superiores, bem como em um grupo de bactérias chamadas de proclorófitas.
> 
> » **Clorofila c** é encontrada nos micróbios eucariontes, nas algas marinhas e nas de água doce, e absorve a luz vermelha (entre 450nm e 640nm).
> 
> » **Clorofila d** é encontrada em um tipo de cianobactéria que vive em áreas que não possuem luz visível, mas que contêm radiação infravermelha (700nm a 730nm), como debaixo de corais e algas.
> 
> » **Bacterioclorofilas a e b** absorvem a radiação infravermelha (na faixa de 800 a 1.040nm), e são encontradas nas bactérias roxas.
> 
> » **Bacterioclorofilas c, d e e** absorvem a luz vermelha distante (na faixa de 720nm a 755nm) e são encontradas nas bactérias verdes sulfurosas.
> 
> » **Bacterioclorofila $c_s$** também absorve a luz vermelha distante (720nm), e é encontrada na bactéria verde não sulfurosa.
> 
> » **Bacterioclorofila g** absorve a luz vermelha ou vermelha distante (a 670nm ou 788nm), e é encontrada na heliobactéria.

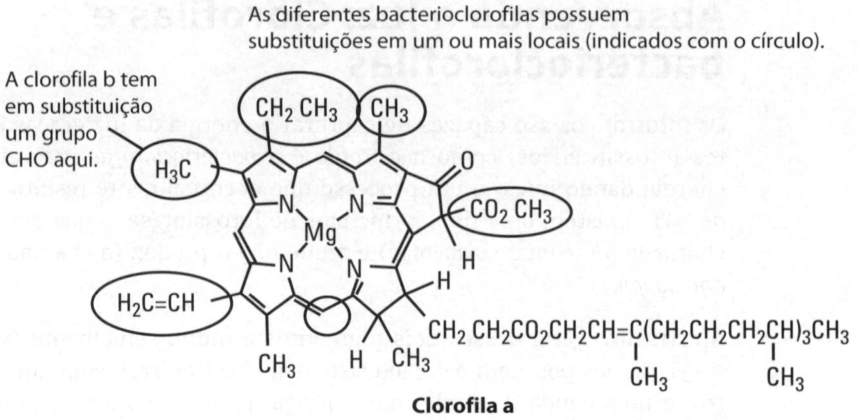

**FIGURA 9-3:** A clorofila a e os locais de substituição da bacterioclorofila em destaque.

As diferentes bacterioclorofilas possuem substituições em um ou mais locais (indicados com o círculo).

A clorofila b tem em substituição um grupo CHO aqui.

Clorofila a

Outro tipo de pigmento fotossintético, encontrado originalmente nas arqueias marinhas, mas que agora sabemos ser mais comum no oceano, é a *bacteriorrodopsina*. As proteínas da membrana ligam os pigmentos retinianos, formando uma bomba de próton acionada pela luz. A maioria delas absorve a luz verde (entre 500nm e 650nm) e aparece na cor roxa. Esse pigmento relativamente simples capta a luz sem pigmentos acessórios para atuar como antena. Os mecanismos exatos de fixação do carbono conduzida pela bacteriorrodopsina ainda estão sendo estudados. Desde sua recente descoberta, foram encontradas muitas outras bactérias e arqueias contendo bacteriorrodopsinas com diferentes espectros de adsorção, permitindo a vida em diferentes profundidades da água, onde os comprimentos de onda de luz disponível são filtrados à medida que a profundidade aumenta.

O tipo de proteína ligadora de pigmentos presente determina a *absorção máxima* de um organismo, que é a faixa de comprimentos de onda de luz que fornece mais energia para esse organismo. Existem muitos tipos dessas proteínas ligadoras de pigmento, e sua posição em torno dos pigmentos captadores de luz altera o espectro de luz absorvido. A combinação dos pigmentos de absorção de luz e as proteínas ligadoras de pigmentos são denominados *fotocomplexos*, e sempre estão inseridos em uma membrana. O arranjo no interior de uma membrana é essencial para criar a força próton-motriz necessária para gerar ATP.

Os fotocomplexos se organizam de modo que haja um centro de reação (geralmente composto pela clorofila ou pela bacterioclorofila) em torno do qual cerca de 300 pigmentos acessórios sejam arranjados para captar a energia luminosa e passá-la para ele. Quando os pigmentos circundantes contêm clorofila ou bacterioclorofila adicional, são adequadamente chamados de *antenas*, porque absorvem a maior quantidade de luz possível para a reação. Os pigmentos no centro da reação participam diretamente das reações envolvidas na conversão da energia luminosa em energia química. Essa configuração é especialmente essencial para os fototróficos que vivem em condições de pouca luz.

As membranas fotossintéticas, que alojam os fotocomplexos, estão presentes em todos os fototróficos, porém sua estrutura é muito diferente em cada organismo. Nos eucariontes, que possuem compartimentos celulares chamados de *organelas*, é comum encontrar estruturas denominadas *cloroplastos*. Os cloroplastos contêm as *membranas do tilacoide* dispostas nas células, como a chamada *grana* (veja a Figura 9–4a), e participam da geração da força próton-motriz durante a fotossíntese. Nos micro-organismos que não possuem as organelas tradicionais, como bactérias e arqueias, uma variedade de membranas fotossintéticas é encontrada:

» As cianobactérias têm membranas do tilacoide que não estão contidas em um cloroplasto.

» As bactérias roxas usam estruturas chamadas de *lamelas*, que são produzidas através de uma duplicação interna da membrana citoplasmática (veja a Figura 9–4b). E os *cromatóforos* (veja a Figura 9–4c), que são estruturas vesiculares geradas a partir da membrana.

» A própria membrana citoplasmática é utilizada pelas heliobactérias.

» O *clorossomo*, uma estrutura especializada das bactérias verdes, permite seu crescimento em grandes profundidades, em lagos e em áreas que possuem pouca intensidade de luz. Em vez dos pigmentos antena que circundam o centro da reação dentro da membrana fotossintética, são arranjados em cadeias densas dentro do clorossomo adjacente à membrana citoplasmática, em que o centro da reação está localizado (veja a Figura 9–4d).

**FIGURA 9–4:** Os tipos de membrana fotossintética: (a) grana, (b) lamela, (c) cromatóforos e (d) clorossomos.

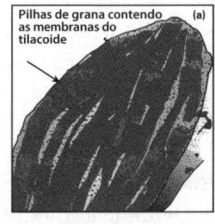

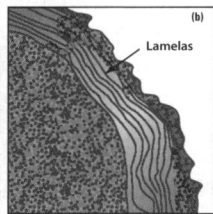

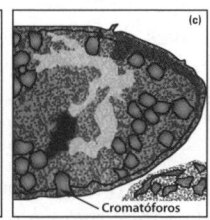

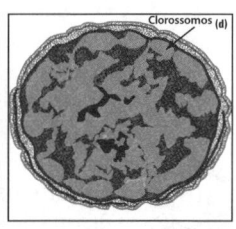

## Auxiliando na fotossíntese: Carotenoides e ficobilinas

Conseguir seu sustento com a energia luminosa é uma faca de dois gumes. Significa estar constantemente exposto a uma fonte de energia que pode ser nociva. A luz intensa provoca a formação do oxigênio singleto ($^1O_2$) através das reações de foto-oxidação. O oxigênio singleto e os radicais livres em geral são tóxicos, porque energizam aleatoriamente outras moléculas. Quando os membros do complexo fotossintético são oxidados pelo oxigênio singlete, se tornam disfuncionais, o que causa grandes problemas. Os carotenoides vão a seu socorro absorvendo a luz azul de alta energia (440nm a 490nm) e dissipando os tipos tóxicos de oxigênio (ou seja, $^1O_2$) antes que causem danos.

Os carotenoides são a razão de muitas bactérias fotossintéticas, além das cianobactérias, aparecerem em tons brilhantes de rosa, vermelho, marrom ou amarelo. Isso ocorre porque absorvem a luz azul e refletem a vermelha, marrom ou amarela, por conta de sua grande quantidade na célula. Embora os carotenoides atuem como pigmentos acessórios transferindo a energia da luz que reuniram para o centro de reação. Na maioria das vezes, são fotoprotetores.

Os membros de outra classe de pigmentos, chamada de *ficobilina*, são importantes para as cianobactérias e algas vermelhas. Eles aumentam a capacidade de coleta de luz desses organismos, absorvendo energia e transferindo-a para as principais clorofilas envolvidas na fotossíntese. As ficobilinas vermelhas absorvem a luz verde (550nm), enquanto as azuis, a vermelha (620nm). Todas as ficobilinas dispõem de uma estrutura chamada de *bilina*, que é um anel de pirrol seguido de uma cadeia aberta (veja o box a seguir) e são ligadas a uma proteína para formar um complexo chamado de *ficobiliproteína*. Muitas ficobiliproteínas se combinam para formar um *ficobilissoma*, uma estrutura de moléculas de absorção de luz firmemente empacotadas que auxilia as cianobactérias e as algas a crescerem em lugares com níveis de luz muito baixos.

## Produzindo oxigênio (ou não): Fotossíntese oxigênica e anoxigênica

O objetivo da fotossíntese é aproveitar a energia da luz e usá-la para mover os elétrons através de uma cadeia de transporte. Os transportadores de elétrons são dispostos em ordem crescente de eletropositividade dentro de uma membrana. Através desse processo, é gerada uma força próton-motriz, que é usada para produzir ATP.

**LEMBRE-SE**

Os compostos eletronegativos atuam melhor no processo de doação de elétrons do que os eletropositivos. À medida que a eletropositividade aumenta, um composto se torna mais eficiente na aceitação de elétrons.

Os compostos utilizados para transportar elétrons incluem a feofitina (clorofila sem o centro de íon de magnésio [$Mg^{2+}$]), as quinonas, os citocromos, as plastocianinas (proteínas que contêm cobre), as proteínas ferro-enxofre não-heme, as ferredoxinas e as flavoproteínas (detalhadas no Capítulo 5).

Existem dois tipos principais de fotossíntese: a *oxigênica* (que gera $O_2$) e a *anoxigênica* (que não gera $O_2$). A fotossíntese anoxigênica é utilizada principalmente pelas bactérias roxas, verdes sulfurosas e não sulfurosas, heliobactérias e acidobactérias. A fotossíntese oxigênica é utilizada pelas cianobactérias, algas e plantas.

## Fotossíntese oxigênica

A fotossíntese oxigênica ocorre, entre outros, em micro-organismos eucariontes, como as algas, e nas bactérias como as cianobactérias. O mesmo mecanismo ocorre em ambos. O fluxo de elétrons acontece através de duas cadeias de transporte de elétrons distintas que estão conectadas. Juntas, essas cadeias são chamadas de *esquema Z* (veja a Figura 9–5). As estrelas de cada cadeia são o fotossistema 1 (FS1) e o fotossistema 2 (FS2), cada um contendo centros de reação de clorofila cercados por pigmentos antena.

### ESTRUTURAS DE PIGMENTOS FOTOSSINTÉTICOS

Se você ampliar a estrutura de alguns dos pigmentos fotoativos discutidos neste capítulo, verá que todos possuem algumas coisas em comum: cadeias de carbono dispostas em anéis, diversas ligações duplas e cadeias laterais (veja a figura a seguir). As ligações duplas e os anéis são excelentes no compartilhamento de elétrons entre si, de modo que todos os elétrons ao longo da estrutura da molécula formam uma espécie de nuvem de eletronegatividade. Quando a molécula absorve um pacote de energia luminosa (chamado de *fóton*), a nuvem de elétrons é excitada, fazendo com que um elétron seja transferido para outra molécula com bastante facilidade.

CAPÍTULO 9 **Aproveitando a Energia e Fixando o Carbono**

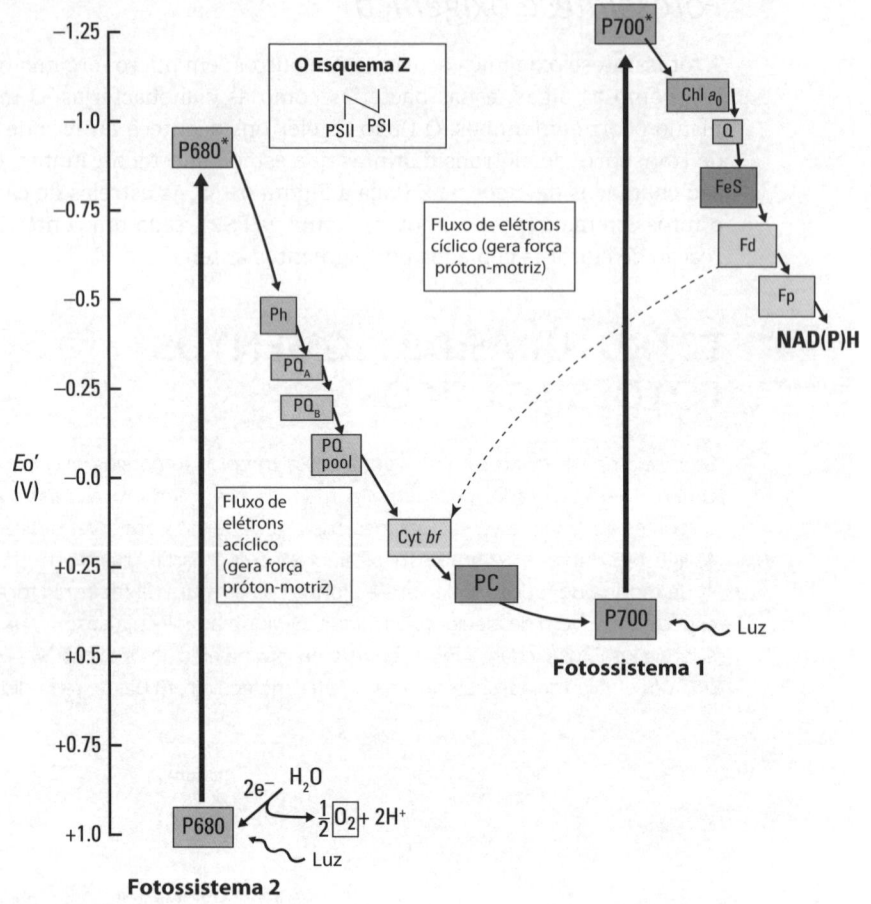

**FIGURA 9-5:**
O esquema Z.

> **DICA**
> Não deixe os nomes enganarem, o fluxo de energia é o do FS2 para o FS1.
>
> A clorofila do FS1 é chamada de P700 e a do FS2, de P680, em razão dos comprimentos de onda de luz que cada uma absorve de modo mais eficiente. As etapas envolvidas são ilustradas na Figura 9–5 e resumidas aqui.

1. **A energia luminosa (fóton) é absorvida pelo FS2, excitando a clorofila P680 e tornando-a uma boa doadora de elétrons, que reduz o primeiro membro da cadeia de transporte de elétrons, a feofitina.**

   O FS2 é normalmente muito eletropositivo, e permanece reduzido a menos que seja excitado pela luz.

2. **A água é dividida para gerar elétrons usados na redução da P680 de volta a seu estado de repouso. Os prótons (H⁺) da água agem para gerar força próton-motriz, enquanto o oxigênio é liberado (dando seu nome à via).**

132 PARTE 3 **Dividindo a Pluralidade Microbiana**

3. **Os elétrons viajam através dos seus diversos transportadores até que eventualmente reduzam P700 no FS1. A P700 já se encontra oxidada após ter absorvido a luz e doado um elétron para a próxima cadeia de transporte de elétrons.**

4. **Depois de passar por uma série de transportadores de elétrons, o último passo do processo é a redução do NADP⁺ em NADPH.**

Além da produção de NADPH, o transporte de elétrons funciona para gerar a força próton-motriz usada pelo ATP sintase para produzir ATP.

**LEMBRE-SE**

Como os elétrons não retornam para reduzir seu doador de elétrons original, essa via é chamada de *fotofosforilação acíclica*. Em um ambiente ideal e com bastante poder redutor (elétrons extras) disponível, alguns elétrons viajam de volta para reduzir a P700 e aumentar a força próton-motriz que gera ATP (ou a *fosforilação*). Quando isso acontece, é denominado *fotofosforilação cíclica*.

O que é legal sobre os micróbios é como são resistentes a condições extenuantes. Por exemplo, quando o FS2 é bloqueado, alguns fototróficos oxigênicos usam a fotofosforilação cíclica apenas com o FS1, de modo semelhante à dos fototróficos anoxigênicos. Em vez de oxidar a água, usam $H_2S$ ou $H_2$ como doadores de elétrons para fornecer o poder redutor (os elétrons) através da fixação de $CO_2$.

## Fotossíntese anoxigênica

Muitas etapas da fotossíntese anoxigênica são as mesmas da fotossíntese oxigênica (veja a seção anterior). Por exemplo, a luz excita os pigmentos fotossintéticos, fazendo com que doem elétrons para a cadeia de transporte de elétrons, e o ATP é novamente gerado a partir da força próton-motriz criada pelo transporte de elétrons (veja a Figura 9-6).

Veja a seguir as principais diferenças entre a fotossíntese anoxigênica e a oxigênica:

» O oxigênio não é liberado, porque a P680 do FS2 não está presente. A água é muito eletropositiva para atuar como doadora de elétrons para o fotossistema.

» Dependendo da espécie, o centro da reação consiste de clorofila, bacterioclorofila ou outros pigmentos semelhantes. O centro da reação das bactérias roxas é chamado de P870.

» Alguns transportadores dentro da cadeia de elétrons são diferentes, incluindo a bacteriofeofitina, que é a bacterioclorofila sem seu íon $Mg^{2+}$.

» Os elétrons fazem o ciclo reverso para reduzir a P870, então, essa é uma cadeia de transporte de elétrons cíclica que leva à produção de ATP através da fotofosforilação cíclica.

» Ao contrário da fotossíntese oxigênica, em que o NADPH é o receptor final dos elétrons, não é produzido NADPH, porque os elétrons retornam ao sistema.

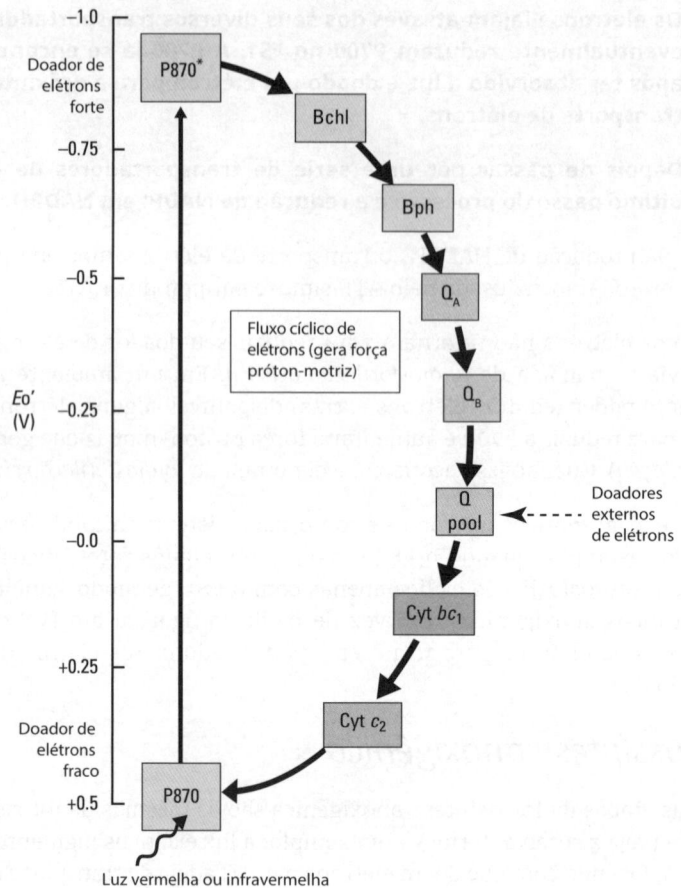

**FIGURA 9-6:** A fotossíntese anoxigênica.

(Diagrama: eixo $E_0'$ (V) de $-1.0$ a $+0.5$. Doador de elétrons forte no topo: P870*, seguido por Bchl, Bph, $Q_A$, $Q_B$, Q pool (com doadores externos de elétrons), Cyt $bc_1$, Cyt $c_2$, até P870 (doador de elétrons fraco). Luz vermelha ou infravermelha excita P870. Fluxo cíclico de elétrons gera força próton-motriz.)

Sem NADPH, as células precisam de outra maneira para gerar o poder redutor necessário para conduzir o ciclo de Calvin para a fixação do carbono. Isso é conseguido através da oxidação dos compostos inorgânicos. Os elétrons doados são adicionados ao complexo de quinonas (bactérias roxas) ou doados às proteínas ferro-enxofre (bactéria verde sulfurosa e não sulfurosa, e heliobactéria).

Quando o receptor de elétrons não é suficientemente eletronegativo (como no caso da quinona), o *fluxo reverso de elétrons* é necessário para obter poder redutor suficiente. Esse fluxo usa a força próton-motriz para empurrar os elétrons para a redução do $NADP^+$. Esse mecanismo é frequentemente utilizado em outras situações, em que são necessários vários ciclos de transporte de elétrons para gerar energia suficiente para reduzir uma molécula de $NAD^+$ ou de $NADP^+$.

**LEMBRE-SE**

Em alguns fototróficos, tanto o ATP quanto o poder redutor (doadores de elétrons como o NADH ou NADPH) são produzidos a partir de reações de luz. Em outros (como as bactérias roxas), a reação de luz produz ATP, no entanto, o poder redutor deve ser obtido em reações separadas (como nas dos compostos inorgânicos oxidantes).

# Obtendo Energia Através dos Elementos: Quimiolitotrofia

A *quimiolitotrofia* é o uso de compostos inorgânicos para obter energia. A maioria dos quimiolitotróficos é autotrófica (reduz o $CO_2$ para produzir material celular); porém, alguns são *mixotróficos*, o que significa que usam substâncias inorgânicas para obter energia e compostos orgânicos como fontes de carbono. Em poucas palavras, os compostos inorgânicos são oxidados, de modo que o $NAD^+$ é reduzido e o transporte reverso dos elétrons, usado somente se a fonte de elétrons for mais eletropositiva (possuir uma maior afinidade com os elétrons) do que o NADH.

As substâncias inorgânicas utilizadas para a quimiolitotrofia incluem, entre outras:

» O sulfeto de hidrogênio ($H_2S$) e o enxofre elementar ($S^0$) dos vulcões.

» A amônia ($NH_3$), o nitrato ($NO_2^-$) e o íon ferroso ($Fe^{2+}$) da mineração, dos combustíveis fósseis, da agricultura e dos resíduos industriais.

» O hidrogênio ($H_2$), bem como a amônia e o sulfeto de hidrogênio, todos produzidos por outros organismos.

**LEMBRE-SE** Apenas os micro-organismos são capazes de realizar essas reações quimiolitotróficas que se encontram no centro da maioria dos ciclos de nutrientes da natureza.

## Aproveitando o hidrogênio

A oxidação do hidrogênio ($H_2$) ocorre tanto na presença quanto na ausência do oxigênio (em ambientes óxicos e anóxicos). A principal diferença nessas duas situações é o receptor final dos elétrons. Quando o oxigênio está presente, é a escolha óbvia, porque possui uma alta afinidade com os elétrons, e, quando reduzido, gera água ($H_2O$). A oxidação do $H_2$ permite que o ATP seja criado pela força próton-motriz. A enzima envolvida é a hidrogenase, e vem em duas formas: uma ligada à membrana para produzir ATP e outra solúvel para reduzir o $NAD^+$.

O $H_2$ que esses micróbios usam é o resultado das reações de fermentação, que acontecem na maior parte de forma anaeróbica. Isso significa que há pouco $H_2$ em ambientes óxicos. Além disso, o $H_2$ presente em condições anóxicas é rapidamente removido pelos oxidantes anaeróbicos do hidrogênio, que são abundantes nesses ambientes. Devido a esse fato, as bactérias aeróbias do hidrogênio foram adaptadas para viver em ambientes microaeróbicos (ou de microaerofilia). Aqui, a pequena quantidade de oxigênio inibe o crescimento de bactérias anaeróbias, e, como o $H_2$ está continuamente disponível, flutua por cima do espaço anóxico abaixo.

A maioria das bactérias hidrogênicas é também quimiorganotrófica, o que significa que usa o carbono orgânico quando estiver disponível. Essa capacidade de obter carbono de uma maneira alternativa as transforma em quimiolitotróficas *facultativas*. Quando a glicose está presente, por exemplo, reprimem a fixação do $CO_2$ e a hidrogenase.

## Obtendo elétrons do enxofre

A oxidação de compostos de enxofre é realizada pelas bactérias sulfurosas. Suas fontes incluem o sulfeto de hidrogênio ($H_2S$), o enxofre elementar ($S^o$) e o tiossulfato ($S_2O_3^{2-}$). Sua forma oxidada é o sulfato ($SO_4^{2-}$). Existem duas partes que completam a oxidação do enxofre. Alguns micróbios realizam ambas, enquanto outros, apenas uma parte:

A primeira parte é a seguinte:

$$H_2S + \tfrac{1}{2} O_2 \rightarrow S^o + H_2O$$

O $S^o$ é depositado na parte interna ou na externa da célula. Quando armazenado dentro da célula, é usado como uma reserva de energia. Quando depositado no ambiente, o $S^o$ forma cristais insolúveis. Os micróbios necessitam se ligar diretamente a esses cristais para oxidá-los.

A segunda parte é a seguinte:

$$S^o + 1\tfrac{1}{2} O_2 + H_2O \rightarrow SO_4^{2-} + 2H^+$$

As bactérias que realizam essa última etapa da reação precisam ser tolerantes ao ácido, porque bombeiam os prótons ($H^+$) para fora da célula, diminuindo o pH do ambiente circundante. Uma das enzimas utilizadas é a *sulfito oxidase*, que transfere os elétrons diretamente do tiossulfato para o citocromo c. Uma cadeia regular de transporte de elétrons está envolvida, e, como resultado, o ATP é produzido. Outra via usa uma enzima chamada *adenosina fosfosulfato redutase*, que geralmente é encontrada nas bactérias redutoras de enxofre. No entanto, aqui sua ação é invertida para oxidar o enxofre e gerar uma ligação fosfato no ATP (que possui três). O terceiro tipo de reação utiliza o sistema de oxidação de enxofre (ou o Sox), composto por mais de 15 produtos gênicos. Esse complexo sistema é empregado por vários quimiolitotróficos e até mesmo por alguns fototróficos, que oxidam o enxofre para reduzir o $CO_2$, como discutido anteriormente.

Os compostos de enxofre reduzidos doam elétrons, que viajam através da cadeia de transporte para o $O_2$. Como sempre, isso gera a força próton-motriz e ATP. Os elétrons de fixação do carbono, entretanto, advêm do fluxo reverso de elétrons (em que parte da força próton-motriz gerada é usada), a fim de reduzir o $NAD^+$ a NADH. Quando o oxigênio não está presente, no entanto, alguns empregam o nitrato como um receptor de elétrons.

# Bombeando ferro

A oxidação aeróbica do íon ferroso ($Fe^{2+}$) e íon férrico ($Fe^{3+}$) ocorre em condições ácidas. A reação produz o ferro insolúvel em água na forma de hidróxido férrico ou $Fe(OH)_3$ e acidifica ainda mais o ambiente. As bactérias que realizam esse processo obtêm tão pouca energia da reação que precisam oxidar quantidades gigantescas de ferro para sobreviver, criando depósitos de ferro vermelho, onde vivem.

Nessas condições acídicas, $Fe^{2+}/Fe^{3+}$ é muito eletropositivo, portanto, a via para a redução do $O_2$ é necessariamente muito curta. Outro aspecto desse sistema é que a transferência dos elétrons do primeiro receptor (citocromo c) para a rusticianina é energeticamente desfavorável. A reação prossegue, contudo; a remoção do $Fe^{3+}$ do sistema pela formação de $Fe(OH)_3$ impulsiona todo o processo.

Outras bactérias vivem da captação do íon ferroso que deriva das águas subterrâneas. À medida que a água subterrânea flui sobre os depósitos de ferro, coleta esse elemento e o mantém em um ambiente anóxico. Quando não está em condições ácidas, o íon ferroso oxida espontaneamente quando entra em contato com o oxigênio.

Uma das mais antigas formas de oxidação do ferro acontece anaerobicamente. Esse tipo de reação ocorre em um pH neutro e é provável que os grandes depósitos de ferro na superfície da terra tenham sido constituídos muito antes dos ambientes oxigenados. O $NO_3^-$ atua como receptor de elétrons, e a energia é usada tanto para produção de energia (ATP) quanto para redução do carbono.

# Oxidando nitrato e amônia

A oxidação dos compostos nitrogenados é chamada de nitrificação. Os compostos inorgânicos amônia ($NH_3$) e nitrito ($NO_2^-$) são oxidados por bactérias e arqueias nitrificantes. A maioria dos nitrificantes também é autotrófica, obtendo seu carbono através do $CO_2$. Esses tipos de doadores de elétrons são muito eletropositivos, e dependem dos seus elétrons para sobreviver. Isso significa que os receptores de elétrons precisam ser muito, mas muito eletropositivos e apenas uma pequena quantidade de energia é liberada. Em razão disso, a força próton-motriz é fraca e as taxas de crescimento, lentas.

Existem dois passos na nitrificação. O primeiro é o processo de catalisação através da amônia mono-oxigenase (AMO) e o segundo, do nitrato oxidoredutase:

$$NH_3 \rightarrow NO_2^- \rightarrow NO_3^-$$

As bactérias e as arqueias são conhecidas por terem genes semelhantes ao AMO, apesar de, nos dias de hoje, pelo que se sabe, apenas as bactérias fototróficas roxas realizarem a segunda etapa. Elas realizam esse processo em condições anóxicas e usam a energia como poder redutor na fixação do carbono.

Os nitrificantes são especialmente importantes para o ciclo do nitrogênio. Na natureza, o material orgânico em decomposição libera amônia ($NH_3$) que, ao ser oxidada a $NO_3^-$, fornece um nutriente essencial para o crescimento de plantas, algas e cianobactérias.

## Anammox

Outra via fascinante para a oxidação da amônia é através de anammox ou *oxidação anóxica da amônia*. Essa reação é realizada sob condições anaeróbicas restritas aos membros do grupo das bactérias *Planctomycetes*. Elas não possuem o mesmo tipo de parede celular das outras e contêm uma estrutura chamada de *anammoxossomo* (veja a Figura 9–7), que ocupa a maior parte da célula. Essa estrutura apresenta uma membrana impermeável constituída por lipídios únicos e abrange funções para impedir a difusão dos produtos da oxidação da amônia no citoplasma, o que é muito importante, pois eles são tóxicos. Essa precaução é necessária porque o intermediário da reação é a hidrazina ($N_2H_4$), um ingrediente do combustível dos foguetes. A reação completa compreende a oxidação da amônia ($NH_4^+$) com o nitrito como receptor de elétrons. Essas bactérias são autotróficas, mas não utilizam o ciclo de Calvin para a fixação de $CO_2$. Em vez disso, empregam o forte poder redutor da hidrazina sobre a acetil-CoA para fixar o carbono.

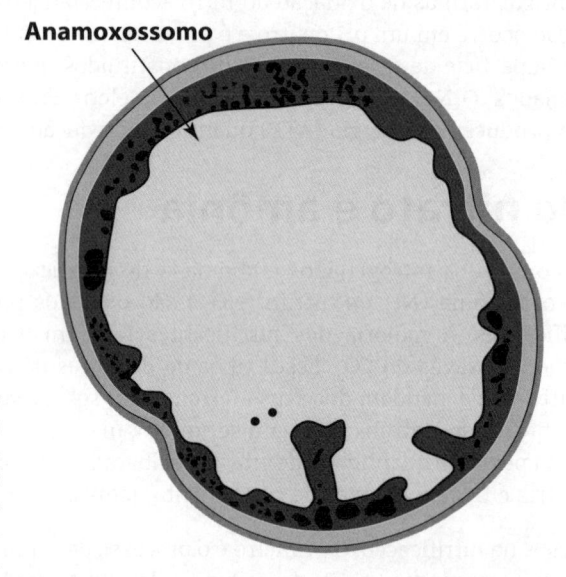

**FIGURA 9-7:** A célula *Planctomycete* com o anamoxossomo.

O nitrito para a anammox deriva de organismos aeróbios oxidantes de amônia em ambientes ricos em nitrogênio, como usinas de tratamento de esgoto, e outras áreas em que há águas residuais. Aqui, as partículas em suspensão contêm tanto áreas anóxicas quanto óxicas, que atuam como habitats de micróbios aeróbios e anaeróbios. Como são inibidos pelo $O_2$, a anammox só pode existir em ambientes estritamente anóxicos, em que a amônia e o nitrito são encontrados.

> **NESTE CAPÍTULO**
>
> Usando glicose para obter energia
>
> Digerindo os passos da respiração
>
> Compreendendo os diferentes tipos de fermentação

# Capítulo 10
# Comparando a Respiração e a Fermentação

Cada célula, microbiana ou não, deve produzir continuamente adenosina trifosfato (ATP) para impulsionar as reações celulares. O ATP, a moeda da célula, é uma molécula de armazenamento de energia de curto prazo e está disponível apenas por alguns segundos a um minuto. Os organismos que obtêm energia dos compostos orgânicos no seu ambiente são denominados *quimiorganotróficos*. Existem duas estratégias principais para extrair energia dos compostos orgânicos: a respiração e a fermentação. Neste capítulo, mostramos como essas duas estratégias diferem e comparamos a quantidade de ATP produzida a partir da glicose em cada uma. Você verá que a respiração também é possível na ausência do oxigênio e que a maior parte da diversidade metabólica em procariontes ocorre devido às vias de fermentação. Também falamos sobre como alguns organismos metabolizam de mais de uma maneira e como isso é útil para a sobrevivência quando as condições ambientais mudam.

# Estilo de Vida Rico e Facultativo

A presença, ou a ausência, do oxigênio causa reações profundas em muitos micro-organismos. Eles são divididos em quatro grupos com base em sua relação com o oxigênio molecular ($O_2$). O termo *obrigatório* se refere à necessidade absoluta de algo enquanto o termo *facultativo* significa que eles funcionam em condições que não são suas preferidas.

Os seres *aeróbios* utilizam oxigênio no seu metabolismo como o receptor final de elétron para a cadeia de transporte de elétrons na respiração. Diferentes aeróbios crescem em uma gama de concentrações de oxigênio, por exemplo:

» Alguns micróbios, chamados simplesmente de **aeróbios**, crescem bem em altos níveis de oxigênio (cerca de 21% do ar).
» **Microaerófilos** preferem crescer em condições em que a concentração de oxigênio é muito baixa.
» **Aeróbios facultativos** crescem na presença ou ausência do oxigênio. Quando está presente, os organismos o utilizam durante a respiração e quando não, usam outras vias para seu metabolismo.

Os *anaeróbios* não utilizam o oxigênio no seu metabolismo, em vez disso, esses micróbios usam a fermentação ou a respiração anaeróbia. Diversos anaeróbios respondem diferentemente ao oxigênio em seu ambiente:

» **Anaeróbios obrigatórios** são inibidos ou mortos pelo oxigênio. Vivem em ambientes desprovidos de oxigênio, como sedimentos aquáticos ou o cólon dos animais.
» **Anaeróbios aerotolerantes** essencialmente ignoram o oxigênio do seu ambiente e crescem bem em sua presença ou ausência. Por não possuírem o ciclo do ácido cítrico e/ou uma cadeia de transporte de elétrons, não mudam para a respiração aeróbia na presença de oxigênio.

Além da maquinaria necessária para o uso do oxigênio nos processos metabólicos, outro conjunto de enzimas é necessário caso um micróbio decida sobreviver nos *ambientes óxicos* (ambientes com oxigênio).

O oxigênio é uma daquelas moléculas que são facilmente convertidas em um íon de alta energia, denominadas *radicais livres*, através de uma série de etapas, geralmente como parte do seu comportamento de receptor de elétrons. Os radicais livres são um problema, porque seu estado instável de alta energia facilmente causa danos às moléculas sensíveis da célula, como o DNA e as proteínas.

Os radicais livres do oxigênio são uma realidade com a qual cada célula do ambiente aeróbio precisa conviver. Assim, enzimas como o superóxido dismutase, a catalase e a peroxidase evoluíram para detê-los antes mesmo de começarem. Todos os grupos de micróbios listados nesta seção possuem uma forma de uma dessas enzimas, exceto os anaeróbios obrigatórios, que sequer toleram o oxigênio.

# Uma Visão Geral

Açúcares, como glicose e as substâncias orgânicas, em geral, são ótimas fontes de energia e são utilizados por muitos micro-organismos como combustível.

**LEMBRE-SE**

As substâncias *orgânicas* são aquelas que contêm pelo menos dois carbonos ligados um ao outro. E as *inorgânicas*, todo o restante.

Para a maior parte, a quebra de uma fonte de energia acontece de duas maneiras: pela respiração ou pela fermentação. Mas antes da respiração ou da fermentação, a glicose é quebrada através da glicólise.

A respiração e a fermentação são fundamentalmente diferentes, principalmente no modo como lidam com o substrato piruvato. Com algumas exceções, o piruvato é o produto da glicólise que se comporta como a entrada principal de ambas as vias. Essas duas estratégias metabólicas também diferem pelos produtos que liberam e pela quantidade de energia total que extraem no processo. A Figura 10-1 fornece uma visão geral dos processos de respiração e fermentação.

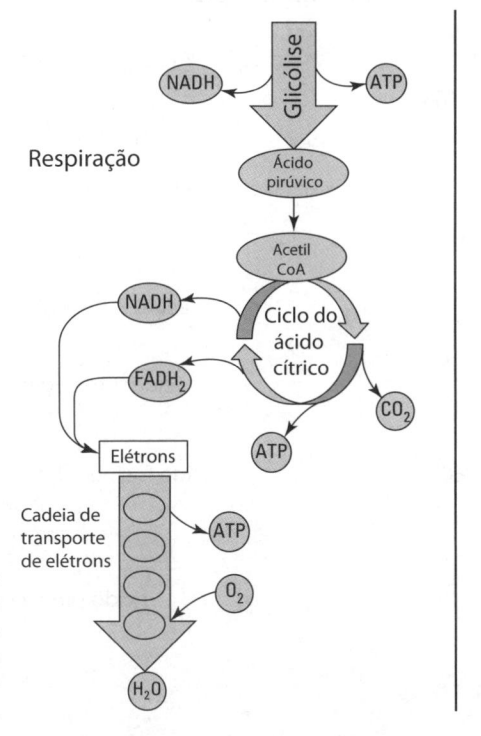

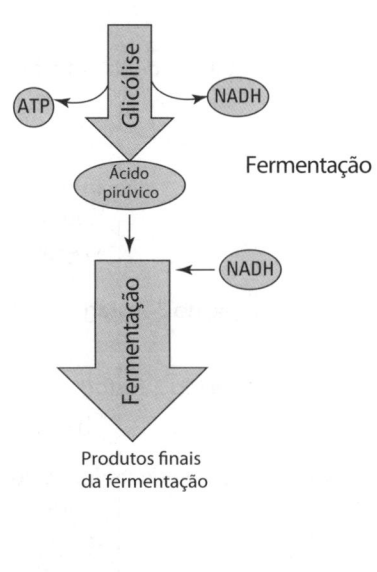

**FIGURA 10-1:** Uma visão geral da respiração e da fermentação.

**PAPO DE ESPECIALISTA**

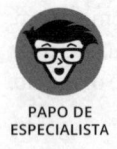

A *glicólise*, discutida brevemente no Capítulo 5, é a quebra da glicose, e acontece por meio de três vias possíveis. A mais comum, que ocorre em todos os eucariontes e em alguns procariontes, é a via de Embden-Meyerhof ou glicólise clássica. As outras duas vias glicolíticas são a fosfocetolase (às vezes chamada de via heteroláctica) e a via Entner-Doudoroff. Como frequentemente precede a respiração ou fermentação, a glicólise clássica é discutida aqui. As outras vias são debatidas na seção "Descobrindo a Fermentação", mais adiante neste capítulo.

O ponto principal da glicólise é a divisão do açúcar de seis carbonos, como a glicose, em duas moléculas de ácido pirúvico, que possuem três carbonos. As etapas são mostradas na Figura 10–2. Embora isso pareça um pouco assustador, é realmente bastante simples.

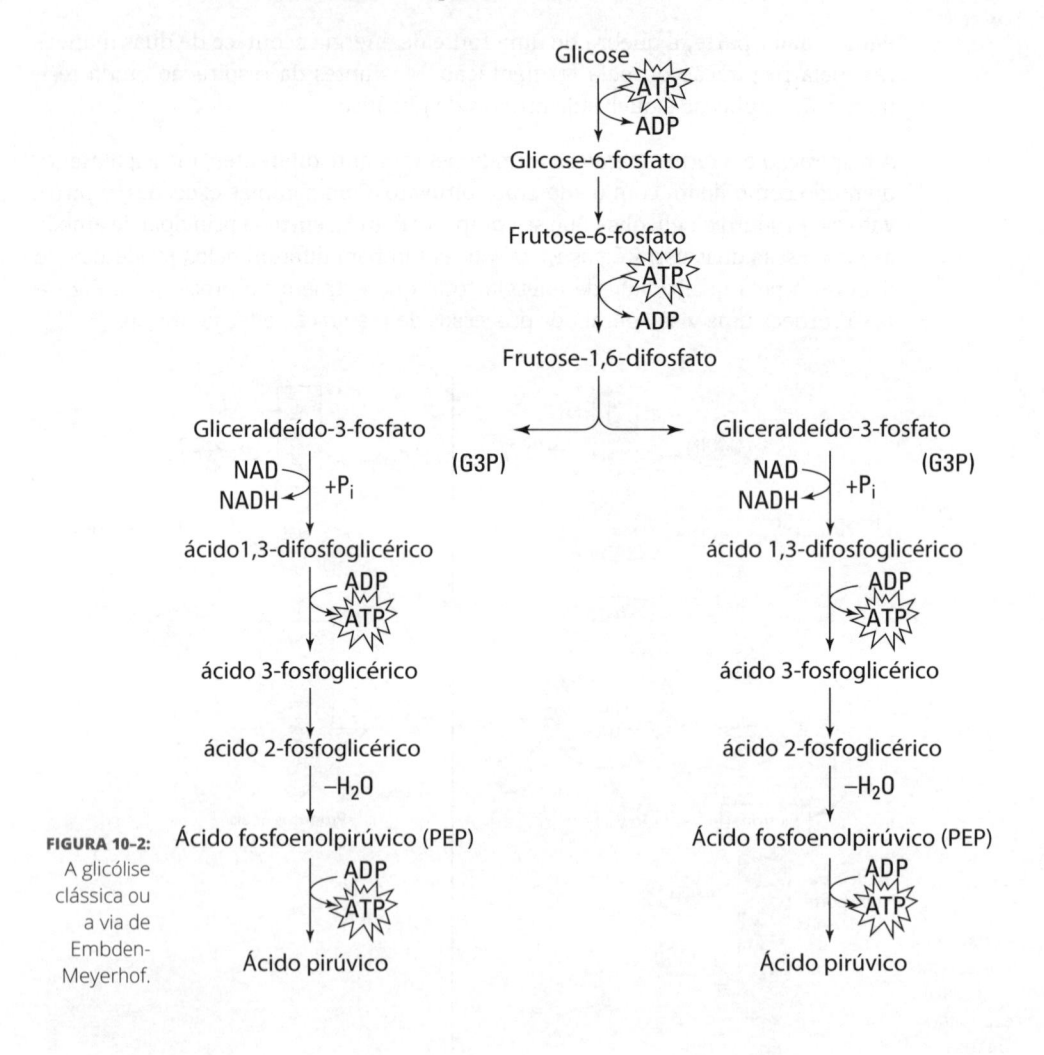

Glicose
↓ ATP → ADP
Glicose-6-fosfato
↓
Frutose-6-fosfato
↓ ATP → ADP
Frutose-1,6-difosfato
↓           ↓
Gliceraldeído-3-fosfato   (G3P)   Gliceraldeído-3-fosfato   (G3P)
NAD → NADH  +P$_i$              NAD → NADH  +P$_i$
↓                                ↓
ácido 1,3-difosfoglicérico       ácido 1,3-difosfoglicérico
↓ ADP → ATP                      ↓ ADP → ATP
ácido 3-fosfoglicérico           ácido 3-fosfoglicérico
↓                                ↓
ácido 2-fosfoglicérico           ácido 2-fosfoglicérico
↓ –H$_2$O                        ↓ –H$_2$O
Ácido fosfoenolpirúvico (PEP)    Ácido fosfoenolpirúvico (PEP)
↓ ADP → ATP                      ↓ ADP → ATP
Ácido pirúvico                   Ácido pirúvico

**FIGURA 10–2:** A glicólise clássica ou a via de Embden-Meyerhof.

Na primeira fase desse processo, chamado de *fase preparatória*, é necessário utilizar alguma energia para preparar as moléculas. Duas ATPs são empregadas durante esta fase. Cada uma doando um fosfato ($P_i$), que será anexado aos produtos intermediários. No final da fase preparatória, o açúcar de seis carbonos frutose-1,6-difosfato é clivado em duas moléculas de gliceraldeído-3-fosfato (G3P) com três carbonos cada, que passarão para a *fase de conservação de energia*.

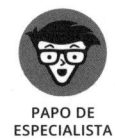

**PAPO DE ESPECIALISTA**

Tecnicamente, na primeira fase da glicólise, é produzida uma molécula de G3P e uma de dihidroxiacetona fosfato (DHAP). No entanto, como o DHAP é facilmente convertido em G3P e aplicado na próxima fase da glicólise, dizemos que dois G3P foram produzidos.

**DICA**

Acompanhar o número de carbonos de cada etapa ajuda na contabilização de todos os produtos da glicólise e da respiração. Somente quando chegarmos à fermentação que você deve prestar mais atenção aos outros átomos ligados ao açúcar, pois os produtos da fermentação ainda possuem energia e também apresentam propriedades importantes.

Na segunda fase da glicólise, especificamente na fase de conservação da energia, o cofator $NAD^+$ é reduzido a NADH, e ATP é produzida junto com o ácido pirúvico, que é então usado na fermentação ou respiração. Veja como isso acontece: cada molécula de G3P é primeiramente oxidada quando doa dois prótons para duas moléculas de $NAD^+$ para formar duas moléculas de NADH. Em seguida, é adicionado outro $P_i$, de modo que agora haja duas ligações fosfato. Um $P_i$ é transferido para a ADP para gerar ATP. Em seguida, ocorre um rearranjo: uma molécula de água ($H_2O$) é perdida e um segundo ATP é produzido pela transferência do último $P_i$ para o ATP a partir do intermediário de três carbonos ácido fosfoenolpirúvico (PEP). O que resta depois dessa etapa é o ácido pirúvico, uma molécula de três carbonos e nenhum fosfato.

Assim, a glicólise quebra a glicose em duas moléculas de ácido pirúvico e produz uma quantidade líquida de duas moléculas de ATP e duas de NADH. Isso parece estranho, mas lembre-se de que duas ATP e um NADH foram produzidos para cada molécula de G3P, que eram duas. A quantidade pura de ATP e NADH produzida na glicólise é a seguinte:

−2 ATP (utilizados no início)

+4 ATP e 2 NADH produzidos

2 ATP e 2 NADH líquidos

O ATP é usado para impulsionar os processos celulares que requerem energia. O NADH é considerado um suprimento de energia redutora (um cofator usado em reações redox), que entra na cadeia de transporte de elétrons da respiração ou é usado para reduzir o piruvato na fermentação. Ambos os cenários são discutidos neste capítulo.

# Estudando a Respiração

Comparada à fermentação, a respiração é uma maneira muito eficiente, mas lenta, de obter energia através da glicose. Ela requer o ácido pirúvico, um receptor final de elétrons e uma cadeia de transporte para gerar ATP, NADH e $FADH_2$ (outro cofator usado em reações redox). Quando o oxigênio está presente, atua como receptor final dos elétrons e é reduzido a água. Em condições anóxicas, em que não há oxigênio, outro composto inorgânico, ou às vezes orgânico, é reduzido.

A respiração, seja aeróbica ou anaeróbica, envolve o ciclo do ácido cítrico (TCA) e uma cadeia de transporte de elétrons. Ao contrário do ciclo do ácido cítrico, que utiliza as mesmas enzimas em quase todos os organismos, a cadeia de transporte de elétrons emprega transportadores ligeiramente diferentes em micróbios distintos. Apesar desses detalhes, o resultado final é o mesmo para todas as cadeias de transporte de elétrons. A energia é liberada e usada para criar a força próton-motriz através de uma membrana que, por sua vez, é usada para produzir ATP.

Então, agora que temos o ácido pirúvico produzido através da glicose pela glicólise, podemos abordar diretamente o ciclo do ácido cítrico, certo? Não tão rápido. Primeiro, cada ácido pirúvico precisa ser oxidado para formar o acetil--CoA (uma molécula de dois carbonos). Assim, o $NAD^+$ é reduzido a NADH e o $CO_2$, liberado. O acetil-CoA entra, dessa maneira, no ciclo do ácido cítrico, em que mais ATP é produzida e ocorre a redução do armazenado em cofatores.

## Fazendo girar o ciclo do ácido cítrico

Imagine o ciclo do ácido cítrico, também chamado de ciclo de Krebs ou ciclo de ácido tricarboxílico, como um carrossel cheio de crianças pulando para dentro e para fora a cada volta. O acetil-CoA, o $NAD^+$ e o FAD são as crianças entrando e o $CO_2$, o NADH, o $FADH_2$ e o ATP, saindo do carrossel.

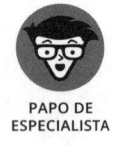

**PAPO DE ESPECIALISTA**

A Figura 10-3 mostra o ciclo do ácido cítrico. Os passos importantes são aqueles em que o acetil-CoA se combina primeiro com o ácido oxaloacético. Em seguida, através de uma série de etapas, é convertido em succinil-CoA, usado para produzir ATP por *fosforilação ao nível do substrato*, liberando o succinato, que será, então, devolvido ao oxaloacetato, para que se combine a outro acetil-CoA.

```
                            Ácido pirúvico
                                 │
                        CO₂ ←────┼────→ NADH
                                 ↓
                            Acetil-CoA
     Ácido                       ────────→  Ácido cítrico
     oxaloacético                     │
                                      ↓
NADH ↑                               CoA
     │
  Ácido málico                    Ácido isocítrico
     ↑            TCA                  │
     │                         CO₂ ←───┼───→ NADH
  Ácido fumárico                       ↓
                                  Ácido α-cetoglutárico
FADH₂ ↑           CoA                  │
     │             ↓           CO₂ ←───┼───→ NADH
  Ácido succínico ←──────── Succinil-CoA
                   ATP   ADP
```

**FIGURA 10-3:** O ciclo do ácido cítrico.

Visão geral da reação

Ácido pirúvico ────→ 3 $CO_2$ + $FADH_2$ + 4 NADH + ATP

**LEMBRE-SE**

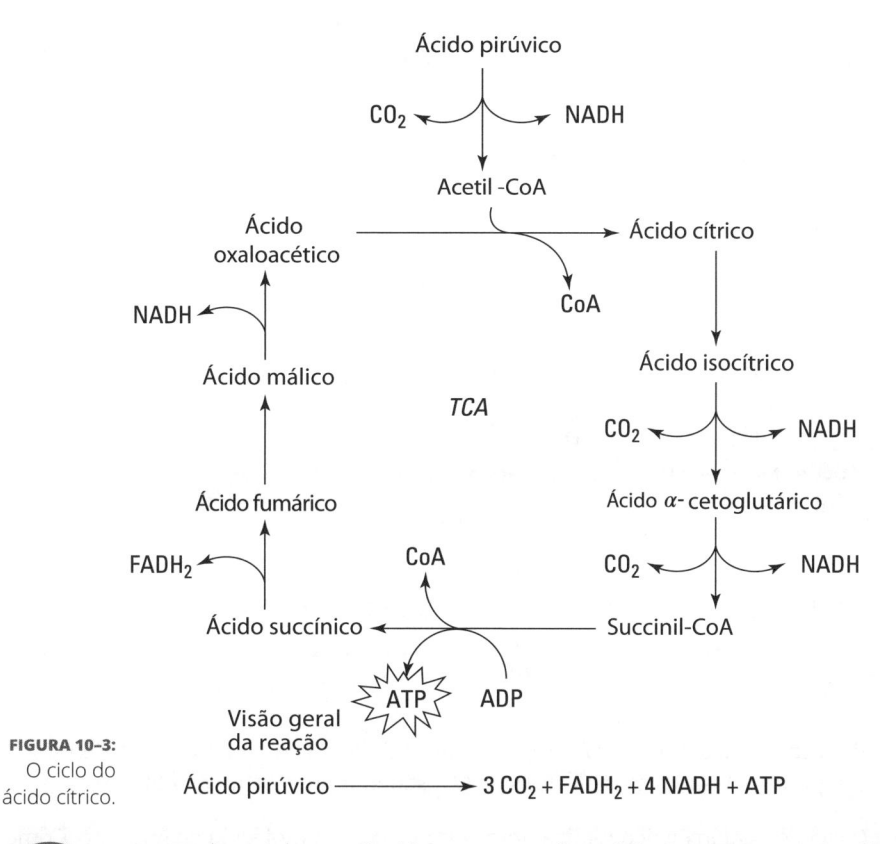

O ATP é também produzido sem o uso da cadeia de transporte de elétrons, utilizando um processo chamado de *fosforilação ao nível do substrato*, que envolve a conversão de um composto orgânico de uma forma para outra. Durante a conversão, energia suficiente é liberada para formar uma molécula de ATP. A Figura 10-4 exemplifica a fosforilação no nível do substrato e a produção de ATP sem a enzima ATP sintase. Na seção "Descobrindo a Fermentação", deste capítulo, essa maneira de gerar ATP é muito comum.

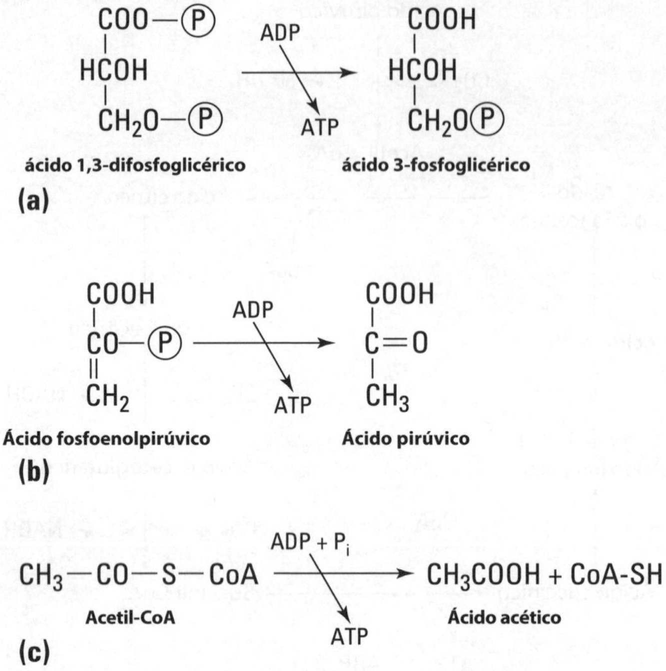

```
     COO—Ⓟ           COOH
      |       ADP     |
     HCOH    ——→     HCOH
      |        ↘      |
     CH₂O—Ⓟ   ATP   CH₂OⓅ
```
ácido 1,3-difosfoglicérico    ácido 3-fosfoglicérico
**(a)**

```
     COOH             COOH
      |       ADP     |
     CO—Ⓟ   ——→      C=O
      ‖         ↘     |
     CH₂        ATP   CH₃
```
Ácido fosfoenolpirúvico    Ácido pirúvico
**(b)**

**FIGURA 10-4:**
Exemplos de fosforilação ao nível do substrato.

```
                  ADP + Pᵢ
CH₃—CO—S—CoA  ————————→  CH₃COOH + CoA-SH
    Acetil-CoA      ↘                Ácido acético
                   ATP
```
**(c)**

Para cada rodada, um ATP, três moléculas de NADH e uma molécula de FADH$_2$ são produzidas e duas moléculas de CO$_2$ são liberadas como resíduo.

**LEMBRE-SE**

O ciclo do ácido cítrico realiza uma volta para cada molécula de piruvato. Como a glicose produz duas moléculas de piruvato, o ciclo dá duas voltas para cada glicose, produzindo o dobro dos produtos.

Começando com a glicólise, o resultado líquido é de 2 ácidos pirúvicos, 2 NADH e 2 ATP. Então, para cada molécula de piruvato, a célula obtém 4 NADH, 1 FADH$_2$ e 1 ATP. Porém, os dois piruvatos são formados a partir da glicose, assim, o total é de 8 NADH, 2 FADH$_2$ e 2 ATP.

## Descendo a cadeia de transporte de elétrons

Finalmente chegamos a parte da respiração que utiliza oxigênio. Isso ocorre porque, em essência, a cadeia de transporte de elétrons funciona como uma escada em que cada passo é um transportador de elétrons (veja a descrição dos transportadores de elétrons do Capítulo 5) e cada passo para baixo possui um maior potencial de redução. Na parte superior, os elétrons são adicionados pelo NADH ou pelo FADH$_2$ e, então, viajam para baixo até serem finalmente doados junto aos prótons através de um receptor final de elétron. O melhor receptor de elétrons que conhecemos é o $O_2$. Assim, na presença do oxigênio, é reduzido a água ($H_2O$). No entanto, em sua ausência, outro composto é utilizado (veja a próxima seção).

Um exemplo da cadeia de transporte de elétrons é mostrado na Figura 10–5.

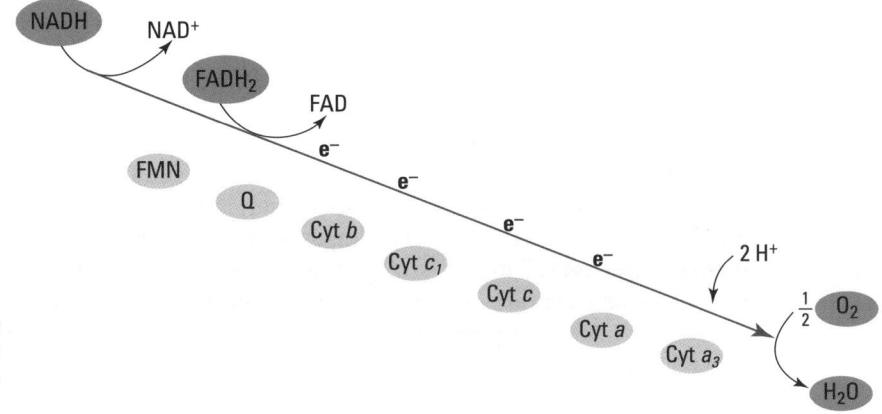

**FIGURA 10-5:** A cadeia de transporte de elétrons.

Quando os elétrons se deslocam de um estado de energia mais elevado (parte superior da escada) a um mais baixo (parte inferior da escada), a energia que transportam é usada para estimular as enzimas. Nesse caso, as enzimas são incorporadas a uma membrana e utilizam a energia adquirida para bombear prótons ($H^+$) através dela. À medida que mais $H^+$ se acumula no exterior da membrana, aumenta a diferença da carga e do pH entre o interior e o exterior da célula. Devido à diferença de acidez e carga elétrica da membrana (chamada de *força próton-motriz*), os prótons naturalmente tentam entrar novamente no citoplasma e o fazem através da enzima ATP sintase, que está embutida na membrana, e, no processo, energizam a formação do ATP a partir do ADP.

**LEMBRE-SE**

A ordem e o tipo exatos de transportadores de elétrons na cadeia de transporte de elétrons variam entre os micro-organismos. No entanto, o resultado geral é o mesmo: os elétrons liberam a energia que é usada para mover os prótons através de uma membrana, criando uma diferença de carga e pH.

## Respirando anaerobicamente

Os micróbios que possuem uma cadeia de transporte de elétrons ainda a usam mesmo se o oxigênio não estiver presente. Para isso, empregam outros compostos inorgânicos com a função de receptor final dos elétrons. Alguns exemplos incluem nitrato ($NO_3^-$), sulfato ($SO_4^{2-}$) e carbonato ($CO_3^{2-}$), entre outros. A redução desses compostos pelos micro-organismos é realmente muito importante para o ciclo natural do nitrogênio, do enxofre e do carbono no ambiente. Alguns organismos são capazes de respirar tanto aeróbica quanto anaerobicamente, enquanto outros só são capazes de realizar um dos processos. Além dos três principais substratos usados como receptores finais dos elétrons (compostos que contêm nitrogênio, enxofre e carbono), outros compostos utilizados incluem o íon ferroso, o manganês e outros inorgânicos e orgânicos.

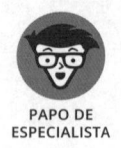

**PAPO DE ESPECIALISTA**

Os micróbios usam substâncias inorgânicas de duas maneiras diferentes. Quando as substâncias inorgânicas são incorporadas ao material celular (por exemplo, os aminoácidos), o processo é chamado de *metabolismo assimilativo*. Quando essas substâncias inorgânicas são empregadas como fonte de energia, o processo é denominado *metabolismo dissimilativo*. Há uma grande diferença entre esses dois tipos de metabolismo. O dissimilativo abrange grandes quantidades do substrato para reunir a energia necessária, enquanto apenas a quantidade necessária de cada composto para a biossíntese é empregada no metabolismo assimilativo. Outra grande diferença é quando muitos organismos usam os substratos inorgânicos assimilativamente e apenas um pequeno número de micróbios especializados aplicam o metabolismo dissimilativo das substâncias inorgânicas.

## Nitrato e denitrificação

O nitrato ($NO_3^-$) é um receptor final de elétrons muito comum. Quando é completamente reduzido, produz o gás nitrogênio ($N_2$). O processo de redução do nitrogênio em gás nitrogênio é chamado de *denitrificação*. O nitrogênio constitui cerca de 78% do ar e é completamente indisponível para as plantas e os animais como fonte de nitrogênio.

O gás nitrogênio é recapturado pelos micro-organismos e retornado a uma forma disponível para as plantas em um processo chamado de *fixação de nitrogênio* (veja o Capítulo 11). A denitrificação é fundamental para a remoção do nitrogênio fixado em processos como o tratamento de esgoto, de modo que a água liberada no final não fique cheia de nitratos, pois eles provocam o crescimento de algas, sujando rios e riachos.

Existem vários passos envolvidos na denitrificação completa (veja a Figura 10-6), mas nem todos os micróbios chegam até o fim. Alguns apenas convertem o nitrato em nitrito. Cada passo emprega uma enzima diferente, porém o resultado é a redução de cada composto durante as etapas na cadeia de transporte de elétrons.

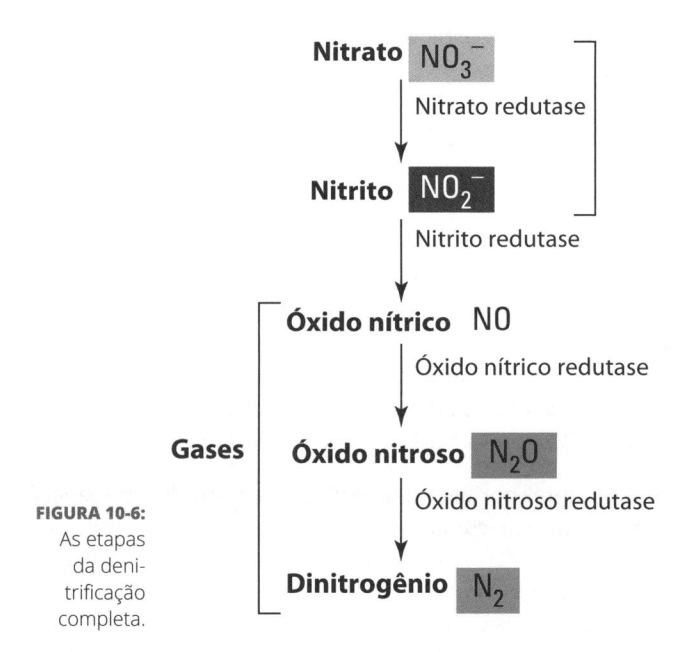

**FIGURA 10-6:** As etapas da denitrificação completa.

Nitrato $NO_3^-$
↓ Nitrato redutase
Nitrito $NO_2^-$
↓ Nitrito redutase

Gases:
Óxido nítrico $NO$
↓ Óxido nítrico redutase
Óxido nitroso $N_2O$
↓ Óxido nitroso redutase
Dinitrogênio $N_2$

## O sulfato e a redução do enxofre

O sulfato ($SO_4^{2-}$) é um íon inorgânico que contém enxofre que é comum no oceano. Como ele representa a forma mais oxidada de enxofre, as bactérias como as *Desulfovibrio* o utilizam como receptor final de elétron da cadeia de transporte, reduzindo-o a sulfito ($SO_3^{2-}$) e eventualmente sulfeto de hidrogênio ($H_2S$), de forma anaeróbica:

$$SO_4^{2-} \rightarrow SO_3^{2-} \rightarrow H_2S$$

Embora muitas plantas e micróbios possam usar o sulfato para a biossíntese de moléculas contendo enxofre na redução assimilativa do sulfato, somente as bactérias redutoras podem usá-lo para obter energia com a redução dissimilativa do sulfato. O sulfeto de hidrogênio ($H_2S$) produzido é um gás com um cheiro de ovo podre característico que pode ser utilizado pelos micro-organismos oxidantes de enxofre ou pode reagir com os metais formando os sulfetos metálicos como o cádmio amarelo (CdS), empregado como pigmento de tinta ou a pirita ($FeS_2$), vulgarmente conhecido como ouro de tolo.

As bactérias redutoras de enxofre produzem o sulfeto de hidrogênio a partir do enxofre elementar ($S^o$) da seguinte maneira:

$$S^o + 2H \rightarrow H_2S$$

As bactérias redutoras do sulfato são bastante estudadas, enquanto as redutoras do enxofre são menos compreendidas.

## Acetogênese e metanogênese

Outro grupo de organismos que utilizam a respiração anaeróbica para a conservação da energia são os acetogênicos e os metanogênicos.

Estes organismos reduzem o dióxido de carbono ($CO_2$) e, como os seus nomes sugerem, formam o acetato ($CH_3COO^-$) e o metano ($CH_4$). Eles possuem uma semelhança fundamental: o uso da via acetil-CoA para reduzir o $CO_2$. Ao contrário dos autótrofos do Capítulo 9, os anaeróbios estritos como esses não utilizam o ciclo de Calvin, o ciclo do ácido cítrico reverso ou o ciclo de hidroxipropionato. Em vez disso, produzem o acetil-CoA a partir de duas moléculas de $CO_2$.

Os acetogênicos são interessantes porque produzem ATP a partir de uma cadeia de transporte de elétrons, com o $CO_2$ como receptor final de elétrons, e utilizam o acetato para produzir mais ATP através da fosforilação ao nível do substrato. Embora as bactérias e as arqueias sejam conhecidas por produzir o acetato, todos os metanogênicos conhecidos pertencem às arqueias. Os metanogênicos são abundantes no *rúmen* da vaca (a primeira parte do estômago da vaca, que é importante para a digestão da celulose) e até mesmo no intestino humano, e produzem grandes quantidades de metano, um gás fedorento que é liberado, bem, você pode adivinhar.

## Oxidando os hidrocarbonetos e outros compostos

Os hidrocarbonetos são moléculas que contêm apenas carbono e hidrogênio. Elas são cadeias compostas de carbonos e podem ser praticamente de qualquer comprimento, mas quanto mais longas forem as cadeias, mais insolúveis elas são na água e menos estarão disponíveis para a decomposição microbiana. Os hidrocarbonetos compõem principalmente o petróleo bruto, em que a abundância de carbono do processo de decomposição do material vegetal foi ligada em cadeias e coberta com átomos de hidrogênio.

Tanto na presença quanto na ausência do oxigênio, os hidrocarbonetos podem ser oxidados para levar a energia aos micro-organismos. Anaerobicamente, são as bactérias denitrificantes que reduzem o sulfato e se tornam responsáveis pela degradação dos hidrocarbonetos, utilizando-os como doadores de elétrons e reduzindo o $NO_3$ ou o $SO_4^{2-}$ no final da cadeia de transporte de elétrons. Muitos micróbios podem degradar os hidrocarbonetos aerobicamente. O processo é muito mais rápido do que na forma anaeróbica. Em ambas as vias, as cadeias longas são quebradas em cadeias mais curtas que, então, são oxidadas pelo $CO_2$.

Os compostos, com exceção da glicose, são quebrados através da respiração ou da fermentação e muitas vias utilizadas são essencialmente as mesmas (veja a Figura 10-7).

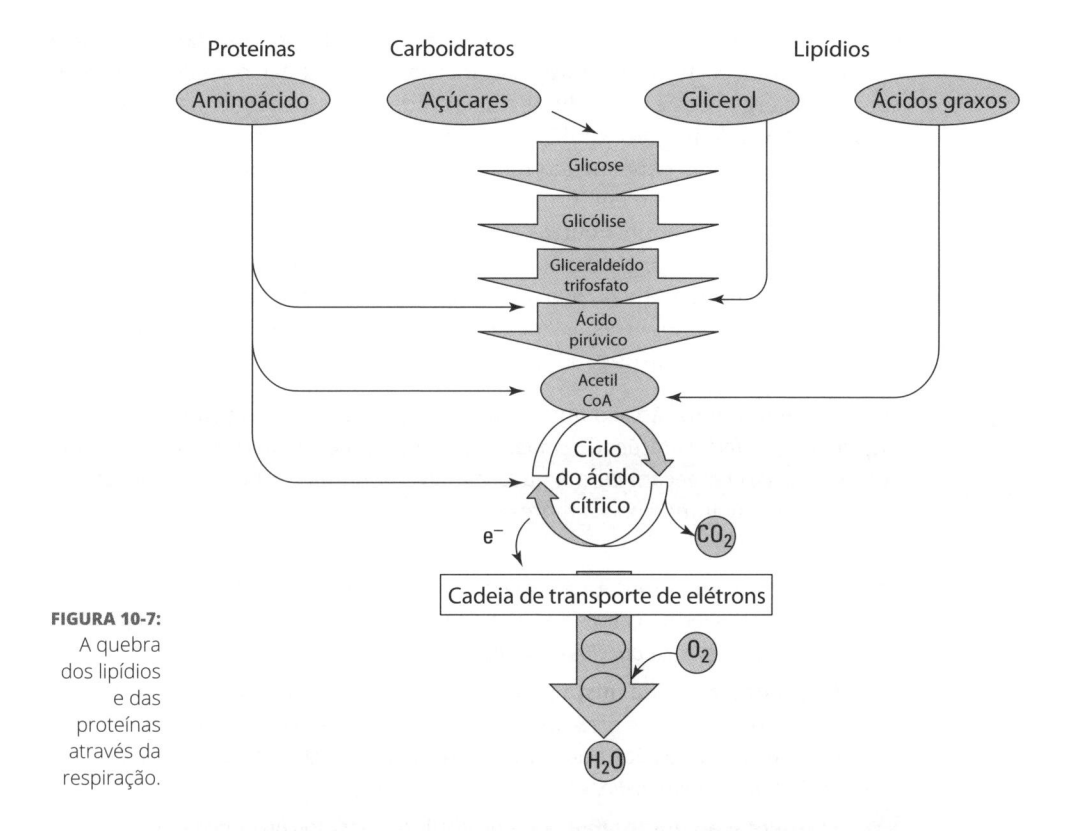

**FIGURA 10-7:**
A quebra dos lipídios e das proteínas através da respiração.

# Descobrindo a Fermentação

A respiração e a fermentação são meios de gerar ATP, a energia da célula, mas são muito diferentes entre si. Na fermentação, o ATP é produzido diretamente a partir dos produtos da glicólise, portanto a quantidade de ATP produzida é muito menor. No entanto, a fermentação se caracteriza por um processo muito mais rápido do que a respiração e é uma maneira inteligente de extrair energia de uma variedade de substâncias na ausência do oxigênio, embora isso ainda possa acontecer quando o oxigênio estiver presente. Uma função importante da fermentação é a de oxidar NADH de volta para NAD⁺ com a intenção de ser usado novamente na glicólise. Isso ocorre durante a redução do ácido pirúvico nos produtos da fermentação.

**LEMBRE-SE**

A fermentação não emprega o ciclo do ácido cítrico ou uma cadeia de transporte de elétrons para produzir ATP. Na verdade, pouco ou nenhum ATP é produzido nas reações de fermentação que seguem a glicólise. Em vez disso, estas reações são utilizadas para regenerar o NAD⁺ e para equilibrar as reações redox. O ATP é gerado através da fosforilação do substrato, de modo que a fermentação não necessite de uma membrana.

Como os micro-organismos que realizam fermentação não possuem uma cadeia de transporte de elétrons, são incapazes de oxidar completamente os compostos orgânicos e os produtos finais ainda contêm energia. Este é o resultado inevitável de ter que equilibrar as reações redox. Os produtos da fermentação são diferentes dependendo tanto das enzimas presentes quanto do tipo de micro-organismo. No entanto, incluem itens como o ácido láctico, o etanol, o $CO_2$, o $H_2$, além de muitos outros. Porém, em todos os casos são considerados resíduos pelos micro-organismos e são excretados no meio. Por causa das suas propriedades fermentativas, alguns desses micróbios são usados na produção de vinhos, queijos, iogurtes, carnes curadas e em processos industriais para fabricar solventes e outros produtos úteis.

Os tipos de fermentação são nomeados principalmente pelos produtos que são originados. As *fermentações de Embden-Meyerhof* (que se iniciam através da glicólise clássica) começam com a glicose e levam a uma miríade de produtos de fermentação, incluindo os seguintes:

» **Fermentação homolática** somente produz o ácido láctico. Os exemplos das bactérias fermentativas homoláticas incluem os membros dos gêneros *Streptococcus, Lactobacillus e Bacillus*.

» **Fermentação ácida mista** produz o ácido láctico, o ácido acético, o ácido fórmico, o sucinato e o etanol e às vezes o $CO_2$ e/ou o $H_2$. Os exemplos de fermentadores dos ácidos mistos incluem as bactérias dos gêneros *Escherichia* e *Salmonella*.

» **Fermentação butanodiol** pode produzir os mesmos produtos que a fermentação ácida mista bem como o 2,3-butanodiol. As bactérias do gênero *Enterobacter* fermentam desta maneira.

» **Fermentação do ácido butírico** é realizada pelas bactérias do gênero *Clostridium* e produz ácido butírico, $CO_2$ e $H_2$, assim como etanol e isopropanol.

» **Fermentação butanol-acetona** também é feita por uma espécie de *Clostridium* e gera acetona, que foi usada para produzir a pólvora durante a Primeira Guerra Mundial.

» **Fermentação do ácido propiônico** produz o ácido acético, o $CO_2$ e o ácido propiônico a partir do ácido láctico (isto é chamado de fermentação secundária, ou seja, a fermentação de um produto fermentado) e é especialmente útil para a fabricação do queijo suíço. O ácido propiônico proporciona ao queijo o seu sabor, e o $CO_2$ cria os orifícios característicos do queijo. As espécies de *Propionibacterium* são usadas neste tipo de processo de fermentação.

A *via da fosfocetolase* é utilizada durante um tipo de fermentação que produz o ácido láctico junto ao etanol e ao $CO_2$, designada por fermentação heteroláctica ou heterofermentação, pois resulta em mais de um produto. Esta via quebra a glicose de uma maneira diferente da via glicolítica clássica e cria cerca de metade da quantidade de energia (veja a Figura 10-8).

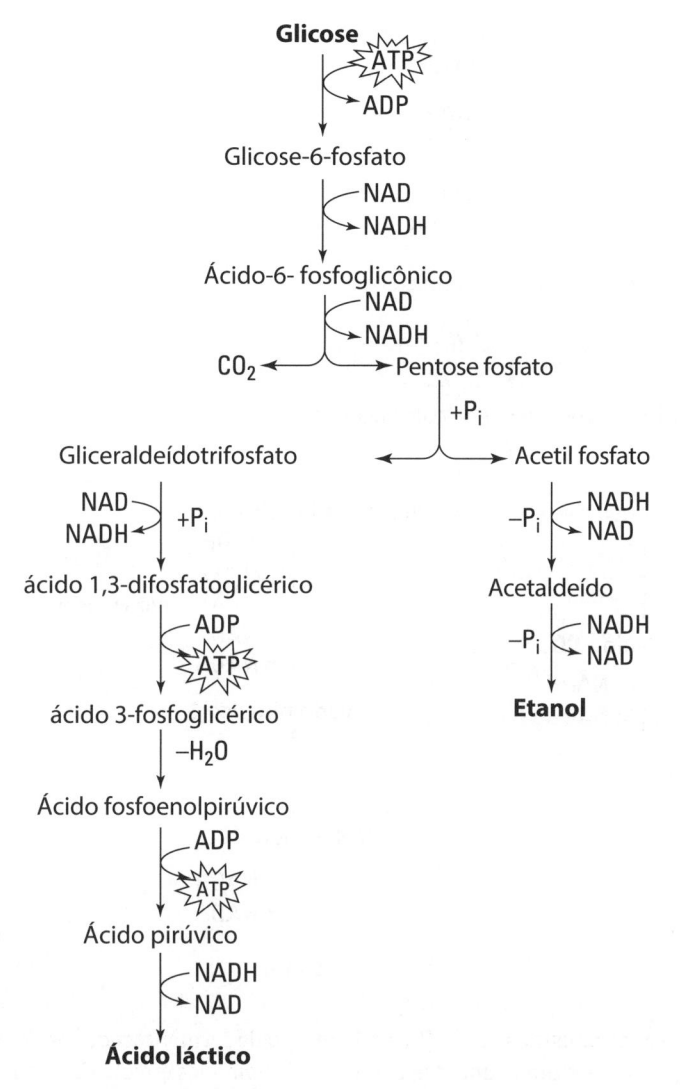

**FIGURA 10-8:** A via da fosfocetolase dos heterofermentadores.

```
                        Glicose
                           │ ⇘ ATP
                           │ ⇗ ADP
                           ▼
                   Glicose-6-fosfato
                           │ ⇽ NAD
                           │ ⇾ NADH
                           ▼
                 Ácido-6-fosfoglicônico
                           │ ⇽ NAD
                           │ ⇾ NADH
                           ▼
         CO₂ ◄──────── Pentose fosfato
                           │ +Pᵢ
                           ▼
  Gliceraldeídotrifosfato ◄───► Acetil fosfato
         │ NAD                    │     ⇽ NADH
         │ NADH  +Pᵢ             │ −Pᵢ ⇾ NAD
         ▼                        ▼
  ácido 1,3-difosfatoglicérico   Acetaldeído
         │ ⇽ ADP                  │     ⇽ NADH
         │ ⇾ ATP                  │ −Pᵢ ⇾ NAD
         ▼                        ▼
   ácido 3-fosfoglicérico        Etanol
         │ −H₂O
         ▼
   Ácido fosfoenolpirúvico
         │ ⇽ ADP
         │ ⇾ ATP
         ▼
    Ácido pirúvico
         │ ⇽ NADH
         │ ⇾ NAD
         ▼
     Ácido láctico
```

Como na glicólise clássica, na via da fosfocetolase a molécula de glicose de seis carbonos é dividida em uma molécula de três átomos de carbono de ácido pirúvico que passa a ser reduzida ao lactato. Porém, ao invés de uma segunda molécula de ácido pirúvico, outros três carbonos são divididos entre o $CO_2$, que é liberado e o acetil fosfato que se converte em etanol. Os micro-organismos que usam esta via, como os *Lactobacillus*, são mais conhecidos por serem úteis na confecção do chucrute e de um tipo de iogurte chamado kefir.

A *via de Entner-Doudoroff* é considerada outro tipo de glicólise que produz menos energia que a glicólise clássica (veja a Figura 10-9).

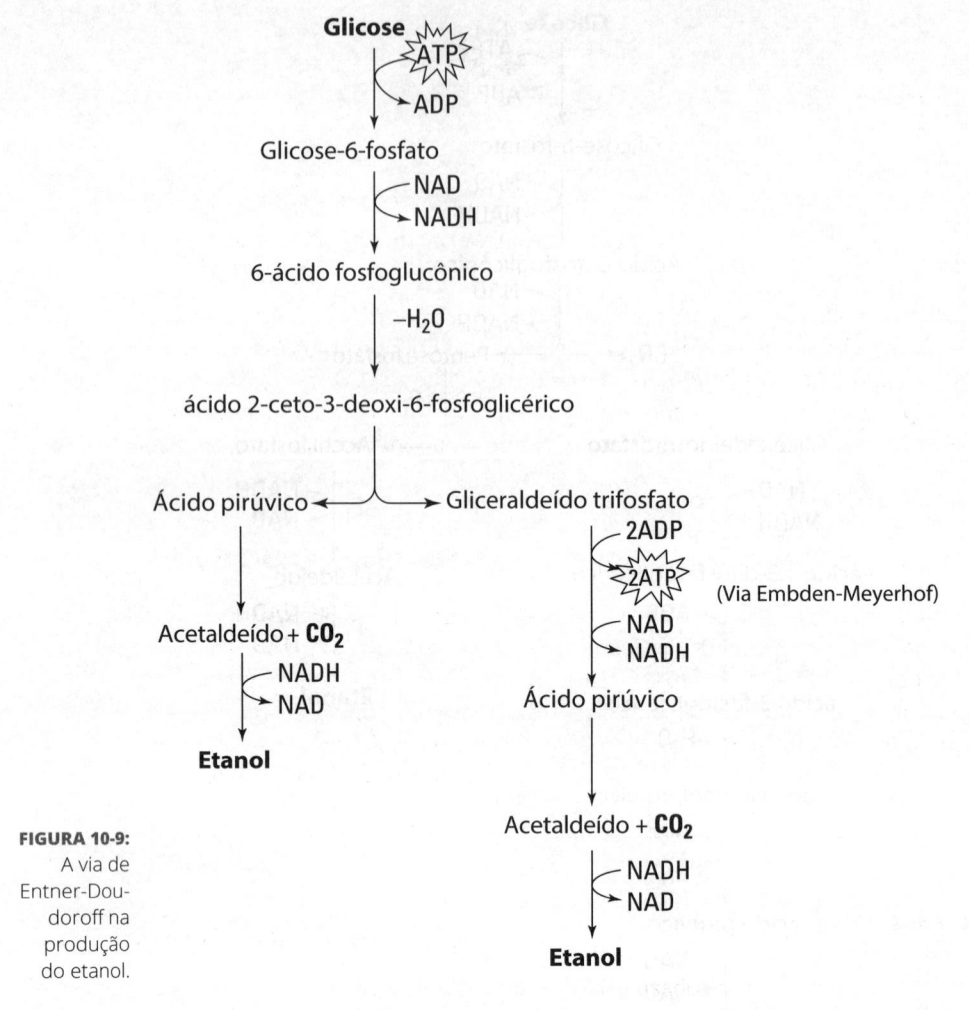

```
                    Glicose
                       ├─ ATP
                       └→ ADP
                       ↓
              Glicose-6-fosfato
                       ├─ NAD
                       └→ NADH
                       ↓
            6-ácido fosfoglucônico
                       │
                      -H₂O
                       ↓
     ácido 2-ceto-3-deoxi-6-fosfoglicérico
                       │
           ┌───────────┴───────────┐
           ↓                       ↓
     Ácido pirúvico        Gliceraldeído trifosfato
           │                       ├─ 2ADP
           │                       └→ 2ATP      (Via Embden-Meyerhof)
           │                       ├─ NAD
           │                       └→ NADH
           ↓                       ↓
  Acetaldeído + CO₂           Ácido pirúvico
           ├─ NADH                  │
           └→ NAD                   ↓
           ↓                 Acetaldeído + CO₂
        Etanol                     ├─ NADH
                                   └→ NAD
                                   ↓
                                Etanol
```

**FIGURA 10-9:** A via de Entner-Doudoroff na produção do etanol.

Os micro-organismos que utilizam este tipo de fermentação, por si só, são poucos e provêm de um grupo das bactérias *Zymomonas* envolvidas na produção da tequila e da mescal. Para muitos outros micróbios, no entanto, esta via é utilizada na quebra da glicose que alimenta a respiração.

> **NESTE CAPÍTULO**
>
> **Conhecendo o ciclo dos nutrientes do planeta**
>
> **Explorando os diferentes lugares em que os micróbios vivem**
>
> **Observando como os micróbios cooperam e se comunicam**

Capítulo 11

# Descobrindo a Variedade de Habitats

O s organismos vivos não existem isoladamente, cada um é cercado por um ambiente de seres vivos e não vivos com o qual interage.

Antes de falarmos sobre os diversos habitats em que os micro-organismos são encontrados, queremos informá-lo sobre terminologias que descrevem os micróbios de um ecossistema, assim como os fatores que influenciam os indivíduos dentro de um habitat:

- **Colonização:** O crescimento dos micro-organismos na superfície ou dentro de alguma coisa.
- **População:** Um acúmulo dos diversos membros da mesma espécie. Para os micro-organismos, especialmente os procariontes, uma população surge normalmente através de uma célula individual.
- **Comunidade de micro-organismos:** Formada por muitas populações existindo em conjunto. São estruturadas em uma escala física muito pequena.
- **Guildas:** Populações de micro-organismos em uma comunidade que emprega tipos semelhantes de metabolismo para explorar o mesmo recurso. Um exemplo disso é o uso da luz solar por populações de diferentes bactérias fototróficas.
- **Nicho:** O ambiente compartilhado por uma guilda de micróbios que fornece o que elas precisam para crescer.
- **Habitat:** Um ambiente comum, em que as populações de micro-organismos habitam. Os habitats normalmente possuem diversos nichos ocupados por diferentes guildas, que utilizam fontes distintas. Como exemplo, um lago que é um habitat com mais de um nicho de micro-organismos, a área fótica em que a luz penetra e os sedimentos em que é escuro.
- **Ecossistema:** Todas as partes interconectadas do ambiente, vivas ou não. Isso inclui todas as plantas, animais, micróbios, rochas, solos e água que afetam uns aos outros e os ciclos de nutrientes. Os ecossistemas são compostos por diversos habitats, alguns contêm todos os tipos de vida e outros, como os do interior das rochas, possuem apenas micróbios.

Neste capítulo, descrevemos os diversos tipos de habitats microbianos e explicamos como os micro-organismos obtêm o que necessitam para sobreviver em cada um. Também abordamos estratégias de estilos de vida usadas pelos micróbios para sua sobrevivência e para prosperarem em diferentes habitats.

# Definindo um Habitat

Um habitat possui um conjunto de características químicas e bióticas que o definem. Elas incluem água, oxigênio, pH e temperatura (todos são abordados no Capítulo 4), assim como:

> **Fontes de energia:** Incluem a luz, o carbono orgânico e os compostos inorgânicos reduzidos.

> **Recursos:** Incluem os nutrientes que contêm carbono, nitrogênio, enxofre, fósforo, ferro e muitos outros micronutrientes. Dois importantes recursos são os doadores e receptores de elétrons que são essenciais para a obtenção de energia por todas as células (veja o Capítulo 5).

> **Atividades:** As atividades incluem a produção primária dos compostos orgânicos pelos autótrofos, o consumo desses produtos orgânicos por heterótrofos e a conversão dos compostos inorgânicos e orgânicos no ambiente pelos quimiotróficos (veja os Capítulos 9 e 10, que detalham esse assunto).

Um habitat pode ser estratificado em termos de temperatura, oxigênio, nutrientes e luz solar. Essas estratificações compõem os diferentes nichos de um micro-organismo específico ou de grupos de micro-organismos. Eles podem ser adequadamente adaptados (veja Figura 11–1).

Para os micro-organismos, esses habitats estão em escalas de tamanho muito pequenas. Por exemplo, uma partícula do solo (veja a Figura 11–1) contém diversas condições químicas que definem os diferentes nichos.

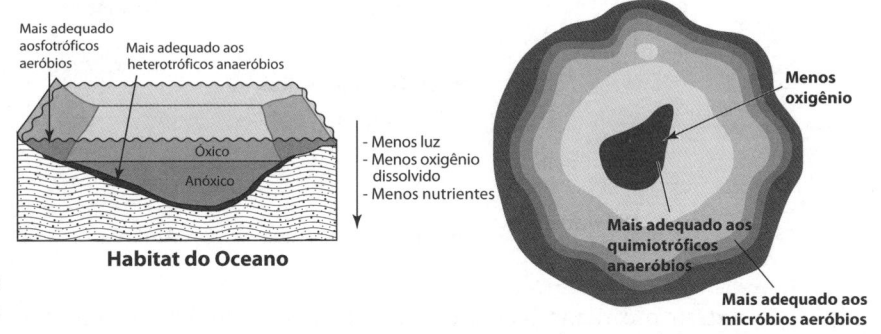

**FIGURA 11-1:** A estratificação de um habitat.

## Entendendo os Ciclos dos Nutrientes

Como a terra é um sistema fechado, nada nunca é perdido, apenas muda sua forma. Os nutrientes circulam entre os ambientes transformando oxidado em reduzido e moléculas simples em complexas. Os principais elementos que compõem todos os principais nutrientes são carbono, oxigênio, nitrogênio, fósforo e enxofre. Esses processos são denominados *processos biogeoquímicos*, porque os ciclos são afetados não apenas por processos biológicos, mas também por processos geológicos e químicos.

Apesar do seu pequeno tamanho, os micro-organismos têm um grande impacto nos processos biogeoquímicos. Já no século XIX, suspeitava-se de que as bactérias eram responsáveis pela reciclagem dos elementos entre os ambientes, e hoje sabemos quão extensos são seus papéis.

Para cada ciclo biogeoquímico, há reservatórios em que os compostos são armazenados e processos ativos que os transformam e movimentam ao redor.

## Ciclo do carbono

Os compostos orgânicos contêm carbono e constituem toda a vida celular do planeta. Incluem carboidratos, gorduras e proteínas. O dióxido de carbono ($CO_2$) não é uma fonte de carbono orgânico porque não possui ligações carbono-carbono (veja a Figura 11–2).

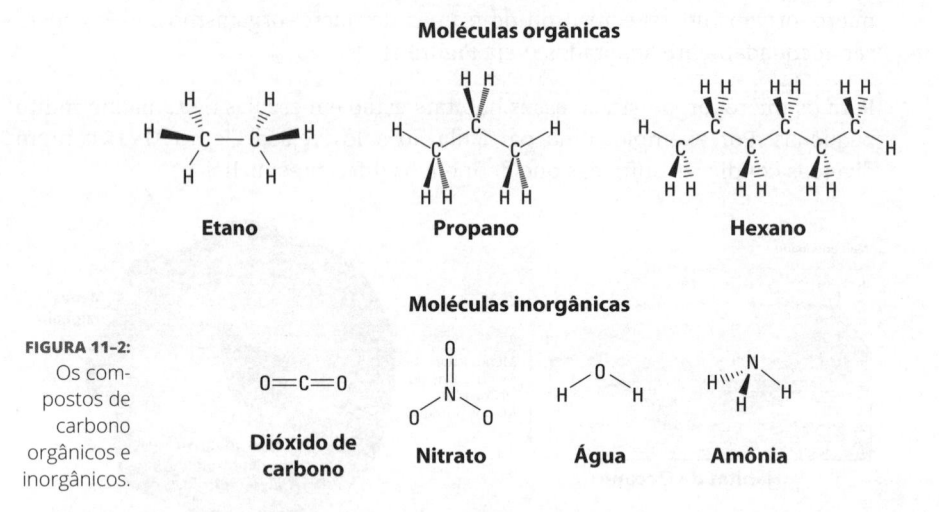

**FIGURA 11-2:** Os compostos de carbono orgânicos e inorgânicos.

Extrair o carbono inorgânico do ambiente e produzir compostos orgânicos é trabalho dos autótrofos, também chamados de *produtores primários*.

**LEMBRE-SE**

Todas as células precisam de uma fonte de carbono. Os autótrofos usam o carbono inorgânico na forma de $CO_2$ e incorporam o $CO_2$ às moléculas orgânicas. Os heterótrofos utilizam esse carbono orgânico diretamente. Além disso, lembre-se de que as células precisam de uma fonte de carbono e de energia. Os heterótrofos usam moléculas orgânicas tanto para a energia das ligações entre os átomos quanto para o carbono dentro das moléculas. Enquanto isso, os autótrofos possuem uma fonte de energia separada (como a luz ou a oxidação de outra molécula) e o $CO_2$ para suas necessidades de carbono.

Os principais autótrofos responsáveis pela fixação do carbono no planeta são as plantas e os micro-organismos fotossintetizantes, como algas, cianobactérias e outros tipos de fitoplâncton. Outros micróbios não fotossintetizantes fixam o carbono e contribuem um pouco mais para o material orgânico global.

Os heterótrofos, incluindo animais e micróbios, consomem o carbono orgânico e/ou liberam $CO_2$ como resíduo ou guardam o carbono orgânico até sua morte. A decomposição de organismos mortos pelos micro-organismos quebra a matéria orgânica em $CO_2$ e metano ($CH_4$), mas a decomposição completa leva décadas para alguns compostos mais resistentes. O $CH_4$ é revertido em $CO_2$ pelos metanotróficos e, assim, o ciclo se completa. O ciclo completo do carbono é ilustrado na Figura 11–3.

Os principais processos de utilização do carbono se dão através dos micróbios heterótrofos que o consomem na respiração (tanto aeróbica quanto anaeróbica) ou na fermentação. Animais marinhos e terrestres também consomem uma pequena quantidade da matéria orgânica produzida.

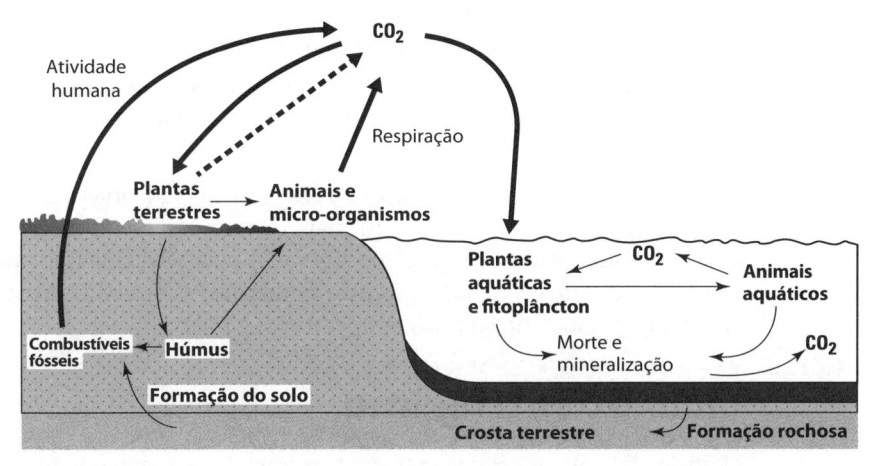

**FIGURA 11-3:** O ciclo do carbono.

Dentro do ciclo do carbono, há também um ciclo paralelo para o $CH_4$, que é produzido pelos micro-organismos *metanogênicos* (produtores de metano), chamados de metanógenos. Esses micróbios são encontrados nos sedimentos do oceano e pertencem exclusivamente ao reino Archaea. Os metanógenos só usam um pequeno número de compostos de carbono para produzir $CH_4$, $CO_2$ e acetato. Para produzir $CH_4$ a partir da matéria orgânica, precisam da ajuda dos organismos sintróficos (veja o box do Capítulo 5, "Os polissacarídeos oferecem uma vantagem para a bactéria", para uma descrição dessas bactérias interessantes).

Os principais processos incluem:

» **Fixação do carbono pelos autótrofos:** $CO_2$ → carbono orgânico
» **Respiração e fermentação:** Carbono orgânico → $CO_2$
» **Metanogênese:** Carbono orgânico ou $CO_2$ → $CH_4$
» **Metanotrofia:** $CH_4$ → $CO_2$

CAPÍTULO 11 **Descobrindo a Variedade de Habitats** 159

Os principais reservatórios de carbono incluem, por ordem crescente da porcentagem do carbono do planeta:

> » **Rochas:** Contêm carbono na forma de calcário. Quase 99,5% do carbono do planeta está contido nas rochas da crosta terrestre.
> 
> » **Oceanos:** Possuem a maior quantidade de $CO_2$ armazenada como ácido carbônico. E absorvem mais $CO_2$ da atmosfera à medida que seus níveis aumentam.
> 
> » **Hidratos de metano:** Moléculas presas de $CH_4$, produzidas pelos micróbios, congeladas nos sedimentos nas profundezas do oceano. O $CH_4$ vaza em diferentes taxas, dependendo da temperatura do mar.
> 
> » **Combustíveis fósseis:** Depósitos de material vegetal que foram convertidos em hidrocarbonetos ao longo de muitos milhões de anos.
> 
> » **Organismos:** Contêm uma quantidade significativa de carbono orgânico e o liberam de volta para o ambiente quando morrem.

Tanto o $CO_2$ quanto o $CH_4$ são gases do efeito estufa (adsorvem e emitem radiação infravermelha). Embora sejam mais recorrentes as informações sobre os gases do efeito estufa antropogênico (gerados pela atividade humana), o movimento do $CO_2$ e do $CH_4$ dentro e fora de alguns desses reservatórios geoquímicos possui um grande impacto nas temperaturas globais.

## Ciclo do nitrogênio

Além do carbono, as células também precisam do nitrogênio para produzir proteínas e ácidos nucleicos, por exemplo. Mas, ao contrário do carbono, que se apresenta através de diferentes formas de moléculas orgânicas mais complexas, o ciclo do nitrogênio envolve apenas diferentes estados de oxidação do nitrogênio.

O nitrogênio na atmosfera é muito abundante, constituindo 79% do ar, mas de uma forma que a maioria das células não consegue usar: o gás nitrogênio ($N_2$). Os processos microbianos são essenciais para a conversão do $N_2$ em amônia ($NH_3$), chamada de *fixação do nitrogênio*. Além da fixação a partir do ar, o nitrogênio é disponibilizado a partir da decomposição da matéria orgânica. Quando algum ser morre, os micro-organismos quebram as proteínas em aminoácidos e, em seguida, em amônia. Juntos, esses processos formam o ciclo do nitrogênio, cujo exemplo é mostrado na Figura 11-4. Assim como acontece com o carbono, há fontes e reservatórios de nitrogênio entre os quais diferentes processos agem para circular as moléculas contendo nitrogênio:

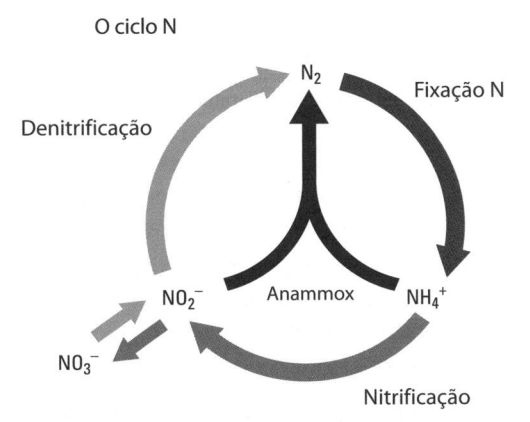

**FIGURA 11-4:** O ciclo do nitrogênio.

» **Amonificação:** Do N orgânico ao $NH_4^+$. É a decomposição das proteínas e dos ácidos nucleicos em amônia. E é realizada por muitos micro-organismos. Quando a amônia é usada para produzir aminoácidos e ácidos nucleicos, o processo é chamado de *assimilação*.

» **Denitrificação:** Do $NO_3^-$ ao $N_2$. Ocorre em condições anaeróbias. É prejudicial quando a denitrificação acontece em campos encharcados, porque isso faz com que o nitrogênio fixado escape em forma de $N_2$. E é benéfica quando acontece no tratamento de esgoto, pois reduz a quantidade de nitrogênio fixado na água tratada que chega aos lagos e rios.

» **Nitrificação:** Do $NH_4^+$ ao $NO_2^-$, e, então, do $NO_2^-$ ao $NO_3^-$. Cada reação é catalisada por diferentes bactérias que vivem juntas em solos neutros e bem drenados, pois solos alagados se tornam anóxicos rapidamente. Isso acontece extensivamente em solos, especialmente depois da adição de fertilizantes (naturais ou químicos). Como o $NO_3^-$ é muito solúvel, é drenado junto com a água rapidamente ou sucumbirá à denitrificação, se o solo ficar inundado.

» **Anammox:** Do $NO_2^-$ e o $NH_4^+$ ao $N_2$. Apenas um pequeno número de anaeróbios estritos realiza esse processo. Acontece extensivamente nos sedimentos marinhos e no tratamento de esgoto.

» **Fixação do nitrogênio:** Do $N_2$ ao $NH_3$. Pouquíssimos micróbios fixam o nitrogênio; assim, não contribuem muito para a quantidade total do nitrogênio fixado em geral; mas, como o nitrogênio fixado tem suprimento limitado, quando os fixadores de nitrogênio estão presentes, realmente são uma ótima ajuda para as plantas. Como a fixação do nitrogênio é muito cara metabolicamente, só acontece quando há muita energia disponível.

Existem duas categorias de bactérias que fixam o nitrogênio: as que vivem dentro dos tecidos das plantas (denominadas *simbióticas*) e as que vivem fora (chamadas de *vida livre*).

- As bactérias fixadoras de nitrogênio de vida livre incluem: *Azotobacter*, *Cianobactéria* e *Clostridium*.

- As bactérias simbióticas que fixam o nitrogênio incluem: *Rhizobia*, *Cianobactéria* e *Frankia*, todas serão discutidas a seguir.

Uma enzima é responsável pela fixação do nitrogênio, a *nitrogenase*. Essa enzima bacteriana é muito sensível à inativação pelo oxigênio, o que pode levá-lo a pensar que as bactérias que realizam esse processo se limitam a ambientes anaeróbios; mas, em vez disso, muitas desenvolveram estratégias elaboradas para manter o oxigênio longe da nitrogenase:

- A *Frankia*, um membro filamentoso da bactéria Actinomiceto, cria protuberâncias com paredes celulares espessas e reduz a difusão do oxigênio ($O_2$) para dentro da célula.
- A *Cianobactéria* utiliza heterocistos.
- A *Rhizobia* vive em nódulos e produz uma proteína ligante de oxigênio, chamada leg-hemoglobina, que mantém os níveis de $O_2$ livre baixos.
- Outras possuem altas taxas de consumo de oxigênio para que nunca haja uma grande concentração dentro da célula.

**LEMBRE-SE**

Dos mais oxidados e negativamente carregados até os mais reduzidos e positivamente carregados, os compostos de nitrogênio discutidos nesta seção são: nitrato ($NO_3^-$), nitrito ($NO_2^-$), nitrogênio gasoso ($N_2$), amônia ($NH_3$) e amônio ($NH_4^+$). O $NH_3$ é um gás e espontaneamente se converte em $NH_4^+$ em água quando o pH é neutro, onde é solúvel.

## Ciclo do enxofre

O ciclo do enxofre diz respeito a diferentes estados de oxidação do enxofre. Há muito mais estados do que o nitrogênio. O oceano é um grande reservatório de sulfato ($SO_4^{2-}$). O gás mais volátil, o sulfeto de hidrogênio ($H_2S$), é a forma mais reduzida de enxofre, e é usado por muitas bactérias que o oxidam, seja para o enxofre elementar ($S_0$) ou para sulfato. Algumas bactérias ainda armazenam o $S_0$ em suas células como uma fonte de elétrons para mais tarde (veja o Capítulo 10).

As bactérias redutoras de sulfato são abundantes e amplamente disseminadas. Elas reduzem o sulfato quando o carbono orgânico se encontra presente. O sulfeto produzido a partir da redução do sulfato se combina com o ferro para formar depósitos negros insolúveis de minerais de sulfeto de ferro (FeS e $FeS_2$). O $S_0$ é oxidado pelo *Thiobacilo*, produzindo ácido sulfúrico ($H_2SO_4$) e causando a acidificação do ambiente ao mesmo tempo. O $S_0$ também é reduzido ao sulfeto pelas arqueias hipertermófilas.

## DUPLAS FELIZES

Os processos microbianos são importantes para completar a maioria dos ciclos e, no processo, parear o ciclo de um nutriente com outro. O ciclo do cálcio no oceano é fortemente associado ao do carbono. Os níveis de $CO_2$ no ar determinam quanto será absorvido pelos oceanos. Quando absorvido, o $CO_2$ se converte em ácido carbônico ($H_2CO_3$), diminuindo o pH da água do mar. Os organismos que utilizam o $Ca^{2+}$ nos seus exoesqueletos, como a *Foraminifera* e os corais, precisam de um pH mais básico do oceano; caso contrário, os depósitos de carbonato de cálcio que produzem se dissolvem. Esses organismos são importantes fontes de alimento para outras vidas marinhas e, quando morrem, se tornam uma parte fundamental do ciclo da matéria orgânica e $Ca^{2+}$ no fundo do oceano em que os processos anóxicos quebram os compostos orgânicos muito lentamente, uma parte vital do ciclo do carbono.

## Ciclo do fósforo no oceano

Ao contrário dos ciclos de nitrogênio e enxofre, em que os elementos mudam os estados de oxidação, o ciclo do fósforo segue a mudança na solubilidade (veja no box a seguir que o ciclo do cálcio é afetado pelo pH). O fósforo mais solúvel é mais disponível para plantas, e vice-versa. Esses elementos também realizam o ciclo em razão das atividades dos micro-organismos; mas, ao contrário dos outros ciclos, não há formas voláteis que escapam. Assim como os outros ciclos de nutrientes, manter o equilíbrio é muito importante para a vida marinha e terrestre.

# Socialização Microbiana em Comunidades

Os micróbios que vivem juntos em comunidades interagem uns com os outros de maneiras positivas, negativas ou neutras. Eles competem com outros membros de sua guilda por recursos e com todos por espaço. Os micróbios também cooperam entre si para empregar os recursos de maneira mais eficiente. Eles orquestram essas interações comunicando-se com os membros da própria espécie e com outras espécies através das moléculas de sinalização química. Quando coordenadas, essas células microbianas produzem estruturas chamadas de *biofilmes*, dentro das quais estão protegidas das tensões externas.

## Usando o *quorum sensing* para comunicar

*Quorum sensing* é o processo no qual as vias regulatórias dentro das células de uma população de bactérias são controladas pela densidade das células de seu próprio tipo de célula. Como o nome indica, se um número suficiente de células (um *quorum*) estiver presente, elas realizam algo que requer mais de uma célula para o trabalho. O *quorum sensing* controla a formação dos biofilmes e a produção das toxinas, entre muitas outras coisas, algumas não totalmente compreendidas.

As células produzem uma molécula sinalizadora chamada de *autoindutores*, que é detectada por outras células na vizinhança. Quando uma quantidade razoável de células produz um autoindutor, as concentrações se tornam suficientemente altas dentro da célula para desencadear a expressão gênica. Alguns autoindutores são específicos para a mesma espécie de bactérias, enquanto outros sinalizam entre espécies. As bactérias Gram-negativas produzem as moléculas de acil-homoserina lactonas (AHL) e o autoindutor 2 (AI-2). As bactérias Gram-positivas utilizam peptídeos curtos como sinalizadores.

## Vivendo nos biofilmes

Sempre que você tiver um fluido passando sobre uma superfície, como a água sobre as rochas em um riacho ou a saliva sobre os dentes em sua boca, os biofilmes se formam. Um *biofilme* é uma coleção de micróbios, geralmente bactérias e às vezes arqueias, dentro de uma matriz pegajosa presa a uma superfície. As bactérias produzem as substâncias que unem o biofilme, que podem ser polissacarídeos, proteínas e até mesmo DNA. Pode haver um número impressionante de espécies de micro-organismos dentro de um biofilme ou apenas um pequeno número de espécies. Entretanto, as bactérias não estão apenas presas na matriz, elas constituem uma comunidade viva e crescente.

De longe, o biofilme parece um filme sobre uma superfície; porém, de perto, possui espaços vazios (como mostrado na Figura 11–5), que permitem que o líquido flua, de modo que os gases e nutrientes sejam reciclados.

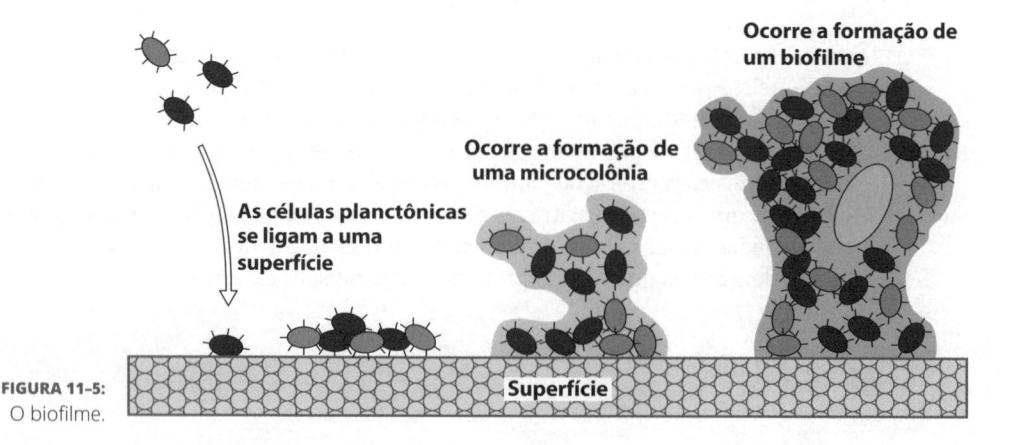

**FIGURA 11-5:** O biofilme.

## CONTROLANDO OS BIOFILMES

Os biofilmes bacterianos protegem os habitantes de uma variedade de coisas, como distúrbios mecânicos, exposição a substâncias tóxicas, como os antibióticos, e predadores. Eles se tornam um problema para os seres humanos pois tendem a entupir canos e filtros, se formam em equipamentos e dispositivos médicos e protegem patógenos humanos durante uma infecção.

Como os biofilmes são resistentes aos antibióticos e são protegidos da fagocitose pelas células imunológicas, os organismos em um biofilme são realmente difíceis de se livrar. O desenvolvimento de pesquisas recentes tem como objetivo evitar a formação de biofilmes, assim como gerar tratamentos para a eliminação de biofilmes através de meios mecânicos e produtos químicos.

Aqui estão as principais razões pelas quais as bactérias formam os biofilmes:

» **Para proteção:** Os biofilmes se formam para proteger as células dos predadores, das tensões ambientais e evitar que sejam mecanicamente removidas de uma superfície. Uma característica importante de um biofilme é o fato de as células dentro dele serem resistentes aos antibióticos, principalmente porque os medicamentos não conseguem penetrar na matriz.

» **Para manter as células no lugar:** Os biofilmes também são criados para capturar nutrientes.

» **Para proximidade:** Quando as células se encontram suficientemente próximas, se comunicam e trocam o material genético e outras moléculas.

» **Porque é o padrão:** Os biofilmes são provavelmente muito comuns na natureza, onde os nutrientes estão disponíveis; mas, às vezes, são difíceis de se obter.

Nas partes sólidas de um biofilme, existem gradientes de oxigênio. Os níveis de oxigênio são mais altos na superfície ou próximos de um orifício no biofilme, e diminuem na direção do centro de uma área sólida. Essas áreas de baixo oxigênio são consideradas um lugar perfeito para a colonização de bactérias anaeróbias ou arqueias.

## Explorando esteiras microbianas

Você pode pensar em uma esteira microbiana como um exemplo extremo de biofilme. Elas começaram a ser formadas 3,5 bilhões de anos atrás e foram o principal tipo de ecossistema por um longo tempo. Quando as plantas chegaram e começaram a competir com as esteiras pela luz, e quando os predadores chegaram e começaram a se alimentar de bactérias, o número de esteiras diminuiu. Elas ainda são encontradas hoje, principalmente em habitats com temperaturas extremas ou com altos níveis de sal.

As esteiras microbianas possuem muitos centímetros de espessura e são compostas de várias camadas, cada uma com diferentes espécies de bactérias. Os processos microbianos, assim como os fatores físicos, resultam em cada camada com diferentes concentrações de oxigênio, de nutrientes e de condições do pH. As cianobactérias filamentosas e as bactérias *quimiolitotróficas* (oxidantes de sulfato) são membros comuns das esteiras microbianas. Devido à dinâmica dentro dessas esteiras e à sua idade, são encontradas entre alguns dos ecossistemas mais complexos, contendo o maior número de diferentes espécies conhecidas. As esteiras são consideradas ecossistemas no verdadeiro sentido da palavra, porque contêm produtores primários (as cianobactérias ou as quimiolitotróficos, que produzem compostos de carbono orgânico a partir do $CO_2$), e os consumidores (os heterotróficos), que circulam todos os principais nutrientes, como o carbono e o nitrogênio.

# Descobrindo os Micróbios em Habitats Aquáticos e Terrestres

Tudo não está em todos os lugares, por isso, embora os micróbios sejam encontrados em todos os habitats, as espécies possuem seus habitats preferidos e alguns não tão ideais, que ocupam apenas ocasionalmente. A maioria dos habitats aquáticos (de água salgada e doce) e a dos habitats terrestres contêm plantas, animais, invertebrados e micróbios. Isso é diferente dos habitats subsuperficiais, que são inteiramente microbianos. Foi encontrada vida até em milhares de metros de profundidade, possivelmente representando 40% da biomassa da Terra.

Além dos ciclos de nutrientes, algumas outras coisas descrevem uma comunidade microbiana: os *membros* (quem está lá), a *diversidade* (quantas espécies diferentes prosperam juntas) e a *biomassa* (o tamanho das populações). Os fatores que afetam a vida microbiana são as concentrações de nutrientes, a mistura e a concentração de oxigênio.

## Prosperando na água

Os micro-organismos fotossintetizantes são comumente encontrados em habitats de água doce e salgada. Incluem algas e cianobactérias que ou flutuam na coluna de água (planctônico) ou ficam presos em superfícies (bentônica).

Os níveis de oxigênio dos habitats de água doce influenciam os tipos de comunidade que podem viver nele. Os níveis de oxigênio variam dependendo da quantidade de produção primária. As altas taxas de fixação do carbono pelos produtores primários são um problema para todos os habitats aquáticos, pois levam a picos de atividade heterotrófica que consomem todo o seu oxigênio. Esse aumento no consumo de oxigênio também afeta os rios e os oceanos, mas os lagos de água doce no verão são particularmente vulneráveis, porque tendem a ser estratificados sem muita mistura.

O material orgânico e os autótrofos mortos na camada superior afundam para a base do lago. Como as taxas de difusão do oxigênio para a água são baixas, os heterótrofos na parte inferior utilizam rapidamente todo o oxigênio disponível ao consumir a matéria orgânica. Essa área sem oxigênio é chamada de *zona anóxica* e não é adequada para peixes ou invertebrados, mas pode ser perfeita para os micro-organismos anaeróbicos.

Os oceanos costeiros e o mar profundo são outros dois habitats aquáticos dos micro-organismos. A Figura 11–6 mostra os diferentes habitats existentes no oceano.

A zona fótica se estende até 300 metros, onde a luz penetra na água, fornecendo uma fonte de energia para uma grande variedade de micro-organismos marinhos fototróficos, como algas, fitoplânctons e bactérias. Imediatamente abaixo da zona fótica, até 1.000 metros, não há luz, mas ainda há atividade biológica. Os níveis de nutrientes aqui são muito baixos, porém existem bactérias e arqueias que são adaptadas às baixas concentrações nutricionais e se tornam abundantes. Abaixo de 1.000 metros é o mar profundo, onde há muito menos atividade biológica por causa da baixa temperatura, dos baixos níveis de nutrientes e da alta pressão, que aumenta com a profundidade. Há alguns habitats microbianos únicos no mar profundo para as bactérias e as arqueias capazes de suportar grande pressão, como aquelas perto das fontes hidrotermais e nos sedimentos.

## FOTOTRÓFICOS OXIGÊNICOS E ANOXIGÊNICOS

Ambos são autótrofos que usam $CO_2$ como fonte de carbono, mas cada um utiliza diferentes doadores de elétrons. Os fototróficos oxigênicos usam a água ($H_2O$) como doador, enquanto os fototróficos anoxigênicos, moléculas reduzidas, como o $H_2S$ e o $H_2$. Embora algumas vezes pensemos nas algas e nas cianobactéria como consumidoras de $CO_2$ e produtoras de $O_2$, deveríamos pensar nelas como usuárias de $CO_2$ e de $H_2O$ (por diferentes razões, é claro) e produtoras de $O_2$.

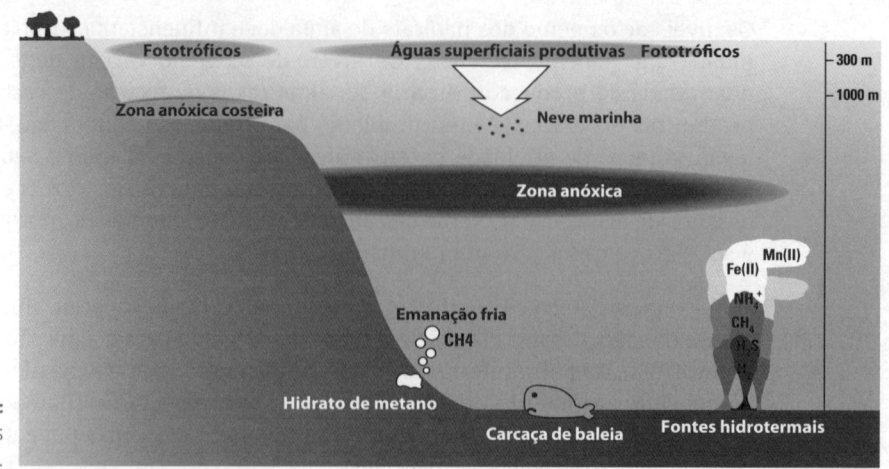

**FIGURA 11-6:** Os habitats do oceano.

## Profusão no solo

Outro importante habitat microbiano é o solo. O solo é constituído por minerais, matéria orgânica, água e micro-organismos, com bolsões de ar misturados. A composição do solo varia muito. Por exemplo, o solo seco possui pouquíssima água; o solo compactado, menos ar; o solo mineral, pouca matéria orgânica; e o solo orgânico, muita. A menor unidade do solo é a partícula que possui muitos habitats dentro de si (veja a Figura 11–7). Diferentes partes de uma partícula de solo contêm diferentes microcolônias de bactérias, arqueias ou hifas de fungos crescendo nelas. Algumas partes são aeróbicas, porém muitas são anóxicas e lar de micro-organismos anaeróbicos.

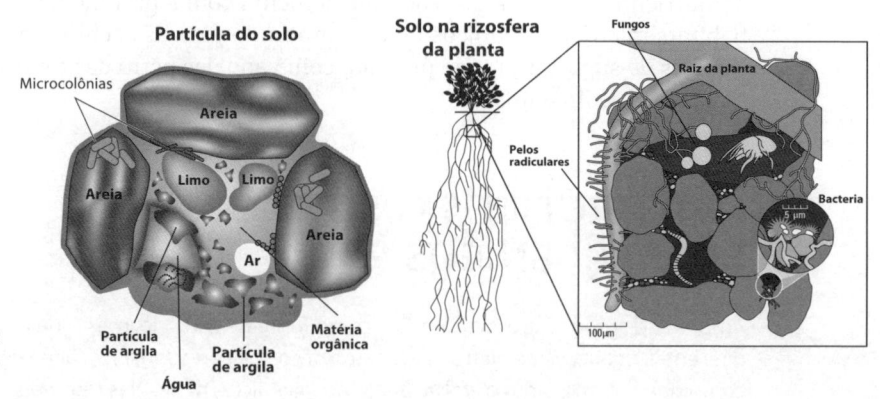

**FIGURA 11-7:** Os habitats do solo.

168   PARTE 3   **Desmembrando a Pluralidade Microbiana**

Um habitat do solo muito importante para os micro-organismos é o entorno das raízes das plantas, denominado *rizosfera* (veja a Figura 11–7). As raízes das plantas excretam muitos compostos no solo, como ácidos orgânicos, aminoácidos e açúcares. Esses compostos atraem e suportam o crescimento de muitos tipos de micróbios, incluindo as bactérias e os fungos. Alguns desses micróbios da rizosfera são benéficos para as plantas porque competem com os agentes patogênicos no solo e produzem pequenas moléculas que são absorvidas pelas plantas e utilizadas na manutenção do equilíbrio hormonal. Esses micro-organismos benéficos são chamados de rizobactérias promotoras do crescimento das plantas (PGPR), pois ajudam no crescimento das plantas e vivem na rizosfera, ao contrário das bactérias simbióticas que habitam os tecidos das plantas.

# Convivendo com Plantas e Animais

Os micro-organismos não apenas habitam as partes não vivas dos ecossistemas, existem muitos habitats microbianos sobre e dentro de outros organismos, incluindo plantas, animais e até mesmo seres humanos. A intensidade da interação entre os micróbios e seu habitat vivo pode ser alta (quando ambos precisam um do outro para viver) ou baixa, a ponto de não ser percebido pelos organismos. As relações muito íntimas entre os organismos são chamadas de *simbiose*, um micro-organismo é denominado *simbionte* e o outro, *hospedeiro*. A natureza da relação entre os organismos pode ser positiva, negativa ou neutra. Para a maior parte, apenas as relações positivas e neutras são abordadas aqui, porque os relacionamentos negativos, como as infecções, são discutidos nos Capítulos 15 e 17.

Os micro-organismos formam uma relação simbiótica uns com os outros, assim como com outros organismos. Os liquens são um exemplo de onde algas ou cianobactérias vivem em uma associação muito próxima com a hifa fúngica para benefício mútuo de ambas. As algas ou cianobactérias fazem compostos orgânicos através da fotossíntese e os fungos lhes fornecem apoio e proteção. Quando um líquen se reproduz, os esporos são formados através de uma célula de alga envolvida em uma pequena hifa fúngica (veja a Figura 11–8).

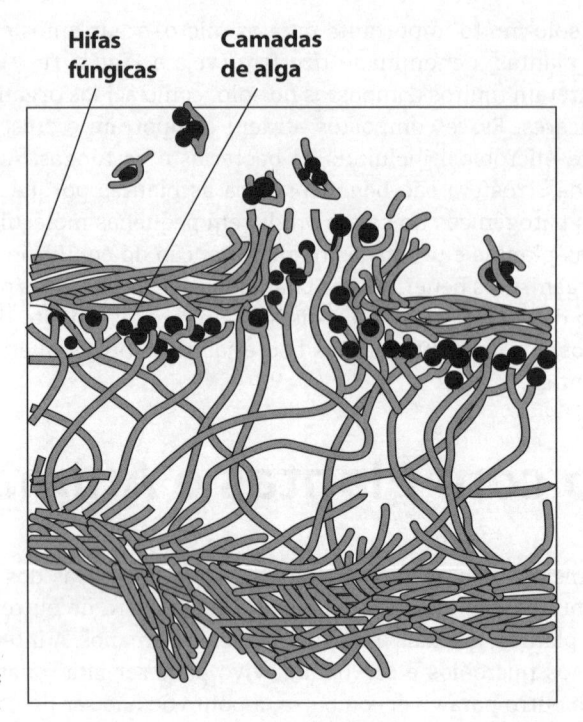

**FIGURA 11-8:**
Os liquens.

## Convivendo com as plantas

As plantas são repletas de micro-organismos. Toda a superfície de uma planta — tanto acima do solo quanto abaixo dele — é colonizada por micro-organismos. As plantas estabelecem relações íntimas com alguns deles, como as bactérias e os fungos, que lhes fornece nitrogênio fixado, pequenas moléculas e proteção contra patógenos em troca de açúcares. Existem muitos tipos diferentes de interações planta-micróbio. Algumas são abordadas aqui.

Como mencionado na seção anterior, sobre o ciclo do nitrogênio, as plantas são limitadas pela falta de nitrogênio fixado e muitas vezes vivem em associação com bactérias fixadoras de nitrogênio, o que ocorre no solo com os micróbios de vida livre ou dentro dos tecidos radiculares.

As leguminosas são plantas que formam um nódulo na raiz dentro do qual vivem os rizóbios. O termo *rizóbio* se refere ao grupo de rizobactérias formadoras de nódulos que incluem espécies de *Rhizobium* e de *Bradyrhizobium*, entre outras. A Figura 11–9 fornece uma visão geral de como as bactérias infectam os pelos radiculares e então formam um nódulo dentro do qual fixam o nitrogênio que beneficia a planta. As leguminosas são extremamente importantes para a agricultura porque devolvem parte do nitrogênio fixado ao solo quando plantadas em sistema de rotação com outras culturas. Os rizóbios possuem uma preferência por quais leguminosas colonizam; assim, há uma espécie diferente para cada tipo de planta, incluindo a alfafa, o trevo, a soja e a ervilha.

As plantas não leguminosas também criam uma interação com as bactérias fixadoras de nitrogênio. Um exemplo é a árvore de amieiro, que interage com as bactérias filamentosas *Frankia*. A parceria gera bastante nitrogênio fixado, a ponto de os amieiros crescerem em solos pobres em nitrogênio. A *Frankia* não é tão exigente quanto os rizóbios e também coloniza outras plantas lenhosas.

Os fungos micorrízicos formam importantes relações simbióticas com muitas plantas distintas, algumas das quais dependem deles para sobreviver (veja o Capítulo 13 para uma discussão completa sobre os fungos micorrízicos). Micorriza é o nome do crescimento fúngico, que se estende para cobrir uma área muito maior do que o próprio sistema radicular da planta. Embora a micorriza não realize a fixação do nitrogênio, fornece à planta acesso a mais água e nutrientes do que conseguiria sem ela.

O gênero bacteriano *Agrobacterium* forma uma associação parasítica com as plantas, denominada doença da galha-da-coroa, que causa o crescimento de tumores nos tecidos vegetais. As espécies de *Agrobacterium* possuem um grande plasmídeo denominado plasmídeo indutor de tumor (Ti), que é transferido para o DNA da planta hospedeira. Uma vez integrado ao DNA da planta, os genes do plasmídeo Ti fazem com que as células vegetais criem aminoácidos modificados chamados de *opinas*, que só são metabolizados pelas bactérias e são usados como fonte de carbono e de nitrogênio. A *Agrobacterium* é considerada uma praga das plantas, mas a pesquisa sobre o plasmídeo Ti tem sido útil para as estratégias da biotecnologia que visam alterar geneticamente as células vegetais (veja o Capítulo 16).

Pelos radiculares

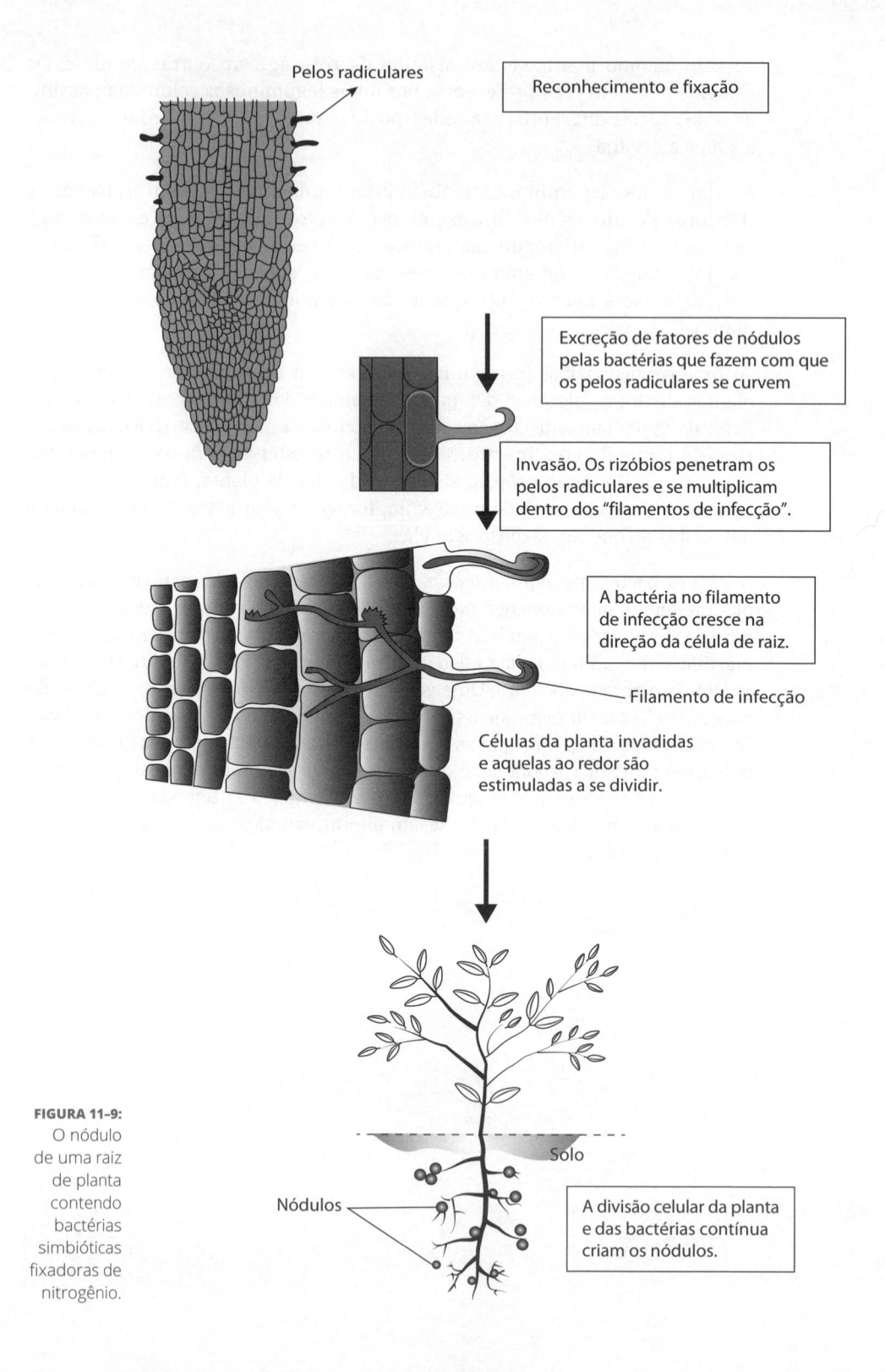

**Reconhecimento e fixação**

**Excreção de fatores de nódulos pelas bactérias que fazem com que os pelos radiculares se curvem**

**Invasão.** Os rizóbios penetram os pelos radiculares e se multiplicam dentro dos "filamentos de infecção".

A bactéria no filamento de infecção cresce na direção da célula de raiz.

Filamento de infecção

Células da planta invadidas e aquelas ao redor são estimuladas a se dividir.

Solo

Nódulos

A divisão celular da planta e das bactérias contínua criam os nódulos.

**FIGURA 11-9:** O nódulo de uma raiz de planta contendo bactérias simbióticas fixadoras de nitrogênio.

## Convivendo com animais

Embora os onívoros obtenham alguns nutrientes através da fermentação do material vegetal no intestino, os herbívoros são completamente dependentes dessa fermentação para sua sobrevivência. A celulose é o material estrutural dos tecidos das plantas e é composta por moléculas de glicose. Como apenas os micróbios possuem a enzima para digerir a celulose em subunidades de glicose, são essenciais para a sobrevivência dos animais ruminantes (como as vacas). Os ruminantes dispõem de um estômago especializado, o rúmen, em que o material vegetal é fermentado pelas bactérias.

A maioria dessas bactérias é *celulolítica*, e requer o pH e a temperatura adequados, bem como o ambiente anóxico dentro do rúmen, para realizar a fermentação da celulose com sucesso. Depois que os micróbios quebram a celulose em glicose, é fermentada em ácidos graxos pequenos, que são absorvidos pelo animal como nutriente. Em seguida, as próprias bactérias são digeridas, fornecendo proteínas e vitaminas. Os gases $CO_2$ e $CH_4$ são produzidos como resíduos e são arrotados. Além das bactérias degradadoras de celulose e das fermentadoras de glicose, o rúmen também contém arqueias metanogênicas que utilizam o $H_2$ produzido pelos fermentadores para reduzir o $CO_2$ em $CH_4$.

Todos os animais são provavelmente colonizados pelos micróbios, e o corpo humano não é uma exceção. Estima-se que há dez vezes mais células microbianas do que humanas em uma única pessoa. Esforços consideráveis têm sido aplicados na catalogação dos micróbios que habitam o corpo humano, usando o sequenciamento do gene do RNAr 16S. Numerosos estudos utilizando esse método encontraram evidências de bactérias em alguns locais, incluindo todo o comprimento do trato digestório, respiratório, urogenital, assim como na pele. O papel desses micro-organismos na saúde e na doença humana ainda não está claro, mas há um esforço conjunto para se verificar se existe um padrão de colonização microbiana associado à saúde humana. Ainda não há certezas, mas existem sugestões de que os locais que tradicionalmente são considerados estéreis estejam colonizados por bactérias, como o cérebro e o feto *no útero*.

## Convivendo com insetos

Como todos os outros animais, os insetos são colonizados por um conjunto diverso de espécies microbianas. Ao contrário dos outros animais, até onde sabemos, possuem simbiontes que afetam sua reprodução. Estima-se que 60% das espécies de insetos sejam infectadas por micróbios, que são passados de pais para filhos e afetam tanto o sexo quanto a sobrevivência das larvas. Um exemplo de uma bactéria manipuladora de reprodução é a *Wolbachia*, discutida no box "De onde você vem? Wolbachia!", do Capítulo 12.

O intestino posterior dos cupins atua como um rúmen, digerindo a celulose e a hemicelulose com a ajuda de simbiontes microbianos. Alguns cupins contêm principalmente bactérias em seu intestino posterior, enquanto outros, bactérias e protistas anaeróbios. Os protistas dentro do intestino dos cupins também dispõem de simbiontes que produzem $CH_4$ ou acetato como resíduo.

## Convivendo com as criaturas do oceano

Alguns dos simbiontes microbianos mais interessantes são os dos invertebrados oceânicos.

Por exemplo, uma pequena espécie de lula dispõe de um órgão luminoso colonizado por uma espécie bacteriana denominada *Aliivibrio fischeri*. Esse órgão emite luz à noite, o que o protege dos predadores que nadam abaixo delas, e as confundem com a luz do luar. A lula escolhe seletivamente seu simbionte dentre muitos existentes na água do mar, permite que a bactéria escolhida cresça até altas densidades celulares dentro de seu corpo e, então, expulsa toda a população uma vez por dia.

Em torno de fontes hidrotermais, os vermes tubulares gigantes absorvem compostos inorgânicos reduzidos como o $H_2$, o $H_2S$ ou o $NH_4^+$, que são entregues aos simbiontes bacterianos para serem utilizados como doadores de elétrons para o metabolismo. Estes autótrofos bacterianos produzem o material orgânico que fornece aos vermes tubulares todos os nutrientes de que necessitam.

Os corais formam algumas das estruturas mais importantes ecologicamente no oceano, fornecendo habitats para inúmeros peixes. Embora não haja tecnicamente uma simbiose obrigatória entre as algas e os invertebrados marinhos, os corais são muito menos saudáveis sem essas algas.

# Tolerando Regiões Extremas

Os eucariontes não toleram muito bem condições extremas. As células mais resistentes são as das bactérias e especialmente as das arqueias.

Os *termófilos* são organismos que prosperam em ambientes com altas temperaturas, crescendo em temperaturas acima de 45°C. Os hipertermófilos exigem temperaturas ainda mais altas, com o crescimento ideal ocorrendo acima de 80°C. As arqueias mais tolerantes ao calor foram encontradas em temperaturas acima de 122°C. Os termófilos são encontrados em fontes termais e outras regiões geotérmicas, mas apenas em ambientes sob pressão, como fontes hidrotermais nas profundezas do oceano, permitem que a água seja aquecida a temperaturas acima de 100°C.

> **MANTENDO TODOS JUNTOS**
>
> As membranas das células das arqueias são perfeitamente adequadas para temperaturas altas, pois não derretem como as membranas bacterianas. Isso porque as membranas celulares das arqueias formam uma única camada de subunidades de fitanil ligadas umas às outras. Nas bactérias, essa membrana é composta por duas camadas de fosfolipídios que se associam por causa de interações hidrofóbicas (ou seja, porque não são solúveis na água). Isso significa que quando a membrana celular bacteriana é flexível e começa a se desintegrar em altas temperaturas, a membrana celular das arqueias, que é mais rígida, permanecerá intacta mesmo quando as temperaturas subirem.

Outra característica essencial dos micróbios encontrados no fundo do oceano é a capacidade de tolerar altas pressões. Os *piezófilos* não só suportam as altas pressões do ambiente no mar profundo, como prosperam lá. Idealmente crescem em ambientes sob pressões entre 300atm e 400atm (uma unidade de pressão: a atmosfera padrão), mas também o fazem a 1atm (a pressão atmosférica ao nível do mar, que seria considerada normal para nós). Os piezófilos extremos da fossa das Marianas requerem mais de 400atm, e crescem idealmente entre 700atm e 800atm.

Os *acidófilos* são bactérias e arqueias que requerem baixa acidez para sobreviver. Os ambientes ácidos incluem os solos perto de atividade vulcânica, dentro do estômago e na drenagem ácida de mina. Embora o termo *acidófilo* seja definido como um ser que possui a capacidade de crescer a um pH abaixo de 4, os ambientes mencionados têm um pH inferior a 2 e são conhecidos por abrigar bactérias e arqueias.

Os *psicrófilos* se adaptam bem em temperaturas baixas, como a água do mar polar, a neve ártica e as profundezas do oceano. Essas bactérias, arqueias ou algas se dão melhor abaixo de 15°C e muitas morrem na temperatura de 20°C.

# Detectando Micróbios em Lugares Inesperados

Parece que em todos os lugares para onde olhamos, encontramos micróbios. O que ainda é incerto é como impactam tanto o próprio ambiente quanto nossas vidas. Há muito interesse em encontrar micróbios onde ainda não os procuramos e mensurar suas atividades.

## MICRÓBIOS NO ESPAÇO

Se encontrarmos micro-organismos que pensamos ter origem no espaço, precisamos ter certeza de que não fomos nós que os levamos para lá. A NASA gasta muito tempo e energia para ter certeza de que os equipamentos enviados ao espaço não carreguem minúsculos passageiros da Terra. Para tudo que é lançado ao espaço, especialmente nas missões de Marte ou para ainda mais longe, é construída uma sala limpa que possui tratamento específico de ar e é esterilizada todos os dias. Essas salas não são exclusivas da indústria espacial, são usadas pela indústria farmacêutica e de equipamentos médicos.

Para se certificar de que suas salas limpas estejam livres de formas de vida, os microbiologistas da NASA procuram com cuidado por todos os organismos intactos. Uma nova espécie de bactéria chamada *Tersicoccus phoenicis* foi encontrada em duas diferentes salas limpas da NASA. Ironicamente, apenas porque essas salas são frequentemente higienizadas com produtos químicos, calor e desumidificação que micro-organismos capazes de sobreviver a essas condições severas foram encontrados. É provável que esses organismos vivessem felizes em algum lugar do ambiente, mas, como ninguém os procurou, nunca foram vistos antes.

A descoberta de micróbios em nossos ambientes construídos realmente aumentou nos últimos anos, a partir de estudos de tudo, desde chuveiros, aviões e até do concreto. Buscar micróbios em hospitais e equipamentos hospitalares é cada vez mais importante, à medida que o número de infecções hospitalares e de agentes patogênicos resistentes a antibióticos continua a crescer.

Existem micróbios no espaço? Há uma controversa evidência em torno de um elemento encontrado em dois meteoritos, porém não está claro se esses seres representam restos de micróbios fossilizados ou outra coisa.

# 4 Conhecendo os Micróbios

**NESTA PARTE...**

Familiarize-se com os micro-organismos dos três domínios de vida — desde aqueles sobre os quais sabemos muito (como bactérias, vírus, fungos e os protistas) até os que conhecemos pouco, como arqueias e partículas subvirais).

Conheça os diversos tipos de bactéria, importantes para os ciclos geoquímicos e para a saúde humana.

Tenha uma visão geral dos micro-organismos eucariontes, que incluem leveduras, fungos e uma grande diversidade de protistas, como algas, fitoplânctons, amebas, entre outros.

Descubra as estruturas e o comportamento dos vírus, englobando os que infectam as plantas, os animais e as bactérias.

**NESTE CAPÍTULO**

**Familiarizando-se com as bactérias**

**Apresentando as arqueias**

# Capítulo 12
# Conheça os Procariontes

Juntamente com os vírus, os procariontes constituem a maior parte da diversidade evolutiva do planeta. Há uma estimativa aproximada do número das células bacterianas e das arqueias como sendo de aproximadamente $2,5 \times 10^{30}$. A quantidade de espécies é mais difícil de determinar. Alguns cientistas imaginam que há muito mais espécies de procariontes do que de todos os organismos eucariontes combinados, enquanto outros pensam que é o inverso. De qualquer maneira, mais espécies procariontes são descobertas todos os anos e é provável que apenas tenha sido descoberta a ponta do iceberg da diversidade!

**CUIDADO**

O termo *procarionte* é, de certo modo, um nome incorreto, porque é usado para caracterizar todas as células não nucleadas, em oposição aos eucariontes, que possuem núcleo e organelas, entre outros. As bactérias e as arqueias se enquadram nessa categoria; no entanto, são mais distantes entre si do que as arqueias e os eucariontes (o terceiro grande domínio da vida). Assim, tecnicamente, não deveriam ser agrupadas juntas. Como as bactérias e as arqueias apresentam outras semelhanças, é simplesmente mais conveniente estudá-las ao mesmo tempo neste livro. Porém, as arqueias e as bactérias são fundamentalmente diferentes entre si em termos de estrutura celular e genes, incluindo aqueles usados para determinar sua ascendência.

Entender o grande número de diferentes espécies e estilos de vida não é uma tarefa fácil. Na verdade, os cientistas trabalharão por muitos anos e ainda não haverá uma lista ordenada. Com isso em mente, reunimos um capítulo para descrever as principais diferenças entre os distintos procariontes, baseando-nos em como se relacionam entre si e vivem.

Outro termo utilizado para analisar as relações entre as espécies no sentido evolucionário é *filogenia*. Ela é medida através da comparação entre os códigos genéticos de cada organismo. Há várias maneiras de realizar essa tarefa, e algumas são resumidas no Capítulo 11.

**DICA**

Existem três domínios da vida: Bacteria, Archaea e Eukarya. E dentro de cada um se encontram vários *filos*. Um filo é uma grande divisão evolutiva, que é desmembrada novamente em: *classe*, *ordem*, *família*, *gênero* e *espécie*. Esse tipo de organização é chamado de *classificação taxonômica*.

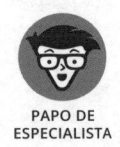

**PAPO DE ESPECIALISTA**

O reino costumava ser o mais alto nível taxonômico até recentemente, quando a nova classificação superior, o domínio, foi adicionada. O reino ainda é uma importante classificação para descrever os principais grupos dentro do domínio Eukarya, porém é menos útil para classificar os domínios Bacteria e Archaea. Por essa razão, o termo reino não é usado neste capítulo.

# Conhecendo o Domínio Bacteria

Dos dois domínios de procariontes, o Bacteria é o mais bem estudado, e contém todos os patógenos procarióticos conhecidos. Na realidade, apenas cerca de 1% de todas as bactérias foi estudada em detalhes, e dessas, apenas uma pequena proporção causa doenças. Algumas, como as do gênero *Pseudomonas*, aproveitam a oportunidade para colonizar os seres humanos quando seu sistema imunológico se encontra enfraquecido. No entanto, elas não são primariamente patógenos humanos e vivem principalmente como bactérias de vida livre no solo. Outras, como as dos gêneros *Wolbachia* e *Mycoplasma*, não contêm parede celular e não vivem fora de uma célula hospedeira. A Figura 12–1 mostra uma visão geral dos filos conhecidos do domínio Bacteria.

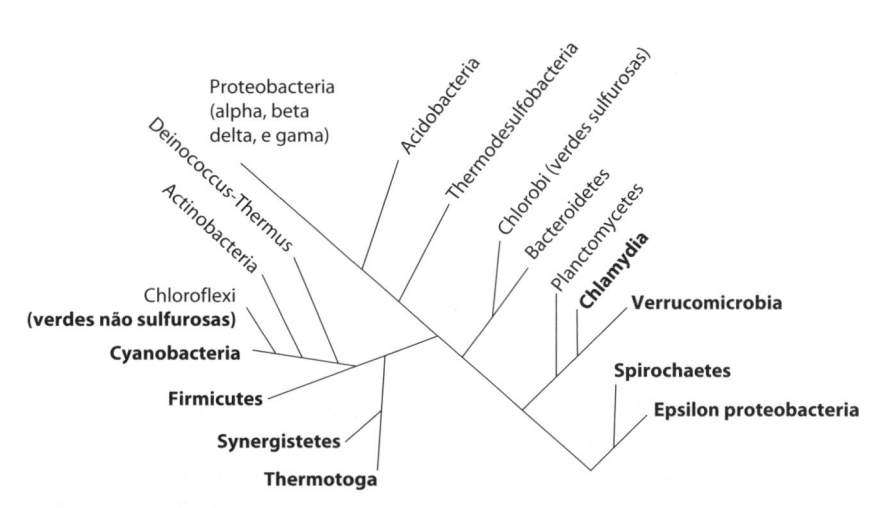

**FIGURA 12-1:** A árvore filogenética da bactéria.

*Árvore filogenética mostrando: Deinococcus-Thermus, Actinobacteria, Proteobacteria (alpha, beta, delta, e gama), Acidobacteria, Thermodesulfobacteria, Chlorobi (verdes sulfurosas), Bacteroidetes, Planctomycetes, Chlamydia, Chloroflexi (verdes não sulfurosas), Cyanobacteria, Firmicutes, Synergistetes, Thermotoga, Verrucomicrobia, Spirochaetes, Epsilon proteobacteria.*

## As bactérias Gram-negativas: Proteobacteria

Esse filo contém todos os tipos de diversidades metabólicas interessantes que não correspondem aos caminhos evolutivos da diversidade. Isso provavelmente se deu porque os membros vêm trocando seus DNAs e adotando características que outras bactérias precisaram evoluir para obter. Esse tipo de transferência genética é chamada de transferência lateral de genes (TLG ou, às vezes, transferência horizontal de genes, THG) e faz com que decifrar a evolução bacteriana seja muito mais complicado. As proteobactérias são divididas geneticamente em cinco grandes classes, denominadas através de algumas letras do alfabeto grego: alfa ($\alpha$), beta ($\beta$), delta ($\delta$), gama (I) e epsilon ($\varepsilon$).

Esse grupo parece ter o maior número de espécies, e muitas foram isoladas em culturas laboratoriais. Diversos membros do filo Proteobacteria são modelos de estudo dos sistemas microbianos, como a genética (*E. coli*) e a fotossíntese anóxica (bactérias roxas sulfurosas).

### Estilo de vida autotrófico

Os seres nitrificantes oxidam compostos de nitrogênio inorgânico, como a amônia e o nitrato, para obter energia. Todos são ambientais, encontrados em estações de tratamento de esgoto, no solo e na água. Eles se diferenciam por terem membranas internas que compartimentalizam compostos tóxicos produzidos como parte do processo de oxidação.

**DICA:** Os oxidantes da amônia têm nomes que começam com *Nitroso* (por exemplo, as *Nitrossomonas*) e os oxidantes de nitrato, com *Nitro* (por exemplo, a *Nitrobacter*).

Os oxidantes de enxofre vivem tanto em ambientes ácidos quanto em neutros, ricos em compostos de enxofre. Os seres oxidantes de enxofre tolerantes à acidez (como a *Thiobacillus*) acidificam seu ambiente produzindo ácido sulfúrico como resíduo durante o metabolismo e muitos também usam o ferro como fonte de energia. Os ambientes de enxofre neutro, como fontes sulfurosas e matéria em decomposição em sedimentos de lagos, são o lar dos oxidantes de enxofre, como a *Beggiatoa*, que cresce em longas cadeias e muitas vezes possuem grânulos de enxofre depositados dentro de suas células.

Do outro lado da moeda, o sulfato e o enxofre são usados pelas bactérias redutoras de enxofre. Elas incluem membros como as *Desulfobacter*, *Desulfovibrio* e as *Desulfomonas*, todas pertencentes à classe Deltaproteobacteria, e a maioria delas é estritamente anaeróbica, embora existam exceções. Se houver ferro presente no meio, essas bactérias o tornam preto.

Os oxidantes do hidrogênio, como o *Paracoccus*, oxidam $H_2$ na presença de oxigênio ($O_2$), o que resulta em elétrons e em $H_2O$. Eles usam uma enzima chamada hidrogenase para produzir ATP a partir da oxidação do $H_2$ (veja o Capítulo 9).

O metano é um gás importante para locais sem oxigênio, como o rúmen de herbívoros ou a lama do fundo dos lagos. Aqui, ele é produzido por espécies de arqueias e é convertido pelas bactérias metanotróficas, como as *Methylococcaceae*, em dióxido de carbono ou material orgânico.

Os fixadores de nitrogênio são, na verdade, heterotróficos que fixam o nitrogênio, o que é muito legal. Pouquíssimas bactérias são capazes de fixar nitrogênio ($N_2$) do ar de maneira utilizável pela célula (amônia, $NH_4$). Aquelas que conseguem, se tornam interessantes, pois necessitam do oxigênio para seu metabolismo. A nitrogenase, enzima fundamental para a fixação de nitrogênio, é extremamente sensível ao oxigênio. As bactérias fixadoras de nitrogênio contornam esse problema de duas maneiras. As fixadoras de nitrogênio de vida livre formam um limo espesso em torno de suas células, o que permite obter a quantidade certa de oxigênio, mas não em excesso. Outras, como as *Rhizobium*, vivem em uma associação íntima com as raízes das plantas (como a soja) e dentro delas não estão expostas a uma grande quantidade de oxigênio.

## Estilo de vida heterotrófico

As pseudomonas são ecologicamente importantes para o solo e para a água, pois decompõem os pesticidas, por exemplo. Elas só metabolizam os compostos através da respiração (não utilizam a fermentação), mas a maior parte do grupo faz isso tanto de forma aeróbica quanto anaeróbica. Elas metabolizam muitos compostos orgânicos (mais de 100), porém não produzem enzimas hidrolíticas, o que significa que não são capazes de quebrar fontes complexas dos alimentos, como o amido. Os membros desse grupo incluem a *Burkholderia,* a *Ralstonia* e as *Pseudomonas.* Várias espécies de pseudomonas são patógenos humanos oportunistas e patógenos específicos das plantas.

Os gêneros *Neisseria, Moraxella, Kingella* e *Acinetobacter* são Proteobacteria aeróbias, que não possuem a habilidade de nadar e possuem formas semelhantes. Por isso, muitas vezes são classificadas no mesmo grupo. O interessante sobre suas formas celulares é o fato de que muitas (todas, exceto a *Neisseria,* que possui sempre um formato arredondado, chamado *cocoide*) têm formato de bastão durante seu crescimento exponencial e depois trocam para uma forma cocoide na fase estacionária. A *Moraxella* e a *Acinetobacter* usam o movimento de contração (veja o Capítulo 4) para se moverem. A maioria é considerada um comensal associado às superfícies úmidas dos animais (como as membranas mucosas), mas algumas espécies de cada são patógenos humanos. A *Acinetobacter,* em particular, é mais comum no solo e na água.

As bactérias entéricas são caracterizadas como aeróbias facultativas (não inibidas pelo oxigênio), que fermentam açúcares liberando muitos resíduos diferentes. As bactérias desse grupo são todas intimamente relacionadas dentro da classe das Gammaproteobacteria e, por isso, muitas, por vezes, são difíceis de se distinguirem. Muitas compreendem importância médica e industrial. A maioria tem um formato de bastão e algumas possuem flagelos; porém, na maior parte das vezes, são diferenciadas das pseudomonas pelo fato de produzirem gás a partir da glicose e não possuírem proteínas específicas necessárias para formar a cadeia de transporte de elétrons (citocromo C) para a respiração. Esse grupo inclui os seguintes gêneros: *Salmonella, Shigella, Proteus, Enterobacter, Klebsiella, Serratia, Yersinia* e *Escherichia.* Destacamos o gênero *Escherichia,* que inclui as espécies mais estudadas de bactérias, como a *E. coli,* utilizada em inúmeras pesquisas e aplicações industriais. O gênero *Yersinia* contém a espécie *Y. pestis,* que foi responsável pela Peste Negra da Idade Média.

Um grupo de Proteobacteria similar às bactérias entéricas é o dos Vibrio. Os membros desse grupo têm o gene citocromo C, mas fora isso são bastante semelhantes às entéricas. O grupo é denominado pelo gênero *Vibrio* e contém não apenas o patógeno *V. cholera,* como muitas outras bactérias aquáticas que produzem luz fluorescente em um processo chamado bioluminescência. Outros membros desse grupo englobam os gêneros *Legionella* e *Coxiella.*

O filo Epsilonproteobacteria compreende as bactérias consideradas comensais e os patógenos dos animais, como *Campylobacter* e *Helicobacter,* que também são comuns em amostras ambientais de fontes hidrotermais ricas em enxofre.

## Formatos e estilos de vida interessantes

As *Spirillia* são células em forma de espiral que possuem flagelos para se movimentarem. São diferentes dos *Spirochaetes,* que são distantemente relacionados e têm distintas estruturas celulares. Dois exemplos interessantes de

Proteobactérias em forma de espiral incluem a *Magnetospirillum*, que apresenta um ímã dentro de cada célula (veja o exemplo da Figura 12–2), que a ajuda na orientação norte ou sul, e *Bdellovibrio*, que ataca e se divide no interior de outra célula bacteriana.

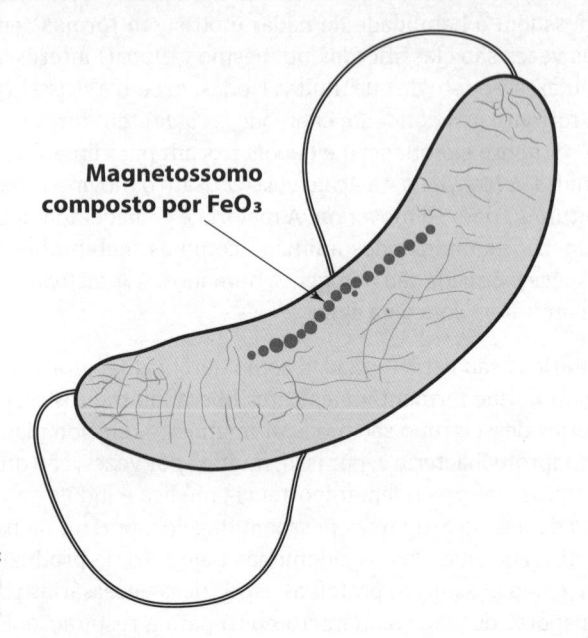

**Magnetossomo composto por $FeO_3$**

**FIGURA 12-2:** A bactéria magnética.

Uma bainha é como um tubo dentro do qual muitas células bacterianas se dividem e crescem protegidas do ambiente externo. As bactérias embainhadas são muitas vezes encontradas em ambientes aquáticos ricos em matéria orgânica, como rios poluídos ou usinas de tratamento de esgoto. Quando o alimento se torna escasso, as bactérias nadam para fora ao procurar um lugar melhor para viver, deixando para trás a bainha vazia. Algumas bactérias, como a *Caulobacter*, formam pedúnculos, que utilizam para se prenderem às superfícies em águas correntes. As bactérias gemulantes, como a *Hyphomicrobium*, se reproduzem primeiro formando hifas longas ao final de cada nova célula, em um processo chamado de *gemulação* (ou brotamento).

**LEMBRE-SE**

A gemulação (ou brotamento) é diferente da *fissão binária* (em que a célula se divide em duas partes iguais), pois a célula não precisa produzir toda a estrutura celular antes de começar a se dividir. A gemulação é frequentemente aplicada pelas bactérias com extensas estruturas internas, que seriam difíceis de duplicar dentro de uma célula.

As bactérias *Rickettsias* são parasitas intracelulares obrigatórios de muitos organismos eucariontes diferentes, incluindo animais e insetos.

As *mixobactérias* têm o estilo de vida mais complexo de todos, que envolve a comunicação bacteriana, o movimento de deslizamento e um estágio de vida multicelular chamado de *corpo de frutificação*. Quando as fontes de alimentos se exaurem em determinado local, as células mixobacterianas deslizam em direção a um ponto central, em que se unem e formam uma estrutura complexa designada *corpo de frutificação*, que produz mixósporos. Esses mixósporos, então, se dispersam para um novo local, em que uma nova fonte de alimento é encontrada.

## DE ONDE VOCÊ VEM? *WOLBACHIA*!

As espécies de *Wolbachia* vivem dentro das células do seu hospedeiro e infectam inúmeras espécies de besouro, mosca, mosquito, traça e verme (entre muitos outros) — mais de 1 milhão de espécies no total. Em alguns casos, são parasitas e causam danos ao hospedeiro. Em outros, formam uma relação mutualista com o inseto hospedeiro, benéfica para ambas as partes.

Algumas espécies de insetos realmente precisam ser infectadas pela *Wolbachia* para se reproduzirem com sucesso. Em muitos casos, a infecção altera como e se os embriões se desenvolverão. A bactéria *Wolbachia* infecta os ovos das fêmeas, mas não o esperma masculino. As fêmeas infectadas produzem uma prole fêmea sem terem sido fertilizadas. A infecção torna o macho estéril para que não fertilize uma fêmea não infectada.

Outras estratégias para aumentar o número de descendentes das fêmeas infectadas incluem a morte dos embriões masculinos e a alteração de sexo de masculino para feminino depois que se desenvolvem. Alguns insetos infectados por essas bactérias são parasitas de animais. Por exemplo, o verme do coração, que infecta cães, precisa de uma infecção por *Wolbachia* para se reproduzir. Se o verme for tratado com antibiótico, morre.

Como tratamos no Capítulo 15, a utilização de antibióticos dessa maneira ocasiona a seleção das bactérias resistentes a antibióticos, por isso, o ideal é que ele não seja usado como tratamento. Ainda não entendemos muito sobre esse fenômeno, mas pesquisas sobre como funciona e como afeta as populações de insetos, animais e plantas estão em andamento.

# Mais bactérias Gram-negativas

Muitas das bactérias Gram-negativas conhecidas pertencem ao filo da Proteobacteria, mas existem muitos outros que também são bactérias Gram-negativas. Cada um é único e uma parte importante do mundo microbiano:

» **Cyanobacteria:** Os membros do filo Cyanobacteria foram provavelmente os primeiros organismos produtores de oxigênio (através da fotossíntese) no planeta e foram fundamentais para converter a atmosfera da Terra na agradável atmosfera oxigênica de hoje. Existem em todas as formas e tamanhos, como mostrado na Figura 12-3, de células únicas a colônias e cadeias com estruturas especializadas, onde ocorre a fixação de nitrogênio (chamada de *heterocistos*).

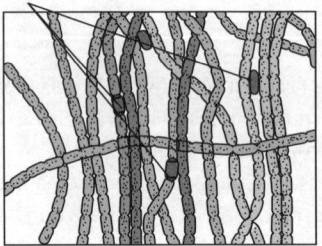

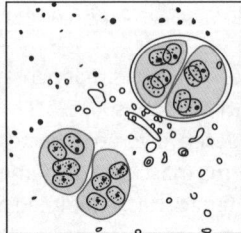

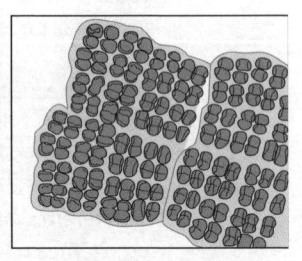

**FIGURA 12-3:** A cianobactéria.

» **Bactéria púrpura sulfurosa:** Elas usam o sulfeto de hidrogênio ($H_2S$) como doador de elétrons para reduzir o dióxido de carbono ($CO_2$) e são encontradas em águas anóxicas (sem oxigênio) bem iluminadas pela luz solar e em fontes de enxofre. Esse grupo contém mais de 40 gêneros, com exemplos como *Lamprocystis roseopersicina* e *Amoebobacter purpureous*, assim como muitas espécies de *Chromatium*.

» **Bactéria púrpura não sulfurosa:** As bactérias púrpuras não sulfurosas vivem em presença ou ausência de oxigênio e em locais com baixas concentrações de sulfeto de hidrogênio. São fotoheterotróficas, o que significa que usam a fotossíntese para obter energia, porém utilizam compostos orgânicos como fontes de carbono. Muitas possuem o prefixo *Rhodo* em seus nomes, como as *Rhodospirillium*, *Rhodovibrio* e *Rhodoferax*, entre outras.

» **Chlorobi:** Os organismos do filo Chlorobi são chamados de bactérias verdes sulfurosas e também são *fototróficas* (coletam energia da luz), porém são muito diferentes das Cianobactérias verdes. Por um lado, vivem nas profundezas dos lagos, onde utilizam o sulfeto de hidrogênio ($H_2S$) como doador de elétrons para produzir enxofre ($S^0$), que é depositado na parte externa de suas células. Por outro lado, não produzem oxigênio durante a fotossíntese; assim, não contribuíram para a oxigenação da atmosfera da Terra, como as Cianobactérias.

- » **Chloroflexi:** O filo Chloroflexi também é conhecido como bactérias verdes não sulfurosas. Elas são encontradas perto de fontes termais em grandes comunidades de distintas bactérias, chamadas de *esteiras microbianas* (veja o Capítulo 11), onde usam a fotossíntese para coletar energia sem produzir oxigênio.
- » **Chlamydia:** O filo Chlamydia é composto inteiramente por patógenos intracelulares obrigatórios. Essas bactérias não vivem fora de uma célula hospedeira, por isso, precisam continuamente infectar um hospedeiro. Os membros desse grupo causam uma miríade de doenças humanas e em outros animais. Elas são transmitidas sexualmente e através do ar, quando invadem o sistema respiratório.
- » **Bacteroidetes:** O filo Bacteroidetes contém bactérias comuns em muitos ambientes, incluindo o solo, a água e os tecidos animais. O gênero *Bacteroides* inclui membros dominantes do intestino grosso dos seres humanos e de outros animais, e são caracterizados por serem anaeróbicos e produzirem um tipo de membrana composta de esfingolipídios, comum em células animais, mas rara em células bacterianas. Outros gêneros importantes incluem a *Prevotella,* encontrada na boca humana, e a *Cytophaga* e a *Flavobacterium*, encontradas no solo em torno das raízes das plantas.
- » **Planctomycetes:** Membros do filo Planctomycetes ampliam o conceito dos procariontes, porque possuem uma extensa compartimentação celular (veja a Figura 12-4), normalmente observada em células eucarióticas. Esses compartimentos são especialmente úteis para conter subprodutos como a hidrazina, um componente de combustível para aviões (veja o Capítulo 9).

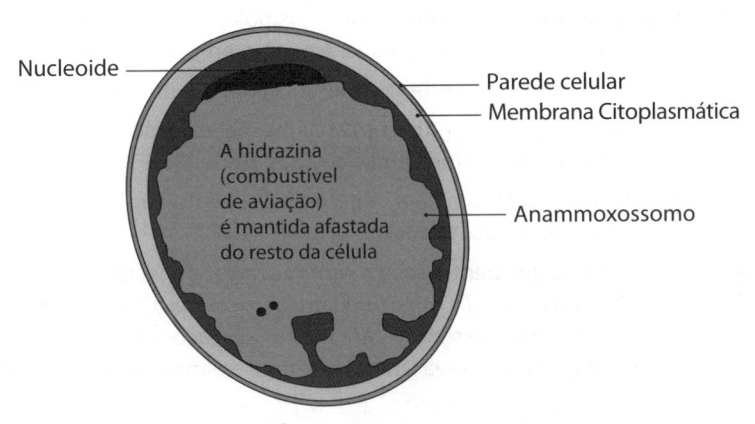

**FIGURA 12-4:** A bactéria Anammox.

Essas bactérias vivem principalmente em ambientes aquáticos, como rios, córregos e lagos, onde algumas se fixam às superfícies por meio de um pedúnculo, de modo que adquirem mais nutrientes da água circundante. Essas bactérias pedunculadas se dividem pelo processo de brotamento para produzir uma célula que consiga nadar para encontrar um novo lugar para se fixar.

- **Fusobacteria:** O filo Fusobacteria contém bactérias com células longas, finas e com extremidades pontiagudas. Algumas espécies desse grupo são encontradas na placa dos dentes, assim como no trato gastrointestinal dos animais. Elas são anaeróbicas e seus membros incluem *Fusobacteria* e *Leptotrichia*.
- **Verrucomicrobia:** Os membros do filo Verrucomicrobia são chamados de células verrugosas (do grego *verru*), não por causarem verrugas, mas porque parecem verrugos. O grupo é amplamente disseminado na água e no solo, porém um gênero em particular está associado às membranas mucosas dos seres humanos. A *Akkermansia mucilagina* é mais frequentemente associada ao intestino de pessoas muito magras.
- **Spirochaetes:** As Spirochaetes são bactérias altamente espiraladas, comuns em ambientes aquáticos e associadas a hospedeiros. O último grupo inclui os patógenos humanos, como a *Treponema pallidum*, que causa a sífilis; as espécies de *Borellia*, que causam a doença de Lyme; assim como aquelas que ajudam a decompor a madeira no intestino dos cupins.
- **Deinococci:** Os membros do filo Deinococci compartilham muitas estruturas com as bactérias Gram-negativas; mas, como possuem uma parede celular muito espessa, cromatizam como bactérias Gram-positivas. Os membros desse grupo são tão fortes que suportam níveis de radiação 1.500 vezes maiores do que o suficiente para matar uma pessoa. Elas não só dispõem de uma parede celular resistente, como têm diversas enzimas para reparar o DNA, capazes de pegar um cromossomo de *Deinococcus radiodurans* destruído em centenas de pedaços pela radiação e restaurá-lo completamente.
- **Bactérias termotolerantes:** Vários grupos bacterianos que abrangem muitos filos são termotolerantes. Alguns exemplos incluem:
    - *Aquifex*, as bactérias termotolerantes mais conhecidas.
    - *Thermotoga*, que produz uma bainha (daí o termo *toga* em seu nome) que contém genes semelhantes aos das arqueias.
    - *Thermodesulfobacterium*, redutoras de sulfato que produzem lipídios similares aos das arqueias.
    - *Thermus*, que dentre seus membros mais conhecidos está a espécie *Thermus aquaticus*, a partir da qual foi isolada a Taq DNA polimerase. Essa enzima é essencial para muitas aplicações da biologia molecular porque conduz à reação da cadeia da polimerase (veja o Capítulo 16).

## Bactérias Gram-positivas

Dois filos, o Firmicutes e a Actinobacteria, contêm as bactérias Gram-positivas. Embora ambos tenham paredes celulares Gram-positivas, diferem na proporção de Gs (guanina) e Cs (citosina) em seu DNA. Os membros do filo Firmicutes também são conhecidos como bactérias Gram-positivas de baixo índice de G +

C (entre 25% e 50% de G + C). O filo Actinobacteria é caracterizado por possuir bactérias Gram + positivas de alto índice G + C (entre 50% e 70% de G + C).

## Baixo índice G + C: Firmicutes

As bactérias do filo Firmicutes são divididas superficialmente de acordo com sua capacidade ou não de formar endósporos. A razão dessa divisão é principalmente a conveniência, pois é fácil distinguir bactérias formadoras e não formadoras de endósporos aquecendo-se uma cultura até matar todas, menos os esporos. Dentro dos dois grupos, há uma diversidade filogenética e metabólica.

As formadoras de endósporos, incluindo as espécies dos gêneros *Clostridium* e *Bacillus*, vivem principalmente no solo, em que a formação do endósporo é muito útil em condições de seca. Algumas infectam os animais e causam doenças bastante desagradáveis, porém a maior parte desse processo é acidental. Um membro importante desse grupo é a *Bacillus thuringiensis* (Bt), que forma um endósporo contendo uma toxina cristalina chamada toxina Bt (veja a Figura 12–5), particularmente eficaz contra muitas espécies de insetos. A toxina Bt é amplamente utilizada como inseticida na agricultura (veja o Capítulo 16).

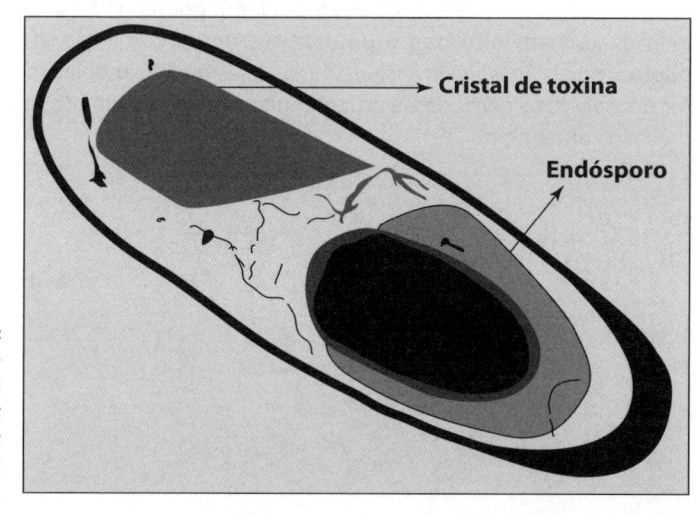

**FIGURA 12-5:** Os endósporos da *Bacillus thuringiensis* com cristal de toxina.

Os gêneros bacterianos que não formam endósporos são agrupados como *Staphylococci* e *Lactococci*. Ambos os grupos contêm bactérias comensais e patogênicas de animais, e se distinguem de acordo com o local em que são encontradas e através do seu metabolismo. Por exemplo, as *Staphylococci* são tolerantes ao sal e são encontradas na pele, enquanto as *Lactococci* são bactérias fermentativas (*Preptostreptococcus* e *Streptococcus*) encontradas no intestino dos animais (*Enterococcus*) e no leite (*Lactococcus*).

## Alto índice G + C: Actinobacteria

O filo Actinobacteria contém muitas bactérias bastante comuns do solo e várias bactérias comensais do corpo humano, além de alguns patógenos humanos significativos, como a *Mycobacterium tuberculosis* e a *Corynebacterium diphtheria*. Veja a seguir três importantes gêneros representados neste filo:

» Os membros do gênero *Proprionibacterium* fermentam açúcares em ácido propiônico e gás $CO_2$, e são as principais bactérias usadas na fabricação do queijo suíço. O gás cria os furos do queijo e o ácido fornece o sabor característico de noz.

» As colônias de *Micobacteria* possuem uma superfície cerosa por causa dos ácidos especiais de suas paredes celulares, chamados de *ácidos micólicos*, que fazem com que sejam difíceis de corar na forma tradicional. Em vez disso, são usados calor e ácido para corar as células de vermelho, para que sejam visualizadas sob um microscópio. Esse grupo contém muitos membros não patogênicos, bem como a *M. tuberculosis*.

» As *Streptomyces* foram consideradas por muito tempo como sendo um tipo de fungo, pois formam grandes aglomerados filamentosos. Elas são, na verdade, bactérias que em vez de se dividirem por fissão binária em células individuais criam micélios que produzem esporos, que então se soltam para popular novas áreas (veja a Figura 12-6). Mais de 500 antibióticos diferentes foram isolados a partir desse grupo, muitos dos quais são usados na medicina atualmente.

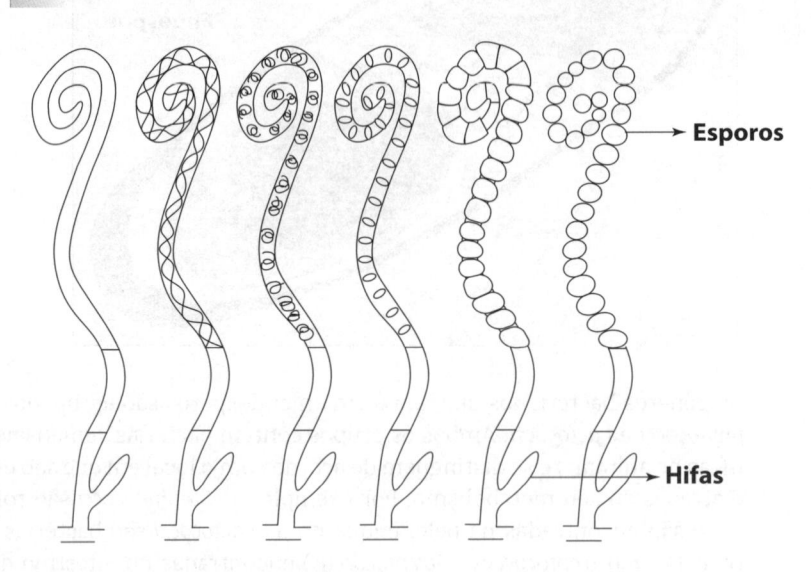

**FIGURA 12-6:** A formação dos esporos da Streptomyces.

→ Esporos

→ Hifas

# Familiarizando-se com o Domínio Archaea

Também conhecidas como arqueobacterias (*archaea*, que significa "antigo", em grego), as arqueias eram consideradas as formas mais antigas de vida celular do planeta. Elas diferem das bactérias de algumas formas fundamentais, porém até recentemente eram consideradas como parte do domínio Bacteria. Ao sequenciar os genes para testar a relação evolutiva entre os micro-organismos, ficou claro que elas não faziam parte do domínio Bacteria, mas compunham uma divisão própria.

Desde sua descoberta, no final dos anos 1970, houve um aumento constante no número de membros descritos. Cada vez que um novo grupo é descoberto, a informação sobre ele é adicionada ao que é conhecido sobre a evolução de todo o grupo, porque os novos membros determinam as ramificações da árvore filogenética, mostrada na Figura 12-7. É provável que muitas arqueias ainda sejam descobertas e que a árvore atual seja um pouco modificada.

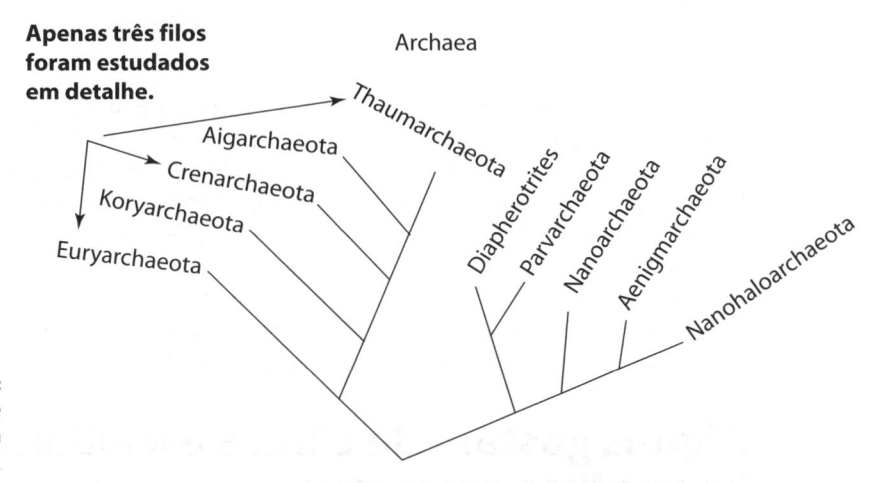

**FIGURA 12-7:** A árvore filogenética do Archaea.

**PAPO DE ESPECIALISTA:** Atualmente, existem dois principais filos do domínio Archaea: o Euryarchaeota e o Crenarchaeota. Entretanto, dentro do Crenarchaeota, há alguns novos filos, incluindo o Thaumarchaeota, o Korarchaeota e o Aigarchaeota.

**LEMBRE-SE:** À medida que novas estirpes de arqueias são descobertas, as lacunas do nosso conhecimento sobre elas vão sendo preenchidas.

> ## DE ONDE VÊM OS MEUS GENES?
>
> As arqueias são seres interessantes, pois possuem muitos genes semelhantes aos das bactérias e outros similares aos dos eucariontes. Isso justifica a confusão dos microbiologistas por anos — elas não são classificadas totalmente no domínio Bacteria ou Eukarya.
>
> Um ótimo exemplo é o archaeon (singular de archaea), chamado de *Methanocaldococcus jannaschii*, que dispõe de genes metabólicos centrais com alguma semelhança com os genes das bactérias, mas a maioria dos genes destinados aos processos moleculares (como a transcrição do RNA e a tradução das proteínas) é semelhante aos dos eucariontes. Mais de um terço do seu genoma (40%) contém genes que não se assemelham aos das bactérias nem dos eucariontes.
>
> As arqueias provavelmente evoluíram na mesma época que as bactérias mais antigas. É até possível que os eucariontes tenham se originado de um ancestral arqueano antigo. Mistérios como esse tornam a microbiologia das arqueias muito fascinante.

Assim como as bactérias, existem espécies demais de arqueias para descrevermos aqui, porém você pode visitar o site www.ncbi.nlm.nih.gov/Taxonomy/Browser/wwwtax.cgi?id=2157 [conteúdo em inglês] para uma lista completa. Nesta seção, discutimos os representantes de diferentes formas de vida arqueana, estudando sua capacidade de tolerar temperaturas, acidez e salinidade extremas. É provável que algumas arqueias mais extremas tenham sido as primeiras formas de vida na Terra, evoluindo em uma época que o clima no planeta era mais quente e severo do que nos dias de hoje. O fato de serem capazes de prosperar em condições extremas é abordado no Capítulo 11.

## Alguns gostam de climas escaldantes: Termófilos extremos

As arqueias são seres bem adaptados para altas temperaturas. Isso provavelmente se deve ao fato de terem evoluído quando o planeta era mais jovem e mais quente e com um ambiente muito mais severo do que hoje. Os micro-organismos mais tolerantes ao calor são as arqueias, e há muitos tipos que *requerem* temperaturas altas para crescer. Muitas delas não apenas crescem em altas temperaturas como suportam temperaturas ainda mais altas. Nesta seção, fornecemos uma lista de algumas das arqueias mais extremas e das temperaturas em que vivem e crescem.

**PAPO DE ESPECIALISTA**

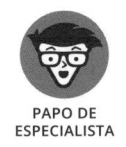

O *Termófilo* é um organismo que adora o calor e cresce melhor em temperaturas entre 50°C e 60°C, podendo sobreviver em até mais de 70°C. Os *hipertermófilos* (termófilos extremos) se desenvolvem melhor entre 80°C e 90°C, podendo sobreviver em temperaturas muito mais altas. Alguns hipertermófilos conseguem viver em condições de temperatura acima de 120°C em ambientes de alta pressão do mar profundo, perto de fontes hidrotermais.

As seguintes arqueias são termófilos comuns e extremos:

» **As *Thermococcus* e as *Pyrococcus*** são anaeróbias estritas, que obtêm energia ao metabolizar a matéria orgânica em diferentes ambientes termais. A *Thermococcus* cresce bem em uma faixa de temperatura entre 55°C e 95°C e a *Pyrococcus* se desenvolve melhor a 100°C.

» **A *Methanopyrus*** é um hipertermófilo metanogênico (que produz metano). Esse grupo contém um tipo único de membrana celular não encontrada em outros organismos. Uma espécie desse grupo, a *M. kandleri*, é o detentor do recorde atual de temperatura mais alta de crescimento, 122°C. A água atinge temperaturas assim tão altas somente em ambientes oceânicos profundos, em que a grande pressão impede que ela saia das fontes hidrotermais e entre em ebulição.

» **As *Nanoarchaeum*** são muito pequenas, como mostra a Figura 12-8, e vivem como parasitas em outra arqueia hipotermófila, a *Ignicoccus*. Essas duas são encontradas juntas nas fontes hidrotermais e termais em temperaturas entre 70°C e 98°C.

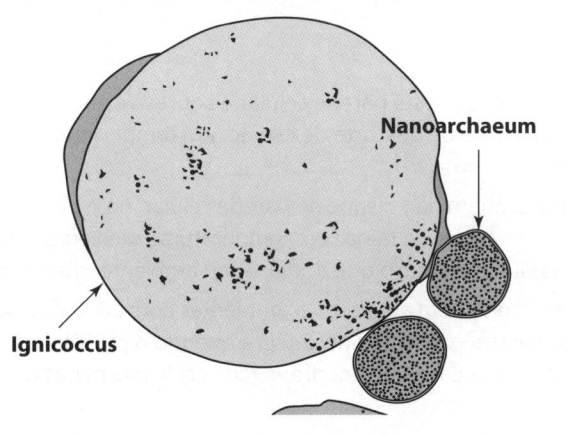

**FIGURA 12-8:** A parasita *Nanoarchaeum* vivendo nas células da *Ignicoccus*.

» **As *Ferroglobus*** são capazes de oxidar o ferro anaerobicamente. Talvez, a *Ferroglobus* e outras arqueias iguais a elas oxidassem ferro antes que a atmosfera do planeta contivesse oxigênio, criando camadas de depósito de ferro no fundo do oceano. Com o passar do tempo, essa camada de ferro ficou presa e agora é observada como veios em rochas antigas.

» A *Sulfolobus* vive em ambientes ácidos ricos em enxofre, como aqueles em torno das fontes termais em que se prende a cristais de enxofre, oxidando o enxofre elementar para obter energia (veja a Figura 12-9).

**FIGURA 12-9:** Cristais de enxofre cobertos pelas *Sulfolobus* (à esquerda) e as células da *Sulfolobus* (à direita).

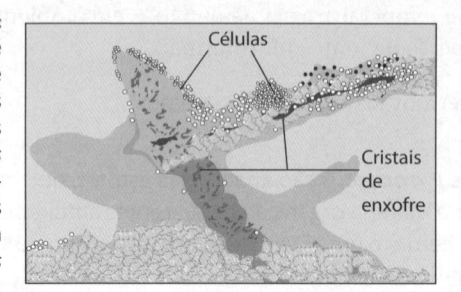

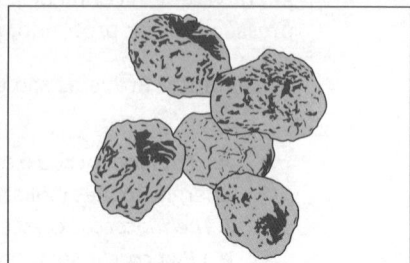

» A *Desulfurococcus* e a *Pyrodictium* são estritamente anaeróbias, reduzem o enxofre e prosperam ao redor de fontes hidrotermais marinhas. A *Desulfurococcus* cresce melhor a 85°C, enquanto a *Pyrodictium* se desenvolve melhor a 105°C.

## Além do ácido: Acidófilos extremos

Os micro-organismos conhecidos mais tolerantes ao meio ácido são as arqueias, muitas das quais também são termófilas. Os ambientes extremamente quentes e ácidos são os mais difíceis de se obter amostras, o que explica por que há pouquíssimos desses micro-organismos isolados. Aqui estão alguns exemplos de acidófilos extremos:

» ***Thermoplasma*** não possui parede celular e sobrevive através da respiração do enxofre em pilhas de descarte de carvão, em temperaturas em torno de 55°C e em fontes termais.
» ***Ferroplasma*** também não dispõe de parede celular, no entanto, vive em drenagens muito ácidas de minas em temperaturas medianas. Ela decompõe a pirita no resíduo da mina, o que acidifica seu ambiente, chegando ao pH 0.
» ***Picrophilus*** é muito bem adaptada a ambientes com acídicos e sobrevive a um pH 0 ou mais baixo, mas se desintegra quando o pH sobe para cerca de 4. A *Picrophilus* foi encontrada em drenagens ácidas de minas e em vulcões ativos.

## Supersalgados: Halófilos extremos

As haloarchaea, também conhecidas como halobactérias, são halófilas extremas, que precisam de condições ambientais muito salgadas para viver.

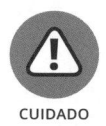

**CUIDADO:** Muitas vezes, as espécies de arqueia têm a palavra *bacteria* em seus nomes. Isso é remanescente do período anterior ao conhecimento de que pertenciam a um domínio distinto do Bacteria.

O nível de sal requerido é muitas vezes próximo da quantidade máxima que a água retém (32%), enquanto que a água do mar possui cerca de 2,5% de sal. A maioria dos halófilos é aeróbia estrita, necessitando de oxigênio e obtendo energia a partir da matéria orgânica.

Os ambientes salgados incluem os tanques de salmoura usados para evaporar a água de soluções salgadas e salinas, áreas cheias de água do mar deixadas para evaporação para produção de sal marinho. Ambientes naturalmente salgados incluem as piscinas do Vale da Morte, o Mar Morto e os lagos de soda. Os lagos de soda não são apenas supersalinos, como também dispõem de um pH muito alto (alcalino).

A seguir, algumas Haloarchaea e halo-alcalófilas (que gostam de sal e de ambientes alcalinos) dos lagos de soda:

» *Halobacteria* foi a primeira arqueia amante do sal estudada. Ela é considerada o exemplar típico do grupo. Foi usada para o estudo de grande parte do que sabemos sobre a estrutura celular e as adaptações das arqueias altamente tolerantes ao sal. As *Halobacterias* possuem uma parede celular formada por glicoproteína, que é estabilizada pelos íons de sódio (Na$^+$) no ambiente.

» *Haloquadratum* vive em salinas e foi nomeada em razão do formato quadrado incomum de suas células, que são finas e cheias de bolsões de gás, que permitem que ela flutue para a superfície onde está o oxigênio.

» *Natronococcus* é uma alcalófila encontrada nos lagos de soda, com um pH entre 10 e 12.

Algumas possuem formas regulares, como hastes e cocos, enquanto outras têm formas muito inesperadas, como quadrados ou discos em formato de xícara.

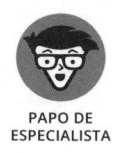

**PAPO DE ESPECIALISTA:** Como a água tem propensão a se mover de uma área de baixa concentração de soluto para uma de alta concentração (o conceito da osmose), as células necessitam manter uma concentração de íons maior que a do ambiente. Esse acúmulo de *solutos compatíveis* dentro da célula é o único fator que impede a perda de água para um ambiente hipersalino. A *Halobacterium* acumula quantidades maciças de potássio (K$^+$) dentro do seu citoplasma para neutralizar a concentração extremamente alta de Na$^+$ fora da célula.

Esses micro-organismos são tão bem adaptados a seus ambientes extremamente salgados que não conseguem viver sem níveis muito elevados de sódio. O sódio estabiliza o exterior das células. Além disso, eles precisam de uma grande oferta de potássio, necessário para as proteínas e outros componentes dentro da célula.

# Arqueias não tão extremas

Apesar de compor uma parte muito menor do conhecido mundo dos micróbios, as arqueias têm um grande impacto sobre os ciclos geoquímicos da Terra. Por exemplo, muitos produtores primários em habitats aquáticos e terrestres são arqueias que contribuem para o ciclo do carbono desses locais. As arqueias oxidantes de amônia são outro exemplo de importantes atores do ciclo do nitrogênio nos oceanos, pois são parte do processo de nitrificação. As arqueias metanogênicas são as que produzem metano e vivem em ambientes sem oxigênio, como os tratos digestivos dos animais (e dos seres humanos), os sedimentos aquáticos e os digestores de lodo do esgoto. Elas são membros fundamentais do ciclo do carbono, catalisando o passo final da decomposição da matéria orgânica. Alguns exemplos incluem:

» *Methanobacterium:* Possui uma parede celular que contém um material parecido com a crondoitina, um dos principais componentes da cartilagem.
» *Methanobrevibacter.*
» *Methanosarcina.*
» *Nitrosopumilus:* A arqueia oxidante de amônia do oceano.

Existem arqueias que vivem em ambientes com temperaturas extremas, tanto aquáticos quanto terrestres, incluindo as que vivem sob o gelo polar no Oceano Ártico. Os cientistas possuem evidências de que esses organismos se encontram lá; no entanto, nenhum foi cultivado em laboratório ou completamente descrito.

> **NESTE CAPÍTULO**
>
> Conhecendo os micro-organismos que não são procariontes
>
> Descobrindo como os fungos se reproduzem
>
> Classificando os diferentes protistas

# Capítulo 13
# Diga "Olá" aos Eucariontes

No Capítulo 8, abordamos a relação entre todos os organismos e falamos sobre a árvore da vida, que possui três ramos principais ou domínios: Bacteria, Archaea e Eukarya. Esse terceiro ramo originou e contém todos os organismos multicelulares, bem como muitos micro-organismos, que apresentamos neste capítulo.

Até o advento do sequenciamento do DNA, a classificação dos micro-organismos eucariontes era realizada através da comparação da fisiologia de grupos eucariontes para determinar como se relacionavam. Embora muitos sejam classificados dessa maneira, diversas relações evolutivas entre os grupos eram nebulosas. Agora, graças às técnicas modernas, sabemos mais sobre a evolução dentro do domínio Eukarya com algumas mudanças interessantes no modo como pensamos sobre este grupo. Por exemplo, os fungos, que supostamente eram intimamente relacionados às plantas, são, na verdade, mais próximos dos animais.

Há muita diversidade entre os micróbios eucariontes. No entanto, eles são superficialmente divididos entre fungos e protistas, sendo que o último grupo contém grande parte da diversidade de todo o domínio.

# Diversão com Fungos

Durante anos, os cientistas deduziram que os fungos estivessem intimamente relacionados às plantas. No entanto, posteriormente descobriram que estão mais intimamente ligados aos animais. Os fungos dispõem de muitas formas diferentes, de levedura unicelular a alguns dos maiores e mais antigos organismos do planeta. Esse grupo variado se divide em cogumelos, bolores e leveduras, todos desempenhando papéis importantes na natureza. Eles são úteis por deteriorar matéria vegetal e animal em decomposição no ambiente e são usados extensivamente nas indústrias de alimentos e remédios. Alguns deles, no entanto, são prejudiciais, pois são responsáveis por muitas doenças que afetam plantas economicamente importantes. Alguns fungos causam doenças em seres humanos e nos animais, porém a maioria é benigna e até deliciosa.

## O QUE É UM EUCARIONTE?

*Eucarionte* é usado como termo geral para todos os organismos do domínio dos eucariontes e foi originalmente cunhado através das palavras gregas *eu* (verdadeiro) e *karyo* (núcleo), que se refere ao fato de as células eucariontes possuírem um núcleo. Seguindo essa estratégia de nomenclatura, as bactérias e as arqueias são chamadas de procariontes (ou seja, anteriores ao núcleo). Embora seja conveniente, é um termo pobre em relação aos outros dois domínios principais da vida (veja o Capítulo 8 para entender os motivos).

O núcleo não é a única diferença entre os organismos eucariontes e procariontes. As células eucarióticas são geralmente muito maiores e contêm organelas membranosas. Assim como o núcleo, a segunda organela considerada a marca registrada das células eucariontes é a mitocôndria. Ela está presente em muitas cópias das células e funciona para fornecer a adenosina trifosfato (ATP) necessária para impulsionar os processos celulares. Outra organela essencial é o cloroplasto, que contém as estruturas necessárias para a fotossíntese. As mitocôndrias e os cloroplastos são considerados reminiscências das células procariontes, que foram englobadas por um antepassado em um processo chamado de endossimbiose. A teoria desses processos é detalhada no Capítulo 8.

# Compreendendo a fisiologia dos fungos

Ao crescer de forma vegetativa (sem reprodução), os fungos se desenvolvem como células individuais ou filamentos. Alguns amadurecem nos dois sentidos, porém a maioria usa apenas um modo de crescimento. Os *unicelulares* (de uma única célula) incluem as leveduras que se dividem através de processos como o brotamento (também chamado de gemulação) ou a fissão (veja a Figura 13–1).

A maioria dos fungos se enquadra na categoria filamentosa e é constituída por organismos multicelulares compostos pelas *hifas*, que são longos filamentos de células interligadas. As paredes entre as células são chamadas de *septos.* Os septos nem sempre separam completamente uma célula de outra para que seu conteúdo se mova de um compartimento a outro. Outras hifas fúngicas (denominadas *hifas Coenocíticas*) não são separadas. Em vez disso, existem diversos núcleos dentro do citoplasma que são contínuos e longos. O denso conjunto de hifas fúngicas que se forma à medida que os fungos crescem é denominado *micélio*.

**DICA**

As paredes das células fúngicas são compostas pela *quitina*, um polímero feito de glicose. A quitina é muito parecida com a celulose das plantas ou a queratina dos animais. Ela fornece bastante rigidez às paredes celulares.

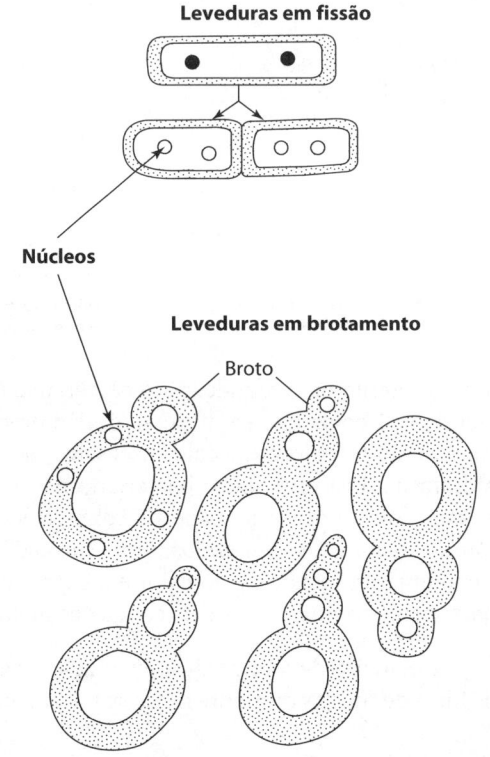

**FIGURA 13–1:** Os fungos unicelulares.

CAPÍTULO 13 **Diga "Olá" aos Eucariontes**

A principal forma como os fungos obtêm nutrientes é secretando enzimas hidrolíticas que quebram a matéria orgânica complexa em subunidades simples como os aminoácidos, os ácidos nucleicos, os açúcares e os ácidos graxos. Alguns dos polissacarídeos mais resistentes que existem na madeira são digeridos apenas pelos fungos, o que os torna importantes decompositores em um ecossistema. Os fungos são encontrados em todos os lugares. Eles muitas vezes contaminam os alimentos e os meios de cultura, porque são versáteis, e seus esporos são espalhados com muita facilidade.

Embora os ciclos de vida se diferenciem entre os grupos fúngicos, muitos usam um ciclo de reprodução assexuada junto ao ciclo distinto de reprodução sexuada. Os fungos que dispõem desses dois meios de reprodução são denominados *holomórficos*.

A formação dos esporos assexuados envolve uma estrutura especializada gerada no final da hifa, produzindo esporos que depois serão dispersados e crescerão gerando um novo fungo depois de pousarem em uma fonte de alimento. Os diferentes filos de fungos produzem tipos distintos de esporos, mostrados na Figura 13–2. Os esporos são usados para identificar os fungos.

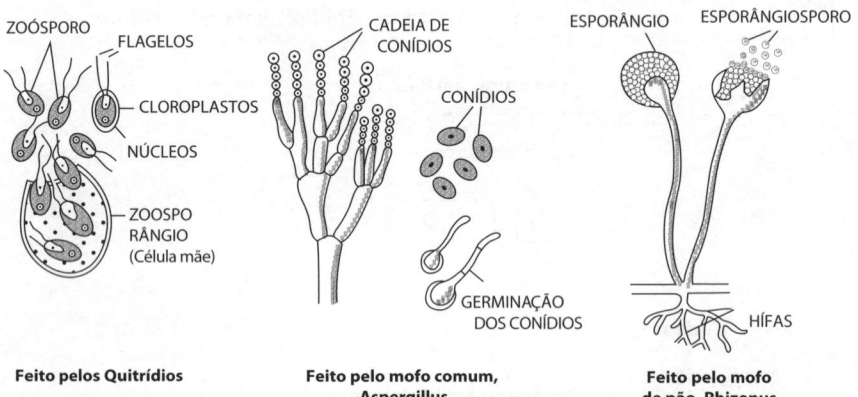

**FIGURA 13-2:** Os esporos assexuados.

Feito pelos Quitrídios

Feito pelo mofo comum, **Aspergillus**

Feito pelo mofo de pão, **Rhizopus**

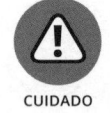

**CUIDADO**

Um esporo fúngico é muito diferente de um endósporo bacteriano. Os esporos fúngicos são seres reprodutivos. Depois que se dispersam, dão origem a fungos novos e isolados. Eles não são tolerantes ao calor excessivo, porém sobrevivem muito bem à desidratação. Um endósporo bacteriano não é produzido por razões reprodutivas, mas como um mecanismo de sobrevivência quando as condições se encontram desfavoráveis. Um endósporo é formado dentro de uma célula bacteriana e é altamente resistente ao calor e a outros estresses, e germina como a célula bacteriana original quando as condições melhoram.

A reprodução sexuada é uma maneira de aumentar a diversidade genética dos indivíduos e envolve duas hifas de fungos diferentes, que se juntam para formar uma estrutura contendo esporos produzidos através de *meiose*. A meiose é o processo de produção de células que contêm metade da informação genética da célula-mãe, denominadas *células haploides.* Elas são necessárias na preparação para o acasalamento.

**DICA**

Para se reproduzir sexuadamente, duas células fúngicas compatíveis têm que se unir. Os dois diferentes tipos, porém compatíveis, de células são análogos a um macho e a uma fêmea se em vez de dois gêneros houvesse muitos diferentes. O resultado é que o fungo encontra parceiros de acasalamento compatíveis com mais frequência do que se existissem apenas dois gêneros.

O novo fungo, produto das duas células fúngicas compatíveis, sofre meiose em algum momento para produzir fungos haploides novamente, permitindo uma nova chance de encontrar um fungo compatível diferente. Isso aumenta a diversidade genética. No filo Ascomycota, muitas espécies perderam a capacidade de se reproduzir sexuadamente e são chamadas de *anamórficas*. A reprodução sexuada dos Basidiomycotas envolve a produção de uma estrutura grande para dispersar os esporos, o *corpo de frutificação*, comumente reconhecido como cogumelo.

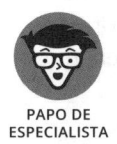

**PAPO DE ESPECIALISTA**

Os fungos são geralmente *haploides*, o que significa que seus núcleos contêm uma cópia do seu genoma. Quando dois núcleos haploides se fundem, se tornam *diploides*, pois resultam em duas cópias do genoma. A meiose é a divisão dos núcleos diploides em duas haploides, juntamente com uma mistura para que as células resultantes não possuam uma cópia exata de qualquer dos pais, mas uma combinação dos dois.

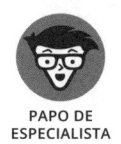

**PAPO DE ESPECIALISTA**

A plasmogamia e a cariogamia são eventos distintos, porém relacionados à reprodução sexuada. Quando duas células se fundem e seus conteúdos citoplasmáticos se misturam, mas seus núcleos não se fundem, isso se chama de *plasmogamia*, e a célula resultante é designada *dicariótica*. Quando os núcleos de uma célula dicariótica se fundem, é denominado *cariogamia* e o resultado é um *zigoto*. A plasmogamia é mais comum nos fungos, enquanto a cariogamia é generalizada na natureza. Um ótimo exemplo de cariogamia é a fusão do óvulo e do espermatozoide nos animais durante a fertilização.

## Detalhando a diversidade dos fungos

Uma especificidade em relação aos fungos é o fato de muitos mudarem drasticamente ao longo dos seus ciclos de vida. Tanto que as diferentes fases têm sido frequentemente detalhadas como uma espécie separada. Com o passar do tempo, os micologistas (microbiologistas que estudam os fungos) começaram a mudar nossa compreensão sobre os muitos grupos fúngicos, relacionando aqueles que originalmente eram espécies diferentes, mas que de fato são dois estágios distintos de vida da mesma espécie.

Como há muitas formas diferentes de fungos, é difícil detalhar todos. No entanto, eles são organizados em muitos grupos diversos com base na *filogenia* (como se relacionam) e no estilo de vida. Os cinco principais filos de fungos são os Chytridiomycotas, os Zygomycotas, os Glomeromycotas, os Ascomycotas e os Basidiomycotas. Ainda há muito o que pesquisar sobre a evolução fúngica. E ainda serão descobertas muitas espécies de fungos que alterarão a maneira como estudamos essa lista.

A maioria dos grupos fúngicos é benigna para animais e/ou seres humanos, porém alguns causam doenças, chamadas de *micoses*. As micoses são difíceis de tratar, porque os remédios utilizados nas células fúngicas são também altamente tóxicos para as células animais. Aqui estão alguns exemplos de micoses causadas por fungos:

» As infecções oportunistas do *Microsporidia*, do *Pneumocystis* e do *Cryptococcus* causam doenças potencialmente fatais em pessoas imunocomprometidas. O fungo *Microsporidia* possui um filo próprio, enquanto o *Pneumocystis* é considerado um Ascomycota e o *Cryptococcus*, um Basidiomycota.

» Alguns membros do filo Chytridiomycota, designados *quitrídios*, causam uma doença grave nos sapos ao infectar sua pele e reduzir sua respiração, levando à morte. Um grande número de espécies de sapos sofreu enormes perdas em suas populações devido a esse patógeno.

» As infecções menos graves, porém inconvenientes, incluem as aftas, causadas pela levedura *Candida albicans.* A doença do pé de atleta é provocada pelos fungos *Trichophyton* (ambos são Ascomycotas).

Há inúmeros micróbios patogênicos fúngicos de vegetais, muitos dos quais causam grandes perdas econômicas de culturas e de árvores maduras. Veja a seguir alguns exemplos:

» A sarna da maçã começa como uma descoloração amarronzada nas frutas e folhas das macieiras e da pereira, até que se transformam em crostas secas e escuras que racham, causando grande perda de frutas. Isso é provocado por um fungo Ascomycota chamado *Venturia* e só pode ser erradicado removendo todo o material vegetal doente de perto das plantas saudáveis.

» A doença holandesa do olmeiro e a ferrugem da castanha são causadas por diferentes fungos Ascomycota. Eles são nativos da China e do Japão, onde as árvores que evoluíram junto aos fungos possuem alguma imunidade à doença. Na América do Norte e na Europa, no entanto, as espécies de *Ophiostoma* dizimaram grandes quantidades da árvore de olmeiro e o *Cryphonectria parasitica* quase exterminou a castanha americana.

» A ferrugem da folha de trigo e a do grão de milho são causadas por dois patógenos vegetais importantes do grupo Basidiomiceto. A ferrugem da

> folha do trigo devastou no passado quase metade das culturas de trigo da América do Norte e novas cepas mais virulentas estão ameaçando grande parte da variedade de trigo cultivada na África. Ela precisa de pelo menos dois hospedeiros para completar seus ciclos de vida, porque passam o inverno em um local e, em seguida, infectam outro durante os meses de verão. A ferrugem do grão de milho, por outro lado, precisa apenas de um único hospedeiro; no entanto, muitas vezes adentra as estruturas reprodutivas de plantas como as flores e infecta as sementes antes mesmo de terem a chance de se dispersarem

Além dos fungos patogênicos e dos benignos, há os fungos benéficos, que se associam às raízes das plantas, chamadas *micorrizas* (literalmente, "raízes dos fungos", em grego). Eles fornecem uma simbiose essencial e muitas plantas, como os pinheiros, não conseguem crescer sem seus parceiros micorrízicos.

## Interagindo com as raízes das plantas

Muitos diferentes tipos de fungos formam associações íntimas com as raízes das plantas em uma relação simbiótica benéfica, e até 90% das plantas têm um componente micorrízico subterrâneo. A maioria dos solos florestais é rica em fungos micorrízicos, que se unem a novas mudas, ajudando na obtenção de nutrientes e umidade, e produzindo enzimas e oferecendo proteção contra as pragas. Em solos pobres em nutrientes, os fungos micorrízicos mudam o equilíbrio em favor da sobrevivência da planta. E algumas delas precisam verdadeiramente deles para crescer. Os pinheiros, por exemplo, não sobreviveriam em um solo arenoso se não fosse por essas associações.

Esses fungos formam estruturas extensas com os tecidos das raízes das plantas, que funcionam para transferir os nutrientes entre si e entre as células vegetais. Abordamos dois tipos diferentes aqui: o *endomicorriza* ("endo" significa dentro) e os fungos *ectomicorriza* ("ecto", que significa fora).

Como o próprio nome sugere, os fungos endomicorrizais formam uma estrutura extensa dentro dos tecidos radiculares, que, além das hifas, incluem as projeções denominadas *arbúsculos,* importantes para as trocas de nutrientes, e estruturas abalonadas chamadas de *vesículas*, usadas para o armazenamento fúngico do carbono vegetal (veja a Figura 13-3). Por essa razão, esses fungos são designados *micorrízicos arbusculares* (AMF) e pertencem ao filo Glomeromycota. Os fungos fornecem à planta níveis muito mais elevados de fósforo do que conseguiriam absorver sozinhas. Em troca, a planta fornece todo o carbono de que as micorrizas necessitam.

Em vez de penetrar extensivamente nos tecidos das plantas, os fungos ectomicorrízicos formam uma camada densa de micélios em torno das raízes das plantas e se prolongam apenas ligeiramente nessas raízes (veja a Figura 13-3).

Pelo menos três diferentes filos de fungos possuem membros que criam relações ectomicorrízicas com as raízes das plantas, muitas das quais formam estruturas acima do solo, facilmente reconhecidas como cogumelos. O invólucro de micélios protege as raízes das plantas dos agentes patogênicos e permite uma maior absorção de água e nutrientes. Para interagir com as raízes das plantas, os fungos produzem uma rede de hifas, chamada *rede de Hartig*, que estende algumas camadas celulares em tecidos radiculares e atua como um local de troca de nutrientes.

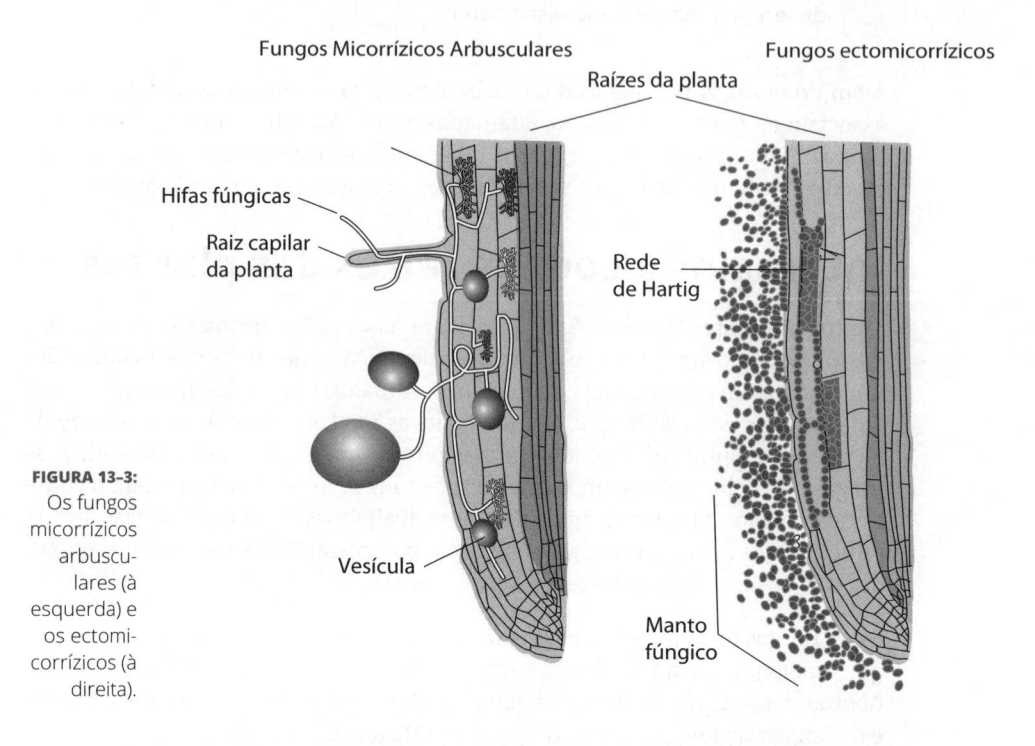

**FIGURA 13-3:** Os fungos micorrízicos arbusculares (à esquerda) e os ectomicorrízicos (à direita).

## Perguntando sobre os *Ascomycotas*

Os membros desse grupo de fungos produzem esporos dentro de um *asco* (significa bolsa, em grego). A Figura 13–4 mostra o corpo de frutificação de um tipo visível de fungo taça, frequentemente encontrado no chão de florestas. A formação dessa estrutura começa com o encontro de duas hifas de fungos individuais que interagem para gerar hifa com dois núcleos, um processo chamado de *plasmogamia*. Essas hifas especiais com um duplo núcleo se estendem para cima e se tornam brevemente diploides, à medida que os núcleos se fundem e depois passam por meiose para produzir os ascósporos haploides que se dispersam quando ocorre a ruptura dos ascos.

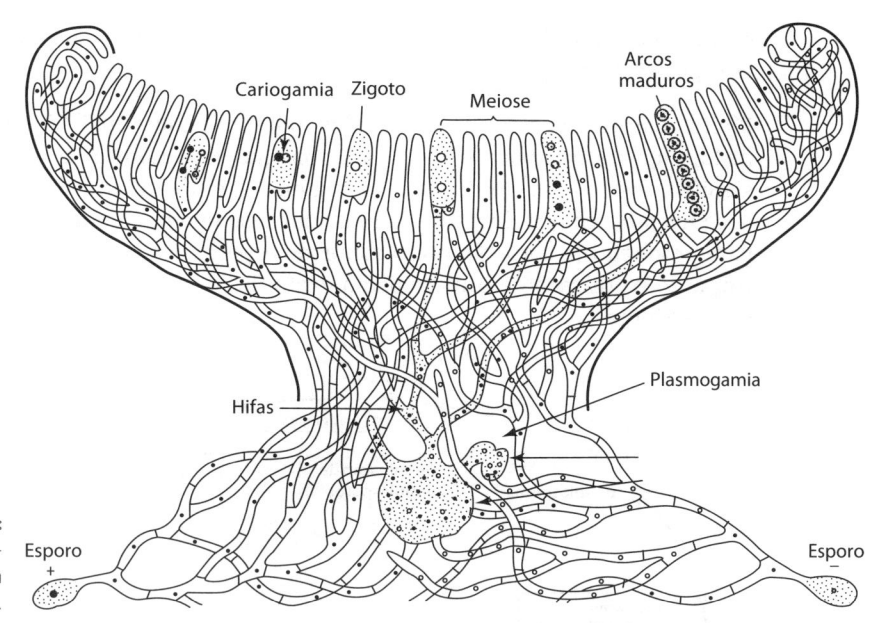

**FIGURA 13-4:**
O ascocarpo de um fungo taça.

Alguns Ascomycotas possuem um estilo de vida muito diferente dos fungos filamentosos que acabamos de mencionar. O mais conhecido deles é o fermento de levedura *Saccharomyces*, que vive principalmente como uma única célula e é dividido através de brotamento (gemulação) assexuado. A reprodução sexuada se inicia na fusão de duas células haploides, que podem, então, permanecer diploides e sofrer o brotamento assexuado por um longo tempo antes da divisão meiótica para formar os ascósporos haploides que assim germinam.

Ao contrário dos teleomórfos, que se reproduzem sexuadamente, os anamorfos só se reproduzem assexuadamente, formando os *conídios* (esporos produzidos assexuadamente), que são dispersos em novas áreas em busca de alimento. Existem vários Ascomycotas que dispensam a reprodução sexuada. Um exemplo é o *Penicillium*, que cresce alegremente até ficar sem comida e precisar produzir conídios nas extremidades terminais de uma estrutura de hifas especializada (veja a Figura 13–2)

## Cogumelos: Basidiomycotas

Junto com os Ascomycotas, o grupo Basidiomycotas compõe uma grande parte da diversidade dos fungos, com uma variedade de formas e estratégias de dispersão dos esporos. Alguns métodos reprodutivos são bastante complicados, envolvendo diversos ciclos de reprodução assexuada e sexuada em associação a muitos hospedeiros diferentes. Alguns membros desse grupo são conhecidos apenas pelo seu estágio anamorfo (ou assexuado). Ainda não foi confirmado se perderam completamente a capacidade de se reproduzir sexuadamente ou se outras evidências dessas formas surgirão ao longo de novas descobertas sobre as espécies de fungos.

Muitos Basidiomycotas são conhecidos, porém nenhum mais do que o cogumelo, cuja forma geométrica foi a inspiração para nomear o grupo (*basídio* significa disco). O ciclo de vida do cogumelo tem similaridade com o grupo Ascomycota, em que dois fungos individuais se unem, combinando suas hifas para produzir um corpo frutífero contendo esporos. No entanto, a estrutura do corpo de frutificação e o mecanismo exato da formação dos esporos diferem (veja a Figura 13–5).

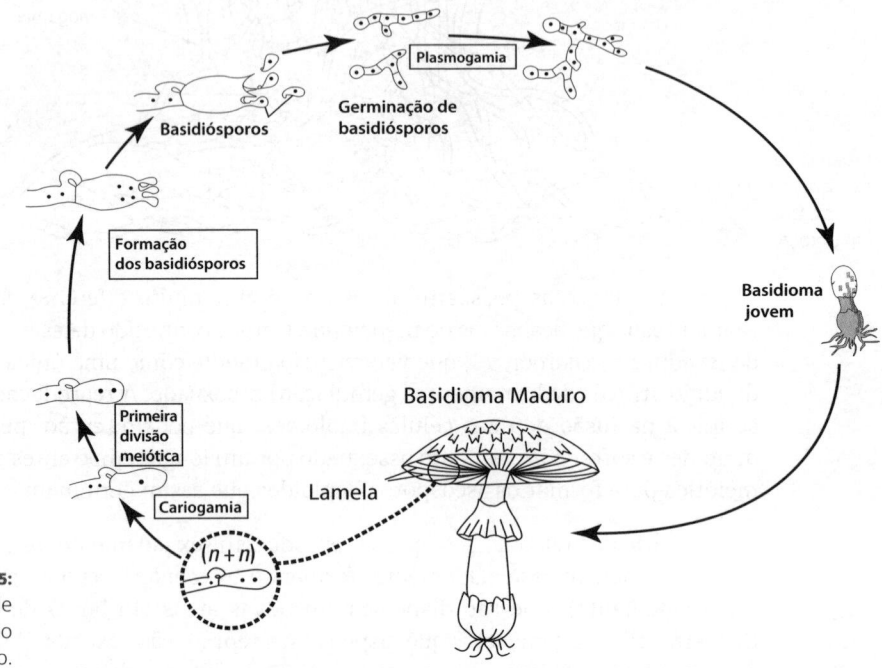

**FIGURA 13-5:** O ciclo de vida do cogumelo.

Aqui, os micélios dicarionticos crescem para formar o corpo de frutificação que é chamado de *basidioma*, dentro do qual os basidiósporos são formados. É sob a cabeça do cogumelo, entre as lamelas, que a formação dos esporos acontece. Lá, os dois núcleos das células na extremidade das hifas dos fungos se fundem e depois sofrem meiose para produzir os basidiósporos haploides. Eles, então, se dispersam e encontram um lugar para germinar. Alguns cogumelos têm vida longa. O mais antigo até hoje é o *Armillaria ostoyae*, que tem aproximadamente 2.400 anos e é também o maior, com 2.200 hectares, e está localizado em Oregon, nos Estados Unidos.

# Examinando os Protistas

Como um grupo genérico para os micro-organismos eucariontes que não pertencem aos fungos, o grupo protista contém muitos diferentes filos que compõem a maior parte da diversidade do domínio dos eucariontes. Muitas formas, tamanhos e estilos de vida são representados nesse grupo, tornando difícil detalhar todos.

Grande parte dos organismos é unicelular. Alguns, como as algas, formam estruturas multicelulares e outros, como o limo, vivem como células únicas que se agregam para formar estruturas multicelulares. Não existe uma única fórmula para a reprodução. Ela varia de uma simples divisão a ciclos complicados com muitas estruturas diferentes.

Em vez de discutir cada caso em detalhes, ofereceremos alguns exemplos que mostram a diversidade desse grupo. Apresentamos os protistas através do seu habitat principal, começando pelos parasitas humanos, os patógenos vegetais, as amebas e os ciliados de vida livre, e, finalmente, as algas e outros eucariontes fotossintetizantes.

## Adoecendo os seres humanos: *Apicomplexos*

Embora alguns membros de outros grupos sejam conhecidos por causarem doenças humanas, esses são dignos de observação, porque as doenças que causam são particularmente agressivas e/ou mortais. Alguns conseguem viver no ambiente antes de infectar os animais e outros se adaptaram completamente a um estilo de vida parasita, pois perderam muitos dos genes necessários para um estilo de vida livre.

*Plasmodium*, *Toxoplasma* e *Cryptosporidium* fazem parte do mesmo grupo, chamado Apicomplexas, formado por parasitas obrigatórios. Isso significa que eles não vivem fora de um hospedeiro. A malária, uma doença que afeta 10% das pessoas em todo o mundo, é causada pelas espécies de *Plasmodium* que possuem um inseto hospedeiro e um hospedeiro humano. Esse parasita se reproduz sexuadamente dentro do mosquito, produzindo esporozoítos móveis que são transmitidos a um hospedeiro humano pela picada do inseto. No ser humano, ocorrem ciclos de reprodução assexuada no fígado e nas células sanguíneas, causando febres e arrepios característicos da doença. Os mosquitos que se alimentam dos seres humanos infectados, então, se infectam e reiniciam esse complexo ciclo (veja a Figura 13–6).

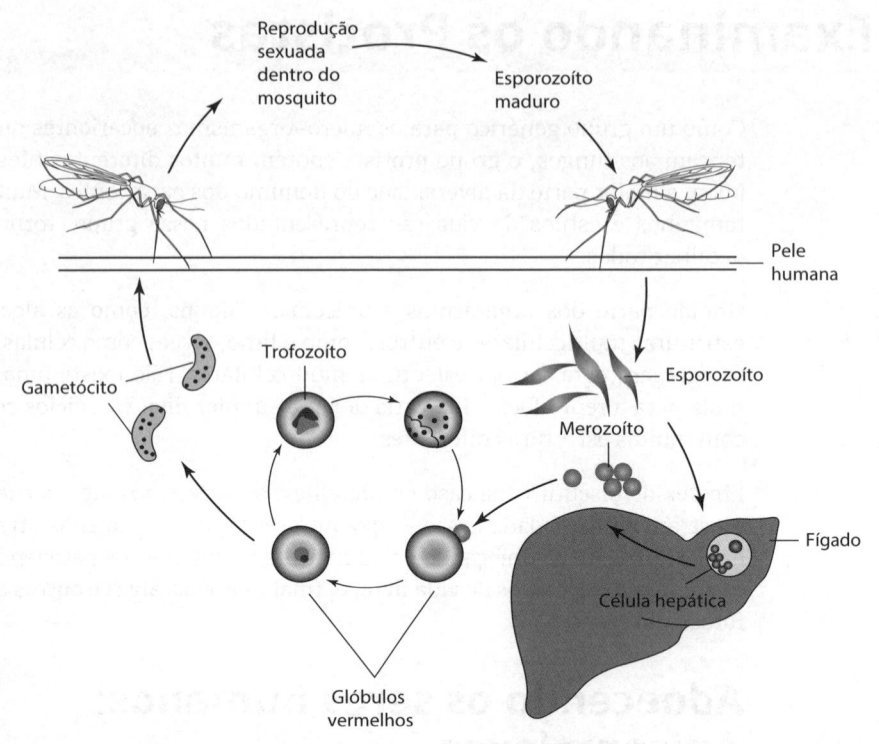

**FIGURA 13-6:**
O ciclo de vida do *Plasmodium*.

Uma estratégia utilizada pelas espécies de *Cryptosporidium* e *Toxoplasma* para se deslocarem entre os hospedeiros é o processo chamado de *encistamento*. Isso envolve produzir um cisto, que é excretado nos resíduos do hospedeiro. O cisto permite que o organismo sobreviva tempo suficiente para ser capturado por outro animal, onde se divide de forma assexuada e gera uma nova infecção.

As espécies do *Tripanossoma* (veja a Figura 13–7) causam doenças agressivas, como a doença do sono na África, em que o parasita invade a medula espinhal e o cérebro dos infectados. Embora não seja um membro do grupo Apicomplexa, ele é transmitido para os seres humanos através de um inseto, a mosca tsé-tsé. As espécies de *Tripanossoma* possuem uma célula longa e fina que assume o formato de parafuso ao nadar, graças a um longo flagelo que ondula sob a membrana citoplasmática por todo o comprimento da célula. Esse movimento natatório torna possível que os organismos se movam em líquidos viscosos, como o sangue.

**FIGURA 13-7:** Os protistas flagelados.

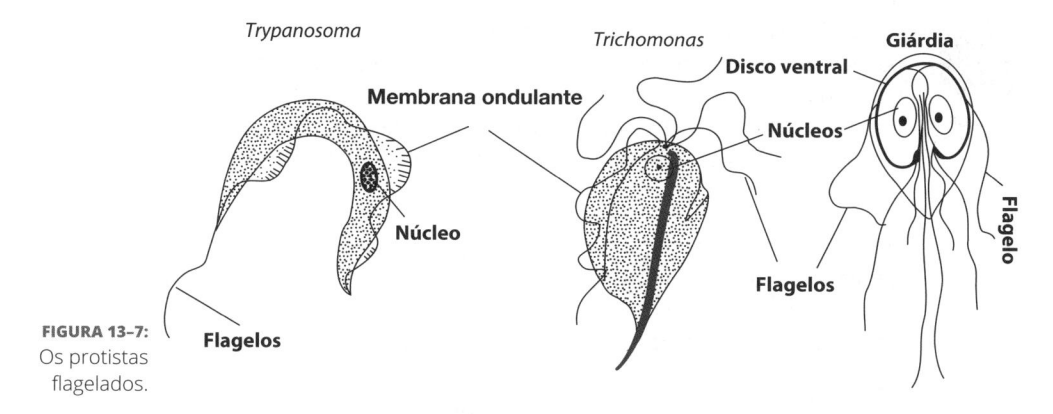

Outro parasita flagelado, a *Giardia lamblia* (veja a Figura 13-7), sobrevive em rios e riachos e causa uma doença diarreica agressiva, chamada giardíase, em seres humanos e outros animais. Outro parasita, o *Trichomonas vaginalis* (veja a Figura 13-7), é transmitido sexualmente, mas sobrevive fora do corpo por um tempo limitado. Os dois últimos patógenos citados não dispõem de mitocôndrias, porém possuem um *mitossoma* que é remanescente de uma mitocôndria que perdeu muitos genes mitocondriais. Isso significa que esses micróbios provavelmente já tiveram mitocôndria, no entanto, devido a seu estilo de vida estritamente parasita, perderam a necessidade de produzir o próprio ATP.

## Adoecendo as plantas: Oomycotas

Uma vez caracterizados como fungos por causa do seu crescimento filamentoso, os Oomycotas são responsáveis por muitas doenças em plantas e em alguns animais. Eles dispõem de paredes celulares e são responsáveis pela decomposição da matéria orgânica do chão de florestas. No entanto, como se verifica, estão mais intimamente relacionados às diatomáceas (veja a seção "Encontrando as algas", mais adiante neste capítulo) do que aos fungos.

Os míldios penugentos e pulverulentos são patógenos das plantas desse grupo; porém, o mais notório, a ferrugem tardia da batata, causou perdas disseminadas em colheitas ao longo do século XIX. Esse patógeno atingiu a Europa, a América do Norte e a América do Sul; no entanto, obteve um grande impacto na Irlanda, onde destruiu as lavouras de batata, todas da mesma variedade frágil, o que ocasionou uma fome generalizada para a população.

## Observando os ciliados e as amebas

Os ciliados e as amebas não fazem parte de grupos estreitamente relacionados. Na verdade, são bastante diferentes. No entanto, muitas vezes são agrupados com base no fato de se moverem perseguindo alimentos e os ingerirem por fagocitose.

**PAPO DE ESPECIALISTA**

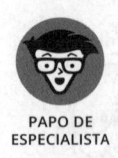

A *fagocitose* é o processo em que a membrana celular se move para envolver uma partícula de alimento, formando uma bolsa designada *vacúolo*. O conteúdo dos vacúolos é, então, completamente isolado dentro da célula e separado do citoplasma onde as enzimas digestivas são transferidas dele para o vacúolo. Uma vez que o alimento é digerido, o vacúolo se abre para liberar os nutrientes para o citoplasma celular.

O *Paramecium* é o exemplo mais conhecido de ciliado desse grupo de micro-organismos. É coberto de cílios, que são usados para locomoção e para direcionar os alimentos para o equivalente à boca, a *cavidade oral* (veja a Figura 13-8), onde a ingestão de alimentos ocorre por fagocitose.

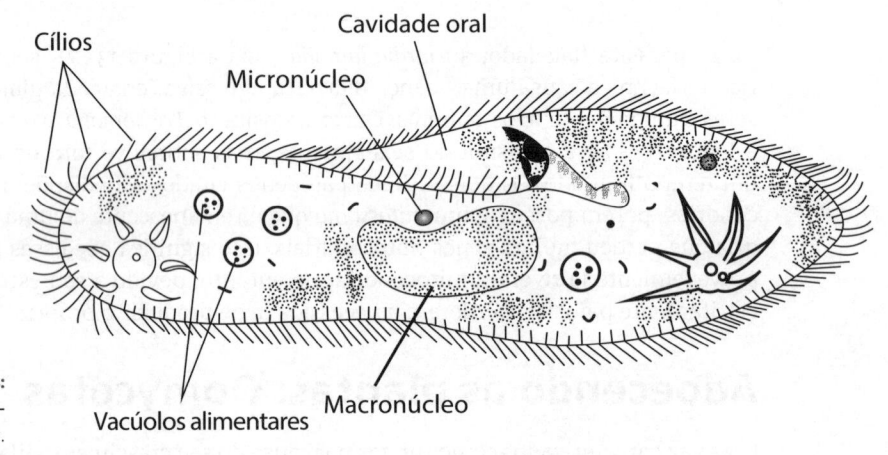

**FIGURA 13-8:** O *Paramecium*.

**LEMBRE-SE**

Os cílios são mais curtos e finos que os flagelos e batem em uníssono para gerar movimento.

Grande parte dos ciliados é abundante em ambientes aquáticos, onde alguns nadam livremente e outros se ligam às superfícies através de suas hastes, utilizando seus cílios para a alimentação. Pouquíssimos ciliados são patogênicos dos animais, porém existem.

A ameba, ao contrário dos ciliados, se move através de um processo designado *movimento ameboide*. Esse tipo de movimento envolve a extensão de parte da célula para fora com o intuito de formar um *pseudópodo*, dentro do qual o citoplasma flui mais livremente em relação ao restante da célula. Quando os pseudópodos se estendem para a frente, o restante da célula é puxado na mesma direção pela contração dos microfilamentos dentro dela (veja a Figura 13-9).

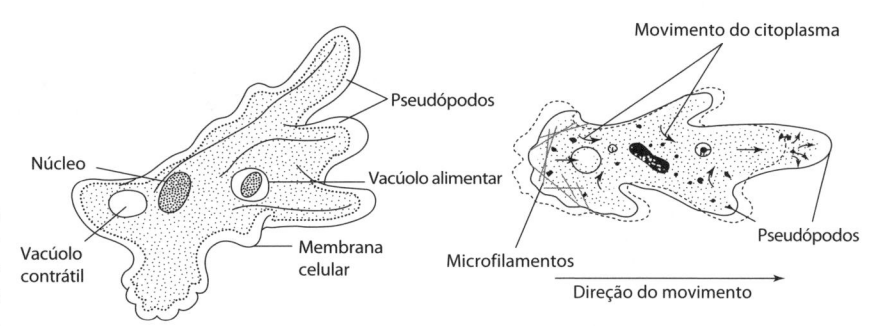

**FIGURA 13-9:** As estruturas e o movimento da ameba.

A ameba também possui uma estrutura especializada, chamada de *vacúolo contrátil*, responsável pela eliminação dos resíduos.

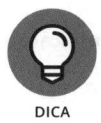

**DICA**

Algumas amebas vivem felizes em ambientes aquáticos e terrestres sem nunca causarem problemas para os seres humanos, enquanto outras são responsáveis por uma forma mortal de disenteria amebiana.

O bolor limoso (ou fungo mucilaginoso) vive em habitats ambientais e tem um ciclo de vida muito interessante. Até recentemente, eles eram considerados fungos porque produzem corpos de frutificação durante a reprodução, mas agora são conhecidos por estarem intimamente relacionados à ameba. Há dois tipos de bolor limoso; um que passa a maior parte do seu tempo como uma única célula (celular) e o outro que vive como uma enorme massa de protoplasma contendo muitos núcleos, porém sem células individuais (plasmodial). Nos plasmodiais, ou acelulares, o bolor limoso se move realizando o movimento ameboide à procura de alimento. Assim, quando os recursos acabam, eles produzem células haploides flageladas que nadam para fora da célula e, eventualmente, duas delas se fundem para formar um novo plasmódio diploide.

O bolor limoso celular vive como células haploides individuais, movendo-se e consumindo alimentos. Então, quando a comida se esgota, muitos se juntam para formar uma estrutura semelhante a uma lesma, que eventualmente para de se mover e cria um corpo de frutificação no qual os esporos são formados. Cada esporo é liberado e se torna um novo indivíduo unicelular (veja a Figura 13-10).

**FIGURA 13-10:** O bolor limoso celular.

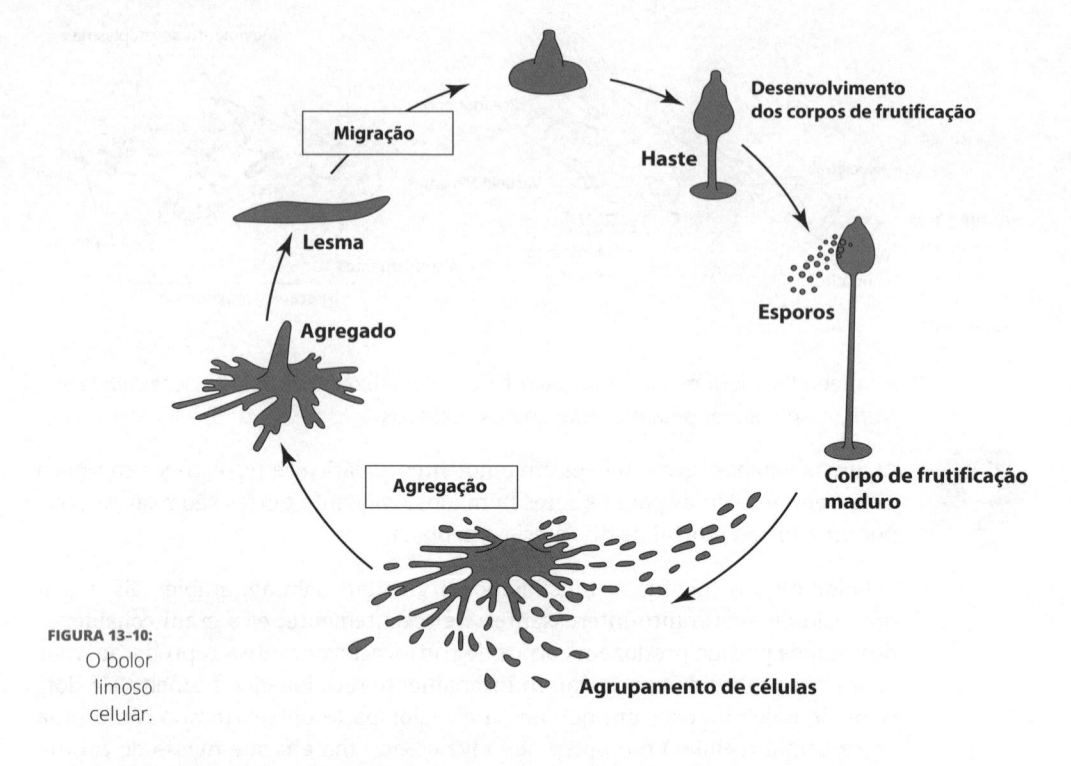

## Encontrando as algas

Nesta seção, cobrimos as algas e os micro-organismos eucariontes que compõem o plâncton. O termo *alga* não é uma classificação taxonômica — é usado para descrever os micro-organismos eucariontes que vivem um estilo de vida fotossintetizante graças aos cloroplastos (veja a Figura 13–11) dentro do citoplasma da célula.

Após um evento de endossimbiose, em que uma célula ancestral eucariótica envolveu uma cianobactéria transformando-a em cloroplasto, as algas verdes e vermelhas evoluíram (veja o Capítulo 8 para uma explicação dos diferentes eventos endossimbióticos que aconteceram ao longo da história da Terra). Todas as algas são fototróficos oxigênicos que usam a energia luminosa e liberam o oxigênio no ambiente. Porém, ao contrário das plantas que desenvolveram estruturas multicelulares complexas, como a vascularização e as raízes, as algas são unicelulares ou formam estruturas multicelulares simples. A Figura 13–12 ilustra os tipos de alga que habitam diferentes ambientes.

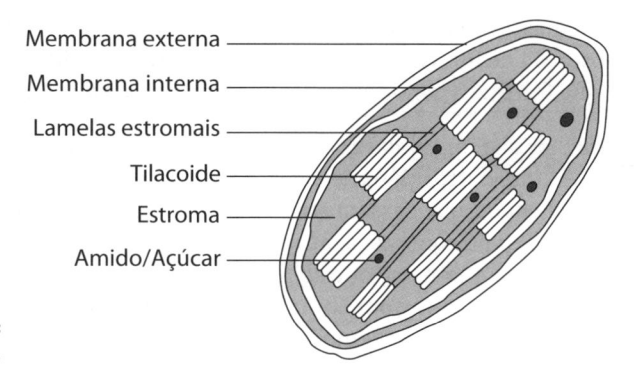

**FIGURA 13-11:**
O cloroplasto.

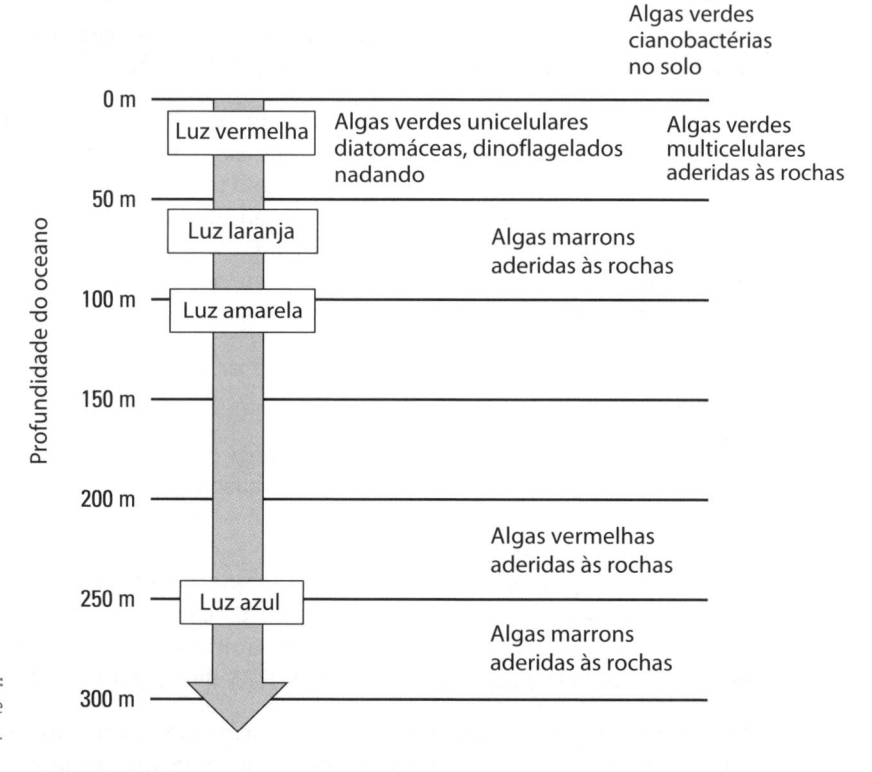

- Membrana externa
- Membrana interna
- Lamelas estromais
- Tilacoide
- Estroma
- Amido/Açúcar

**FIGURA 13-12:**
Os tipos de alga.

Profundidade do oceano

- 0 m — Luz vermelha — Algas verdes unicelulares diatomáceas, dinoflagelados nadando — Algas verdes cianobactérias no solo / Algas verdes multicelulares aderidas às rochas
- 50 m — Luz laranja — Algas marrons aderidas às rochas
- 100 m — Luz amarela
- 150 m
- 200 m — Algas vermelhas aderidas às rochas
- 250 m — Luz azul — Algas marrons aderidas às rochas
- 300 m

**LEMBRE-SE**

Existem vários tipos de algas, geralmente agrupados pela cor, mas apenas as vermelhas e verdes estão intimamente relacionadas às plantas terrestres.

CAPÍTULO 13 **Diga "Olá" aos Eucariontes**

**PAPO DE ESPECIALISTA**

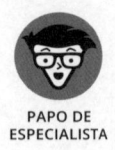

As algas vermelhas contêm clorofila e ficobilissomos como os principais pigmentos de absorção de luz. No entanto, também possuem o pigmento acessório ficoeritrina, que fornece a cor vermelha e disfarça a verde da clorofila.

As algas vermelhas são unicelulares ou multicelulares e vivem em profundidades maiores que as de outros tipos de algas, porque absorvem comprimentos de onda de luz mais longos, que passam através da água. Alguns tipos de algas vermelhas são usados como fonte de ágar para os meios microbiológicos. Embora algumas sirvam como alimento, outras produzem toxinas. As algas vermelhas unicelulares incluem os eucariontes mais tolerantes ao calor e à acidez, que vivem em fontes termais a uma temperatura de até 60°C e com o pH tão baixo quanto 0,5.

As algas marrons são chamadas de algas marinhas. São grandes organismos multicelulares que crescem rapidamente em seu habitat oceânico. E produzem o alginato, que é utilizado como um espessante alimentar.

As algas verdes são mais parecidas com as plantas. Têm celulose nas paredes celulares, contêm as mesmas clorofilas que as plantas e armazenam amido. Sua maioria é unicelular. Entretanto, outras são tanto coloniais (crescem juntas em uma colônia) quanto filamentosas, ou capazes de formar estruturas multicelulares (veja a figura 13–13). Algumas algas verdes vivem no solo. E outras habitam o interior das rochas, utilizando a luz que se infiltra através do meio semitransparente.

Os liquens são uma parceria simbiótica entre as algas verdes unicelulares e os fungos filamentosos.

As diatomáceas são um componente importante do fitoplâncton. Usam a fotossíntese para obter energia, mas em vez de armazenarem essa energia no amido, como as algas verdes, armazenam como um óleo que pode ser letal se ingerido em uma concentração suficientemente alta. Também produzem uma parede celular de sílica, cuja parte mais externa é chamada de *frústula*. A frústula permanece viva por muito tempo após a morte da célula. As formas das frústulas diatomáceas são muitas vezes muito ornamentadas e bonitas e podem ser penadas (alongadas) ou cêntricas (redondas). (Veja a Figura 13–14).

Os radiolários e os cercozoários são micróbios semelhantes às amebas, que vivem dentro de uma estrutura chamada de *carapaça*, composta por sílica (radiolários) ou pelo material orgânico reforçado do carbonato de cálcio (cercozoários). Ao contrário das diatomáceas, não são fotossintetizantes. Em vez disso, se alimentam de bactérias ou de outras partículas do sedimento do ambiente aquático. Eles utilizam parte de suas células como pseudópodos finos para coletar alimentos e se movimentar.

| Algas unicelulares | Algas unicelulares com múltiplos lóbulos | Colônias de algas |

| Algas multicelulares | Colônias de algas |

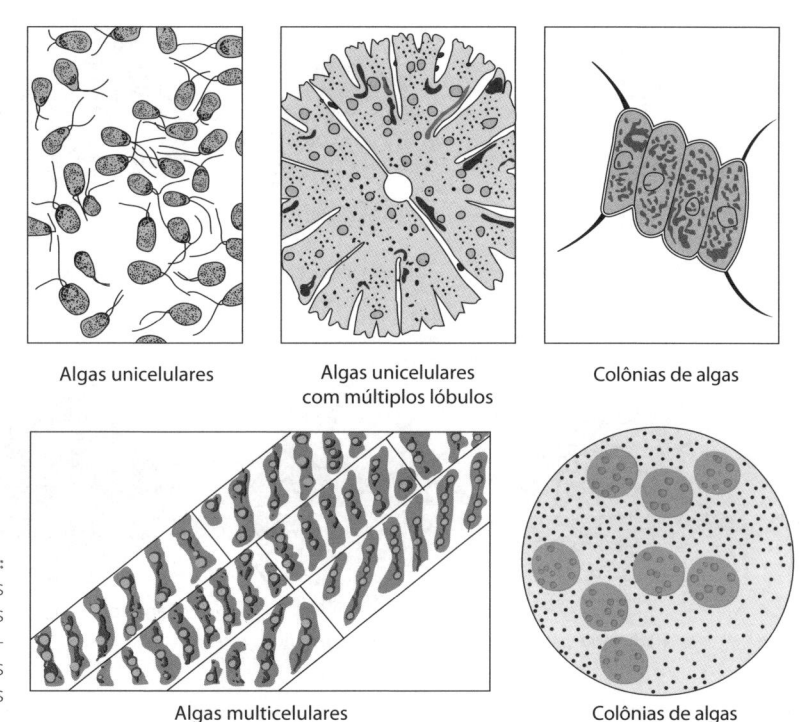

**FIGURA 13-13:** As colônias unicelulares e multicelulares das algas verdes.

Dinoflagelados (veja a Figura 13-14) também fazem parte do plâncton oceânico. São fotossintetizantes e nadam em um movimento giratório usando dois flagelos. Eles contêm celulose dentro da membrana plasmática, o que lhes fornece uma forma distinta. O crescimento excessivo de membros desse grupo é mortal para os peixes, pois produzem muitas toxinas. A famosa maré vermelha é provocada pelo crescimento excessivo de um dinoflagelado avermelhado chamado *Alexandrium*, que dá à água um tom avermelhado e causa a morte generalizada dos peixes.

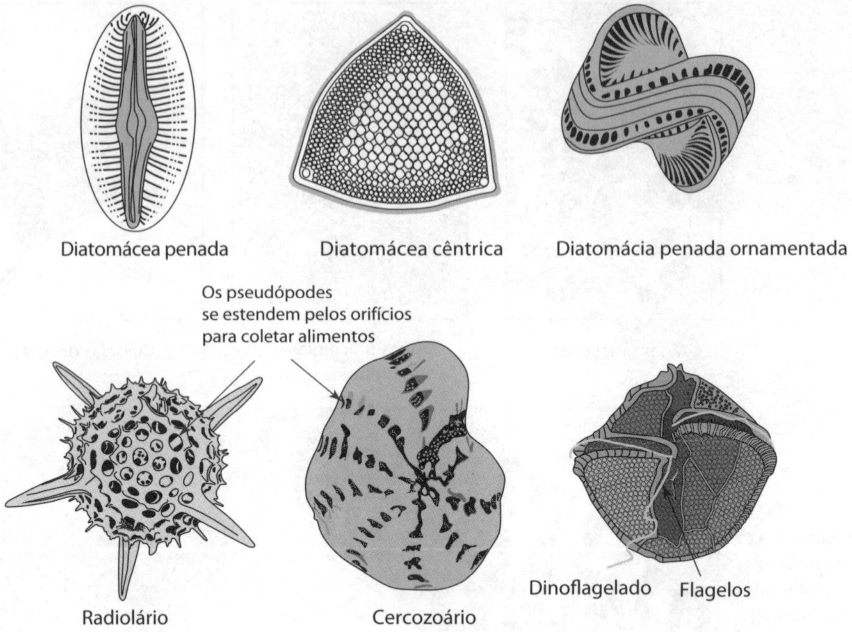

Diatomácea penada    Diatomácea cêntrica    Diatomácia penada ornamentada

Os pseudópodes se estendem pelos orifícios para coletar alimentos

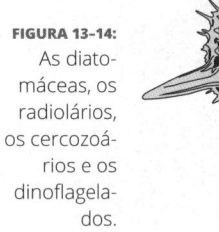

**FIGURA 13-14:** As diatomáceas, os radiolários, os cercozoários e os dinoflagelados.

Radiolário    Cercozoário    Dinoflagelado    Flagelos

> **NESTE CAPÍTULO**
>
> Estudando a estrutura viral e sua função
>
> Conhecendo os bacteriófagos
>
> Comparando os vírus das plantas e dos animais
>
> Observando como as células hospedeiras se defendem

# Capítulo 14
# Examinando a Infinidade de Vírus

Há muito mais partículas virais no planeta do que células bacterianas. E de acordo com algumas estimativas esse número é dez vezes maior. É provável que exista um vírus para cada organismo e talvez haja mais de um. A diversidade viral é tão extensa que os cientistas conseguiram apenas descrever uma parte mínima. Como acontece com a diversidade bacteriana, os cientistas se interessam muito pelos vírus associados a doenças conhecidas ou que causam impacto na vida humana.

Neste capítulo, exploramos a forma e a função dos vírus, assim como as diferenças dos tipos que infectam as variadas células — de bactérias a pessoas e plantas do tabaco. Além dos vírus, ainda existem partículas semelhantes a eles que não se encaixam completamente na definição de vírus. Elas incluem as partículas subvirais e os príons, os quais abordamos neste capítulo.

# Sequestrando Células

Os vírus são parasitas obrigatórios, o que significa que precisam de um hospedeiro. Como não são células e não possuem a estrutura necessária para produzir proteínas, os vírus assumem o sistema de um hospedeiro e o utilizam para a própria replicação.

Eles variam entre 28 a 200 nanômetros (nm) em tamanho. Para efeito de comparação, as bactérias têm entre 1.000 a 10.000nm e as células animais, entre 10.000 e 100.000nm.

## Estrutura viral primária

Existem diversas formas virais com variados componentes estruturais. No entanto, todos os vírus são muito menos complexos que as células vivas. Eles não possuem a estrutura requerida para produzir reações bioquímicas. Todos contêm o ácido nucleico que codifica o *genoma viral* (o ácido nucleico codifica os genes virais) e o *capsídeo viral* (o invólucro proteico que protege o genoma viral), que pode ou não dispor de enzimas virais. Juntos, o genoma e o capsídeo são chamados de *nucleocapsídeo*. Outras estruturas virais incluem o invólucro e a cauda.

A estrutura básica de alguns vírus é mostrada na Figura 14-1.

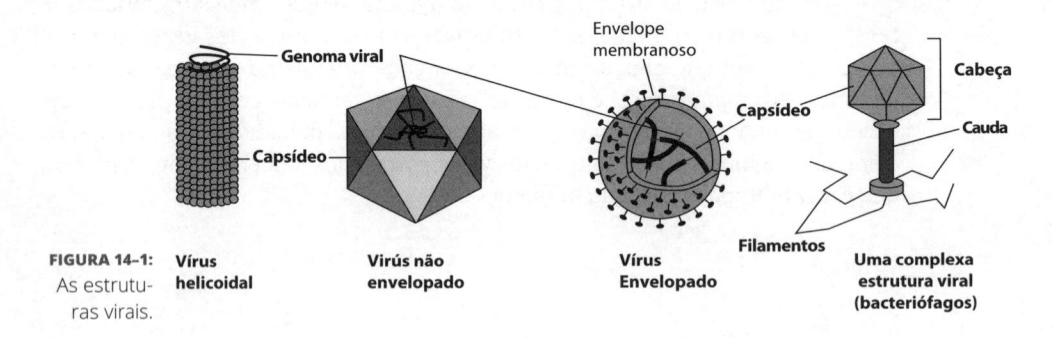

**FIGURA 14-1:** As estruturas virais.

Vírus helicoidal — Genoma viral, Capsídeo

Vírus não envelopado

Vírus Envelopado — Envelope membranoso, Capsídeo

Uma complexa estrutura viral (bacteriófagos) — Cabeça, Cauda, Filamentos

**DICA**

Outro nome para uma única partícula de vírus é *vírion*. Esse termo é usado especificamente para explanar as características físicas de uma partícula de vírus. Em contrapartida, o termo *vírus* é usado quando nos referimos ao comportamento do organismo.

Tanto o tamanho quanto o tipo de ácido nucleico encontrado na partícula viral diferem entre variados grupos de vírus. A seguir, mostramos alguns dos principais tipos de ácidos nucleicos e a forma como cada um afeta a estrutura viral e sua replicação:

- » **Vírus de DNA:** Têm moléculas de DNA de cadeia simples ou dupla dentro do nucleocapsídeo. Se for dupla, o DNA é usado diretamente para a transcrição e replicação. Se for simples, precisa formar um DNA duplo intermediário antes de ser utilizado.
- » **Vírus de RNA:** Dispõem de moléculas de RNA simples ou duplas dentro de seu nucleocapsídeo. Esses vírus necessitam codificar um RNA polimerase dependente de RNA para fazer a replicação do material genético, pois as células hospedeiras não possuem uma enzima que produza RNA a partir de um modelo de RNA.
- » **Retrovírus:** Existem como um RNA simples que primeiro precisa ser transformado em DNA para ser usado na transcrição e como modelo para a produção da cópia genômica. Esses vírus carregam a enzima transcriptase reversa com eles no seu capsídeo. A cópia do DNA do genoma do retrovírus, então, se integra ao genoma do hospedeiro. A transcriptase reversa é uma enzima importante para as aplicações da biologia molecular e da biotecnologia, porque permite a formação do DNA a partir de um modelo do RNA.

O capsídeo viral empacota os ácidos nucleicos para que sejam entregues a uma nova célula hospedeira. Dentro do capsídeo, o material genético surge como uma ou várias moléculas; mas, em todos os casos, as proteínas do capsídeo rodeiam o material genético.

As unidades repetidas de uma ou de um pequeno número de proteínas são arranjadas em um padrão simétrico e fornecem aos capsídeos virais uma aparência geométrica quando observados por microscopia eletrônica. Os vírus helicoidais recobrem sua molécula de RNA com uma proteína e todo capsídeo forma uma hélice bastante uniforme. Em outros vírus, é utilizada uma estrutura icosaédrica (20 lados) para o capsídeo. A forma icosaédrica não é acidental — é a maneira mais eficiente de criar uma forma esférica usando o menor número de proteínas. Os exemplos dos diferentes arranjos da cápside são mostrados na Figura 14-1.

Alguns vírus, principalmente os que infectam as células animais, possuem um envelope viral ao redor de seu nucleocapsídeo. Esse envelope é cravejado de protuberâncias que ajudam o vírus a interagir com sua célula-alvo. Um exemplo disso é o vírus influenza, cujo envelope viral contém "pontas" de hemaglutinina (uma glicoproteína) e de neuraminidase (uma proteína), importantes para sua ligação e libertação da célula hospedeira. Esse invólucro viral é composto de lípidos vindos da membrana lipídica da célula hospedeira durante a última fase da replicação viral. Quando um vírus não dispõe de um envelope, é chamado de *vírus nu*.

As estruturas virais mais complexas incluem as dos bacteriófagos. Um exemplo, ilustrado na Figura 14-1, inclui a estrutura da cabeça icosaédrica ligada a uma cauda com filamentos. A estrutura complexa da cauda é usada para criar um orifício na parede celular bacteriana e depois injetar o material genético viral na célula.

## Simplificando a função viral

A replicação viral é o processo completo referente à produção de mais partículas virais ou vírions. É orientada pelos genes virais que tomaram o controle da estrutura da célula hospedeira com essa finalidade.

**DICA** Algumas replicações virais fazem com que todos os processos do hospedeiro sejam interrompidos. Isso interfere no ritmo dos processos bioquímicos normalmente realizados. Muitas vezes, esse fato é irrelevante, pois a célula acabará morrendo no final da replicação. Outros vírus só assumem um pequeno número de processos, deixando a célula hospedeira continuar agindo como de costume.

A seguir, há uma descrição das etapas envolvidas nesse processo. Os detalhes são distintos entre os grupos virais:

**1. Uma partícula viral se liga à superfície da célula hospedeira.**

A superfície da partícula viral possui proteínas que interagem com os receptores na superfície da célula hospedeira. O vírus utiliza um ou mais receptores do hospedeiro, porém eles têm que estar presentes para que a ligação aconteça. Diferentes tipos de células expressam diferentes receptores, tornando a conexão viral específica para um tipo particular de célula.

**2. O vírus inteiro ou apenas os ácidos nucleicos virais entram na célula hospedeira.**

O genoma viral tem que entrar na célula para que a transcrição dos genes virais ocorra. Quando outras enzimas são necessárias, como a transcriptase reversa, também devem entrar na célula hospedeira.

O processo de liberação do conteúdo viral na célula hospedeira é chamado de *desenvelopamento*. Isso acontece de algumas formas diferentes (veja a Figura 14–2). Por exemplo, o envelope viral é necessário para penetrar nas células animais, enquanto o bacteriófago injeta seu DNA através de um orifício que ele cria na parede celular bacteriana.

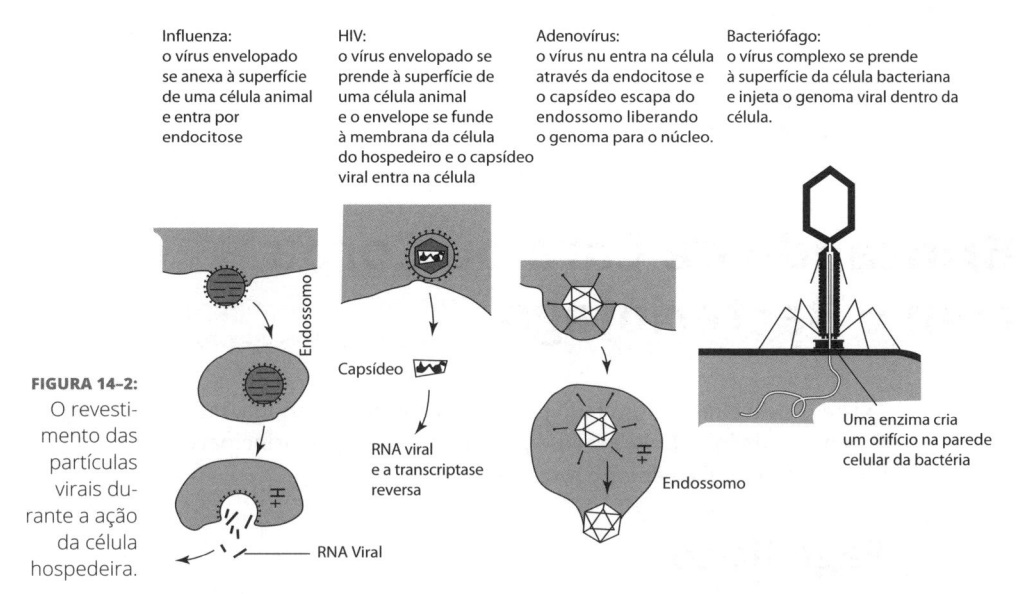

**FIGURA 14–2:** O revestimento das partículas virais durante a ação da célula hospedeira.

**Influenza:** o vírus envelopado se anexa à superfície de uma célula animal e entra por endocitose

**HIV:** o vírus envelopado se prende à superfície de uma célula animal e o envelope se funde à membrana da célula do hospedeiro e o capsídeo viral entra na célula

**Adenovírus:** o vírus nu entra na célula através da endocitose e o capsídeo escapa do endossomo liberando o genoma para o núcleo.

**Bacteriófago:** o vírus complexo se prende à superfície da célula bacteriana e injeta o genoma viral dentro da célula.

3. **A célula hospedeira transcreve e depois traduz os genes virais.**

   As primeiras proteínas virais produzidas são aquelas envolvidas no processo de cópia do genoma viral e na transcrição dos seus genes em seguida. Os genes virais das proteínas do capsídeo e outras proteínas virais, necessárias para produzir parte da estrutura viral que é fabricada em grandes quantidades, são transcritos e/ou traduzidos.

4. **As proteínas virais são organizadas e o material genético é carregado no capsídeo.**

5. **As partículas virais completas, os vírions, são liberados da célula hospedeira. Algumas por brotamento, levando um pouco da membrana celular com elas, que se transforma em envelope viral. Outras lisam a célula hospedeira (a membrana e a parede celular são rompidas, liberando o conteúdo da célula) e são liberadas dessa forma.**

Como os genes virais possuem promotores diferentes dos genes hospedeiros, muitas vezes a estrutura hospedeira da síntese do RNAm ou da replicação do

DNA não funcionará no genoma viral. Existem três estratégias principais para lidar com esse problema:

> » Os vírus usam promotores e sinais do hospedeiro, de modo que o DNA e o RNA viral se pareçam com nucleotídeos do hospedeiro.
> » Os vírus modificam as enzimas hospedeiras para reconhecer os promotores e o DNA viral.
> » Os vírus levam as próprias enzimas para executar o processo e, em seguida, codificam as necessárias no seu genoma.

## Brincando de Cara ou Coroa com o Bacteriófago

Existe provavelmente um fago para cada espécie bacteriana, mas apenas alguns foram estudados. Nesta seção, apresentamos os três principais estilos de vida viral: o lítico, o lisogênico e o transponível.

### Fago lítico

Também chamado de *fago virulento*, o fago lítico provoca a lise e a destruição quase completa da célula bacteriana hospedeira. Um exemplo é o fago T4, que foi estudado extensivamente, porque infecta uma das espécies bacterianas mais estudadas, a *E. coli* (veja a Figura 14–3).

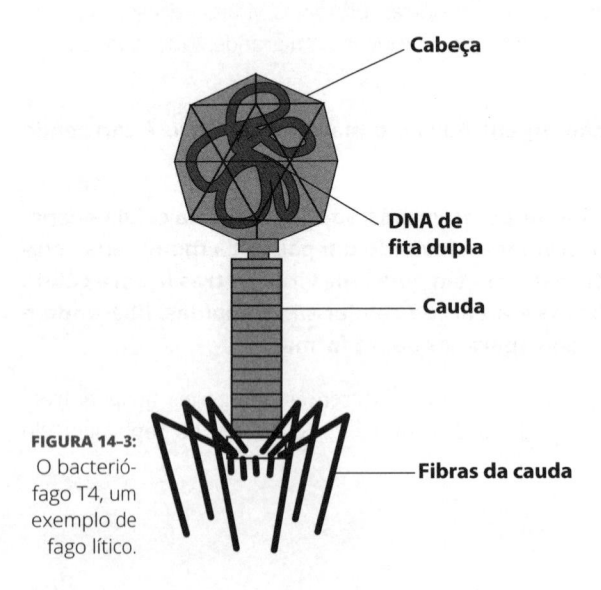

**FIGURA 14-3:** O bacteriófago T4, um exemplo de fago lítico.

(Labels: Cabeça; DNA de fita dupla; Cauda; Fibras da cauda)

No início da infecção, o T4 produz muitas proteínas codificadas pelos vírus para a replicação do DNA. Esse processo é muito mais rápido que o das proteínas hospedeiras e tem uma preferência pela replicação do DNA viral. Isso significa que muitas cópias do genoma se encontram presentes na célula hospedeira desde o estágio inicial. O capsídeo viral, a cabeça, é gerada e embalada contendo muito DNA. Em seguida, a cauda e as fibras são incorporadas. O genoma viral é adicionado ao capsídeo, introduzindo uma sequência de DNA na abertura de uma extremidade. Quando a pressão no interior é suficiente, a fita desse DNA será cortada e o capsídeo, selado. A pressão dentro do capsídeo do bacteriófago T4 será dez vezes a pressão de uma garrafa de champanhe.

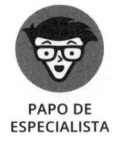

Como o fago copia seu genoma através de uma longa e ininterrupta sequência entre as cópias e como no capsídeo cabe mais DNA do que o existente no genoma, sempre haverá um pouco mais da cópia do genoma em cada vírion. Alguns genes estão presentes em mais de uma cópia e o início do genoma não é o mesmo todas as vezes.

Depois que as partículas virais são arranjadas, é produzida a lisozima T4. Ela degrada a parede celular bacteriana e as partículas virais são liberadas, deixando a célula hospedeira extremamente danificada.

## Fago temperado

A lisogenia é uma estratégia de sobrevivência dos vírus, permitindo que permaneçam latentes por um período em vez de continuar o ciclo frenético à procura de um novo hospedeiro. Quando um fago temperado infecta uma célula bacteriana hospedeira, se torna lítico ou lisogênico.

A via lítica procede de maneira semelhante à de um fago lítico, terminando na lise da célula hospedeira para a liberação das partículas virais. Algum tempo antes da produção das proteínas virais estruturais, o vírus muda para o estado lisogênico, em que os genes virais são integrados ao DNA do hospedeiro e não são produzidas partículas virais.

Veja a Figura 14-4 para obter uma visão geral do ciclo de um vírus lisogênico.

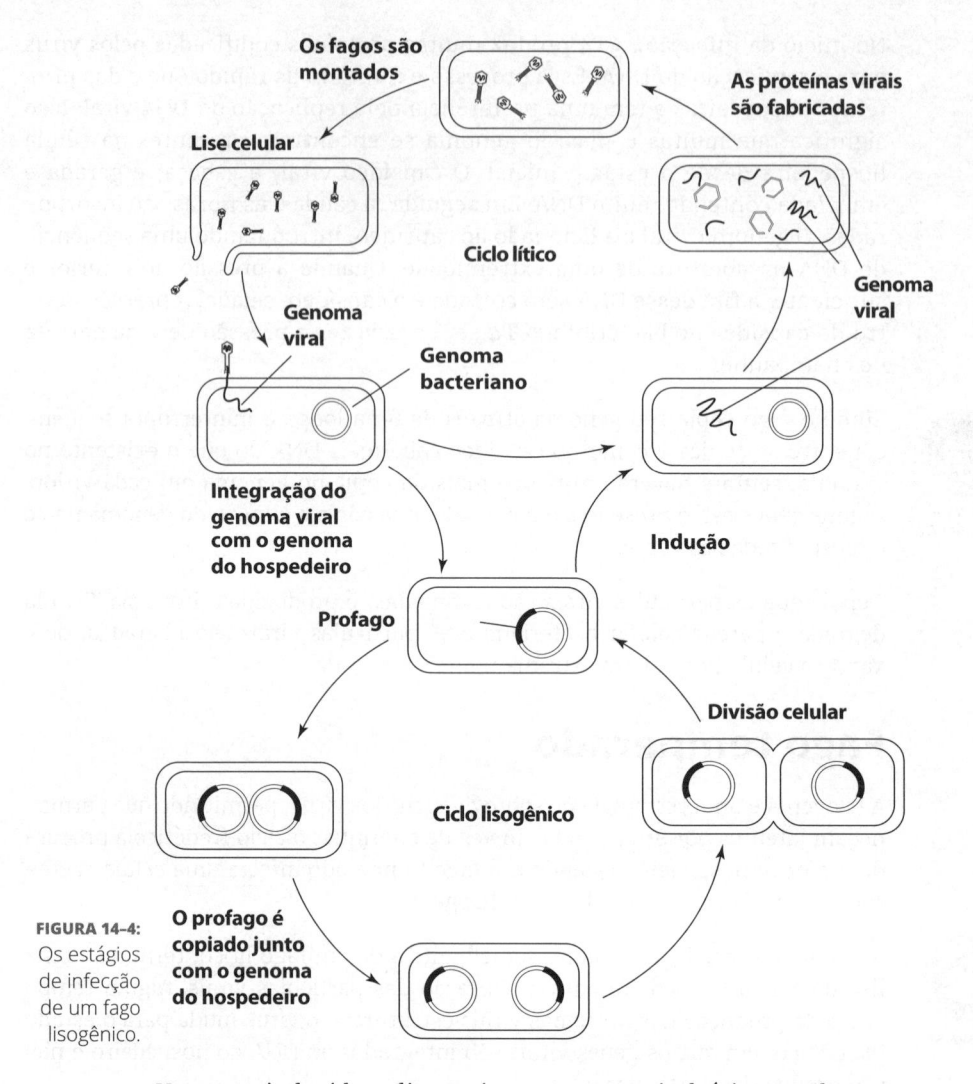

**FIGURA 14-4:** Os estágios de infecção de um fago lisogênico.

Uma vez induzida a lisogenia, o genoma viral é integrado ao genoma do hospedeiro. Nesse ponto, ele é chamado de *profago* e tanto a replicação viral quanto a produção das proteínas do capsídeo se encerram. Uma proteína viral ainda é expressa na célula hospedeira e é isso o que reprime a expressão de todas as outras proteínas virais, o que induziria o ciclo lítico caso não fosse reprimida.

**LEMBRE-SE**

Um hospedeiro bacteriano que contém um profago é chamado de *lisógeno*. Alguns profagos são integrados ao cromossomo bacteriano e outros existem como um plasmídeo.

A situação permanece a mesma por um longo tempo, ao longo de várias gerações da divisão bacteriana. O profago pode ser induzido em um momento posterior, o que resulta na transcrição dos genes virais e no retorno ao ciclo lítico. No entanto, nem todo profago corre contra o tempo. Alguns perderam a capacidade de serem induzidos e permanecem no DNA do seu hospedeiro indefinidamente. Quando isso acontece, o profago é chamado de *vírus críptico*. Um vírus críptico não produz mais vírus ou lisa a célula hospedeira. Eles contêm, muitas vezes, genes úteis ao hospedeiro, que foram transcritos junto com os genes bacterianos normais. Em alguns casos, tornam seu hospedeiro mais virulento (por exemplo, codificando a toxina usada pela *Vibrio cholera*).

Um fenômeno semelhante ocorre com os vírus dos animais. Os genomas da maioria dos organismos estão repletos de sequências virais que se acumularam ao longo do tempo, e grande parte delas não codifica toxinas.

## Fago transponível

Outro tipo de bacteriófago não só integra seu genoma ao do seu hospedeiro durante os ciclos lisogênicos, como também repete essa integração através de um mecanismo para copiá-lo para um ciclo lítico. Eles são nomeados *fagos transponíveis*, e o bacteriófago Mu é o mais estudado. Quando o fago Mu infecta uma célula bacteriana, é rapidamente incorporado ao genoma do hospedeiro pela enzima *transposase*. A transposase quebra as extremidades das fitas do DNA hospedeiro, criando duas sequências soltas entre as quais o genoma Mu é inserido (veja a Figura 14–5). Onde existia uma cópia da sequência hospedeira, agora, existem duas cópias de região de 5pb (pares de bases), uma de cada lado do genoma Mu.

Assim como o fago temperado, se o repressor Mu estiver presente, continuará como uma sequência integrada sem aumentar o número de cópias do seu genoma ou lisar a célula. Se o repressor estiver ausente, a enzima transposase agirá para copiar o genoma Mu para vários locais. Até 100 cópias já foram encontradas espalhadas pelo genoma.

Uma sequência de DNA que pode se mover de um lugar para outro no mesmo genoma é chamada de *elemento transponível*. Esses elementos realizam uma cópia de si mesmos no processo (transposição replicativa) ou se movem como uma unidade completa para uma nova posição (transposição conservativa).

**FIGURA 14-5:** O fago transponível Mu.

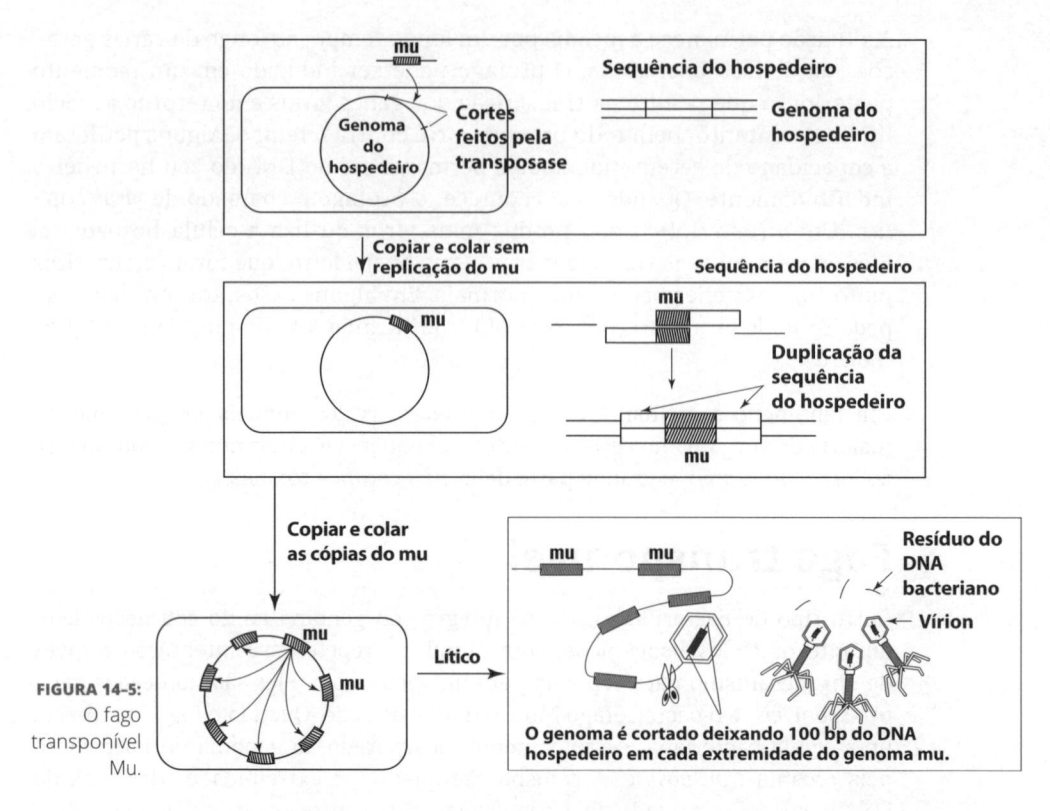

Quando o capsídeo viral está pronto, o genoma bacteriano circular que dispõe de muitas cópias do genoma viral é cortado em torno de 100pb antes do início do genoma Mu. Depois, é introduzido em cada capsídeo viral até ficar cheio. O resultado, junto ao genoma viral, é o fato de cada vírion também possuir cerca de 1,8 kilobases (kb) da sequência hospedeira.

Os fagos transponíveis são bastante úteis para as pesquisas da biotecnologia porque causam mutações no genoma onde quer que sejam inseridos. Eles ainda são úteis para o estudo da função dos genes bacterianos, pois são aproveitados para suprimir um gene de cada vez.

## INFECTANDO AS ARQUEIAS

A existência de vírus das arqueias é conhecida e muitos já foram ao menos descritos, mas não inteiramente estudados. O que se sabe é que eles são tolerantes a ambientes extremos, pois seus hospedeiros são frequentemente extremófilos. Até o momento, todos demonstraram possuir genomas de DNA de cadeia dupla e dispor de capsídeos e caudas como os bacteriófagos, mas nenhum foi totalmente estudado e não se sabe muito sobre seu método de infecção e replicação.

# Discutindo os Vírus dos Eucariontes

Existem duas principais diferenças entre os vírus das bactérias que são procariontes e os vírus dos eucariontes, como animais e plantas:

» Nas bactérias, a partícula viral permanece fora da célula hospedeira e somente o genoma viral entra, na parte interna. O vírion inteiro entra na célula hospedeira no caso dos vírus de animais.

» Os eucariontes possuem um núcleo, no qual os genes virais devem entrar para se replicarem.

Diferentes vírus dispõem de distintas especificidades celulares. Como observamos anteriormente, na seção "Estrutura viral primária", as partículas virais têm proteínas em sua superfície que interagem com os receptores das células hospedeiras, permitindo a ligação da partícula viral à superfície da célula hospedeira. Qual tipo de célula um vírus infectará é determinado diretamente por em quais tipos de células ele penetra. Como nem todas as células de um animal expressam os mesmos receptores, não são todas suscetíveis aos mesmos vírus.

## Infectando as células animais

Da grande diversidade de vírus no planeta, provavelmente sabemos mais sobre os que infectam as células animais porque são os que deixam as pessoas doentes. Existem vírus de animais para cada um dos diferentes tipos de genoma — por exemplo, DNA de cadeia dupla e simples e RNA. Embora a maioria dos vírus animais seja envelopada, os vírus nus também infectam as células animais.

A seguir, há uma lista das diferentes propriedades dos vírus animais:

» **Virulento:** Vírus que lisam a célula hospedeira.
» **Persistente:** Vírus que são continuamente expulsos da célula hospedeira indefinidamente.
» **Latente:** Alguns vírus geram infecções latentes (que não causam sintomas da doença) e emergem de forma agressiva de vez em quando; mas, ao contrário do bacteriófago temperado, o genoma viral normalmente não se integra ao DNA do hospedeiro.
» **Fusogênico:** Alguns vírus promovem a fusão de várias células.
» **Oncogênico:** Alguns vírus causam o câncer através da mutação na célula hospedeira infectada pelo genoma viral ou pela alteração da regulação normal do controle do crescimento celular.

Em vez de descrever todos os tipos de estruturas e funções virais, detalharemos, aqui, dois exemplos interessantes: os retrovírus e os príons.

## Retrovírus

Os *retrovírus* são vírus exclusivamente de animais, que carregam uma enzima especial, designada *transcriptase reversa*, que copia o genoma viral de RNA para o DNA de cadeia dupla. Os retrovírus conhecidos incluem o vírus da imunodeficiência humana (HIV), causador da AIDS em pessoas, e o vírus da leucemia felina (FeLV), que afeta os gatos domésticos.

Aqui, nos concentramos na estrutura e atividade do HIV como exemplo de um ciclo de replicação retroviral (veja a Figura 14–6). Embora outros retrovírus infectem células-alvo distintas, muitos passos da infecção são semelhantes.

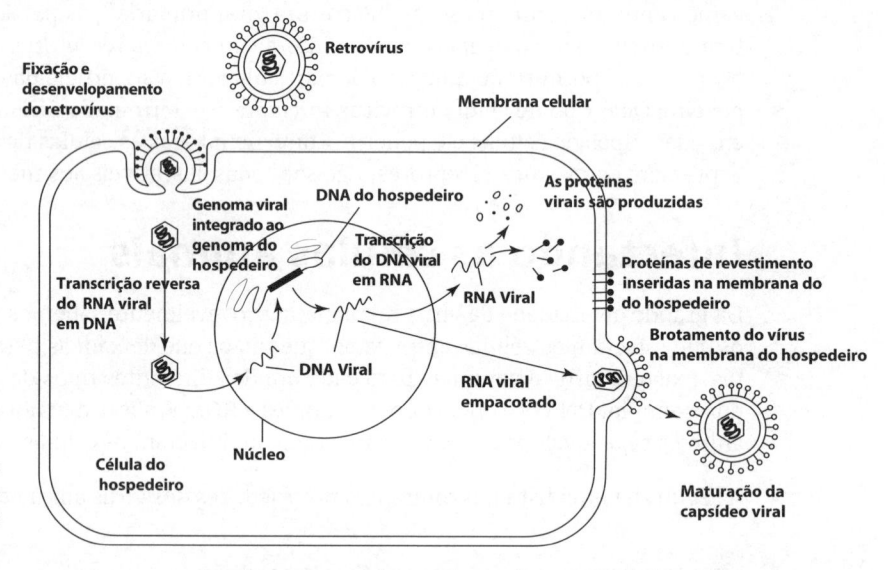

**FIGURA 14-6:** A replicação do ciclo do retrovírus.

Os retrovírus são envolvidos por um capsídeo de proteína contendo duas cópias do RNA viral genômico, assim como três enzimas virais diferentes necessárias para a infecção. O envelope é repleto de proteínas usadas para aderir às células do sistema imunológico humano, os linfócitos T. Depois de se conectar à superfície celular, o vírus é desenvelopado e o envelope viral se funde à membrana celular, liberando o nucleocapsídeo no citoplasma. Dentro do nucleocapsídeo, a enzima transcriptase reversa copia o genoma do RNA para o DNA de cadeia dupla, que, então, entra no núcleo da célula hospedeira e é incorporado ao genoma do hospedeiro.

**LEMBRE-SE**

Depois que o genoma do HIV é integrado ao da célula hospedeira (e chamado de *provírus*), não pode ser removido, pois não produz a enzima para excisão.

As cópias do RNA do provírus são transcritas pela maquinaria da célula hospedeira e são traduzidas em proteínas virais, incluindo partes estruturais, como o capsídeo, e as enzimas, como a transcriptase reversa, para serem embaladas em novos vírions. Outras cópias do RNA viral são produzidas para serem envoltas nesses novos vírions, e, depois que o nucleocapsídeo está pronto, os vírions gemulam da membrana da célula hospedeira, levando uma parte dela como envelope viral. As proteínas virais necessárias para interagir com as novas células hospedeiras estão presentes na superfície da membrana da célula hospedeira antes de a gemulação acontecer.

## Príons

Os *príons* se encaixam na definição de agentes infecciosos, porém não dispõem de todas as características de um vírus. Um príon é uma proteína que infecta um neurônio, causando a morte celular. Eles são transmitidos de uma célula para outra, porém não possuem os ácidos nucleicos. Em essência, quando um príon infecta um neurônio, age sobre outras proteínas para alterar sua estrutura, tornando-as não funcionais, insolúveis e difíceis de serem quebradas. Essas proteínas insolúveis e inúteis se acumulam na célula, levando à sua morte. Quando os neurônios do cérebro de um animal são afetados, eles sofrem e morrem.

As doenças priônicas afetam apenas os animais. Existem várias formas conhecidas e cada uma afeta uma espécie diferente. Por exemplo, a paraplexia enzoótica ou scrapie (ovelhas); a encefalopatia espongiforme bovina (BSE), conhecida como a doença da vaca louca (vaca); a doença da debilidade crônica (veado); e a doença de Creuztfeldt-Jakob, conhecida como kuru (seres humanos). Embora cada forma seja passada de indivíduo para indivíduo, durante muito tempo, muitos imaginaram que cada tipo não poderia ser transmitido de uma espécie para outra. No entanto, o príon da vaca louca foi transmitido para as pessoas, causando uma variante dessa doença.

**LEMBRE-SE**

A proteína infecciosa do príon tem como alvo uma proteína que é expressa normalmente em todas as células neuronais, conhecida como a proteína do príon (PrP). Na verdade, a proteína normal e o príon são idênticos em sua sequência. Eles são apenas enovelados de forma diferente (veja a Figura 14-7).

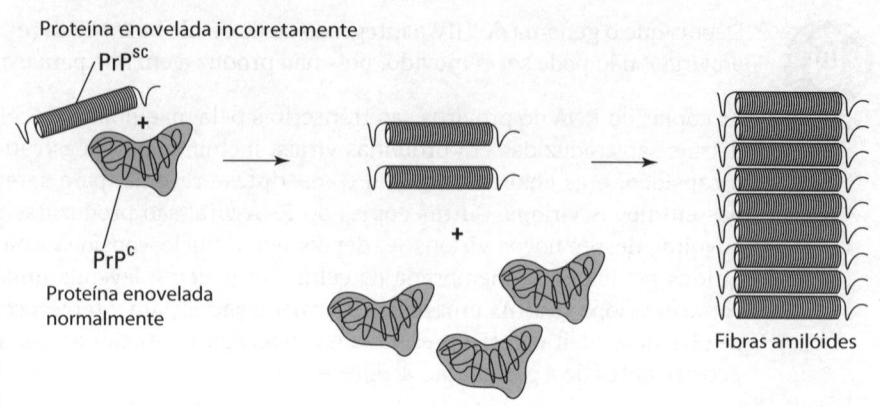

**FIGURA 14-7:** A doença do príon.

A proteína normal na conformação correta é denominada PrP$^C$ (de celular), enquanto a proteína do príon é designada PrP$^{Sc}$ (para a primeira doença priônica descrita, paraplexia enzoótica ou scrapie). Quando a PrP$^{Sc}$ entra no neurônio, altera o PrP$^C$ para PrP$^{Sc}$. Conforme mais PrP$^{Sc}$ é produzida, elas agem para converter outras PrP$^C$ para o tipo da doença, e as proteínas enoveladas incorretamente se combinam em aglomerados fortemente embalados, chamados de *amiloides*. O que distingue os príons dos vírus é o fato de não poderem induzir a expressão das proteínas necessárias para a infecção; eles simplesmente agem sobre a proteína caso ela esteja presente. A proteína PrP$^C$ possui uma função normal nos neurônios, que não é completamente compreendida e nem sempre é expressa. Se a PrP$^{Sc}$ agir e não houver a PrP$^C$ para atuar, então a infecção não acontecerá.

## Analisando os vírus das plantas

Assim como os animais (e os procariontes), as plantas também são infectadas pelos vírus. Eles incluem importantes agentes patogênicos das plantas de culturas agrícolas. Além disso, elas também são infectadas pelos viroides, que são considerados vírus desguarnecidos.

### Vírus do mosaico do tabaco

A maioria dos vírus das plantas é de RNA de cadeia simples. O vírus do mosaico do tabaco (TMV) foi o primeiro descoberto e é o vírus vegetal mais bem estudado. Ele é um vírus do RNA helicoidal, que é produzido inteiramente através de uma única fita de RNA cercada por muitas proteínas de revestimento (veja a Figura 14-8).

O genoma do RNA viral é positivo, o que significa que é o mesmo que a célula hospedeira usaria como modelo para a tradução. Por exemplo, o RNAm do hospedeiro é positivo; e a sequência do ácido nucleico, complementar à do DNA. O primeiro passo é o desenvolupamento do genoma viral. Como esse genoma se assemelha ao RNAm do hospedeiro, é usado diretamente na tradução das proteínas. Uma das primeiras enzimas produzidas é o RNA polimerase, dependente de RNA, usada para produzir uma cópia do RNA negativo (-RNA) do genoma, a partir da qual são fabricados mais genomas do RNA positivo (+RNA).

Em seguida, são produzidas as proteínas de movimento e as de revestimento, que permitem ao vírus infectar outras plantas através de danos celulares a partir de um inseto ou herbívoro. Outro método que o TMV utiliza para aumentar a replicação viral é através da infecção das células por meio das conexões célula-célula chamadas de *plasmodesmos*, que conectam as células ao longo de uma planta, mas que são pequenas demais até mesmo para que outras bactérias ou vírus passem. Uma proteína viral, denominada *proteína de movimento*, se liga ao RNA viral e o auxilia a entrar nas células adjacentes, onde começa uma nova infecção.

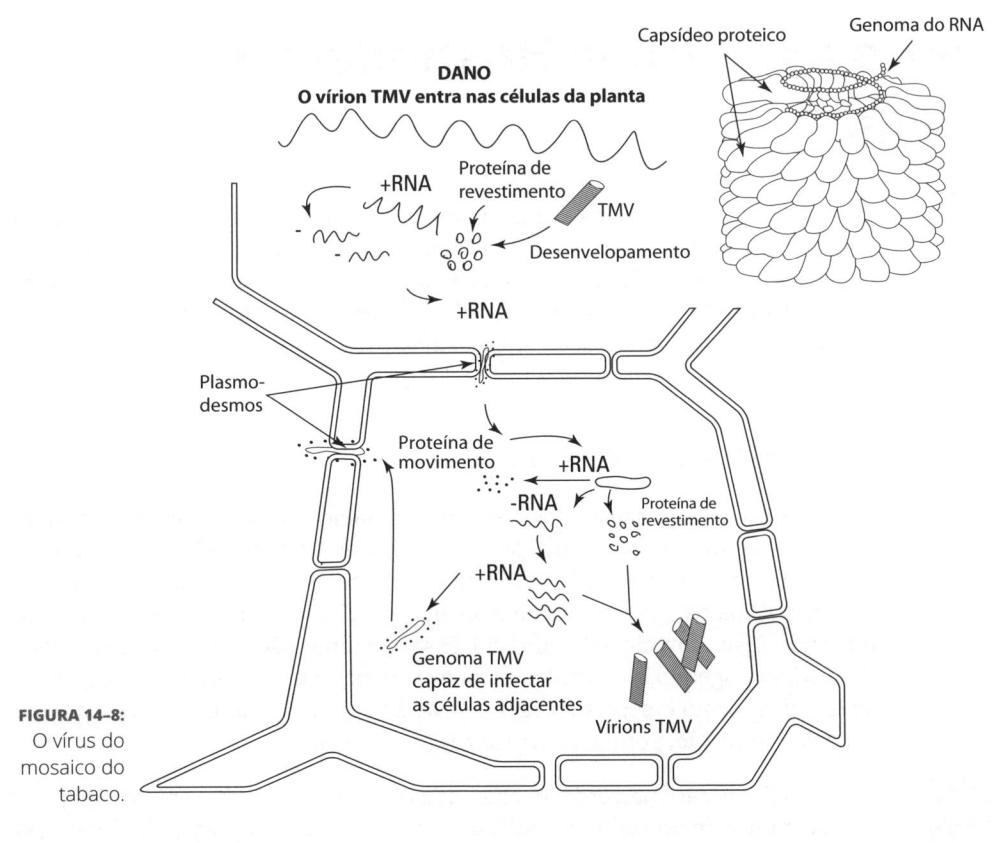

**FIGURA 14–8:** O vírus do mosaico do tabaco.

## Viroides

Os viroides são curtas sequências de RNA, <400 bases que não possuem as proteínas do capsídeo. Não são conhecidos viroides que infectem animais ou procariontes, mas certamente há vários nas plantas. Eles são pequenos e circulares, com uma estrutura secundária. Os viroides entram nas células das plantas após um dano ter comprometido a integridade da parede celular. Eles também se movem de célula para célula através dos plasmodesmos.

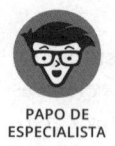

**PAPO DE ESPECIALISTA**

Como exatamente os viroides causam doenças é desconhecido, há uma suspeita de que gerem pequenas moléculas de RNA de interferência (siRNA) que atrapalham a tradução do RNAm das plantas normais. Isso funciona através de pequenos RNAs que se conectam ao RNAm da planta, criando um complexo de RNA de cadeia dupla, que é identificado para a degradação pela estrutura da célula da planta. As plantas usam esse tipo de regulação, conhecida como *pequeno RNA regulador* (srRNA), nos seus genes em condições normais. Assim, pode não ser uma coincidência, mas as plantas são as únicas a serem infectadas por esses tipos de patógenos. Especificamente, os viroides poderiam ter evoluído acidentalmente dos srRNAs das plantas.

# Como as Células Hospedeiras Reagem

Os vírus e seus hospedeiros exercem uma pressão evolutiva um sobre o outro. O que significa que cada um se aproveita das mutações que lhes darão uma vantagem sobre o outro. Por causa dos seus pequenos genomas, a taxa de mutação dos vírus é muito maior do que a das células hospedeiras. No entanto, as células hospedeiras sofisticaram seus mecanismos para suprimir a replicação viral. É sempre uma luta permanecer à frente dos vírus.

## Enzimas de restrição

As bactérias e as arqueias possuem uma maneira de se proteger do ataque viral. Elas usam enzimas para destruir qualquer DNA de cadeia dupla estranho encontrado na célula. Esse método se destina a impedir que os genomas dos bacteriófagos, que foram injetados na célula hospedeira, sejam transcritos, iniciando assim um ciclo de infecção. Essas enzimas são chamadas de *enzimas de restrição* e agem para reconhecer uma sequência curta denominada *sequência de reconhecimento* e depois cortam o DNA de cadeia dupla. Isso é chamado de *sistema de restrição*, porque restringe a replicação viral.

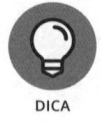

**DICA**

Essas enzimas são, na verdade, chamadas de *endonucleases* de restrição, porque cortam o meio de uma molécula de DNA, em oposição à remoção das bases das extremidades de uma molécula de DNA linear, como uma *exonuclease* agiria.

As sequências do reconhecimento, também denominadas *sítios de restrição*, dispõem de algumas características importantes:

> » São curtas e variam em tamanhos de cerca de 4 a 8 bases. Quanto mais curta for a sequência, maior a probabilidade de ocorrer em uma molécula de DNA.
>
> » São normalmente palíndromas, o que significa que possuem a mesma sequência nos dois sentidos.
>
> » Estão presentes no DNA de todos os organismos, não apenas no dos vírus e das bactérias.
>
> » A modificação dos sítios de restrição do DNA bacteriano é necessária para evitar a clivagem do cromossomo do hospedeiro, ao marcar o DNA do seu hospedeiro com as moléculas de metila que impedem que as enzimas se liguem a ele. Esse é um processo chamado de *metilação*, em que o DNA do hospedeiro é protegido da clivagem.

Um organismo hospedeiro, às vezes, possui mais de um sistema de restrição. Existem milhares de enzimas de restrição, cada uma nomeada como a espécie bacteriana na qual foi descoberta. Após se conectarem a seu sítio de reconhecimento, cortam ambas as fitas do DNA de um modo previsível (veja a Figura 14–9). Essa clivagem previsível do DNA torna as enzimas de restrição úteis para a biologia molecular e para a biotecnologia, um tópico abordado no Capítulo 16.

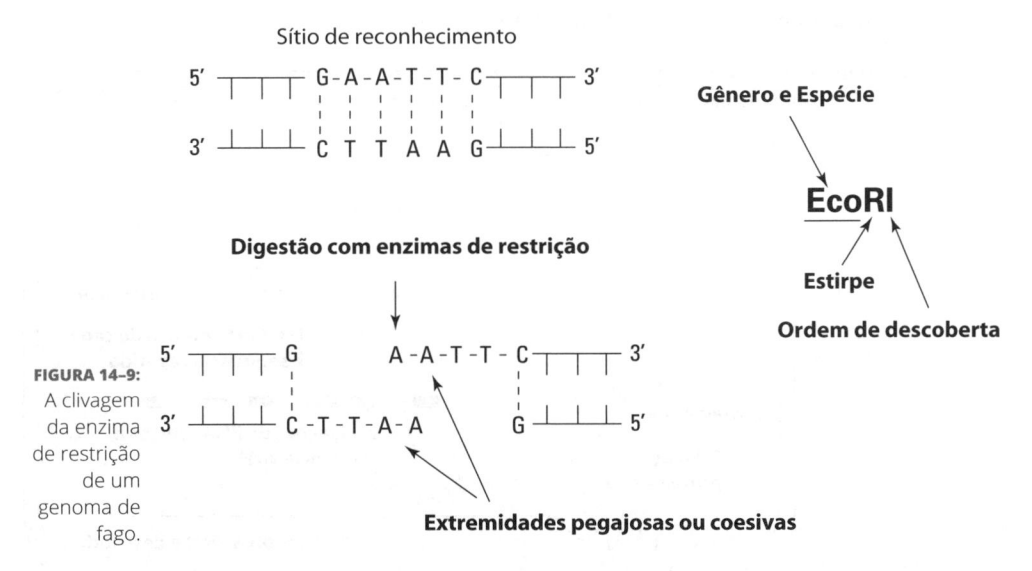

**FIGURA 14-9:** A clivagem da enzima de restrição de um genoma de fago.

Os vírus reagem modificando seu DNA através da metilação e pela glicosilação, para protegê-los das enzimas de restrição bacteriana. A sobrevivência é uma guerra suja quando se trata dos bacteriófagos. Muitos vírus codificam as próprias enzimas de restrição visando o DNA do hospedeiro, eliminando efetivamente a competição por transcrição e tradução do gene viral, e impedindo qualquer defesa induzível que o hospedeiro utilize.

# CRISPR

As bactérias e as arqueias dispõem de outra maneira de resistir aos vírus que incluem a proteção não só contra vírus de DNA de fita dupla, mas também do vírus de RNA de cadeia simples. Esse método envolve a existência de sequências virais curtas no genoma bacteriano, que são utilizadas para reconhecer e direcionar a destruição das sequências virais correspondentes caso apareçam na célula. Esse método, chamado de sistema CRISPR (pronunciado "crisper"), é generalizado entre as bactérias e as arqueias, mas não é completamente compreendido.

O que se sabe sobre o CRISPR é que várias sequências virais estão presentes no genoma de um organismo, separadas por sequências curtas e idênticas entre si (por isso, são chamadas de sequências repetidas ou somente repeats) e são palindrômicas.

A natureza dessas sequências *intergênicas* (entre genes) forneceu ao sistema o seu nome — repetições palindrômicas curtas agrupadas e regularmente espaçadas ou *clustered regularly interspaced short palindromic repeats (CRISPR)*, em inglês —, principalmente porque as repetições curtas foram encontradas em diversos genomas bacterianos muito antes das sequências entre elas serem reconhecidas como virais.

A maneira como esses genes virais protegem as células bacterianas e arqueanas do ataque viral é explicada na Figura 14-10.

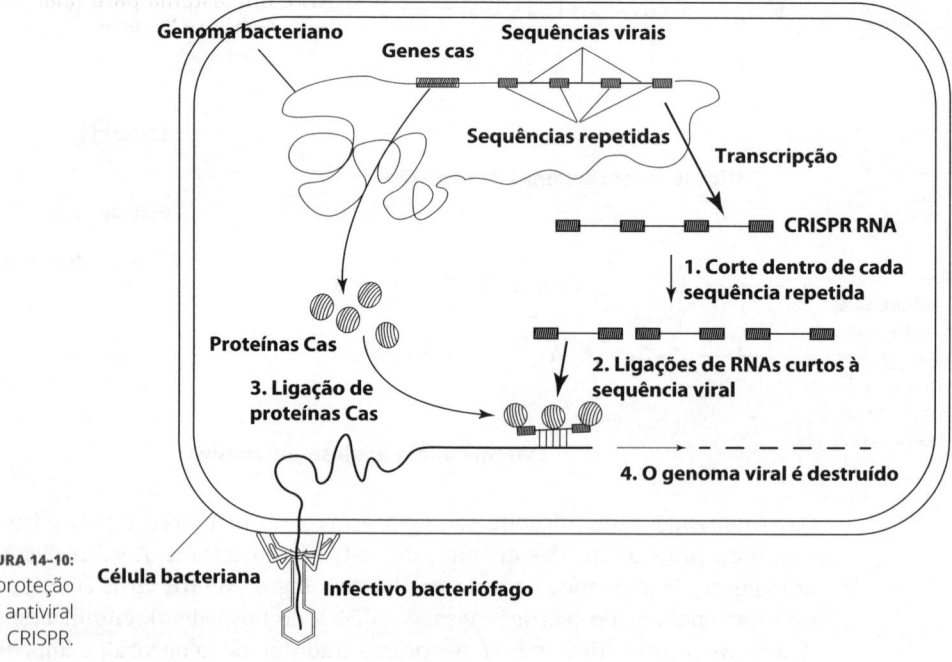

**FIGURA 14-10:** A proteção antiviral CRISPR.

Em primeiro lugar, toda a região CRISPR do genoma bacteriano é transcrita. Em seguida, as regiões de repetição são cortadas, de modo que um fragmento do RNA de cada gene viral individual esteja presente. Esses fragmentos são capazes de se conectar ao DNA ou RNA viral, que atua como sinal para que a clivagem do genoma viral comece. A clivagem, tanto do RNA CRISPR, como eventualmente do genoma viral ofensivo, é realizada por um grupo de proteínas chamadas de *proteínas Cas*.

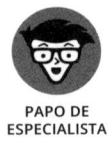

**PAPO DE ESPECIALISTA**

Os vírus são essencialmente elementos genéticos transmissíveis. Os genes virais (elementos genéticos) se movem de uma célula para outra (transmissíveis). Outro tipo de elemento genético transmissível nas bactérias é o DNA plasmídico, que é outro alvo do sistema CRISPR. As sequências curtas que correspondem aos plasmídeos são frequentemente encontradas na região de reconhecimento do sistema CRISPR, tornando-as alvo da clivagem através do sistema CASCADE.

Os vírus reagem modificando a sequência que corresponde à versão do CRISPR codificado ou eliminando todos os genes. Dessa maneira, as sequências transcritas pelo sistema CRISPR não se ligam a seu alvo adequadamente ou não têm com o que se conectarem.

## Interferindo em Vírus de RNA: RNAi

Os organismos eucariontes não dispõem de um sistema CRISPR, porém usam algo com uma premissa semelhante: as sequências curtas de RNA que direcionam enzimas para cortar outras moléculas de RNA na célula, presumivelmente de origem viral. O RNA de interferência (RNAi) é um sistema para lidar com o RNA de cadeia dupla, que ele detecta flutuando dentro do citoplasma.

**LEMBRE-SE**

O RNA de cadeia dupla é exclusivamente viral, porque as células apenas possuem DNA de cadeia dupla ou RNA de cadeia simples.

Quando uma molécula de RNA de cadeia dupla é detectada na célula, a enzima Dicer a corta em pedaços em torno de 21pb a 23pb de comprimento. Os pequenos fragmentos que resultam, chamados de *RNA curto de interferência* (siRNA), são ligados por complexos de indução do silenciamento do RNA (RISC).

O RISC divide as duas fitas de RNA e usa cada uma delas como uma maneira de encontrar outras moléculas de RNA de cadeia simples na célula, que poderia ser RNAm viral sendo feito pela estrutura da célula hospedeira. Essas moléculas de RNA de fita simples são clivadas por uma enzima denominada *Slicer*, interrompendo eficazmente a replicação viral. O siRNA, mencionado anteriormente, se move de uma célula para outra, conferindo às células resistência ao vírus. Nas plantas, a resposta não termina por aí. Elas dispõem de uma enzima para copiar os siRNAs, permitindo que se espalhem pelos tecidos através dos plasmodesmos (veja a Figura 14–8), de modo que proteja todo o indivíduo.

Os vírus reagem de várias maneiras:

» Produzindo RNAs "iscas" que se conectam com todos os complexos Dicer-RISC.
» Replicando-se dentro de compartimentos na célula que não são acessíveis pela estrutura do RNAi.
» Fabricando proteínas que inibem a função da enzima Dicer.

# 5 Observando o Impacto dos Micróbios

### NESTA PARTE...

Observe como o sistema imunológico interage com os micro-organismos — os amigáveis e os nem tanto — e como lida e se lembra de uma infecção bacteriana.

Entenda as maneiras como os antibióticos agem contra as bactérias e como, quando elas encontram formas de se tornarem resistentes, são uma verdadeira ameaça à saúde humana.

Compreenda como os processos microbianos são usados para fins industriais e farmacêuticos, entre outros.

Tenha uma visão geral das estratégias usadas para proteger as pessoas das doenças infecciosas, como as políticas de saúde pública, a identificação microbiana e as vacinas.

> **NESTE CAPÍTULO**
>
> **Identificando as defesas imunológicas que nos protegem das infecções**
>
> **Considerando as terapias antimicrobianas que atacam as infecções**
>
> **Entendendo os mecanismos da resistência a antibióticos**

Capítulo 15

# Entendendo o Comportamento dos Micróbios na Saúde e na Doença

A interseção entre os micro-organismos e o corpo humano normalmente só interessa às pessoas quando adoecem. No entanto, os processos que ocorrem entre o corpo e os micróbios são bastante fascinantes. Neste capítulo, descrevemos as maneiras como o corpo reconhece quais micróbios deve manter afastados e, ao falhar nesse processo, como lida com uma infecção.

No Capítulo 17, abordamos as maneiras como nós, como sociedade, nos protegemos das doenças microbianas. Porém, aqui falamos, em grande parte, sobre os processos que acontecem no nosso organismo e no nível celular. Os antibióticos e as repercussões do seu uso são uma parte importante da saga da saúde humana.

Terminamos este capítulo com uma seção sobre as maneiras como os probióticos e prebióticos incentivam as boas bactérias gastrointestinais e com uma breve discussão sobre as terapias antivirais. Para um debate mais completo sobre como as células lidam com as infecções virais, consulte o Capítulo 14.

# Identificando a Resposta Imune do Hospedeiro

Os *patógenos* são micro-organismos prejudiciais à nossa saúde. Eles invadem o corpo e causam infecções que resultam em vários sintomas, desde febre e tosse até diarreia e vômito. A *imunidade* é a capacidade de resistir às infecções. Ela envolve várias camadas de proteção para manter os patógenos fora do organismo humano.

A primeira camada de proteção é uma ampla gama de estratégias antimicrobianas que afastam os patógenos intrusos. Se esse patógeno for capaz de contornar essas barreiras, encontra o primeiro ramo da resposta imune, chamada de *imunidade inata*. As células imunes inatas são as primeiras respostas a uma infecção e trabalham para matar o patógeno. Elas também enviam sinais para recrutar o segundo ramo da resposta imune, chamado de *imunidade adaptativa*. As células imunes adaptativas são especializadas em eliminar certos agentes patogênicos; elas aprendem com a experiência, de modo que estão mais bem preparadas da próxima vez que a infecção ocorrer.

O sistema imunológico envolve muitos tipos de célula, tecidos e órgãos que trabalham em conjunto para lidar com a diversidade de patógenos que o sistema imunológico encontra, incluindo bactérias, vírus, fungos e parasitas.

Nesta seção, estudamos os elementos responsáveis pela resposta imune em detalhes.

## Construindo as barreiras da infecção

As regiões do corpo que entram em contato direto com o meio ambiente são as mais frequentemente expostas aos patógenos. Aqui estão as diversas partes do corpo que permanecem em constante guarda para evitar a entrada de um patógeno:

- » **Pele:** A pele é uma camada espessa de células que rotineiramente descamam para eliminar micro-organismos. As glândulas sebáceas secretam uma substância oleosa que é antimicrobiana e diminui o pH da pele para desencorajar o crescimento dos micróbios.
- » **Secreções:** A cera do ouvido, a saliva, as lágrimas e a transpiração contêm fatores antimicrobianos, incluindo um pH baixo e enzimas como a lisozima, que danificam os micro-organismos.
- » **Estômago:** O estômago produz um suco gástrico altamente ácido, que é forte o suficiente para matar os micro-organismos e suas toxinas.
- » **Os tratos respiratório, gastrointestinal e urogenital:** Os tratos respiratório, gastrointestinal e urogenital são revestidos pelas membranas mucosas que secretam uma espessa camada de muco para capturar os micro-organismos.
- » **Os micróbios dentro e sobre o nosso corpo:** Uma *microbiota* normal é uma coleção de micro-organismos que vivem no seu corpo e dentro de lugares como o seu intestino. Eles possuem um papel importante, competindo com os patógenos e os impedindo de causar infecções.

## Acendendo o sinal vermelho com a inflamação

Se um patógeno ultrapassa as barreiras iniciais e consegue penetrar no corpo, começa a infectar as células e a danificar os tecidos. O tecido danificado envia sinais químicos que causam uma resposta inflamatória local imediata. Essa resposta é o que faz com que um corte fique vermelho e inchado. A inflamação ajuda a mover as células imunológicas do sangue para o tecido lesionado com a intenção de evitar uma infecção.

A resposta inflamatória é importante durante os estágios iniciais de uma infecção para alertar o sistema imunológico de que algo ruim está acontecendo. No entanto, quando as células imunológicas são recrutadas, é importante que essa resposta seja moderada para evitar uma reação excessiva às lesões. A inflamação que permanece em curso gera danos adicionais ao tecido e evita sua reparação. A inflamação *crônica* (contínua) contribui para doenças autoimunes (como a artrite reumatoide) e as doenças infecciosas (como a tuberculose).

No caso de uma inflamação, o excesso de uma coisa boa é ruim para o corpo. A resposta inflamatória precisa diminuir o ritmo para permitir a reparação do tecido após uma infecção.

# Protegendo o forte com a imunidade inata

As células imunes inatas são as primeiras do sistema imunológico a entrar em contato com os patógenos e rapidamente responder para iniciar a eliminação da infecção. Elas são capazes de reagir a um grande número de patógenos porque reconhecem as características comuns de muitos micro-organismos. Esses recursos são chamados de *padrões moleculares associados a patógenos* (PAMPs) e incluem carboidratos, proteínas, DNA ou os lipídeos encontrados apenas nos micro-organismos.

Os *receptores de reconhecimento padrão* (PRRs) são proteínas ligadas à superfície das células imunes inatas que detectam os PAMPs e indicam a presença de uma infecção. Uma classe importante de PRRs inclui os *receptores do tipo toll* (TLRs); cada um detecta uma determinada classe de PAMPs. A ligação de um PAMP a um TLR chama a célula imune inata para a ação, e inicia, assim, uma resposta que visa eliminar o patógeno (veja a Figura 15–1).

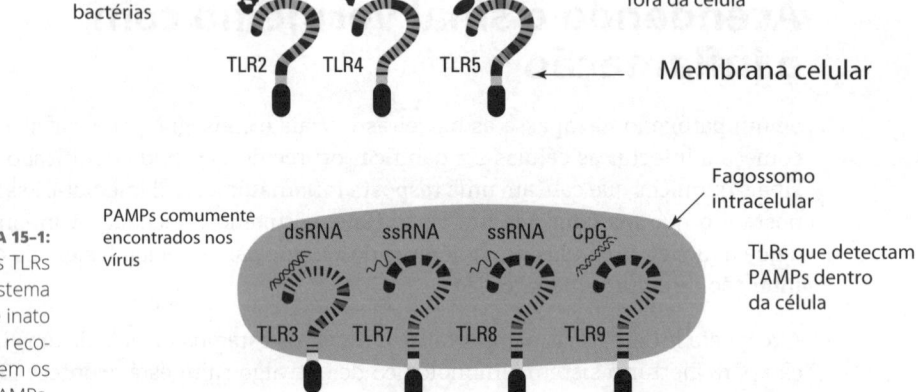

**FIGURA 15-1:** Os TLRs do sistema imune inato que reconhecem os PAMPs.

A maioria das células imunes inatas compartilha um mecanismo comum para matar patógenos denominado *fagocitose*. Durante a fagocitose, a célula absorve o patógeno e o prende dentro do *fagossomo*, uma organela especializada que libera substâncias altamente tóxicas, que destroem o patógeno. Abaixo, mostramos algumas células imunológicas fagocíticas:

> » Os macrófagos são "grandes devoradores" e limpam o material indesejado do ambiente. Eles residem em praticamente todos os tecidos do corpo e ingerem e matam os patógenos.

> » As células dendríticas também são encontradas em muitos tecidos e ajudam a remover os patógenos. Elas desempenham um papel importante no início de uma resposta imune adaptativa a uma infecção.
>
> » Os neutrófilos circulam no sangue e são levados aos tecidos quando há uma infecção.

As células imunes inatas não fagocíticas são importantes para outro ramo da resposta imune. Os mastócitos, basófilos e eosinófilos liberam substâncias para promover a ativação imune durante as respostas alérgicas ou as infecções parasitárias. As células exterminadoras naturais ou NK [do inglês, Natural Killer] destroem as células contaminadas, assim como células cancerosas em tumores.

## Enviando reforços para a imunidade adaptativa

As diversas características fundamentais que diferenciam o sistema imune adaptativo do sistema imune inato são:

> » A capacidade de resposta aos componentes microbianos específicos, os *antígenos*.
>
> » A *tolerância* ou a incapacidade de responder às moléculas normalmente encontradas no corpo.
>
> » A memória da infecção para que a resposta à reinfecção seja mais rápida e eficaz.

As células imunes adaptativas respondem aos *antígenos* (geradores dos anticorpos), moléculas como proteínas, açúcares ou lípidos, encontrados no patógeno. Cada célula da resposta imune adaptativa expressa um receptor de superfície único que é capaz de reconhecer um antígeno específico. O sistema imunológico escolhe cuidadosamente entre receptores de célula T ou receptores de célula B, que expressam de modo a responder apenas aos antígenos microbianos e não a proteínas, açúcares ou lípidos comumente encontrados no corpo. Quando um receptor se liga a um antígeno, aciona as células imunes adaptativas (como as células T, veja a seção "As tenazes células T") para se dividirem em uma população maior e se unirem na luta contra o patógeno intruso. A população das células imunes adaptativas (células B, veja a seção "As benéficas células B"), ativada durante a contaminação, permanece no corpo como células de memória, de modo que na próxima vez que o mesmo patógeno for encontrado, o sistema imunológico responderá mais rapidamente, veja a Figura 15-2.

As diferentes células imunes adaptativas utilizam diversos mecanismos para combater a infecção.

**FIGURA 15-2:** A ativação das células T e B.

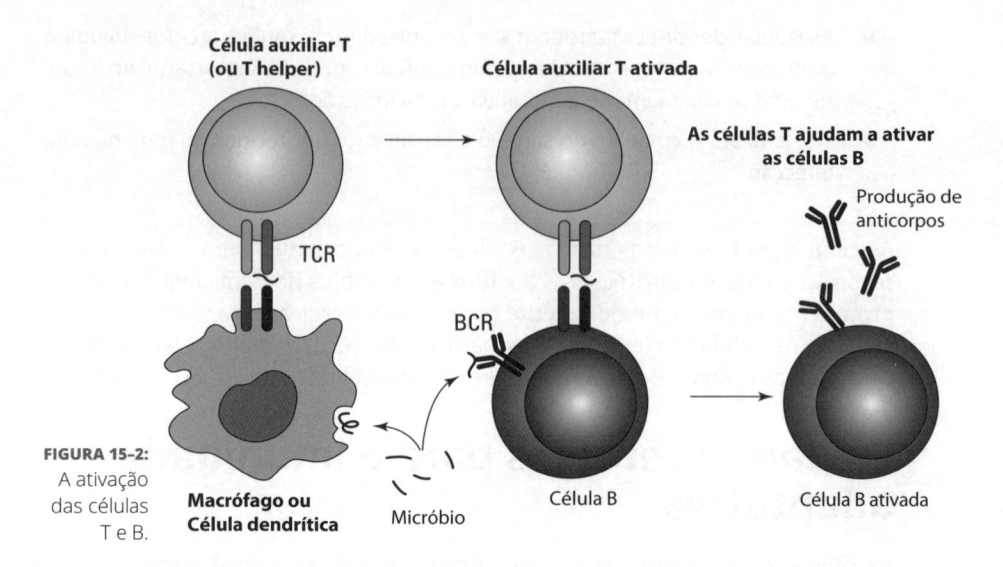

*Célula auxiliar T (ou T helper) — TCR — Macrófago ou Célula dendrítica — Micróbio — Célula auxiliar T ativada — BCR — Célula B — As células T ajudam a ativar as células B — Produção de anticorpos — Célula B ativada*

## As tenazes células T

O receptor presente nas células T é chamado de *receptor de células T* (TCR). O TCR é capaz de reconhecer os antígenos apenas quando estão aninhados dentro de uma molécula designada *complexo principal de histocompatibilidade* (MHC). Quando os macrófagos ou as células dendríticas fagocitam e destroem um patógeno, eles carregam os pedaços mastigados dentro da molécula do MHC e os exibem em sua superfície para mostrar as células do sistema imunológico adaptativo. Se um TCR for capaz de reconhecer o antígeno mostrado, a célula T é recrutada para o combate. Diferentes tipos de células T ajudam a eliminar infecções de diferentes maneiras.

As *células T citotóxicas* ($T_C$) (ou T helper) são projetadas para caçar e matar as células infectadas. Quando encontram sua célula-alvo, liberam moléculas nocivas que desencadeiam a morte celular, impedindo a propagação de uma contaminação.

As *células T auxiliares* ($T_H$) estimulam o recrutamento e a ativação de outras células imunes. Durante uma infecção, as células $T_H$ ajudam os macrófagos a matarem os micróbios ingeridos, ativam as células B para produzirem anticorpos e recrutam células imunológicas, como os neutrófilos, para fazerem o controle dos danos.

## As benéficas células B

O *receptor das células* B (BCR) é diferente de um TCR pelo fato de não exigir que um antígeno esteja presente em uma molécula MHC. Em vez disso, o BCR é capaz de se ligar diretamente a um antígeno em um micróbio. Se o BCR encontrar seu antígeno, a célula B começa a se dividir e aumenta a produção de uma versão secretada de seu BCR. As moléculas secretadas são chamadas de *anticorpos* e identificam os micróbios para a fagocitose ou compensam os efeitos prejudiciais das toxinas microbianas.

> **DICA**
>
> A interação entre o receptor de uma célula imune adaptativa e o antígeno é a mesma entre o cadeado e a chave. Se o receptor não encontrar o tipo certo de antígeno, não desencadeará uma resposta.

## Anticorpos em ação

Os anticorpos secretados pelas células B também são chamados de imunoglobulinas ou moléculas Ig. Eles ligam e cobrem os patógenos para que sejam identificados e mortos em um processo designado *opsonização*. A opsonização dos agentes patogênicos, como as bactérias, estimula o sistema imunológico e destrói os patógenos de duas maneiras:

» Os macrófagos e os neutrófilos dispõem de receptores especiais na superfície que reconhecem os anticorpos. Se eles se depararem com um micróbio revestido de anticorpos, o fagocitam.

» O *sistema complemento* é uma série de proteínas que se reúnem na superfície de um micróbio quando os anticorpos estão presentes. Em conjunto, formam um orifício na superfície do micróbio e causam a morte celular.

As moléculas Ig normalmente possuem a forma de um Y, com dois braços idênticos que se ligam aos antígenos (veja a Figura 15-3). Alguns anticorpos têm duas moléculas Ig em forma de Y, mas a maioria dispõe de apenas uma.

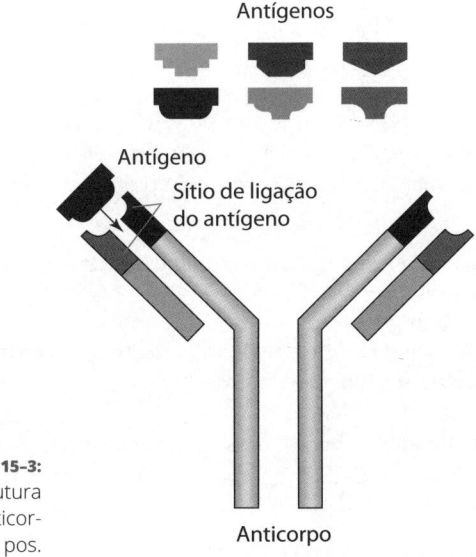

**FIGURA 15-3:** A estrutura dos anticorpos.

As células B são capazes de produzir cinco diferentes classes de anticorpos. E cada uma se adéqua às distintas funções da resposta imune (veja a Tabela 15–1).

**TABELA 15-1** Funções das Classes de Anticorpos

| Classe do Anticorpo | Número de Moléculas Ig | Localização Principal | Função Principal |
|---|---|---|---|
| IgA | 2 | Lágrimas, saliva e leite materno | Estão presentes nas membranas da mucosa |
| IgD | 1 | Sangue | Ativam as células B |
| IgE | 1 | Sangue | Fazem parte da resposta alérgica |
| IgG | 1 | Sangue e fluidos de tecidos | Recobrem a superfície do micróbio, facilitando sua fagocitose (opsonização) |
| IgM | 5 | Sangue | Ativam o complemento |

## COMPREENDENDO A IMUNIDADE NATURAL E OUTRAS IMUNIZAÇÕES

As células B levam até duas semanas para produzir anticorpos na primeira vez que respondem a um antígeno. No entanto, permanecem no corpo após uma infecção ser eliminada, e, caso encontrem o mesmo antígeno posteriormente, a produção de anticorpos ocorre muito mais rapidamente (veja a figura a seguir). Isso resulta em uma *imunidade natural* ou capacidade de eliminar a infecção muito mais rápido após a reexposição. A imunidade natural dura vários anos ou a vida inteira, dependendo do patógeno.

Os recém-nascidos são altamente suscetíveis a infecções porque seus sistemas imunológicos não estão totalmente desenvolvidos. As mães transferem seus anticorpos para os bebês de duas maneiras para proporcionar uma imunidade natural *passiva*.

- Os anticorpos da classe IgG atravessam a barreira placentária e fornecem proteção durante e após a gravidez.

- Os anticorpos da classe IgA estão presentes no leite materno que os recém-nascidos consomem pouco depois do nascimento.

Os anticorpos passivamente transferidos fornecem proteção apenas de algumas semanas a alguns meses.

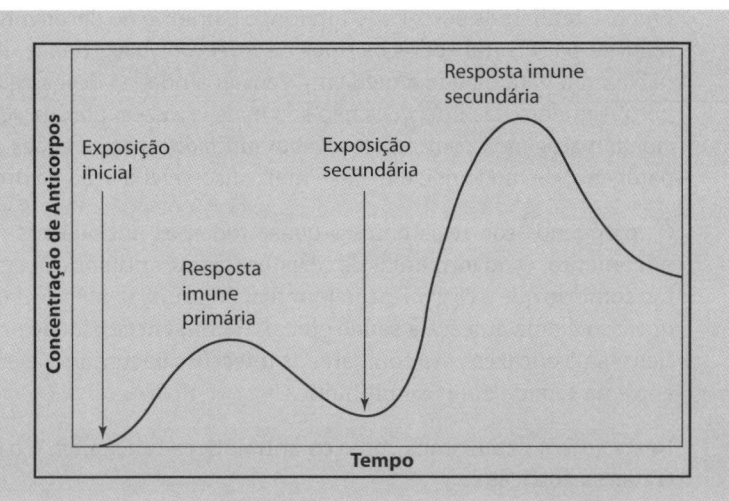

[Gráfico: Concentração de Anticorpos vs. Tempo, mostrando Exposição inicial → Resposta imune primária; Exposição secundária → Resposta imune secundária]

A especificidade dos anticorpos em relação a um patógeno e a resposta rápida na segunda exposição são a base da imunização. As vacinas fornecem antígenos inofensivos ao corpo em um ambiente controlado e ativam as células B primárias para produzir os anticorpos. Se o indivíduo for infectado pelo patógeno contra o qual é vacinado, o sistema imunológico está preparado para impedir a infecção nos estágios iniciais.

Atualmente, estão disponíveis cerca de 30 vacinas que protegem contra várias doenças infecciosas, como a gripe, a raiva e a doença meningocócica. As vacinas eliminaram muitas infecções virais e bacterianas (reduzindo o número de casos para perto de zero), e, no caso da varíola, erradicaram completamente as infecções (sem casos existentes), salvando muitas vidas.

# Contando com os Antimicrobianos para o Tratamento de Doenças

Contrair uma infecção bacteriana provavelmente não é uma grande preocupação para você. Nos primeiros sinais de uma infecção, você irá ao médico para obter uma receita de antibióticos e tomará os remédios até a infecção desaparecer.

O cenário era muito diferente, no entanto, há apenas 80 anos. Pessoas de todas as idades morriam de infecções bacterianas intratáveis. Os antibióticos são um avanço relativamente moderno, que aumentou a expectativa de vida e salvou muitas. O uso de um dos primeiros antibióticos, a penicilina, teve um impacto tão significativo na sociedade que os cientistas que a descobriram receberam o Prêmio Nobel.

Embora tenhamos percorrido um longo caminho no desenvolvimento dos antibióticos para tratar todos os tipos de infecções bacterianas, infelizmente, essa não é uma batalha que a medicina venceu ainda. As drogas que já funcionaram no tratamento das infecções não são mais eficazes, porque acabamos por selecionar patógenos com *resistência aos antibióticos* (alterações genéticas em um patógeno, de modo que ele não é mais suscetível à ação da droga).

Os patógenos são resistentes a quase todos os antibióticos desenvolvidos até o momento. O quadro atual de resistência aos antibióticos em todo o mundo é tão sombrio que a Organização Mundial da Saúde (OMS) declarou recentemente que isso é uma ameaça à saúde global. Há uma necessidade urgente de antibióticos mais eficazes para combater as infecções bacterianas e evitar que o mundo entre na temida era pós-antibiótica.

Nesta seção, detalhamos como os antibióticos funcionam e o que utilizam para tratar as doenças.

## Características fundamentais dos antibióticos

Os antibióticos são uma ampla classe de compostos químicos categorizados com base em algumas propriedades gerais. Algumas dessas propriedades ajudam os médicos a decidir qual antibiótico usar para tratar uma infecção:

» **Espectro:** O *espectro de atividade* descreve, essencialmente, quantos diferentes tipos de bactéria uma droga mata. *Os antibióticos de espectro estreito* são capazes de eliminar apenas um tipo seleto de bactérias. Por exemplo, a penicilina é eficaz na morte de bactérias Gram-positivas, mas não na das Gram-negativas. Em contraste, os *antibióticos de amplo espectro* são ativos contra muitos tipos de bactérias, como o cloranfenicol, que combate bactérias Gram-positivas e Gram-negativas.

» **Como atuam:** Nem todos os antibióticos eliminam as bactérias prontamente. Os antibióticos *bacteriostáticos* inibem o crescimento das bactérias e tornam mais fácil para o sistema imunológico controlar a infecção. Os antibióticos *bactericidas* são mais potentes e matam diretamente o patógeno-alvo. Às vezes, duas drogas bacteriostáticas são combinadas para ter um efeito bactericida, isso é chamado de *terapia combinada*.

» **Onde são produzidos:** Alguns antibióticos são isolados a partir de micróbios ambientais, enquanto outros são produzidos em laboratório. Os antibióticos produzidos pelos micro-organismos são denominados antibióticos *naturais*, enquanto os fabricados em laboratório são chamados de antibióticos *artificiais* ou *sintéticos*.

O fato de os antibióticos virem de uma fonte natural ou serem artificiais não impacta em sua eficácia em matar os micróbios.

# NA VANGUARDA DO CAMPO

Muitos cientistas importantes contribuíram de maneira satisfatória para o campo da microbiologia, levando ao desenvolvimento dos antibióticos.

- No início dos anos 1900, Paul Ehrlich apresentou a ideia de que, para acabar com as infecções bacterianas, uma "bala mágica" seria necessária para destruir um patógeno sem prejudicar o hospedeiro. Seguindo essa teoria, Ehrlich descobriu os primeiros agentes antimicrobianos, incluindo o Salvarsan, uma droga usada para tratar as infecções de sífilis, em 1910. O conceito da "bala mágica" de Ehrlich, conhecido como *toxicidade seletiva*, ainda é importante para a descoberta dos medicamentos.

- Em 1928, Sir Alexander Fleming descobriu acidentalmente que um fungo, o *Penicillium notatum*, inibia o crescimento do patógeno humano *S. aureus*. Os cientistas Howard Florey e Ernst Chain isolaram o composto produzido pelo fungo, hoje conhecido como penicilina, e descobriram que ele impedia que os ratos desenvolvessem infecções por Staphylococcus e Streptococcus. A penicilina foi usada pela primeira vez como antibiótico em 1940 e salvou a vida de muitos soldados durante a Segunda Guerra Mundial.

- Gerhard Domagk pesquisou as propriedades antimicrobianas de um corante vermelho e descobriu que, embora ele não inibisse o crescimento bacteriano em uma placa de Petri, era muito eficaz no tratamento de animais infectados. Seu trabalho revelou que o corpo transforma certos compostos em antimicrobianos altamente potentes e forjou o caminho para o uso de animais vivos para a descoberta de medicamentos. O trabalho de Domagk também levou ao desenvolvimento de uma classe inteira de antimicrobianos chamados de medicamentos sulfa.

- Waksman reconheceu a ideia de que os próprios micro-organismos, como o mofo da placa de Petri de Fleming, produzem compostos com propriedades antibacterianas. Ele rastreou milhares de bactérias e fungos do solo para inibir o crescimento dos patógenos. Em 1944, seus esforços levaram ao isolamento da bactéria *Streptomyces*, que resultou em um medicamento usado para tratar a tuberculose. Ainda hoje, os micro-organismos ambientais são rastreados na esperança de se encontrar novos antibióticos.

Essas descobertas tiveram tanto impacto na sociedade, que foram reconhecidas através do Prêmio Nobel. Fleming, Florey e Chain receberam o Prêmio Nobel pelas suas contribuições para a descoberta da penicilina em 1945. Waksman recebeu o Prêmio Nobel em 1952.

Os antibióticos que visam vias metabólicas exclusivas das bactérias são ótimos, pois são menos prováveis de produzir efeitos colaterais nos seres humanos. Alguns antibióticos, no entanto, afetam as células humanas e são prejudiciais, especialmente se usados em altas doses. Os indivíduos podem desenvolver sensibilidade e ter reações alérgicas a um antibiótico, de modo que não possam ser tratados com ele. Esse é o caso dos indivíduos com sensibilidade à penicilina.

**CUIDADO**

Não confunda a *sensibilidade* a um antibiótico com a *suscetibilidade* a um medicamento. Uma pessoa pode ser sensível a um antibiótico (ter uma reação alérgica a ele) enquanto um micróbio pode ser suscetível à ação de um antibiótico.

## Alvos de destruição

Os antibióticos visam vários tipos de estrutura ou vias metabólicas das células bacterianas que são absolutamente necessárias para sua sobrevivência (veja a Figura 15-4). Alguns desses alvos são estruturas exclusivas de células bacterianas, como a parede celular de peptidoglicano. Outros antibióticos visam vias metabólicas importantes para as células bacterianas e humanas, porém tiram proveito de pequenas diferenças na estrutura das enzimas, o que os tornam mais seletivos para as bactérias. Esta seção descreve os alvos celulares dos antibióticos e os grupos de antibióticos que os visam.

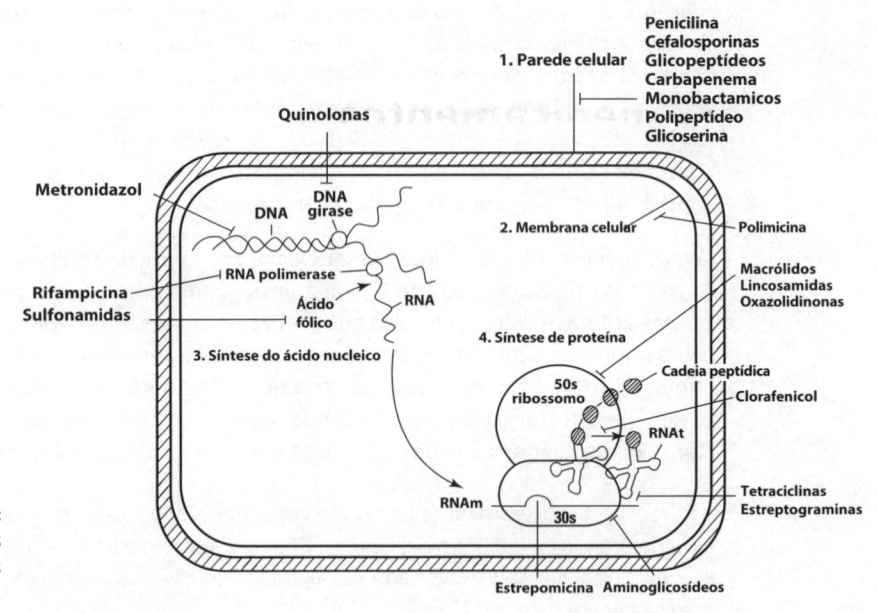

**FIGURA 15-4:** Os alvos dos antibióticos nas células.

A parede celular é alvo de muitos antibióticos. Os antibióticos como as penicilinas, cefalosporinas, bacitracinas, cicloserinas e vancomicinas inibem a síntese da parede celular bacteriana interferindo tanto na síntese quanto na ligação cruzada das subunidades do peptidoglicano. Os antibióticos como a gramicidina e a polimixina formam orifícios na membrana celular, causando a fraqueza e a morte das células bacterianas. Esse segundo tipo de antibiótico é usado com pouca frequência, no entanto, pois também ataca as células animais, que também possuem membrana celular.

Os antibióticos que visam a síntese dos ácidos nucleicos incluem:

> » As quinolonas, que bloqueiam a síntese do DNA bacteriano.
> » O metronidazol, que é absorvido pelas células bacterianas e danifica aleatoriamente o DNA, causando a destruição do genoma bacteriano.
> » A rifampicina, que bloqueia a enzima RNA polimerase, necessária para a síntese do RNA.
> » As sulfas, que impossibilitam a síntese do folato, um componente essencial na síntese do RNA. Como os mamíferos adquirem todos os seus folatos através dos alimentos, essas drogas são específicas contra as bactérias.

A síntese proteica bacteriana é um alvo importante dos antibióticos, todos se ligam a diversas partes do ribossomo bacteriano e interferem na tradução do RNAm. Os exemplos de fármacos que inibem a síntese das proteínas bacterianas incluem os aminoglicosídeos (neomicina, gentamicina e canamicina), as tetraciclinas, os macrolídeos, as lincosamidas e o cloranfenicol.

## Desvendando a resistência microbiana aos medicamentos

Os antibióticos são um dos maiores avanços científicos do século passado, pois, sem dúvida, melhoraram a qualidade de vida das pessoas. No entanto, a batalha contra as doenças infecciosas ainda não foi vencida. As bactérias são notavelmente capazes de evoluir alterando seu código genético para se tornarem menos suscetíveis aos efeitos antimicrobianos dos antibióticos.

### Como a resistência funciona?

Algumas bactérias adquirem mutações que alteram o alvo de um antibiótico o suficiente para que não se ligue a seu alvo bacteriano. Por exemplo, algumas estirpes do *Staphylococcus aureus* são resistentes à meticilina, um antibiótico de β-lactâmico, que interfere nas enzimas envolvidas na síntese do peptidoglicano. Para se tornar resistente à meticilina, a *S. aureus* se utiliza do gene *mec*, que permite que a célula continue a produzir o peptidoglicano como de costume e que não seja afetada pelo antibiótico.

As bactérias usam as bombas de efluxo (proteínas ligadas à membrana, que bombeiam elementos para fora da célula) para se livrarem de resíduos e toxinas indesejados. Os patógenos se utilizam dessas bombas para expulsar os antibióticos (veja a Figura 15-5). As bombas de efluxo não são muito seletivas para os substratos que expelem e são capazes de bombear muitos medicamentos diferentes; as bombas de efluxo de múltiplas drogas estão presentes na *Escherichia coli*, na *Pseudomonas aeruginosa* e na *S. aureus*. Essas estirpes possuem muitas mutações que levam ao aumento de sua expressão através dos antibióticos, levando-os para fora da célula imediatamente antes que provoquem efeitos tóxicos.

A estrutura de um antibiótico é muito importante para a especificidade do seu alvo e atividade antimicrobiana. Algumas bactérias carregam enzimas que modificam quimicamente os antibióticos para torná-los inativos. Outro mecanismo de inativação dos fármacos inclui a degradação. O exemplo mais conhecido é o da β-lactamase, que cliva o anel lactâmico da penicilina para evitar que interfira na síntese do peptidoglicano.

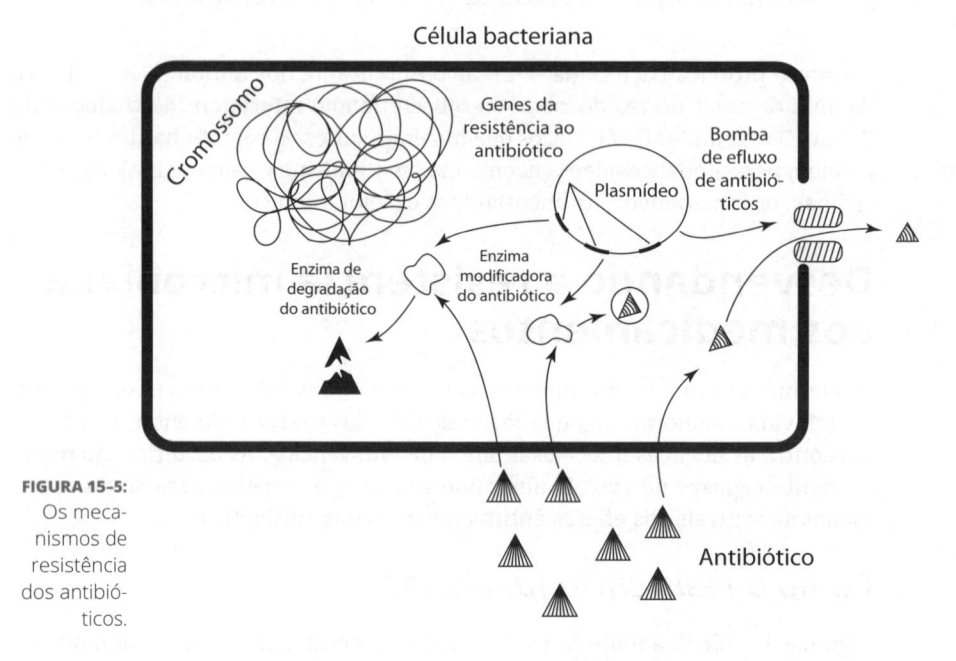

**FIGURA 15-5:** Os mecanismos de resistência dos antibióticos.

## De onde ela vem?

O surgimento de bactérias resistentes aos antibióticos é inevitável, pois uma vez que um antibiótico é usado para tratar uma infecção, são justamente as bactérias mais resistentes a eles que têm maior chance de sobrevivência. Muitas bactérias são, na verdade, produtoras de antibióticos e, portanto, capazes de resistir à molécula tóxica que produzem. Esses genes protetores de algumas bactérias passam, então, para as bactérias patogênicas e as tornam resistentes aos antibióticos. Inicialmente, a taxa de resistência é baixa, mas com o aumento do uso dos antibióticos, a resistência se tornou generalizada.

Algumas bactérias são *naturalmente* resistentes aos antibióticos. Isso significa que as células são inatamente não afetadas pela droga. Por exemplo, alguns antibióticos, como a vancomicina, são ineficazes no tratamento das infecções bacterianas Gram-negativas, porque esse fármaco não é capaz de penetrar em sua membrana externa.

Outras bactérias *adquirem* resistência aos antibióticos através da mutação do material genético existente e pela aquisição de um novo. Como exemplo, temos:

» As mutações espontâneas conferem resistência a um fármaco, habitualmente pela alteração do alvo, o que evita sua ligação. Essas mutações são transmitidas diretamente através da progênie das células bacterianas durante sua divisão, em um processo chamado de *transferência vertical dos genes* (TVG). As mutações espontâneas não são uma importante fonte de resistência, pois são eventos menos frequentes e têm consequências negativas na função gênica do seu alvo.

» A *transferência horizontal dos genes* (THG) é um mecanismo mais eminente para adquirir a resistência antibiótica. A THG envolve a troca de informações genéticas entre as bactérias. Os mecanismos do THG incluem a conjugação, a transformação ou a transdução (veja o Capítulo 8 para mais detalhes). Os genes da resistência são encontrados nos plasmídeos, denominados *plasmídeos* R (*resistentes*). Eles agem separadamente do cromossomo ou dentro dos elementos genéticos móveis, como os transposons.

Os antibióticos derivam de fontes naturais, como as bactérias do solo ou os fungos. Por isso, alguns patógenos são expostos aos antibióticos muito antes de serem usados para o tratamento das infecções. Os cientistas suspeitam que, hoje em dia, as bactérias vivenciem uma maior exposição devido ao uso inadequado do tratamento com os antibióticos e a utilização excessiva deles na agricultura.

## Descobrindo os novos antibióticos

A maioria dos antibióticos utilizados hoje foi descoberta na "idade de ouro" do conhecimento dos antibióticos, entre a década de 1940 e 1960. Nas décadas que se seguiram, a "fábrica de antibióticos" pouco evoluiu e nenhuma nova classe de antibióticos de amplo espectro foi desenvolvida apesar da urgente necessidade.

A descoberta desses medicamentos enfrenta uma variedade de desafios, incluindo:

> » **Falta de um novo alvo:** Poucos novos alvos bacterianos, em que os antibióticos agem, foram descobertos recentemente.
>
> » **A descoberta de drogas apenas de espectro estreito:** Descobrir as drogas certas para atacar bactérias Gram-negativas é particularmente difícil devido à sua membrana externa.
>
> » **Rápido desenvolvimento de resistência:** As bactérias se tornam rapidamente resistentes aos antibióticos, uma vez que esses fármacos são utilizados com muita frequência. Como a terapia antibiótica é um tratamento de curto prazo, não gera tanto dinheiro para as empresas farmacêuticas como as drogas de que as pessoas necessitam a longo prazo (ou para toda a vida). Por essa razão, as empresas farmacêuticas não estão tão interessadas em investir muito dinheiro na descoberta de novos antibióticos.
>
> » **Risco de toxicidade:** À medida que as drogas seguras perderam a eficácia (o que significa que mais pessoas possuem infecções resistentes e os antibióticos são inúteis contra elas), os antibióticos mais tóxicos começaram a ser usados. Os novos medicamentos são normalmente mais tóxicos para as pessoas porque os antibióticos projetados contra alvos bacterianos conhecidos já não funcionam mais.

Com esses desafios em mente, existem hoje diversas abordagens sobre a descoberta dos antibióticos:

> » **A geração dos antibióticos sintéticos:** Essa abordagem é interessante, pois a estrutura do fármaco pode ser criada para otimizar a passagem pela membrana e sua ligação com a proteína-alvo. Essa abordagem envolve a *concepção racional de fármacos*, na qual um gene-alvo (essencial para o crescimento bacteriano) é selecionado para ser identificado e inibido. Os modelos estruturais são usados para prever a ligação fármaco-alvo com o intuito de otimizar sua estrutura.
>
> » **Rastreio de alto rendimento (HTS) de livrarias de compostos químicos contendo milhares de compostos sintéticos ou naturais:** Os compostos são rastreados em processos automatizados para sua capacidade de inibir o crescimento bacteriano. Em contraste com a abordagem da concepção racional de fármacos, o HTS resulta na identificação de novos alvos a serem inibidos.

## A DESVANTAGEM DOS ANTIBIÓTICOS

Nos últimos anos, os cientistas aprenderam muito mais sobre o *microbioma humano*, as bactérias que normalmente colonizam os nossos corpos. Os antibióticos não conseguem distinguir as bactérias "boas" dos *patógenos* (bactérias causadoras de doenças), então, acabam alterando o microbioma, o que tem implicações para a saúde de uma pessoa.

As crianças são o grupo etário mais comum de prescrição de antibióticos. A exposição aos antibióticos no início da vida afeta o desenvolvimento do sistema imunológico e aumenta a suscetibilidade a doenças alérgicas e metabólicas mais adiante. A fim de minimizar os efeitos sobre o microbioma, o desenvolvimento dos antibióticos específicos para os patógenos se tornou uma área ativa de pesquisa.

As alternativas para os antibióticos tradicionais para o tratamento de infecções bacterianas incluem:

- **O ataque a genes que não são necessários ao crescimento, porém contribuem para um patógeno causar infecção.** O uso desses fatores como alvo permite que a resposta imunológica do hospedeiros controle a infecção de modo mais eficiente.

- **Os peptídeos antimicrobianos (AMPs) são produzidos pelo sistema imune inato e são amplamente ativos contra muitas bactérias.** O aumento dos AMPs durante a infecção promoveria a eliminação de um patógeno.

- **Terapia fágica.** Trata-se do uso dos fagos (vírus que infectam e destroem populações específicas de bactérias) para atacar infecções. Foram registrados progressos nessa área, mas os desafios em matéria de logística exigem ainda uma atenção especial.

# Pesquisando sobre as Superbactérias

Os antibióticos são de origem bacteriana. Fazem parte do arsenal da guerra química bacteriana de umas contra as outras. Portanto, não é uma surpresa que os genes da resistência aos antibióticos sejam comuns entre as bactérias. Quando os antibióticos são usados, afetam todas as bactérias sensíveis a ele. Quando um membro da comunidade bacteriana é resistente ao antibiótico utilizado, ela tem uma oportunidade de crescer. As superbactérias são o resultado das bactérias resistentes aos antibióticos, que conseguiram crescer e se tornaram um problema para a saúde humana.

Diferentes superbactérias são um problema por alguma destas razões:

> » Elas causam doenças e são resistentes às drogas que costumamos usar para tratá-las.
> » Geralmente são micróbios inofensivos que se tornam impossíveis de tratar se causarem uma infecção (por exemplo, em alguém com um sistema imunológico comprometido ou fraco).
> » São resistentes a vários antibióticos.

## Vencendo os *Enterococcus* resistentes à Vancomicina

*Enterococcus* é um gênero de bactérias Gram-positivas que normalmente colonizam o intestino e o trato genital feminino de pessoas saudáveis e geralmente não são prejudiciais. No entanto, pacientes hospitalizados submetidos a cirurgias ou com feridas abertas são altamente suscetíveis a infeções por *Enterococcus*. O tipo mais comum de infecção é a do trato urinário, outras incluem a bacteremia, a endocardite e as infecções intra-abdominais.

As infecções se propagam diretamente de paciente para paciente e indiretamente através das mãos dos profissionais de saúde ou de superfícies ou equipamentos contaminados. As muitas fontes de transmissão e as muitas pessoas em risco em um hospital fazem do *Enterococcus* uma das principais causas de infecções hospitalares.

Essas contaminações são difíceis de tratar porque as estirpes são muitas vezes resistentes aos antibióticos. O *Enterococcus* é naturalmente resistente aos ß-lactâmicos, aos aminoglicosídeos (níveis baixos), aos macrólidos e às sulfas. O surgimento de *Enterococcus* resistentes à vancomicina (VRE) teve um grande impacto no tratamento das infecções, deixando os médicos com opções limitadas.

Uma ameaça adicional da VRE é a possibilidade de que os genes resistentes sejam passados para outros patógenos, incluindo o *Staphylococcus aureus*. Em 2002, um médico relatou o primeiro caso de uma estirpe de *Staphylococcus aureus* resistente à meticilina (MRSA ou SARM), que também era resistente à vancomicina e carregava os genes de resistência da VRE. Felizmente, apenas 13 casos adicionais foram relatados desde então. Veja a próxima seção para ter mais informações sobre o MRSA.

# Lutando contra o *Staphylococcus aureus* resistente à meticilina

O *Staphylococcus aureus* é um patógeno humano proeminente capaz de infectar quase todos os locais do corpo e provocar infecções que variam de leve a potencialmente letais. A interrupção de sua infecção é difícil por conta do seu histórico de resistência rápida aos antibióticos. As bactérias resistentes à penicilina surgiram em 1944, apenas quatro anos após a introdução do fármaco ao mercado farmacêutico. E nos anos 1960, surgia o *S. aureus* resistente à meticilina (MRSA). Nos últimos 60 anos, o MRSA se espalhou para causar epidemias mundiais.

Inicialmente, as infecções pelo MRSA eram primariamente um problema em pacientes hospitalizados submetidos a cirurgias ou com feridas abertas. Os surtos de MRSA em hospitais foram relatados ao longo dos anos 1970 e 1980 (veja a Figura 15–6).

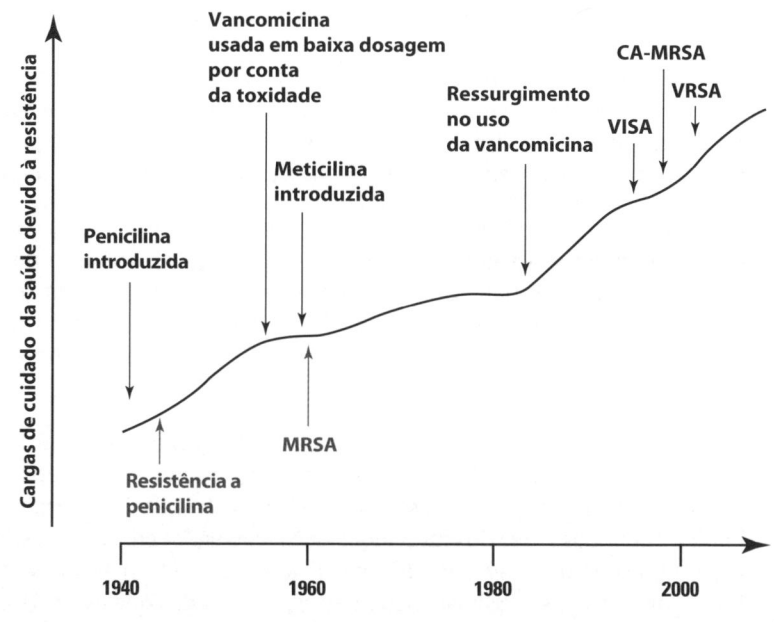

**FIGURA 15-6:** O aumento e a queda dos antibióticos no tratamento do *Staphyloccous aureus*.

No final dos anos 1990, o MRSA se espalhou dos hospitais para as comunidades. O MRSA associado à comunidade (CA-MRSA) afeta indivíduos saudáveis sem fatores de risco à infecção e comumente causa surtos em atletas, instalações recreativas, prisões e creches. O CA-MRSA provoca principalmente infecções cutâneas tipicamente vermelhas, inchadas, dolorosas e cheias de pus. O tratamento envolve a drenagem do pus ou, caso seja mais grave, o uso de antibióticos. Se não for tratada, a infecção se espalha para outras partes do corpo e causa uma infecção ainda mais grave.

O CA-MRSA é transmitido através do contato direto com a pele ou objetos contaminados. Se você entrar em contato com o CA-MRSA, pode transmiti-lo a outras pessoas caso não lave as mãos adequadamente. Ou, ainda, pode se infectar através de uma ferida aberta.

O antibiótico vancomicina é utilizado como alternativa à meticilina para tratar o MRSA. Embora tenha sido descoberta antes da meticilina, a vancomicina não foi amplamente utilizada devido à sua toxicidade para as células humanas. Com o aumento do MRSA e de outras bactérias resistentes a antibióticos, o uso da vancomicina aumentou 100 vezes nos últimos 30 anos e, não surpreendentemente, levou ao aumento do *Staphylococcus aureus* tolerante à vancomicina (VISA) e à vancomicina (VRSA). Com a perda da vancomicina no tratamento de infecções por *Staphylococcus aureus*, restam pouquíssimas opções para tratar essa grave infecção.

## Combatendo o *Clostridium difficile*

A bactéria *Clostridium difficile* é a causa mais comum das infecções diarreicas em hospitais e centros de cuidados de longa duração. As infecções ocorrem mais frequentemente em idosos ou em um ambiente hospitalar quando um paciente se encontra em tratamento antibiótico contínuo. Os antibióticos perturbam as bactérias habituais do intestino. Assim, endósporos da *C. difficile* podem germinar e aproveitar a ausência de outras bactérias para crescer rapidamente.

Os sintomas de uma infecção pela *C. difficile* incluem diarreia, náuseas, febre e dor abdominal e variam de uma forma leve a casos graves e possivelmente fatais. Os casos leves não necessitam de tratamento, enquanto as infecções mais graves requerem medicação ou cirurgia. Recentemente, estirpes mais agressivas surgiram, provocando surtos graves em hospitais e resultando na morte de até 20% dos pacientes infectados.

Por serem tão resistentes, os endósporos da *C. difficile* sobrevivem em superfícies e em equipamentos hospitalares, podendo resistir a desinfetantes comuns. Isso dificulta a eliminação dessa bactéria pelos hospitais Os esporos se espalham a partir das fezes dos indivíduos que a carregam em seu intestino. Os hospitais determinam a lavagem das mãos para evitar a transferência dos esporos. Em alguns casos, são usadas máquinas especializadas que esterilizam uma sala após um paciente ter tido uma infecção pela bactéria *C. difficile*.

Muitas vezes, após um paciente ser contaminado pela *C. difficile*, se torna mais suscetível a contrair outra infecção no futuro. A causa dessas infecções recorrentes não é clara e é difícil de encontrar uma cura. Um tratamento que tem sido utilizado é o do *transplante fecal* (literalmente, a transferência de fezes de um indivíduo para outro). Embora a ideia não seja atraente, os resultados são bons demais para serem ignorados. Há uma taxa de sucesso de 95% ao longo de aproximadamente 50 anos em que vem sendo utilizado.

## A ameaça das beta-lactamases de espectro estendido

A New Delhi metallo-β-Lactamase (NDM-1) é uma enzima lactamase de largo espectro recentemente descrita que inativa todos os antibióticos β-lactâmicos, exceto o aztreonam. Pertence a um grupo de β-lactamases adquiridas, chamadas de carbapenemases. As bactérias Gram-negativas portadoras de carbapenemases aumentaram gradualmente em número ao longo dos anos, mas ainda permanecem como uma causa relativamente rara de infecções humanas. O rápido surgimento de contaminações causadas por bactérias portadoras do NDM-1 em vários países tem gerado um alarde global.

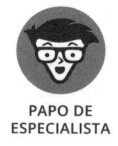

**PAPO DE ESPECIALISTA**

A NDM-1 é codificada em um plasmídeo conjugativo em isolados primeiramente de *Escherichia coli*, *Klebsiella pneumoniae*, assim como outras espécies de *Enterobacteriaceae*. A disseminação de NDM-1 em muitas bactérias não relacionadas não é comum aos mecanismos de resistência e é outro motivo para a grande preocupação. Os isolados de NDM-1 causam uma variedade de infecções, incluindo infecções do trato urinário, diarreia, septicemia, infecções pulmonares e de tecidos moles. Os organismos infectantes são geralmente muito resistentes a múltiplos fármacos, deixando poucas ou nenhuma opção de tratamento.

A maioria das pessoas adquire uma infecção através de bactérias produtoras de NDM-1 em um ambiente hospitalar. Atualmente, os indivíduos que recebem cuidados médicos na Índia ou no Paquistão se encontram em uma área de maior risco de contaminação. Com a quantidade de viagens globais na sociedade atual, as bactérias produtoras de NDM-1 são uma ameaça em todo o mundo. Alguns hospitais começaram a pesquisar pacientes portadores de bactérias com o gene NDM-1 para detectar precocemente as fontes de infecção e prevenir sua disseminação. Novos antibióticos que visam bactérias Gram-negativas resistentes a múltiplos fármacos são urgentemente necessários para tratar essas infecções.

# Conhecendo os Benefícios dos Probióticos e dos Prebióticos

Os *probióticos* são micro-organismos vivos com alegados benefícios para a saúde quando consumidos em quantidades adequadas. Eles são componentes de produtos de fermentação (como o iogurte) ou acondicionados em forma de suplementos. Uma vez consumidos, os probióticos colonizam o intestino por um breve período de tempo e, assim, exercem seus efeitos benéficos.

Os *prebióticos* são nutrientes não digeríveis usados como fonte de energia pelas bactérias benéficas normalmente encontradas no corpo. Eles estimulam o crescimento dessas bactérias para promover uma população microbiana intestinal saudável.

As bactérias probióticas proporcionam benefícios à saúde humana de três maneiras:

- » Protegendo contra a invasão de patógenos.
- » Melhorando a função intestinal para promover a defesa antimicrobiana.
- » Alterando as populações de células imunes e sua função para fortalecer a imunidade inespecífica contra os patógenos.

As bactérias probióticas impedem a entrada das patogênicas no intestino, através da competição pelos nutrientes e pela colonização superficial. Elas também secretam metabólitos que inativam as toxinas ou são antimicrobianos contra outras bactérias, chamadas *bacteriocinas*.

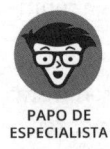

**PAPO DE ESPECIALISTA**

Os componentes da superfície celular dos probióticos agem de maneira semelhante aos do PAMP discutidos anteriormente neste capítulo. Eles se ligam aos receptores da superfície das células imunes para induzir uma resposta imune. Contudo, em contraste aos PAMPs, que induzem uma resposta inflamatória, os padrões moleculares associados aos micro-organismos probióticos (MAMPs) induzem uma resposta anti-inflamatória, assim como outras alterações benéficas nas células intestinais, como um aumento na produção de muco. Essa resposta anti-inflamatória limita a contaminação do intestino e é designada *imunomodulação*. Isso ajuda a restaurar um intestino saudável em pessoas com sistemas imunológicos fracos; porém, se oferece efeitos benéficos em pessoas saudáveis não está claro nos estudos sobre os probióticos.

Com os crescentes resultados negativos envolvendo o uso dos antibióticos, incluindo sua associação ao desenvolvimento da resistência e possíveis efeitos a longo prazo devido à perturbação das bactérias intestinais normais, os probióticos se tornam terapias atraentes. Eles são atualmente usados para prevenir a diarreia associada aos antibióticos e a diarreia infecciosa aguda em adultos. Também são utilizados para tratar com sucesso a enterocolite necrosante (NEC), uma infecção devastadora em bebês prematuros ou doentes, em que o dano ao tecido destrói partes do intestino.

# Atacando os Vírus com os Antivirais

O ciclo infeccioso de um vírus envolve o sequestro de uma célula hospedeira e o uso de sua estrutura para replicar e produzir mais progênies de vírus. O desenvolvimento dos antivirais foi inicialmente uma tarefa gigantesca, uma vez que os estágios da replicação viral dependem da estrutura da célula hospedeira, dificultando o desenvolvimento de drogas seletivas. Felizmente, os virologistas descobriram caminhos específicos para o vírus, levando ao desenvolvimento de terapias antivirais bem-sucedidas.

Em geral, os antivirais solucionam diversas etapas da infecção:

» **Entrada do vírus:** A partícula viral entra na célula hospedeira.

» **Desenvelopamento da partícula viral:** Um vírus envelopado se funde a uma membrana da célula hospedeira, permitindo a entrada do capsídeo viral (contendo os genes virais) na célula hospedeira.

» **Síntese dos ácidos nucleicos:** Após a infecção viral, a estrutura da célula hospedeira é sequestrada para realizar cópias do genoma viral através da síntese dos ácidos nucleicos virais.

» **Produção de partículas virais:** Depois que a estrutura da célula hospedeira passa a produzir os genomas virais, fabrica suas proteínas e, em seguida, reconstrói as partículas virais a partir das proteínas e dos genomas.

A maioria dos antivirais é específica para o tipo de vírus que inibe porque nem todas as vias metabólicas são comuns a todos os tipos de vírus. Muitos antivirais possuem como alvo o Influenza e o HIV. O desenvolvimento dos medicamentos anti-HIV foram críticos para o controle das infecções por HIV e consequentemente da AIDS. Atualmente, não existe vacina contra o HIV. Os fármacos antir-retrovirais, como o AZT, melhoraram significativamente a expectativa de vida de indivíduos infectados pelo HIV.

Os retrovírus utilizam uma proteína viral especial chamada transcriptase reversa para copiar seu genoma do RNA para o DNA depois que eles entram na célula hospedeira. Fármacos como a azidotimidina (AZT) são análogos aos nucleosídeos. Os nucleosídeos são os blocos de construção dos ácidos nucleicos e como o AZT se parece com eles (pois é sua parte análoga), funcionam ocupando seu lugar à medida que são incorporados à molécula de DNA em crescimento durante a transcrição reversa. No entanto, como são moldados de modo ligeiramente diferente em relação aos nucleosídeos celulares, agem para finalizar a reação (veja a Figura 15-7).

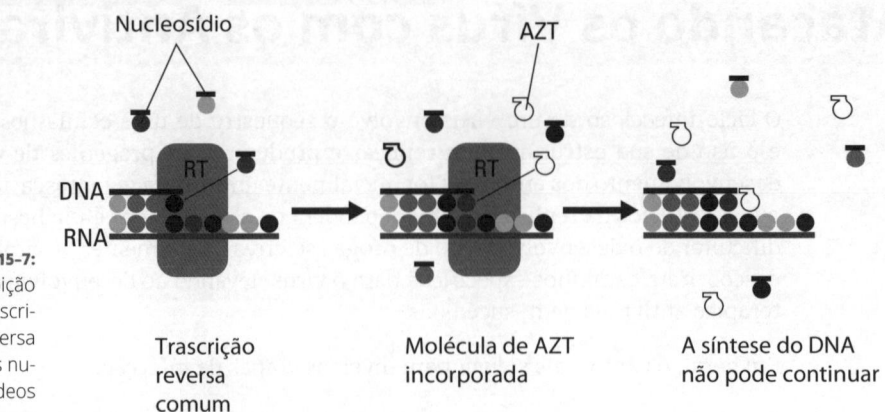

**FIGURA 15-7:** A inibição da transcrição reversa pelos nucleosídeos análogos.

Nucleosídio — AZT

DNA
RNA

Trascrição reversa comum → Molécula de AZT incorporada → A síntese do DNA não pode continuar

> **NESTE CAPÍTULO**
>
> **Conhecendo a tecnologia do DNA recombinante**
>
> **Caracterizando os micro-organismos**
>
> **Observando como a biotecnologia funciona para você**

Capítulo 16

# Colocando os Micróbios para Trabalhar: Biotecnologia

A *biotecnologia microbiana* é a manipulação de um micro-organismo para ser utilizado para fins comerciais. A alteração da genética de um micro-organismo através da inserção ou supressão de genes é chamada de *manipulação genética* e o resultado é chamado de micro-organismos *geneticamente manipulados* ou *geneticamente modificados*. Muitas décadas de pesquisa foram necessárias para o desenvolvimento de ferramentas fundamentais para que pudéssemos ser capazes de manipular o DNA. Os resultados desse trabalho árduo são um conjunto de ferramentas denominado *tecnologia do DNA recombinante*. Esse processo é importante para um livro sobre microbiologia, pois muitas ferramentas usadas para a tecnologia do DNA recombinante foram descobertas e são aplicadas nos micro-organismos.

A expressão do DNA exógeno nas células microbianas apresenta muitos desafios; assim, pode parecer que cada seção deste capítulo representa um obstáculo. O campo da biotecnologia enfrenta desafios há anos e encontra soluções inteligentes, como as ferramentas usadas para melhorar ou resolver os problemas nas áreas de pesquisa da medicina, dos alimentos, do álcool, da energia, da mineração e da contaminação ambiental.

# Usando a Tecnologia do DNA Recombinante

Apesar do nome pomposo, os conceitos da tecnologia do DNA recombinante são bastante simples:

1. Obter a sequência específica do DNA.
2. Modificá-la (opcional).
3. Cortar a sequência para que se encaixe no processo e, em seguida, seja adicionada a um vetor de clonagem.
4. Inserir a sequência em uma célula hospedeira.
5. Escolher, ou *selecionar*, células hospedeiras que agora carregarão o DNA de interesse.
6. Se quiser o produto proteico, deve extraí-lo da célula hospedeira.

Em poucas palavras, esse é o processo usado nas últimas décadas para inúmeros genes de interesse. Nesta seção, vamos entrar em detalhes sobre como essas etapas são realizadas e falar sobre algumas das ferramentas moleculares utilizadas.

## Fazendo inserções

O primeiro passo para qualquer estratégia do DNA recombinante é a escolha de um gene ou via de interesse. Isso depende da aplicação biotecnológica; no entanto, duas principais categorias incluem:

» Produzir uma proteína de interesse a ser purificada e utilizada sem o organismo (isto é, um anticorpo, antibiótico ou agente terapêutico).

» Modificar um organismo para produzir algo, o que geralmente envolve um caminho complexo (ou seja, genes múltiplos).

### A REAÇÃO EM CADEIA DA POLIMERASE

A PCR, mostrada na figura, é o processo de criação de uma grande quantidade da sequência específica de um DNA, a partir de:

- Uma pequena quantidade dessa sequência, chamada de *modelo*.

- Alguns fragmentos do DNA que correspondem às extremidades da sequência de interesse, chamados de *primers*.

- Os *nucleotídeos* (blocos de construção do DNA).

- Uma enzima que une os nucleotídeos em uma sequência (chamada de *polimerase*).

Esse método, desenvolvido na década de 1990, mudou tudo para os pesquisadores que trabalham com o DNA. Em poucos anos, eles passaram de ter que extrair meticulosamente grandes quantidades de DNA, ou ter que encontrar maneiras criativas de trabalhar com pequenas quantidades, a serem capazes de produzir todo o DNA necessário em algumas horas.

Um surfista/químico chamado Dr. Kary Mullis desenvolveu uma técnica, pela qual ganhou o Prêmio Nobel, enquanto lutava para obter DNA suficiente para estudar. Ele imaginou que se conseguisse apenas percorrer os passos da síntese do DNA por vezes suficientes, seria possível continuar copiando um fragmento do DNA, o modelo, repetidas vezes. As cópias acabariam se tornando os modelos e os números de moléculas de DNA aumentariam em uma taxa exponencial. O fascínio desse método é que cada cópia é idêntica, exceto pelo erro ocasional produzido pela enzima polimerase. A partir de uma porção de moléculas de DNA é possível fazer milhões de cópias da sequência de DNA de interesse.

(continua...)

(continuação...)

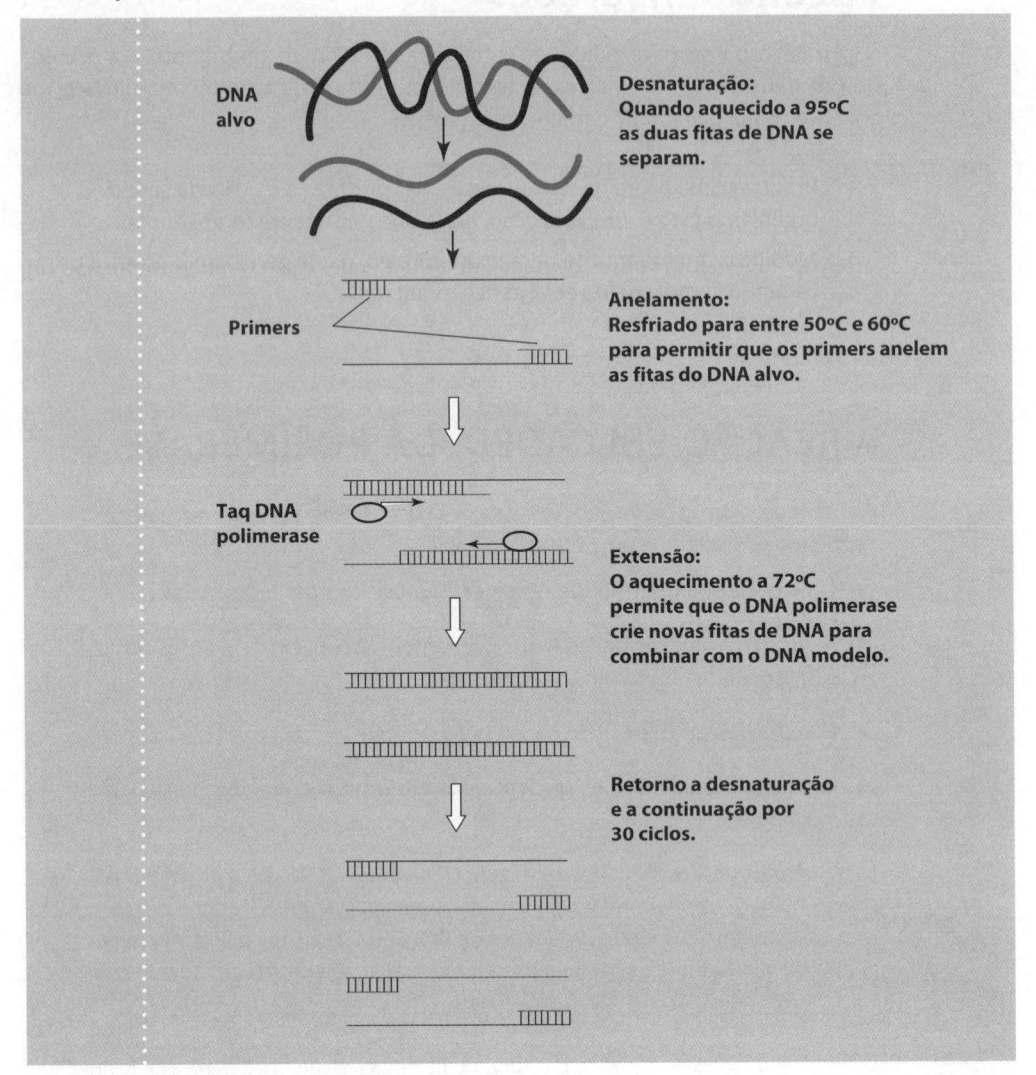

| | |
|---|---|
| DNA alvo | **Desnaturação:** Quando aquecido a 95°C as duas fitas de DNA se separam. |
| Primers | **Anelamento:** Resfriado para entre 50°C e 60°C para permitir que os primers anelem as fitas do DNA alvo. |
| Taq DNA polimerase | **Extensão:** O aquecimento a 72°C permite que o DNA polimerase crie novas fitas de DNA para combinar com o DNA modelo. |
| | Retorno a desnaturação e a continuação por 30 ciclos. |

Depois que você escolheu a via ou proteína de interesse, precisa obter a sequência de DNA a que corresponde. Até recentemente, a atividade do DNA envolvia rastreamentos complexos para identificar e depois capturar os genes de interesse. Agora, com os recentes avanços no sequenciamento do DNA, genomas completos de um grande número de organismos estão disponíveis. Esses genomas são usados para prever a função do gene computacionalmente ou comparar os genes com os de outros organismos com funções conhecidas.

Duas descobertas relativamente modernas que tornaram o processo de criação de um inserto de DNA mais fácil são a síntese química do DNA e a reação de cadeia de polimerase (PCR). Com essas descobertas, é possível simplesmente amplificar o(s) gene(s) e depois usá-lo(s) em uma estratégia de clonagem.

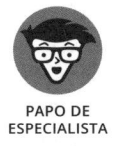

**PAPO DE ESPECIALISTA**

Se o genoma do seu organismo de interesse não foi sequenciado ou se o gene de interesse não foi estudado anteriormente, é um pouco mais complicado obter o DNA necessário para trabalhar. No entanto, graças a décadas de trabalho árduo, antes do advento das bases de dados de PCR e genes, isso também se tornou um pouco mais simples. Mas isso é assunto para um livro inteiro...

Em qualquer caso, para amplificar o(s) seu(s) gene(s) de interesse, primeiro é necessário extrair o DNA total (ou o RNA) a partir das células do organismo. A extração do DNA é essencialmente a mesma nas células procariontes e eucariontes e envolve rompê-las, neutralizar as enzimas (que degradam os ácidos nucleicos), eliminar os detritos celulares e limpar suas impurezas. Alguns tipos de célula, especialmente as bacterianas Gram-positivas e os tecidos das plantas resistentes, como as sementes, exigem mais trabalho para serem abertas; mas, fora isso, o restante dos passos é praticamente o mesmo.

Depois de conseguir o DNA, ou o DNA complementar (DNAc) produzido a partir do RNA, do organismo em cujos genes está interessado, você poderá usá-los da maneira como se encontram ou modificá-los para melhorar ou alterar a função ou a estrutura das proteínas que codificam. As modificações são realizadas tanto pela *mutagênese dirigida* (em que é fabricada uma alteração específica na sequência do DNA) quanto pela *mutagênese aleatória*, em que os erros são intencionalmente produzidos durante a amplificação dos genes e as proteínas resultantes, testadas para obter as alterações desejadas.

Agora, a sequência de interesse, modificada ou não, está pronta para ser usada para a engenharia genética de um micro-organismo para fazer sua ligação.

## Utilizando os plasmídeos

Um dos recursos mais valiosos para a tecnologia do DNA recombinante é o *plasmídeo*. Esses pequenos fragmentos circulares do DNA, que existem naturalmente nas bactérias, não fazem parte do principal cromossomo bacteriano (assim, são chamados de extracromossômicos). Eles se replicam quando a célula bacteriana se divide e existem muitas cópias dentro de uma célula.

Os plasmídeos são muito úteis, pois podem ser manipulados, basta adicionar o DNA de interesse e depois colocá-los de volta na célula hospedeira, como as bactérias ou leveduras. Os plasmídeos que foram modificados para adquirir certas características adicionadas, de modo que sejam capazes de transferir o material genético para um hospedeiro, são denominados *vetores de clonagem*.

Diversas características tornam os vetores de clonagem bastante úteis, e todas estão presentes na estrutura do plasmídeo:

- » **Origem de replicação (ori):** Essa é a área a que o complexo enzimático da replicação do DNA se liga, permitindo que o plasmídeo seja copiado antes da divisão celular. Se um plasmídeo possui uma origem de replicação que não é reconhecida pela polimerase do DNA do organismo, então não será replicado e nem transferido para uma nova célula quando ocorrer a divisão celular. A ori pode ser específica para o tipo de bactéria da qual o plasmídeo se originou, dando ao plasmídeo uma *estreita gama de hospedeiros*, ou pode ser mais genérica, oferecendo uma *ampla gama de hospedeiros*.
- » **Marcador selecionável:** Os marcadores selecionáveis são geralmente genes de resistência a antibióticos que permitem que as células bacterianas sobrevivam em sua presença. A seleção é importante — sem ela, as bactérias perderiam o plasmídeo ao longo de sucessivas rodadas da divisão celular. Produzir as proteínas codificadas no plasmídeo, assim como o próprio plasmídeo, é metabolicamente caro para uma célula bacteriana. Por isso, ela tenta produzi-las sem o plasmídeo, se possível.
- » **Sítio de inserção:** O plasmídeo deve ter um local de inserção para o gene-alvo. É importante que seja um lugar de reconhecimento das enzimas de restrição que não aparecem em nenhum outro local. Caso contrário, quando digerido, o plasmídeo será cortado em mais de um fragmento, tornando a recircularização inconveniente. Por conveniência, muitos vetores de clonagem foram manipulados através do sítio de clonagem múltipla (MCS), em que os sítios para múltiplas enzimas de restrição distintas são colocados lado a lado para facilitar a clonagem.
- » **Promotor:** Se o gene de interesse deve ser expressado como uma proteína, esse trecho do DNA conterá todos os sítios de ligação para a enzima RNA polimerase e todas as proteínas acessórias necessárias para iniciar a transcrição. O promotor pode ser posto à frente do sítio de inserção ou ser inserido como parte do gene-alvo, para que conduza a expressão do gene de interesse depois da inserção.

**DICA** Uma característica interessante sobre os vetores de clonagem é que os promotores, os marcadores selecionáveis e as estruturas principais do plasmídeo podem ser misturados e combinados para criar o vetor certo para o(s) gene(s) de interesse.

## Cortando com as enzimas de restrição

As bactérias possuem um sistema de defesa natural envolvendo as enzimas que separam o DNA exógeno. Isso é necessário porque os vírus que infectam as bactérias, chamados de *bacteriófagos*, injetam seu DNA (ou RNA) na célula bacteriana, depois assumem suas estruturas celulares e eventualmente matam a célula. As enzimas de restrição funcionam separando qualquer DNA exógeno encontrado no citoplasma. Essas enzimas são as *exonucleases*, que removem as bases das extremidades, ou as *endonucleases*, que distinguem os locais dentro do DNA.

**DICA**

As enzimas de restrição são uma das ferramentas mais úteis da tecnologia do DNA recombinante pelas seguintes razões:

» **Elas cortam, ou clivam, o DNA de forma específica e reproduzível, chamada de** *digestão*. Isso é importante porque permite aos pesquisadores saber o tamanho exato dos fragmentos que irão obter quando juntarem uma sequência conhecida e uma determinada enzima de restrição. Isso funciona de maneira que as enzimas de restrição reconhecem uma sequência específica do DNA e sempre a cortam do mesmo modo quando se ligam a ela.

» **As sequências podem ter quatro, seis ou oito nucleotídeos de comprimento** (para muitas opções e versatilidade) e sempre possuem a mesma sequência nas direções 5' ou 3'. Um exemplo da sequência de seis bases para a EcoRI, uma enzima de restrição comum, é mostrado na Figura 16–1, com os sítios de corte sempre ocorrendo entre a G e a A.

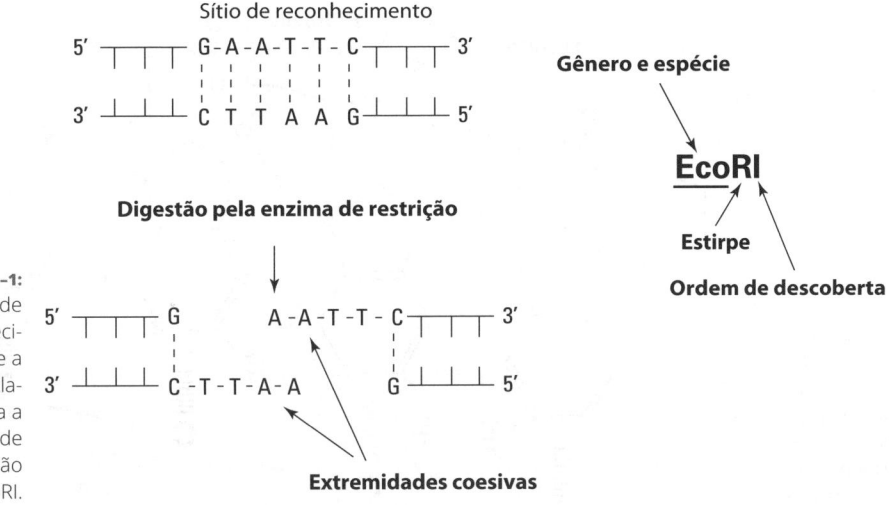

**FIGURA 16-1:** O sítio de reconhecimento e a nomenclatura para a enzima de restrição EcoRI.

A nomenclatura para as enzimas de restrição também é mostrada na Figura 16–1, em que o gênero, a espécie e a cepa do organismo em que a enzima foi originalmente encontrada constituem as primeiras letras do seu nome, seguidas pela ordem de descoberta de cada endonuclease de restrição para aquele organismo, que são representadas pelo número romano.

CAPÍTULO 16 **Colocando os Micróbios para Trabalhar: Biotecnologia**

Hoje, foram isoladas mais de 3.500 enzimas de restrição, que reconhecem cerca de 250 diferentes sítios-alvo. Sítios de reconhecimento mais curtos são mais frequentes do que os mais longos. As enzimas de restrição que reconhecem sítios de quatro e seis bases são aplicadas com maior frequência, enquanto as que reconhecem sítios de oito bases são menos utilizadas.

Depois que uma endonuclease de restrição é usada para digerir um fragmento do DNA, as duas extremidades produzidas pelo corte são escalonadas (veja a Figura 16–2) e "pegajosas". Qualquer outro fragmento do DNA cortado com a mesma enzima terá as mesmas extremidades pegajosas, chamadas de coesivas, e os dois podem se unir através de uma *ligação* (veja a Figura 16–2).

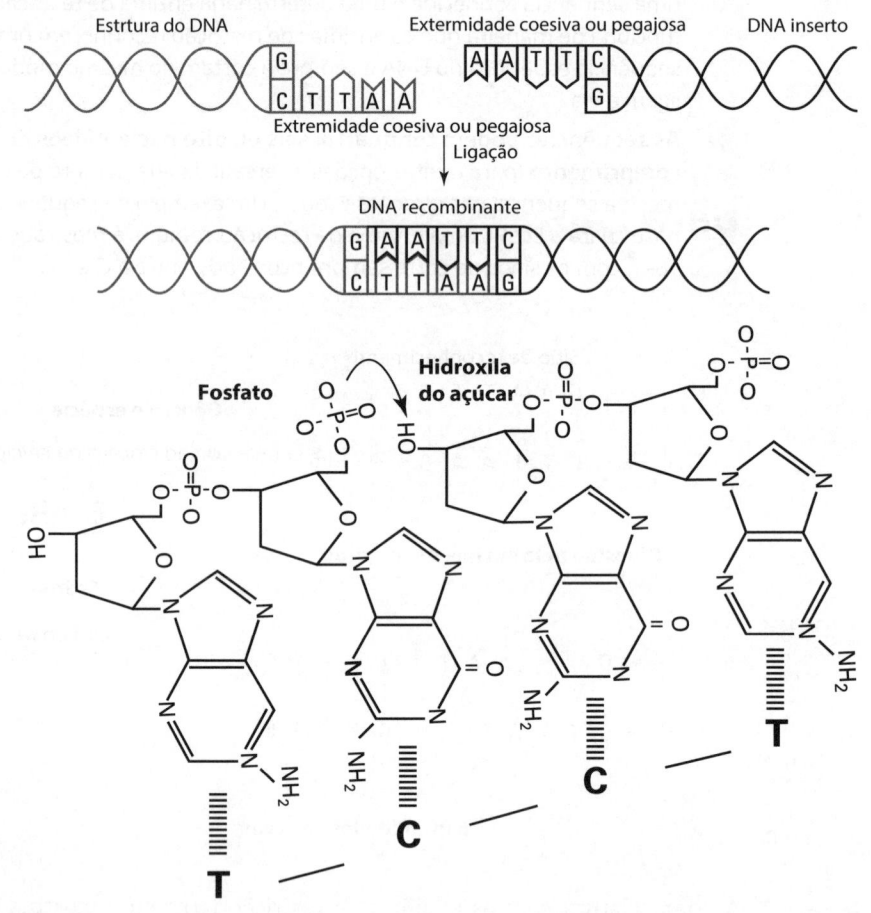

**FIGURA 16–2:** A ligação de dois fragmentos do DNA cortados com a mesma enzima de restrição.

A ligação requer outra enzima, chamada de *ligase*, que sela os cortes na estrutura ligando o resíduo hidroxila (-OH) a uma extremidade e o fosfato (-$PO_3$) à outra. O resultado é uma sequência sem emendas de DNA chamada de *construção*, que pode ser cortada e ligada novamente para adicionar mais DNA ou incluir um vetor de clonagem. Esse vetor contendo um inserto às vezes é chamado de *construção DNA inserto-vetor de clonagem* ou apenas de vetor de clonagem-inserto. Para construções de múltiplos genes, é necessário um sítio de enzima de restrição diferente para cada adição, tornando difícil construir grandes pedaços de DNA ou genomas inteiros. Recentemente, esse desafio foi superado pelo uso da recombinação (veja a seção "Fabricando construções multigênicas longas", mais adiante neste capítulo).

**DICA**

Nem todas as enzimas de restrição produzem extremidades coesivas. Algumas cortam sequências, deixando dois fragmentos nivelados, chamadas de extremidades cegas ou abruptas. A ligação dos fragmentos com extremidades cegas não é difícil, porém a ligase não tem como saber de que forma as extremidades devem ser coladas, então é necessário um cuidado posterior adicional para verificar se as sequências estão na ordem correta.

## Manipulando os micróbios para captar DNA

Se uma espécie bacteriana não é naturalmente capaz de captar DNA, não *competente*, é induzida a absorver o inserto-vetor de clonagem ou o DNA de interesse. Isso acontece de várias maneiras:

» **Choque térmico:** A competência química pode ser induzida expondo a cultura das bactérias em mais de uma fase Log ao cloreto de cálcio frio e depois a uma temperatura elevada (42°C) durante dois minutos. O DNA plasmidial em solução com a bactéria é absorvido através dos orifícios transientes da parede celular.

» **Eletroporação:** A eletroporação é usada para fazer as células captarem o DNA através de sua exposição a um curto pulso elétrico. Novamente, o DNA misturado à cultura imediatamente antes do pulso é absorvido através da parede celular por pequenas aberturas que se fecham logo depois. Embora saibamos que funciona, não se conhece muito a respeito do mecanismo envolvido na captação do DNA através de eletroporação.

» **Conjugação:** A conjugação é a transferência do material genético de uma célula para outra através de conexões célula-célula especificamente criadas para que o DNA passe de uma para a outra. Os genes necessários para formar essas ligações celulares, normalmente, não estão presentes nos vetores de clonagem, mas são fornecidos por um segundo plasmídeo, chamado de plasmídeo mobilizável. Para que a conjugação aconteça, são necessárias três cepas bacterianas: a doadora, a receptora e a auxiliar (veja a Figura 16-3).

**FIGURA 16-3:** A conjugação.

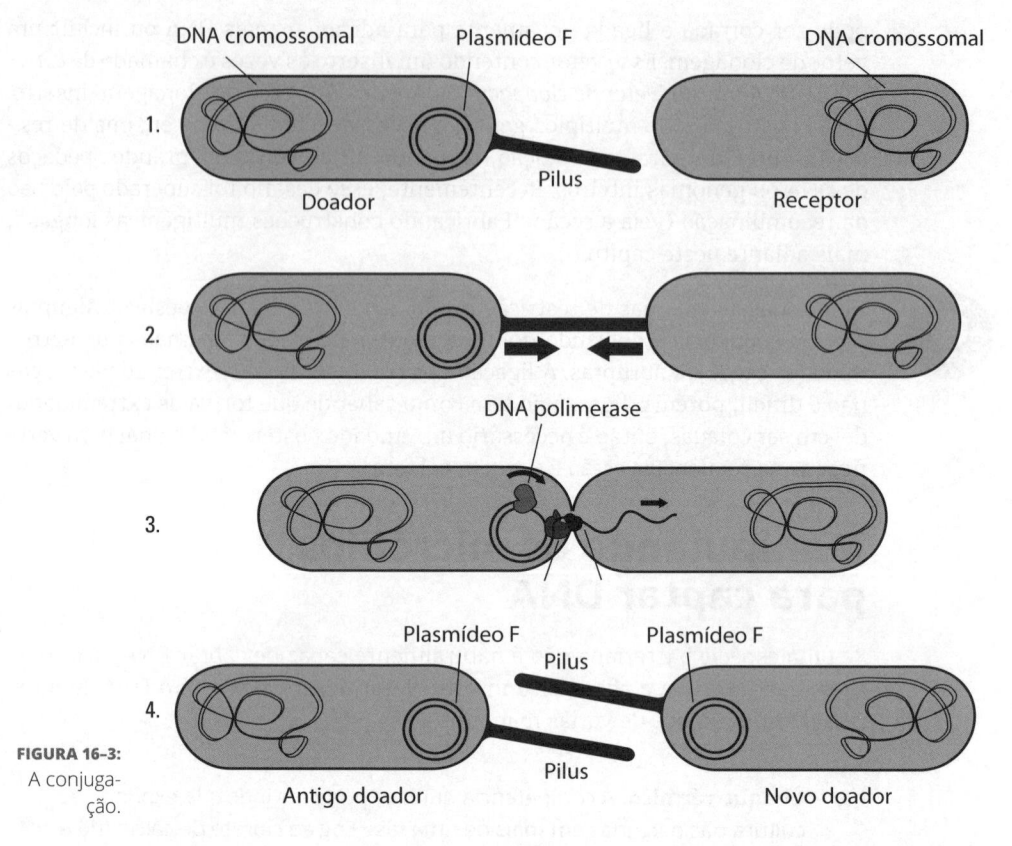

Para a conjugação, o doador contém o vetor de clonagem com o inserto que você espera que seja transferido para ele. O auxiliar dispõe do plasmídeo mobilizável com todas as instruções de como mover os plasmídeos entre as células. Depois que a conjugação ocorre, o truque é selecionar apenas as células que deseja, ou seja, receptoras com o plasmídeo de interesse, e excluir todas as outras.

As células de levedura são transformadas com DNA de modo semelhante às das bactérias, através da eletroporação ou dos métodos que envolvem o fosfato de cálcio. Quando o DNA é introduzido em células de mamíferos, o processo é denominado *transfecção*, em vez de transformação. Para as células eucarióticas, que não são tão facilmente transfectadas, métodos criativos têm sido usados para inserir o DNA exógeno nas células, como a utilização de vírus, o disparo de partículas de ouro ou o uso de ímãs.

# *E. COLI*: O CAVALO DE BATALHA DA BIOTECNOLOGIA MOLECULAR

A *Escherichia coli*, também conhecida como *E. coli*, é uma bactéria Gram-negativa do trato gastrointestinal de animais e seres humanos. Como é fácil de ser cultivada, se transformou no organismo modelo para a pesquisa bacteriana da estrutura e função celular, assim como da genética. Como a *E. coli* é facilmente transformada para captar DNA exógeno, assim como os plasmídeos, permite sua utilização para a tecnologia do DNA recombinante e para o trabalho com proteínas.

Grande parte das estirpes de *E. coli* utilizadas para clonagem foi extensivamente modificada para incluir as características necessárias à clonagem, incluindo as seguintes:

- A ausência de enzimas de restrição naturais, de modo que não destruam o DNA exógeno (veja a seção "Cortando com as enzimas de restrição", anteriormente neste capítulo).

- A incapacidade de reparar e/ou recombinar o DNA, de modo que ele não altere as sequências de DNA que você inseriu.

- Os fortes repressores para promotores como o T7 e o *lac*, para que você ative a expressão gênica apenas quando desejar, o que significa menos promotores "leaky" (consulte a seção "Usando promotores para impulsionar a expressão", mais adiante neste capítulo).

- A incapacidade de induzir a conjugação, de modo que o DNA não seja transferido para outras estirpes de bactéria.

- Eliminação de *bacteriófagos*, que são os vírus que infectam as bactérias e inserem seu DNA no cromossomo.

A *E. coli* também é útil por produzir proteínas exógenas para diversas finalidades. Por não possuir a espessa parede celular de peptidoglicano das bactérias Gram-positivas, é fácil lisar (quebrar) as células e extrair a proteína (também útil para extrair DNA). Além disso, ela não é muito exigente sobre as condições, crescendo a 37°C, e tem um tempo de duplicação rápido de cerca de 20 minutos (em condições perfeitas).

## Usando os promotores para impulsionar a expressão

O *promotor* é uma região do DNA que contém uma sequência em que a enzima do RNA polimerase e os fatores de transcrição se conectam para iniciar a transcrição (veja o Capítulo 6).

**LEMBRE-SE** Os promotores são usados para impulsionar a expressão proteica.

Dois aspectos dos promotores são importantes para sua função na célula:

» **Eles podem ser fortes e induzir a produção de muita proteína ou ser fracos, produzindo menos proteína.** É preferível um promotor forte para obter a maior quantidade de proteína possível; mas, às vezes, quando o produto proteico é tóxico para a célula hospedeira ou é muito caro metabolicamente para ser produzido, um promotor fraco tem que ser usado.

» **Eles podem ser** *indutíveis* **(que significa que são ativados somente quando necessários, para não criar uma carga metabólica muito pesada na célula) ou** *constitutivos* **(que significa que as células continuamente expressam a proteína).**

Os promotores também dispõem de regiões em que os repressores ou os indutores se ligam. *Repressores* são moléculas que interagem com o DNA e/ou com o mecanismo transcricional (RNA polimerase e fatores de transcrição) e reprimem (desativam) a transcrição. Quando os promotores são difíceis de reprimir, muitas vezes porque há menos moléculas de repressores do que cópias do promotor, são chamados de promotores "leaky", porque a expressão do gene ocorre apesar da presença do repressor.

## Fazendo uso dos vetores de expressão

Os vetores de expressão são plasmídeos que foram modificados especificamente para ajudar as células geneticamente modificadas a produzir a proteína funcional, que é, em geral, colhida das células. À frente da sequência de codificação da proteína verdadeira se encontra o sítio de ligação ao ribossomo (RBS), em que a estrutura que fará uma cadeia peptídica crescente se conectar ao RNAm depois de ele ter sido produzido. Uma ligação forte entre os ribossomos da célula hospedeira e a transcrição é importante para garantir que a proteína seja produzida de modo eficiente. As alterações nessa sequência são especialmente importantes ao se utilizar células procarióticas (como as da *E. coli*) para expressar proteínas eucarióticas (como as dos seres humanos), porque o RBS é diferente nesses dois organismos.

Outra maneira de garantir que a proteína de interesse seja fabricada de modo eficiente é se certificar de que não haja um viés de códons na construção do

DNA. Os *códons* são os códigos de três bases usados para sinalizar cada aminoácido durante a tradução das proteínas. São os sítios nos quais um RNA de transferência, ou *tRNA*, se liga para adicionar um aminoácido específico à cadeia peptídica crescente. Mais de um códon, e, portanto, mais de um tRNA específico, codifica o mesmo aminoácido, mas a maioria dos organismos prefere usar alguns e não outros.

Quando a proteína com preferência a um códon é expressada na célula com uma preferência por um códon distinto, gera uma escassez de tRNAs e diminui o ritmo da síntese proteica. Da mesma maneira, alguns códons são raros em muitas bactérias; assim, a expressão das proteínas com esses códons na *E. coli* cria gargalos e é muito lenta.

Existem algumas soluções para esses problemas:

» Você pode utilizar estirpes de *E. coli* contendo tRNAs para esses códons raros.
» Pode alterar o uso do códon da sequência do DNA para que ele seja semelhante ao do hospedeiro.

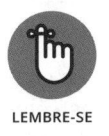

Garantir que a proteína final seja estável é importante. Alguns aminoácidos, ou combinação de aminoácidos, criam sítios vulneráveis à degradação pelas *proteases* (enzimas que degradam as proteínas). É assim que as proteínas são naturalmente degradadas na célula em condições normais. Quando uma proteína heteróloga é expressada nas bactérias, no entanto, o ideal é possuir a menor quantidade de degradação possível para maximizar os produtos. Uma maneira de melhorar isso é trocar os aminoácidos por outros menos prováveis de causar o mesmo problema. É mais fácil falar do que fazer, pois as alterações dos aminoácidos precisam ser escolhidas de modo a não alterar a função da proteína.

## Enovelamento apropriado de proteínas

Você pode imaginar que escolheu cuidadosamente a proteína e de modo inteligente a ajustou para que se tornasse mais estável, e adicionou um vetor de expressão com o promotor correto. Agora, a *E. coli* está convenientemente produzindo bastante proteína dentro de um tubo de ensaio. No entanto, ao tentar purificar a proteína, descobre que sua maioria não é funcional, e acabou presa em uma fração insolúvel contendo *corpos de inclusão*. Esses são os depósitos das proteínas que foram enoveladas incorretamente, seja no citoplasma ou no espaço periplasmático. Essas estranhas proteínas não se dobram corretamente devido a diversas razões; mas, principalmente, porque suas pontes dissulfeto não foram desenvolvidas.

As *ligações de dissulfeto* se dão entre grupos tiol contendo enxofre de resíduos de cisteína, que conferem à proteína sua estrutura.

As bactérias Gram-negativas não são muito boas em fazer ligações de dissulfeto. Então, as proteínas que precisam de muitas ligações não se enovelam corretamente e acabam dentro de corpos de inclusão. Algumas estratégias foram experimentadas para melhorar o enovelamento da proteína, porém a maioria teve sucesso limitado. As melhores incluem:

» A superexpressão das proteínas formadoras de ligações de dissulfeto junto com a proteína de interesse.

» A diminuição da temperatura em que a expressão da proteína é ativada.

## Sendo cauteloso com a carga metabólica

Às vezes, uma estirpe bacteriana geneticamente modificada não crescerá com tanta rapidez como o esperado e pode até mesmo perder o(s) gene(s) de interesse, apesar da pressão seletiva. Isso acontece porque o DNA exógeno cria uma alteração metabólica na célula hospedeira, que pode ser prejudicial para a própria célula hospedeira.

O nível do impacto prejudicial do(s) gene(s) exógeno(s) no hospedeiro é chamado de *carga metabólica*. Quando a carga metabólica é muito alta, as células tendem a não crescer muito bem. A carga metabólica surge por diversos motivos:

» Um número elevado de cópias do plasmídeo ou um plasmídeo muito grande pode ser caro para a célula hospedeira.

» Uma superprodução de uma proteína exógena pode esgotar o tRNA ou reduzir o tRNA e/ou os aminoácidos.

» Às vezes, os produtos exógenos, como as enzimas, possuem atividades que interferem nas vias da célula hospedeira e esgotam os intermediários necessários ou criam compostos tóxicos para o hospedeiro.

» Se a taxa de metabolismo aumentada dos processos celulares regulares mais a proteína exógena não puder ser mantida pelo nível do oxigênio no meio, as células não crescerão regularmente.

Com a diminuição das taxas de crescimento, outros efeitos da carga metabólica incluem a diminuição de outros processos na célula, que necessitam de muita energia (por exemplo, a fixação de nitrogênio), um aumento do número de erros cometidos durante a tradução e a secreção das substâncias polissacarídicas, que tornam as células muito mais viscosas que o normal.

# Fabricando construtos longos multigênicos

O método tradicional com base na ligação para a clonagem da *E. coli* é útil para construir sequências relativamente curtas, mas quando o construto é muito grande, com tamanho superior a 20 quilobases (kb), a dificuldade da amplificação e a falta de sítios de restrição exclusivos criam desafios intransponíveis. Para superar a barreira dos 20kb, inúmeras estratégias foram desenvolvidas recentemente, todas baseadas na capacidade de uma molécula de DNA de se parear e se combinar a outro fragmento de DNA com uma sequência similar, em um processo chamado de *recombinação homóloga* (veja a Figura 16–4).

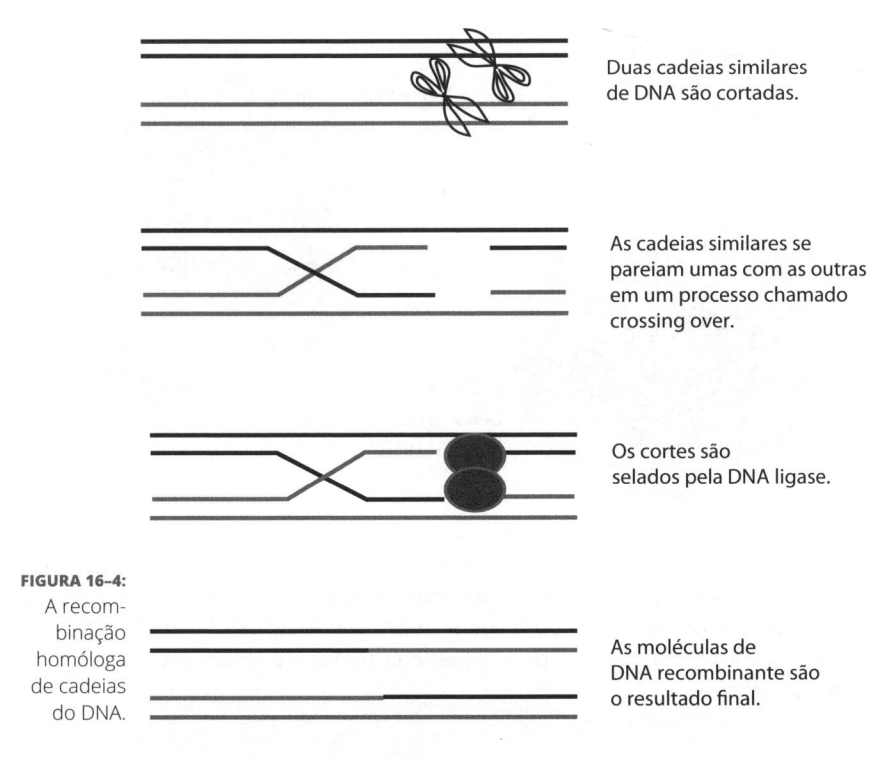

Duas cadeias similares de DNA são cortadas.

As cadeias similares se pareiam umas com as outras em um processo chamado crossing over.

Os cortes são selados pela DNA ligase.

As moléculas de DNA recombinante são o resultado final.

**FIGURA 16–4:** A recombinação homóloga de cadeias do DNA.

A *montagem baseada em recombinação* (a construção de longos pedaços de DNA com recombinação homóloga) foi utilizada em 2007 para reconstruir os genomas das mitocôndrias e do cloroplasto da bactéria *Bacillus subtilis*, e em 2010 para criar um genoma totalmente sintético, com base na bactéria *Mycoplasma*. Esse método envolveu o uso da levedura *Saccharomyces cerevisiae* para realizar a recombinação do DNA de mais de mil fragmentos de DNA sintético, em um processo chamado de *recombinação associada a transformação (TAR)*, mostrado na Figura 16–5.

Cada fragmento de 1kb foi primeiro quimicamente sintetizado e concebido para conter regiões em cada extremidade, que se sobrepunham às sequências em ambos os lados do mesmo genoma. Quando dois ou mais desses fragmentos de DNA são absorvidos pela célula de levedura, são naturalmente pareados, usando essas regiões sobrepostas e, depois, combinados utilizando a *recombinação homóloga*. Pools de dez sequências cada foram inseridos em leveduras e combinados para formar fragmentos mais longos (10 x 1kb = 10kb), que foram inseridos novamente na levedura para produzir fragmentos mais longos. Em três rodadas, o genoma completo de 1 megabase (Mb) da *Mycobacterium* foi construído.

**FIGURA 16-5:** A montagem de longas construções de DNA pela recombinação associada a transformação (TAR).

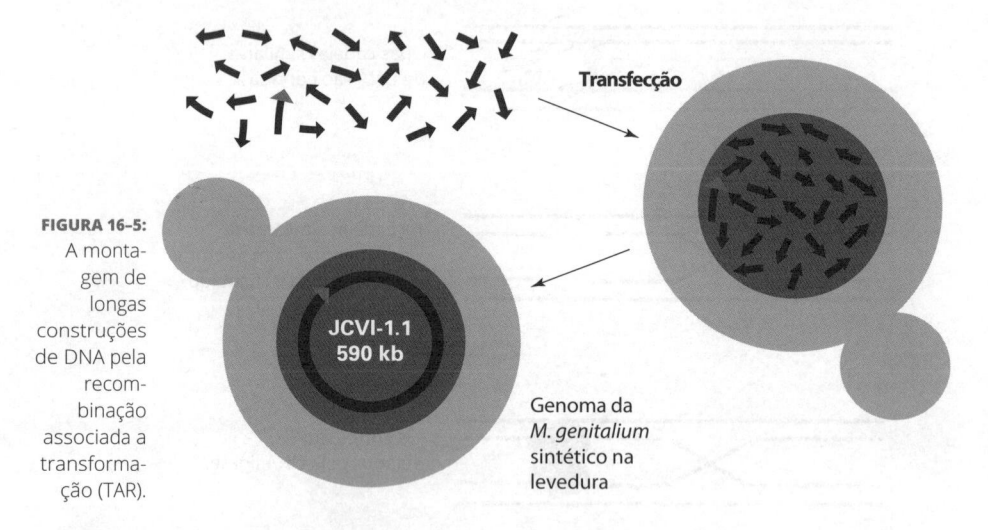

As vantagens desse método não podem ser superestimadas. Fabricar uma construção de DNA desse tamanho apenas com a digestão da enzima de restrição e a ligação nunca teria sido possível — mas, graças às células da levedura e à recombinação homóloga, as construções complexas de genes podem ser montadas facilmente.

> ### LEVEDURA: O NOVO CAVALO DE BATALHA DA BIOTECNOLOGIA MOLECULAR
>
> A *Saccharomyces cerevisiae* não é uma novata da engenharia genética ou dos laboratórios de pesquisa, mas está começando a ganhar fama devido à sua inigualável capacidade de montar sequências recombinantes *in vivo* (na célula). Como célula eucariótica, a levedura tem sido usada há anos:
>
> - Para estudar os aspectos da biologia e da fisiologia celular dos eucariontes.
>
> - Nas indústrias de alimentos e de cerveja e na biotecnologia, é usada para produzir proteínas de interesse.
>
> - Como modelo para o estudo do câncer.
>
> Como todas as células eucarióticas, a levedura carrega sua informação genética nos cromossomos, mas pode também usar o DNA de moléculas circulares semelhantes aos plasmídeos, chamadas de cromossomos artificiais da levedura (YACs). Os problemas da instabilidade dos YACs foram recentemente superados; portanto, muitas etapas de clonagem, que costumavam ser realizadas exclusivamente na *E. coli*, estão agora sendo realizadas mais facilmente nas leveduras.

# Oferecendo Terapias

Os fármacos (como insulina, interferon e anticoagulantes), os hormônios (como o do crescimento humano, fator de crescimento epidérmico e fator de crescimento dos fibroblastos) e os medicamentos contra o câncer são produzidos através da biotecnologia microbiana. Em muitos casos, apenas uma pequena quantidade desses medicamentos é extraída de tecidos animais. Alguns desses agentes terapêuticos costumavam ser fabricados a partir de sistemas biológicos, em geral com base em proteínas, mas eram caros e difíceis de produzir. Isso significava que os pacientes muitas vezes não tinham acesso a eles. Agora, muitos desses produtos são comumente usados para tratar pessoas com diabetes, doenças infecciosas ou câncer e pacientes com AVC, entre outros. Alguns exemplos são apresentados nesta seção.

## Aprimorando os antibióticos

Muitos dos antibióticos utilizados todos os dias foram desenvolvidos e produzidos através da biotecnologia. Embora a descoberta de antibióticos naturais tenha diminuído, as tentativas de aprimorar os atuais continuam. Um exemplo disso é a tentativa de desenvolver novas maneiras de ação para os antibióticos atuais por meio das modificações genéticas, em etapas conhecidas dos genes da síntese dos antibióticos.

A manipulação da expressão desses genes nos organismos, como a das *Streptomyces*, tem sido utilizada para tentar melhorar a produção de antibióticos. As *Streptomyces* são um gênero de bactéria comumente encontrado no solo. Elas são um grupo de bactérias inestimáveis, pois produzem uma grande quantidade de *compostos bioativos*, que são aqueles que têm efeitos sobre as bactérias (bem como sobre outros organismos). Mais de 50 antibióticos diferentes foram isolados a partir desse grupo.

Um fator limitante para a alta produção de antibióticos a partir de estirpes de bactérias como as *Streptomyces* é a quantidade de oxigênio dissolvido no meio de cultura. Os antibióticos são complexos de ser fabricados, e produzi-los em grandes quantidades requer mais oxigênio do que é facilmente dissolvido nos meios líquidos. Uma solução para esse problema é criar estirpes geneticamente modificadas de *Streptomyces* com genes para o grupo heme de origem bacteriana que liguem o oxigênio e o entreguem às células em crescimento.

Outro problema é o fato de os organismos produtores de antibióticos crescerem lentamente. Uma solução é identificar todos os genes envolvidos na biossíntese de um antibiótico em particular e modificar geneticamente a *E. coli* para produzir o antibiótico de interesse, uma vez que crescem rapidamente em cultura.

## Desenvolvendo vacinas

As vacinas atuais são produzidas de duas maneiras: cultivando o agente patogênico em laboratório e depois matando-o (vacinas mortas) ou inativando sua capacidade de causar doenças (vacinas atenuadas). Esses métodos de produção de vacinas apresentam algumas desvantagens:

- » São caros.
- » Têm baixa produtividade.
- » São perigosos para as pessoas que produzem a vacina.
- » Exigem que a vacina seja testada rigorosamente para garantir que nenhum agente vivo tenha contaminado a vacina final.
- » A vacina precisa ser refrigerada após ser fabricada.

Os pesquisadores desenvolveram várias maneiras de melhorar as vacinas:

» Eliminando os genes da virulência, garantindo que a estirpe não seja revertida e se torne virulenta novamente.

» Usando micróbios benignos para expressar as partes do patógeno capazes de induzir uma resposta imune, chamados de *determinantes antigênicos*. Dessa maneira, o corpo gera uma grande resposta imune, e não há risco de disseminação da doença.

» Expressando os antígenos determinantes em grandes quantidades em uma estirpe de rápido crescimento em laboratório, como a *E. coli*, e depois recuperá-los e utilizá-los em uma vacina.

Os dois últimos métodos são especialmente úteis para os agentes patogênicos que não podem ser cultivados em laboratório e para os quais não existem vacinas. Diversas vacinas foram desenvolvidas com base nessas ideias; mas, na maioria das vezes, são usadas na medicina veterinária. Existe uma necessidade real de produzir vacinas de baixo custo e fácil distribuição para as pessoas no mundo em desenvolvimento. Há pouco tempo, houve um ressurgimento de pesquisas nessa área, graças, em parte, ao apoio financeiro da Fundação Bill & Melinda Gates.

# O Uso Industrial dos Micróbios

Muitas indústrias costumavam despejar resíduos com uma carga elevada de carboidratos. Agora que sabemos que o meio ambiente não os absorve totalmente, as indústrias tiveram que encontrar maneiras de reciclar ou descartar de modo mais adequado os resíduos ricos em carboidratos, chamados de *biomassa*. A biomassa tem potencial para ser usada em muitos processos industriais como matéria-prima (entrada de nutrientes), para alimentar os micro-organismos que fabricam um produto de interesse. Um exemplo disso é o uso do *soro do leite*, conhecido como *whey* (os resíduos aquosos da indústria de queijos), como entrada na produção de Goma Xantana usada como estabilizante em produtos cosméticos.

A produção microbiana comercial é chamada de *fermentação industrial*, mesmo quando a fermentação no sentido bioquímico não faz parte do processo. Esses tipos de reações ocorrem em grandes recipientes, chamados de *fermentadores*, que muitas vezes contêm mais de 3.500 litros. As seguintes informações são importantes para uma fermentação industrial bem-sucedida:

» Dentro de um fermentador, as condições são rigidamente controladas para serem ideais aos micróbios, de modo que produzam grandes quantidades de produtos.

» O meio de entrada tem que ser barato, por isso, muitas vezes é o resíduo de algum outro processo, como o soro do leite na produção de queijo.

» As estirpes microbianas utilizadas devem ser saudáveis, livres de estresse, sem patógenos (como vírus) e boas para fabricar o produto de interesse. Muitas pesquisas envolvem o desenvolvimento de melhores estirpes microbianas.

» O fermentador precisa estar protegido da contaminação de micro-organismos patogênicos ou concorrentes.

» Os produtos devem ser fáceis de extrair.

» O produto precisa ser eficaz e livre de substâncias bacterianas que sejam perigosas para o consumidor.

Os exemplos da fermentação de alimentos e do álcool incluem o pão, o queijo, o iogurte, o chucrute, os picles, a cerveja, o vinho e as bebidas alcoólicas. Os aditivos alimentares, como aminoácidos e agentes espessantes, são produzidos a partir de micro-organismos, assim como os ácidos orgânicos e o álcool industrial.

Muitas etapas adicionais envolvidas na fermentação industrial são realizadas por enzimas derivadas de fontes microbianas. Tipicamente, elas são oriundas de estirpes geneticamente modificadas. Na indústria cervejeira, por exemplo, é raro que a levedura usada para produzir a cerveja seja geneticamente modificada, porém enzimas recombinantes são utilizadas em outras etapas, como a maltagem e as etapas pós-fermentação, como a clarificação.

## Protegendo as plantas com inseticidas microbianos

Durante a fase de formação dos esporos, a bactéria *Bacillus thuringiensis* (Bt) cria um grupo de proteínas tóxicas para os insetos, chamado de proteína Cry. A *proteína Cry* é formada como cristais que, quando ingeridos por determinadas larvas de insetos, são convertidos em uma toxina ativa pelo pH e pelas enzimas do estômago.

A toxina Cry madura se insere na membrana celular das células epiteliais que revestem a parede intestinal do inseto causando morte celular e, eventualmente, desidratação à medida que as células intestinais são destruídas.

As proteínas Cry bacterianas foram geneticamente inseridas em plantas comestíveis para protegê-las contra insetos praga. Essas plantas transgênicas são amplamente utilizadas na agricultura. Dependendo do tipo de promotor utilizado, as proteínas Cry são expressas na planta toda ou apenas nas partes mais afetadas pelo inseto. Os insetos-alvo que se alimentam de qualquer parte da planta que expressa os genes Cry serão expostos à toxina. Outras preparações comerciais dessas proteínas, usadas por agricultores orgânicos, incluem a proteína purificada ou os esporos Bt, que podem ser aplicados aos vegetais no lugar de pesticidas químicos.

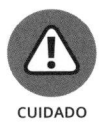

**CUIDADO**

Como ocorre com todos os pesticidas, os insetos conseguiram criar resistência às toxinas Cry, e há pelo menos cinco espécies conhecidas por não serem afetadas por ela. Isso serve como aviso sobre o uso excessivo de um composto inibidor, que, se colocado no ambiente em grandes quantidades, causará desenvolvimento de resistência no organismo-alvo.

## Fabricando biocombustíveis

Os biocombustíveis são atualmente produzidos como alternativas aos combustíveis fósseis. Para produzi-los, os carboidratos são fermentados anaerobicamente por leveduras para gerar o etanol. Atualmente, a levedura *Saccharomyces cerevisiae* é usada para produzir biocombustíveis a partir de carboidratos derivados do trigo, do milho e da cana-de-açúcar. A maior parte dos carboidratos utilizados se origina de partes açucaradas e amiláceas da planta, deixando a maior parte da biomassa vegetal não utilizável. Isso ocorre porque o restante da planta (por exemplo, os caules e as folhas) contém compostos chamados de lignina e celulose, que requerem muitas enzimas diferentes (de muitos micróbios distintos) para serem quebrados. Faz sentido que esses compostos sejam resistentes à digestão microbiana, pois fornecem o suporte rígido para estruturas vegetais na natureza.

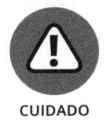

**CUIDADO**

Como uma alternativa para os combustíveis fósseis, os métodos atuais para a produção dos biocombustíveis não são perfeitos. O consumo de energia na produção agrícola, o impacto sobre os preços dos alimentos e as emissões de gases do efeito estufa provenientes da agricultura, juntos diminuem seus benefícios (recursos renováveis, menos emissões de gases de efeito estufa e menos energia consumida).

Em um esforço para melhorar a geração energética do processo, foi proposto um micróbio alternativo para a produção de etanol. Um dos problemas é que a levedura usa parte da energia que obtém da fermentação para crescer, criando mais biomassa microbiana. O etanol é, afinal, um produto residual, então na natureza os micróbios limitam a quantidade de energia perdida como resíduo. Alguns micróbios, no entanto, como as bactérias *Zymomonas*, fermentam açúcares através de uma via diferente, que produz menos biomassa microbiana a partir dos açúcares, liberando mais etanol no processo.

Outra melhoria é o uso das fontes de carboidrato mais complexas como entrada para o sistema, pois quebrar os carboidratos complexos, de modo químico ou enzimático antes de alimentá-los no processo de fermentação, só torna o processo menos eficiente. Para isso, a engenharia genética de vias enzimáticas adicionais, tanto nas *Zymomonas* quanto nas *E. coli*, foi usada. As melhorias nesse processo foram desenvolvidas em laboratório, porém não são aplicadas atualmente na indústria.

## Biolixiviando metais

As bactérias *Acidithiobacillus* e as *Leptospirillum* limpam locais de minas abandonadas. A maneira tradicional de extrair metais das rochas é através de processos de fundição. Esses processos apresentam imensos impactos ambientais em termos de liberação de dióxido de carbono, dióxido de enxofre, arsênico e mercúrio. A fundição também é bastante ineficiente. Ela libera grandes quantidades de resíduos, chamados de *escórias*, que ainda contêm metais, porém em uma concentração muito baixa para serem extraídos economicamente. A *biolixiviação* (extração de metais das rochas através dos micro-organismos) é atualmente usada como alternativa em cerca de 20% das minas de cobre. Os micróbios extraem os metais que estão em concentrações mais baixas e dos tipos de rocha que são difíceis de fundir. Eles também removem o arsênico contaminante e o convertem em uma forma que não lixivia em águas residuais nem contamina o produto final.

A biolixiviação é globalmente menos cara e requer menos infraestrutura que a fundição, o que a torna mais atrativa econômica e ambientalmente. Ela funciona de modo que uma solução de bactérias é percolada através de uma pilha de escória, removendo os metais no processo. Quando a solução é drenada, o cobre é extraído do líquido através da eletrólise. Todos os micróbios conhecidos por realizar esse processo são ácido-tolerantes e alguns, *termófilos* (crescem em temperaturas acima de 45°C), membros do grupo *Acidithiobacillus*. Alguns são membros oxidantes do ferro do grupo das bactérias *Leptospirillum*.

**DICA**

Os micróbios utilizados na biolixiviação para minar os metais também são usados para limpar a contaminação em locais de minas – especificamente, em lugares contaminados com urânio, em que o urânio radioativo precisa ser estabilizado.

## Purificando com os micróbios

A *biorremediação* é a degradação dos contaminantes orgânicos pelos micro-organismos. Os contaminantes provenientes de derramamentos químicos, resíduos industriais e outros incluem:

» Hidrocarbonetos.
» Hidrocarbonetos aromáticos policíclicos (PAHs).
» Bifenilos policlorados (PCBs).
» Materiais perigosos, como os explosivos.

» Xenobióticos, como pesticidas, herbicidas, refrigerantes e solventes.

» Compostos inorgânicos, como cianeto, amoníaco, nitratos e sulfatos.

Existem duas maneiras de induzir a biorremediação:

» **Bioaumentação:** A adição de bactérias a um local em que não ocorrem naturalmente para induzir a degradação de um contaminante.

» **Bioestimulação:** A adição de nutrientes ou estimulantes de crescimento em um local que já contém as bactérias necessárias.

Os estimulantes incluem a adição ou a remoção de oxigênio, água, nutrientes ou doadores/receptores de elétrons. A biorremediação é realizada no local ou o material contaminado é removido e tratado em outro lugar, para depois ser devolvido ao local

Muitas bactérias do solo do gênero *Pseudomonas* são capazes de degradar contaminantes. Os genes são frequentemente encontrados nos plasmídeos. Um organismo às vezes usa uma ampla gama de compostos como sua única fonte de carbono. Os contaminantes orgânicos se dividem em dois grupos, com base nas estruturas aromáticas e/ou nos átomos halogênicos (veja a Figura 16–6). Essas características os tornam mais difíceis de degradar e mais persistentes no ambiente.

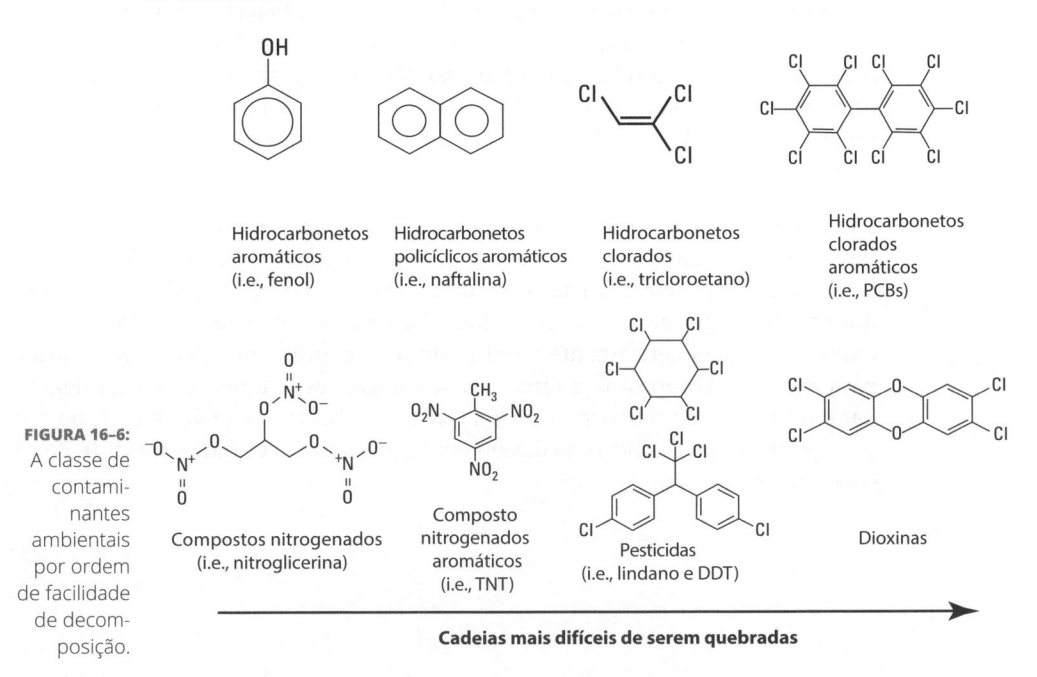

**FIGURA 16-6:** A classe de contaminantes ambientais por ordem de facilidade de decomposição.

Hidrocarbonetos aromáticos (i.e., fenol)

Hidrocarbonetos policíclicos aromáticos (i.e., naftalina)

Hidrocarbonetos clorados (i.e., tricloroetano)

Hidrocarbonetos clorados aromáticos (i.e., PCBs)

Compostos nitrogenados (i.e., nitroglicerina)

Composto nitrogenados aromáticos (i.e., TNT)

Pesticidas (i.e., lindano e DDT)

Dioxinas

**Cadeias mais difíceis de serem quebradas**

Os compostos não halogenados são, na maior parte, convertidos em catecol, que é clivado em compostos comuns que todos os micróbios utilizam.

Os compostos halogenados são mais difíceis de decompor. Para cada átomo de halogênio, a taxa de degradação é dividida pela metade. Para ser completamente degradado, o composto precisa ter o(s) grupo(s) halogênio removido(s) em um processo denominado desalogenação redutora, que só foi encontrado em algumas comunidades anaeróbicas sintróficas, que ainda não foram completamente definidas. Os micróbios nessas comunidades são *sintróficos* e dependem de outro micróbio para finalizar as reações redox. Por essa razão, os pesticidas halogenados, como o ditiotreitol (DTT), amplamente utilizados na década de 1940, persistem até hoje no ambiente, quatro décadas depois de serem proibidos na América do Norte.

As estratégias para permitir a biorremediação de locais contaminados, muitas vezes, envolvem o uso de uma mistura de micróbios que trabalham em conjunto para executar todas as etapas do processo de degradação. O inconveniente dessa abordagem é o fato de os locais contaminados conterem frequentemente uma mistura de poluentes, alguns dos quais inibem o crescimento de determinados micróbios. Outro problema é que, embora um micro-organismo tenha as vias necessárias para quebrar um composto, pode não funcionar bem sob as condições ambientais do local contaminado.

Para superar esses problemas, foi desenvolvida uma estratégia para escolher um micróbio ou um pequeno conjunto deles, conhecido por sobreviver bem em local de contaminação e que possua todos os genes necessários para executar as diversas etapas requeridas na degradação. Apesar da promessa dessa estratégia, os hidrocarbonetos, na maioria dos derramamentos de petróleo, são mais efetivamente degradados pela microflora natural do mar do que por uma "superbactéria" geneticamente modificada.

Finalmente, os contaminantes orgânicos em áreas de descarte de resíduos radioativos enfrentam um problema, pois os organismos capazes de degradar os poluentes morrem por causa da radioatividade. Poucos micróbios conhecidos são tolerantes aos níveis de radiação presentes nesses locais. O *Deinococcus radiodurans* foi geneticamente modificado para expressar os genes necessários para degradar compostos aromáticos. A estirpe resultante é capaz de degradar o tolueno, o clorobenzeno e o 3,4-dicloro-1-buteno em laboratório, porém sua aplicação para a biorremediação em larga escala está muito distante de se concretizar.

> **NESTE CAPÍTULO**
>
> De olho na saúde pública
>
> Identificando um patógeno microbiano
>
> Protegendo-nos através das vacinas

# Capítulo 17
# Lutando Contra as Doenças Microbianas

Em capítulos anteriores, discutimos a variedade da vida microbiana na Terra, como estudamos os micróbios e seu papel no ambiente. A verdade é que provavelmente eles não receberiam tanta atenção se não causassem doenças humanas e animais graves. A proporção de todos os micro-organismos no planeta que nos deixam doentes é minúscula, porém seu impacto moldou a história humana e direcionou descobertas científicas de forma ímpar.

# Protegendo a Saúde Pública: Epidemiologia

Ao longo do século passado, houve uma drástica redução no peso das doenças infecciosas. Isso se deve a uma combinação de fatores, incluindo o uso de vacinas e antibióticos para prevenir e tratar infecções, melhora geral da nutrição e das condições de vida e regulamentos de segurança da água e de alimentos.

Os cientistas que monitoram as tendências das doenças infecciosas e as intervenções que nos protegem contra elas estão no campo da saúde pública. Ela incorpora informações de uma gama de campos diferentes — ciência, medicina, sociologia, estatística, política e educação — para melhorar a saúde de toda a população. Os epidemiologistas são fundamentais para o campo da saúde pública e são especialistas em identificar, rastrear e deter surtos.

## Rastreando as doenças

Epidemiologistas coletam as informações chamadas de *dados de vigilância* sobre a saúde de uma população em base regular. Os surtos das doenças infecciosas são esporádicos, em geral imprevisíveis e, às vezes, se espalham rapidamente por uma população. Por isso, é importante que os epidemiologistas façam perguntas em relação às tendências gerais de uma determinada doença, para que identifiquem quando algo está errado.

Diversas informações ajudam os epidemiologistas a descreverem o padrão de uma doença infecciosa:

- » **Incidência de uma doença:** O número de novos casos em uma população em determinado período de tempo.
- » **Prevalência de uma doença:** O número total de casos novos e existentes em uma população em determinado período de tempo.
- » **Reservatórios:** Fontes de infecção, como os animais, o solo ou os alimentos.
- » **Portadores:** Indivíduos portadores dos patógenos sem sinais de infecção.
- » **Morbidade:** A incidência de uma doença na população, o que inclui tanto os casos fatais quanto os não fatais.
- » **Mortalidade:** A incidência de morte em uma população.

A coleta de dados de vigilância para cada tipo de doença é importante porque sua ocorrência, distribuição e impacto sobre a população variam muito. Por exemplo, um caso de gripe não é suficiente para soar o alarme, porém um de ebola é ameaça imediata.

## INFECÇÕES HOSPITALARES

Ironicamente, muitos surtos são originados nos hospitais. Isso ocorre em parte porque os pacientes frequentemente estão com o sistema imunológico comprometido e correm um risco maior de infecções, e, em parte, porque os profissionais da saúde estão em contato com muitos pacientes e involuntariamente as transmitem. Cerca de 5% dos pacientes admitidos em um hospital adquirem infecções durante o período de internação. As infecções hospitalares são chamadas de *infecções nosocomiais*.

Os patógenos comuns incluem a *E. coli*, que causa infecções do trato urinário; *S. aureus*, que provoca infecções da corrente sanguínea; e *C. difficile*, que causa diarreia. Os hospitais tomam medidas preventivas para reduzir essas contaminações, por meio da lavagem das mãos, do isolamento dos pacientes com sintomas de doença infecciosa e através da limpeza cuidadosa de superfícies e de equipamentos cirúrgicos.

# Investigando os surtos

Os epidemiologistas de doenças infecciosas são como detetives. Quando seus dados indicam que um surto está ocorrendo, começam a investigar os casos das pessoas infectadas e procuram as semelhanças no consumo de alimentos e nas interações sociais, para identificar a origem da infecção e como é transmitida. Com essas pistas, decidem sobre a melhor maneira de intervir e reduzir a propagação da doença.

Os surtos são classificados em três categorias principais:

> » **Epidemia:** Um surto é considerado epidêmico quando uma quantidade incomumente alta da população se encontra infectada.
> » **Pandemia:** Uma pandemia é semelhante a uma epidemia, mas indica que os casos estão disseminados em todo o mundo.
> » **Endemia:** Uma doença endêmica está sempre presente na população em níveis baixos.

## *Descobrindo a fonte*

Quando os patógenos não causam infecção, residem nos *reservatórios* (animais ou objetos inanimados que proporcionam uma permanência viável até que entrem em contato com um hospedeiro suscetível). Os animais são reservatórios comuns de infecções que podem ser transmitidas aos seres humanos. As infecções transmitidas dos animais para os seres humanos são chamadas de *zoonoses* ou *doenças zoonóticas*. Por exemplo, as vacas são reservatório de uma forma perigosa de *E. coli*, conhecida como OH157:H7. Se o esterco da vaca contendo OH157:H7 contaminar o solo ou a produção de uma fazenda, os seres humanos que consumirem esses alimentos ficam em risco de infecção.

As pessoas que portam uma infecção sem apresentar qualquer sintoma são chamadas de *portadores* e são outra fonte importante de muitas infecções. Como não necessariamente sabem que carregam um patógeno, não tomam precauções contra sua disseminação para indivíduos suscetíveis. O transporte pode ser curto (como, por exemplo, contrair um vírus respiratório leve) ou contínuo (como a colonização por um período de tempo prolongado). Alguns exemplos de doenças nas quais os portadores propagam a infecção incluem as contaminações pelo *Staphylococcus aureus*, a hepatite, a tuberculose e a febre tifoide.

## As formas de transmissão

A sobrevivência dos patógenos em uma população depende de sua transmissão. Para ser bem-sucedido nela, o patógeno deve escapar de um hospedeiro, viajar para encontrar outro e, depois, entrar no novo hospedeiro. Embora não pareça difícil, muitos patógenos estão acostumados com o ambiente quente e úmido do corpo e o ambiente exterior pode ser um lugar difícil para sobreviverem.

A transmissão direta de hospedeiro para hospedeiro acontece quando um patógeno não passa por um intermediário. Algumas infecções, como os resfriados ou a gripe, são transmitidas através de gotículas no ar após os indivíduos infectados espirrarem ou tossirem. Outras infecções, como a sífilis ou o HIV, são transmitidas através da troca de fluidos corporais ou de relações sexuais.

As infecções também são passadas indiretamente através de um intermediário. Os intermediários podem ser objetos inanimados (conhecidos como *fômites*), incluindo roupas de cama, brinquedos e outras superfícies, ou seres vivos (denominados *vetores*), como os insetos ou os animais. Os vetores de doenças são organismos que adquirem o patógeno sem se infectar e acabam transferindo-o de hospedeiro para hospedeiro. Os mosquitos são responsáveis comuns pela transmissão indireta de doenças, como a malária.

## Adquirindo controle

Os epidemiologistas implementam várias estratégias para controlar um surto:

> » Controle dos veículos de infecção, como a água ou o alimento (por exemplo, através da purificação da água ou da pasteurização do leite).
> » Redução da interação com os reservatórios da doença (por exemplo, a eliminação de animais/insetos infectados).
> » A quarentena e o isolamento dos indivíduos infectados.
> » A vacinação.

> ## UTILIZANDO O DDT PARA ELIMINAR AS DOENÇAS TRANSMITIDAS PELOS INSETOS
>
> O dicloro-difenil-tricloroetano, conhecido como DDT, é um inseticida desenvolvido na década de 1940 para eliminar os insetos portadores de doenças humanas como a malária, o tifo e o vírus da Febre do Nilo Ocidental. Em um esforço global, em 1955, o DDT foi usado na tentativa de erradicar a malária. Embora tenha sido um meio eficaz de redução da população de mosquitos e no controle da malária, seu uso excessivo levou ao surgimento de espécies resistentes aos inseticidas. Os cientistas também descobriram que o DDT teve uma consequência negativa na ecologia animal e na saúde humana. Foi proibido nos Estados Unidos em 1972, embora ainda seja usado em países em desenvolvimento em que a malária é endêmica, mas seu uso é regulado. Os benefícios na proteção dos indivíduos contra uma doença letal são considerados maiores do que os riscos para a saúde associados ao uso do DDT.

A vacinação é o método ideal para reduzir a propagação de uma doença. A taxa de cobertura (o número de pessoas vacinadas em uma população) não necessariamente tem que chegar a 100% para uma vacina ser eficaz. Uma taxa de cobertura eficiente é aquela que proporciona *imunidade coletiva* na população. A imunidade coletiva ocorre quando uma quantidade suficiente da população está imune a uma doença, de modo que toda a população seja protegida. Por exemplo, o sucesso da vacina contra o sarampo é atribuído à imunidade coletiva.

Em alguns casos, é benéfico atingir 100% de cobertura, pois pode levar à erradicação dos patógenos. É possível erradicar uma doença infecciosa se os únicos reservatórios de infecção forem os seres humanos. Como no caso da poliomielite, causada por um vírus que infecta crianças e provoca paralisia. Jonas Salk inventou a vacina contra a pólio na década de 1950, e, desde então, os esforços de vacinação global levaram a uma erradicação de 99% da doença. No entanto, ainda estão em curso esforços para erradicar completamente a poliomielite.

# Identificando um Patógeno Microbiano

Muitos patógenos causam infecções que compartilham sintomas semelhantes, como febre, pneumonia ou diarreia. Isso torna difícil diagnosticar uma infecção com base nos sintomas do paciente. Os microbiologistas clínicos possuem a tarefa de identificar o micro-organismo causador, a fim de informar ao médico sobre como tratar a infecção. O campo da microbiologia diagnóstica utiliza exames genéticos, bioquímicos e imunológicos para reduzir a lista de possíveis patógenos causadores da doença.

Os exames diagnósticos tradicionais exigem primeiramente uma cultura do micro-organismo a partir do tecido infectado. Isso pode demorar alguns dias, uma vez que alguns patógenos dispõem de um crescimento lento ou exigem condições de crescimento muito específicas. Embora os métodos tradicionais sejam eficazes, a identificação rápida é importante para as infecções graves com risco de morte. Por exemplo, o risco de morte por choque séptico aumenta 7% a cada hora que passa. Novas tecnologias que permitem a identificação rápida dos patógenos estão se tornando populares nos laboratórios de diagnóstico, de modo a fazer da microbiologia clínica uma mistura de truques novos e velhos.

## Caracterizando a morfologia

A técnica fundamental em todo laboratório de microbiologia é a coloração de Gram (veja o Capítulo 7). Nela, as bactérias são categorizadas em dois grupos com base nos seus resultados: Gram-negativa ou Gram-positiva. A coloração de Gram também revela a forma da célula; por exemplo, se as células têm forma de haste ou cocoide. A partir daí, um microbiologista clínico possui informações suficientes para decidir sobre os testes bioquímicos mais adequados.

O *Mycobacterium*, um grupo de importantes agentes patogênicos humanos, não absorve o corante cristal violeta utilizado na coloração de Gram, porque sua parede celular contém grandes quantidades de lipídeo. Em vez disso, ele é corado com o corante carbol-fucsina, que é vermelho. Ele não perde a cor quando lavado com ácido, o que o torna ácido-resistente.

A Figura 17–1 fornece um exemplo de como identificar uma bactéria com base na coloração e morfologia.

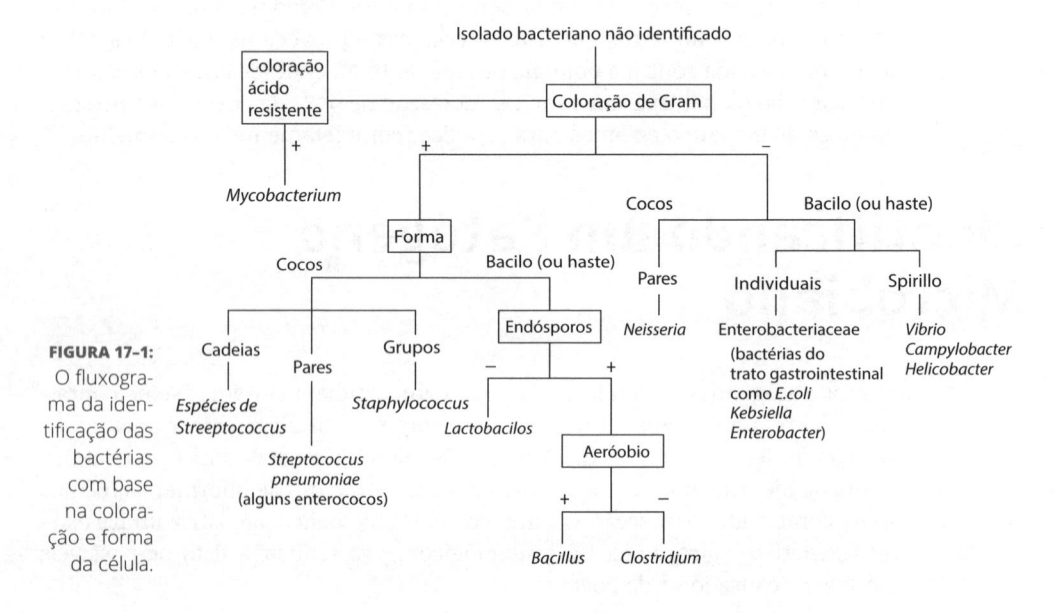

**FIGURA 17-1:** O fluxograma da identificação das bactérias com base na coloração e forma da célula.

# Usando testes bioquímicos

O princípio por trás dos testes bioquímicos é que diferentes espécies têm capacidades metabólicas ou atividades enzimáticas distintas, que permitem sua diferenciação. Esses testes (descritos na Tabela 17–1 e na Tabela 17–2) atuam como um processo de eliminação para se chegar a uma conclusão final em relação à identidade do patógeno. Existem muitos outros testes, porém aqui se encontram alguns que ilustram esse princípio. A Figura 17–2 mostra um fluxograma de como esses testes são executados.

**TABELA 17-1** Testes Usados para Diferenciar as Bactérias Gram-positivas

| Teste | Como Funciona |
|---|---|
| Teste da catalase | Detecta a enzima catalase, que quebra o peróxido de hidrogênio em água e gás oxigênio. |
| Teste da coagulase | Detecta a coagulase, um fator de virulência que coagula o plasma sanguíneo. |
| Ágar salgado manitol | Seleciona os micróbios que crescem em altas concentrações de sal. O indicador de pH diferencia as bactérias que são capazes de fermentar manitol (+ = amarelo, – = rosa). |
| Ágar sangue | Detecta as hemolisinas, fatores de virulência que lisam os glóbulos vermelhos. Há três padrões de hemólise: hemólise completa (beta), hemólise parcial (alfa) ou sem hemólise (gama). |
| Sensibilidade à optoquina | Teste diferencial que distingue os micróbios sensíveis à optoquina. |
| Sensibilidade à bacitracina | Teste diferencial que distingue os micróbios suscetíveis à bacitracina. |
| Teste de CAMP | O fator CAMP é uma proteína que aumenta a hemólise da *S. aureus* no ágar sangue. É também indicativo de *S. pyogenes*. |
| Ágar Bile-Esculina | Seleciona os micróbios que crescem na presença de bile e diferencia os que podem hidrolisar a esculina. |
| Teste de hidrólise do amido | Diferencia os micróbios que hidrolisam o amido. |
| Ágar motilidade | Um tubo de ágar é perfurado com uma agulha de inoculação contendo micróbios. A difusão longe da perfuração indica que o micróbio possui mobilidade. |

**TABELA 17-2** Testes Usados para Diferenciar as Bactérias Gram-negativas

| Teste | Como Funciona |
|---|---|
| Teste de oxidase | Identifica os micróbios que produzem a citocromo oxidase necessária para a respiração. Se a enzima estiver presente, há uma mudança para a cor roxa. |
| Meio glicose com tubos Durham | Testa a capacidade de um micróbio de fermentar a glicose e converter o ácido pirúvico em subprodutos gasosos. |
| MR/VP | O vermelho de metila (MR) é um indicador do pH, que se torna vermelho se a glicose for fermentada em produtos com ácidos mistos. Se não, fica amarelo. Os testes de Voges-Proskauer (VP) servem para a produção do acetoína, um intermediário de uma via alternativa da fermentação da glicose. |

| Teste | Como Funciona |
|---|---|
| Ágar MacConkey | Seleciona os micróbios que crescem na presença dos sais biliares e do cristal violeta (inibidor para bactérias Gram-positivas). O indicador do pH diferencia os micróbios que fermentam a lactose. |
| Teste da urease | O indicador do pH diferencia os micróbios que hidrolisam a ureia. |
| Produção de indol | Diferencia os micróbios que produzem $H_2S$ (precipitado preto), convertem o triptofano em indol (indicador vermelho) e são móveis. |
| Ágar citrato | Diferencia os micróbios que usam o citrato como única fonte de carbono. Produz um composto básico que transforma o meio verde em azul. |

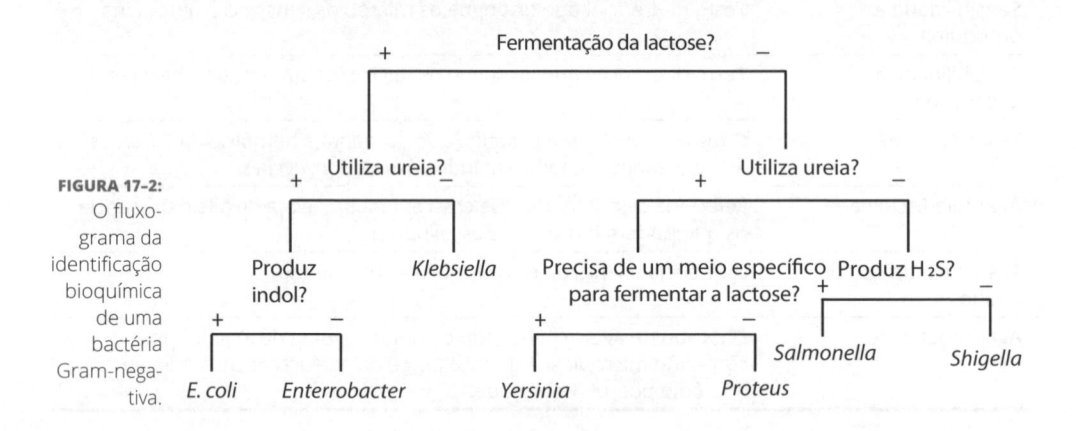

**FIGURA 17-2:** O fluxograma da identificação bioquímica de uma bactéria Gram-negativa.

## Tipificando as estirpes com fago

Os *bacteriófagos*, frequentemente chamados de *fagos*, são vírus que infectam as bactérias (veja o Capítulo 14 para mais informações sobre esses vírus). Os fagos se tornaram muito exigentes quanto a seu hospedeiro e, por essa razão, são usados nos laboratórios de diagnóstico para identificar se uma estirpe de determinada bactéria está presente. Esse processo é designado *tipificação de fago*. Na prática, uma quantidade suficiente de certa bactéria não identificada é plaqueada em meio sólido, de modo que uma fina camada de células, denominada *tapete bacteriano*, cubra toda a placa. Nesse tapete são colocadas gotas dos bacteriófago que infectam e lisam as bactérias-alvo (veja a Figura 17-3), criando círculos limpos em que as bactérias morrem.

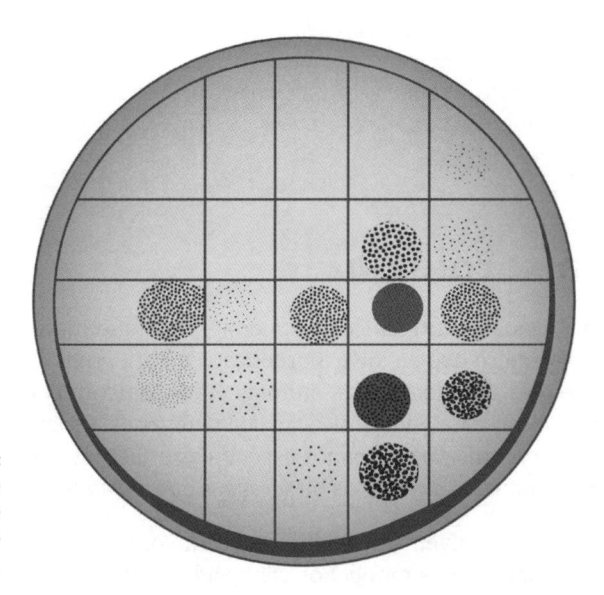

**FIGURA 17-3:** Tipificação de fago de uma estirpe bacteriana.

Uma estirpe bacteriana é vulnerável a mais de um fago, porém a maioria se diferencia com base na combinação que o fago consegue matar. A tipificação de fago é útil para encontrar a fonte de uma infecção bacteriana, pois as amostras do local e de outras fontes podem ser testadas e depois comparadas.

## CLASSIFICANDO OS ESTREPTOCOCOS PELOS GRUPOS DE LANCEFIELD

O gênero Streptococcus é composto por muitas bactérias diferentes e intimamente relacionadas, que possuem diversos impactos na saúde humana, desde a colonização até as doenças agressivas, como a fascite necrosante causada por bactérias devoradoras de carne. O mistério por trás desse grupo de bactérias era uma espantosa variedade de doenças que pareciam ser causadas por um grupo de bactéria que os médicos não conseguiam distinguir.

(continua...)

(continuação...)

> O conhecimento da Dra. Rebecca Lancefield sobre essas bactérias e sobre a sorologia permitiu que fosse criado um sistema de classificação. Usando os antissoros contra diferentes patógenos *estreptocócicos*, ela os dividiu em grupos e trabalhou na identificação dos componentes antigênicos bacterianos — a cápsula de polissacarídeos e a proteína M —, a fim de subdividi-los ainda mais.
>
> Hoje, o sistema de Lancefield é essencial para a compreensão das doenças causadas pelos *estreptococos*. Isso explicou também porque os postulados de Koch, que afirmam que um único organismo causa uma única doença, não funcionaram para descrever esse grupo de bactérias — muitos causam diversas doenças diferentes.

## Usando a sorologia

Os micro-organismos são antigênicos, o que significa que induzem resposta imune em um hospedeiro que envolve a produção de anticorpos contra o invasor. A sorologia é o estudo do soro de animais e dos anticorpos presentes e é uma ferramenta valiosa para a identificação dos patógenos. Os anticorpos produzidos contra um organismo são muito específicos e distinguem organismos estreitamente relacionados, chamados de *sorotipos* ou *sorovares*.

Os testes serológicos envolvem a utilização de um soro contendo anticorpos produzidos em animais contra patógenos conhecidos, denominados *antissoros*. Os testes sorológicos são realizados de várias maneiras:

» **Teste de aglutinação:** Utiliza antissoros adicionados a uma amostra de bactérias desconhecidas para testar a presença de um patógeno conhecido. Quando possuem os anticorpos certos, é visível a aglutinação das bactérias.

» **Ensaio de imunoabsorção enzimático (ELISA):** Utiliza os anticorpos para se conectar ao antígeno e depois visualizar sua presença em uma amostra. O antígeno pode ser bacteriano ou viral. Esses métodos são utilizados para uma rápida detecção de agentes patogênicos conhecidos, incluindo os vírus. Os anticorpos são ligados a uma superfície sólida e a amostra contendo o agente patogênico suspeito é adicionada. Se presente, o patógeno se liga aos anticorpos e o restante é lavado. Outro anticorpo contra o anticorpo previamente utilizado é marcado de modo que emita luz ou mude de cor, indicando que o patógeno estava, de fato, presente na amostra.

» **Western blot:** Utiliza os mesmos princípios do ELISA, porém, através desse método, o composto antigênico é ligado a uma matriz e os anticorpos, adicionados a ele.

## Teste de sensibilidade aos antibióticos

Saber qual organismo causa uma doença, assim como sua estirpe ou cepa, é bastante útil. A maioria dos tratamentos se baseia apenas nisso. No entanto, muitas vezes é importante saber o perfil de sensibilidade de um organismo aos antibióticos, a fim de tratar o paciente de maneira eficaz. Além disso, um patógeno pode desenvolver resistência a eles ao longo do tratamento, o que torna necessário testar outros fármacos que podem ser utilizados contra eles.

Para fazer isso, diferentes métodos são usados, embora apenas o teste de diluição em caldo seja uma medida realmente precisa sobre a quantidade de antibiótico necessária para matar uma estirpe bacteriana.

- » **Disco-difusão em ágar:** Indica o efeito inibitório de diferentes concentrações do antibiótico. Funciona com a semeadura de uma concentração específica de células bacterianas em meio sólido e depois a adição de discos de antibióticos, permitindo que as células cresçam até formar um tapete bacteriano. A área limpa ao redor de cada disco indica o efeito do antibiótico. Esse teste é menos preciso que outros, pois depende da capacidade do antibiótico de se difundir através do meio.
- » **Concentração inibitória mínima (MIC):** É calculada para cada antibiótico de forma semelhante ao teste de disco-difusão em ágar, exceto que uma tira produzida comercialmente é adicionada à placa. Ela dispõe de marcas precisas que indicam a concentração do fármaco presente no meio.
- » **Teste de diluição em caldo:** Os dois testes anteriores apenas indicam o efeito inibitório de um antibiótico. Para testar a concentração da droga necessária para matar a estirpe bacteriana, calcula-se a concentração mínima bactericida. Isso é realizado através do teste de diluição em caldo, em que as concentrações do antibiótico são adicionadas aos tubos do meio de cultura que são, então, inoculados com a estirpe bacteriana. O crescimento das células bacterianas de cada tubo é simultaneamente monitorado em um meio de cultura sem qualquer antibiótico. O teste de diluição em caldo é disponibilizado comercialmente em placas de microtitulação carregadas com as concentrações precisas de antibióticos necessárias.

# Compreendendo as Vacinas

Na luta contra as doenças infecciosas, temos três armas principais: o saneamento, os antibióticos e as vacinas.

Embora o saneamento adequado tenha percorrido um longo caminho no sentido de deter a propagação de algumas doenças, no mundo em desenvolvimento ainda é uma luta. A educação sobre as práticas preventivas reduziu a propagação das doenças transmissíveis, porém a prevenção nem sempre é possível.

Os antibióticos são muito eficazes para matar ou impedir o desenvolvimento de infecções bacterianas, mas possuem muitas falhas graves. (Veja o box "Micróbios resistentes a drogas", no Capítulo 20; e a seção "Superbactérias", no Capítulo 15, para saber mais sobre os problemas do uso excessivo de antibióticos.) As bactérias podem e, eventualmente, irão desenvolver resistência à maioria dos antibióticos, levando ao desenvolvimento de muitas estirpes resistentes que são impossíveis de tratar. As bactérias resistentes a múltiplas drogas (superbactérias) são uma grande preocupação ainda hoje. Isso porque algumas já não são sensíveis a qualquer antibiótico disponível.

No caso das infecções virais, os comportamentos preventivos e a vacinação são nossa única defesa, pois os antibióticos são inúteis para tratar os vírus, e alguns não têm qualquer tratamento possível uma vez contraídos. É especialmente importante para crianças, idosos e pessoas com sistemas imunológicos comprometidos, para as quais a vacinação não é eficaz, que não sejam expostos a doenças infecciosas, pois têm maior risco tanto de contrair um patógeno quanto de sofrer os resultados mais graves de uma infecção. Por isso, é fundamental que todos sejam vacinados, um processo que limita o número de organismos patogênicos circulantes na sociedade e protege os vulneráveis à exposição.

**DICA** Para obter a lista dos programas de vacinação recomendados, consulte `http://sbim.org.br/calendarios-de-vacinacao`. Para adquirir a lista da vacinas necessárias em caso de viagens para outros países, acesse: `http://www.who.int/ith/en/` [conteúdo em inglês].

## Entendendo como as vacinas funcionam

Os micro-organismos patogênicos são percebidos pelo corpo porque são produzidos a partir de ácidos nucleicos, proteínas e açúcares, chamados de *antígenos*, elementos estranhos ao nosso corpo, e provocam uma resposta imune. Na primeira vez que um patógeno é encontrado, ocorre uma resposta imune primária que provoca a formação de anticorpos contra ele e, assim, células de memória são formadas. Se o mesmo patógeno for percebido pela segunda vez, provocará uma resposta mais rápida e forte graças a essas células.

**LEMBRE-SE** Os *epítopos* são estruturas específicas dos antígenos ligados (ou reconhecidos) pelos anticorpos. Os antígenos são constituídos por proteínas ou açúcares, e a parte das moléculas que se encontram na superfície agem como epítopos.

A vacinação tira proveito dessa resposta aos antígenos, expondo uma pessoa a uma versão inofensiva, ou atenuada, de um patógeno, a fim de induzir a proteção contra a doença real. A vacinação é extremamente eficaz na redução do número de mortes causadas por um micróbio, com o bônus de que, se houver pessoas suficientes protegidas, a quantidade de vírus ou bactérias não circulará mais pela população. Isso torna a vacinação desnecessária.

Duas descobertas melhoraram a segurança e a eficácia das vacinas:

» **Adjuvantes:** Os adjuvantes aumentam a resposta imunológica, permitindo tanto o uso de doses menores quanto a vacinação de pessoas que normalmente apresentariam apenas uma resposta fraca. Os adjuvantes foram descobertos por acidente, mas sua pesquisa encontrou vários compostos — especialmente os sais de alumínio — que aumentam a resposta imune primária de uma forma ainda não totalmente compreendida.

» **Similares, porém inofensivos:** Um parente inofensivo de um patógeno agressivo, às vezes, é semelhante o suficiente para que uma resposta imune proporcione proteção contra o próprio patógeno. Esse foi o caso de uma das primeiras vacinas contra a varíola, baseada primeiramente em um vírus semelhante que provoca a varíola bovina e mais tarde no vírus Vaccinia. A varíola foi erradicada em todo o mundo em grande parte devido ao sucesso do vírus Vaccinia na infecção de células animais, provocando uma forte resposta imune que protege contra muitos tipos de vírus semelhantes.

## Classificando os tipos de vacina

Embora não seja a maneira mais segura, a mais eficaz de se obter proteção ao longo da vida de um patógeno é se recuperar de uma infecção. Para muitos patógenos, a taxa de mortalidade é muito alta, as complicações são agressivas e, às vezes, permanentes, e indivíduos com maior risco, como crianças pequenas e idosos, são desproporcionalmente afetados.

Uma forma mais segura de proteger as pessoas de um micróbio infeccioso é fornecer uma vacina contra ele. Existem vários tipos de vacina com base em que partes do organismo patogênico são utilizadas para estimular a resposta imune. Elas variam em eficácia no fornecimento de imunidade a longo prazo.

» **Vacinas vivas atenuadas:** As vacinas mais eficazes são as que contêm os vírus ou bactérias vivos atenuados. São chamados de *atenuados* porque sua capacidade de causar a doença foi desativada pela remoção ou inativação de um de seus genes de virulência. Essas vacinas produzem uma imunidade que dura por toda a vida. O risco de que um patógeno atenuado volte a seu estado virulento está sempre presente, tornando esses tipos de vacina mais arriscados que outros.

» **Bactérias ou vírus mortos:** O sistema imunológico reage ao patógeno, porém de uma maneira mais fraca que a uma vacina viva. Futuras exposições ao micróbio morto na forma de reforços mantêm a imunidade elevada.

» **Vacinas de subunidades:** São produzidas através da engenharia genética de outro micro-organismo não patogênico para desencadear uma resposta imune semelhante à do patógeno real. Como a vacina contém apenas uma parte do patógeno original, a de subunidade proporciona um período de proteção mais curto que a vacina viva.

» **Toxoides:** Quando nosso sistema imunológico encontra uma toxina bacteriana, produz anticorpos que se ligam a ela e a inativam para que não se conecte a seu alvo. Os toxoides são as toxinas bacterianas inativas que, quando usadas como vacina, protegem contra as bactérias que as produzem. Os toxoides não são tão eficazes quanto as vacinas vivas.

» **Vacinas conjugadas:** O sistema imunológico imaturo das crianças pequenas não responde de modo suficientemente forte a algumas vacinas para fornecer proteção ao patógeno mais tarde. Por essa razão, foram desenvolvidas vacinas conjugadas que combinam partes do organismo patogênico a uma proteína tóxica inativa. Como o sistema imune reage mais fortemente à toxina, recorda também o patógeno por associação.

» **Vacinas de DNA:** Funciona permitindo que as células musculares produzam proteínas patogênicas contra as quais o sistema imunológico reage. Como não há patógenos presentes para iniciar uma infecção, não há risco da doença real. O DNA é injetado no tecido muscular, onde é absorvido pelos núcleos das células musculares e, em seguida, transcrito e traduzido.

## AVALIANDO O RISCO DE UMA VACINA

O papel de uma vacina é proteger a população de uma doença, tornando o patógeno tão raro que quase nunca será encontrado. Devido a seu sucesso, algumas vacinas representam um maior risco para as pessoas do que as doenças para as quais foram concebidas. Exemplos disso incluem a vacina da pólio e a da raiva. No caso da raiva, apenas os indivíduos de alto risco e aqueles com suspeita de exposição ao vírus são vacinados. O vírus da pólio é transmitido através da contaminação fecal da água potável, que infecta a garganta e os intestinos, se deslocando para o sistema nervoso central. Ele então ataca os neurônios periféricos e se desloca para atacar e matar os neurônios motores da medula espinhal superior. A vacina oral, um vírus vivo atenuado, foi tão eficaz que eliminou a pólio e levou um dos sorotipos à extinção. No entanto, por ser vivo, pode passar para um estado virulento em 1 entre 750 mil doses, causando a doença novamente. Como a ameaça do vírus selvagem não existe mais, a vacina se tornou uma ameaça inaceitável à saúde pública. Como alternativa, uma vacina de poliomielite de vírus morto, menos eficaz, porém completamente segura, é usada onde a doença foi erradicada. A gestão desses riscos é uma parte importante da política de saúde pública.

# 6 As Novas Fronteiras da Microbiologia

**NESTA PARTE...**

Identificando os métodos usados para pesquisar as comunidades microbianas e descobrir o que seus membros andam fazendo.

Aprendendo sobre os métodos de ponta utilizados para aprimorar a microbiologia clássica, como o sequenciamento do DNA e do RNA.

Sendo apresentado à biologia sintética através dos processos em que bactérias e leveduras são utilizadas como peças fundamentais de máquinas simples.

Observando como os sinais da regulação genética bacteriana são usados para conduzir as estruturas sintéticas simples.

> **NESTE CAPÍTULO**
>
> **Familiarizando-se com o estudo dos micróbios em seus ambientes naturais**
>
> **Sendo criativo com as maneiras de enxergar as comunidades microbianas**
>
> **Acabando com o mistério das palavras terminadas em -omicas**
>
> **Contando o incultivável**

# Capítulo 18
# Separando as Comunidades

A ecologia microbiana é o estudo das interações dos micro-organismos uns com os outros, com outros organismos e com seu ambiente. Como os micróbios estão por toda parte e são pequenos demais para serem vistos sem ajuda, os cientistas desenvolveram alguns métodos inteligentes para estudá-los em seus ambientes naturais, incluindo o solo, os ambientes aquáticos, as superfícies das plantas e até mesmo o interior dos seres humanos.

# Estudando as Comunidades Microbianas

Os micro-organismos vivem em comunidades, populações mistas com muitas espécies diferentes coexistindo ao mesmo tempo. O modo como essas comunidades interagem afeta o ecossistema e a ciclagem dos nutrientes em uma escala ainda maior (veja o Capítulo 11). Para estudá-las, os cientistas consideram:

- **A biodiversidade dos micro-organismos:** A quantidade e os tipos de espécies dentro da comunidade.
- **As atividades dos micro-organismos:** Atividades metabólicas como as envolvidas na comunicação e competição.

Nesta seção, explicamos como os cientistas estudam as comunidades microbianas.

## Pegando emprestado da ecologia

O estudo da ecologia se concentra em todos os organismos e como interagem com seus ambientes, não apenas entre si. A ciência da ecologia teve início antes de os micro-organismos serem realmente conhecidos, porém muitos dos seus principais temas são aplicados também às comunidades microbianas. Por exemplo:

- Os processos *abióticos* (não vivos) e biológicos dispõem de grandes impactos sobre os ciclos de nutrientes na natureza.
- A evolução e a genética dos organismos em um ecossistema são importantes para a compreensão da ecologia desse mesmo sistema.
- O padrão de como as comunidades interagem não é conhecido ou previsto apenas pelo entendimento de cada espécie isolada.

## Diferenças entre as comunidades microbianas, as plantas e os animais

As comunidades dos micróbios são semelhantes em muitos aspectos às das plantas e dos animais, mas diferem em dois aspectos importantes:

- Os micro-organismos se movimentam muito mais do que as plantas e os animais, portanto experimentam diversos novos nichos.

> » A taxa de *especiação* (desenvolvimento de novas espécies devido à mutação) é muito maior nos micro-organismos do que em plantas e animais, em parte devido às taxas de mutação serem mais altas em micro-organismos e porque o tempo entre as gerações é mais rápido do que em organismos maiores.

Ambos os fatores tornam o estudo da ecologia microbiana único quando comparado à ecologia macro (a ecologia de todo o resto).

# Observando as Comunidades: Métodos da Ecologia Microbiana

A ecologia microbiana não é nova. Os cientistas têm estudado bactérias em seu ambiente natural desde o século XIX. Algumas técnicas tradicionais para estudar os micróbios do ambiente incluem cultura enriquecida e isolamento dos micróbios. Os avanços utilizam novas tecnologias, que, combinadas aos métodos tradicionais importantes, são poderosas formas de atrair as comunidades microbianas.

Nesta seção, abordamos alguns métodos aplicados no estudo das comunidades. Essa não é uma lista completa de todas as ferramentas disponíveis. É uma amostra de algumas ferramentas fundamentais.

## Selecionando algo especial através do enriquecimento

O *enriquecimento* ocorre quando o meio de cultura bacteriano contém suplementos específicos e necessários para que determinados organismos cresçam. Esses suplementos variam para cada organismo, auxiliando o desenvolvimento do organismo de interesse. Os cientistas se esforçam para recriar da melhor maneira possível as condições exatas para o crescimento das bactérias, como ocorrem na natureza, através de temperatura, suplementos minerais ou nutrientes. Em seguida, o meio é inoculado com uma amostra do ambiente de interesse. Se o organismo estiver presente *e* as condições, corretas, será possível obter o crescimento do organismo de interesse. Consegui-las, às vezes, é quase impossível e muitas vezes extremamente desafiador. Por isso, se seu organismo de interesse não crescer, não há como ter certeza de que estava presente no inóculo — as condições podem não ter sido corretas.

A fim de obter apenas os organismos que deseja, você precisa fazer uma seleção contra os que você sabe que estão presentes, mas *não* quer. Por exemplo, se estiver tentando desenvolver a bactéria A, sabendo que a B pode estar presente, inclua um suplemento desfavorável para as bactérias B para inibir seu crescimento e ainda permitir que a bactéria A prospere. O problema é que alguns micróbios crescem mais rapidamente do que outros quando têm a chance. Se outro micróbio da amostra tirar proveito dos recursos extras fornecidos pela cultura de enriquecimento mais eficientemente do que seu micróbio de interesse, poderá superá-lo e você terá apenas o indesejado. Esse é o problema com os fungos, que não são facilmente selecionados em algumas culturas em meios enriquecidos e são especialistas em crescer como loucos em condições favoráveis.

Depois de obter uma cultura de enriquecimento bem-sucedida, o passo seguinte é adquirir uma cultura pura da cepa de interesse utilizando técnicas de isolamento, como:

» **Método de estrias:** Usando uma ferramenta estéril (alça bacteriológica, palito, pau ou haste), toque as bactérias. Em uma nova placa de ágar, faça uma linha para espalhá-las. Em seguida, com uma nova ferramenta estéril, crie outra linha cruzando a primeira para espalhar menos bactérias. Repita o processo e permita que cresçam. Na terceira linha, as colônias individuais normalmente crescem.

» **Diluição em série:** Através de uma cultura bacteriana líquida, dilua uma pequena quantidade em meio líquido estéril. A partir dessa diluição, utilize uma pequena quantidade e faça uma segunda diluição. Depois, outras diluições serão realizadas em novos tubos e a quantidade das células bacterianas se tornará cada vez menor. Essas diluições podem, então, ser plaqueadas em ágar para que cresçam para criar colônias isoladas.

» **Ágar shake:** Uma diluição das bactérias é realizada como descrito acima. Em vez de crescer nas placas de ágar, uma pequena quantidade de cada diluição é adicionada ao meio de ágar semissólido fundido e é isolada para crescer em um tubo enquanto é chacoalhada. A natureza semissólida do meio permite que as bactérias migrem através dele, construindo, assim, colônias individuais.

Todas essas técnicas dependem da diluição suficiente das células microbianas a ponto de formar colônias isoladas para que sejam escolhidas. Para obter uma cultura pura do micróbio de interesse, esses métodos podem ser repetidos várias vezes na mesma cultura para se certificar de que, na verdade, só existirá um único organismo.

## Vendo as células através das lentes

A microscopia é um método poderoso de ver e realizar observações sobre as células microbianas. A microscopia de luz regular é aprimorada pela adição de corantes fluorescentes que se ligam ao DNA ou às paredes celulares, fornecendo contraste às amostras, especialmente àquelas ambientais, em que o material de fundo dificulta a visão. Outro corante não específico pode indicar quais células estão vivas e quais estão mortas (veja a Tabela 18–1).

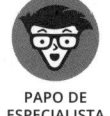

**PAPO DE ESPECIALISTA**

A *fluorescência* é a luz emitida por uma proteína depois de ter sido estimulada por tipos específicos de energia. No Capítulo 9, explicamos os diferentes comprimentos de onda de luz e como cada um carrega uma certa quantidade de energia. Quando excitadas pela luz, como a ultravioleta (UV), as proteínas fluorescentes emitem luz de um comprimento de onda diferente, fornecendo uma cor distinta.

**TABELA 18-1** Corantes Fluorescentes Usados para Classificar Células Microbianas por Microscopia

| Corante | Como É Usado | Luz de Excitação | Cor |
| --- | --- | --- | --- |
| 4',6-diamidino-2-fenilindol (DAPI) | Se liga ao DNA | UV | Azul |
| SYBR green | Se liga ao DNA | Luz vermelha | Verde |
| Iodeto de propídio | Se liga ao DNA, não entra em células vivas | Luz verde | Vermelho |
| Proteína verde fluorescente (GFP) | Marcação por sondas | Luz vermelha | Verde |
| Rodamina | Marcação por sondas | Luz verde | Vermelho |

Marcadores de sonda são proteínas específicas que se ligam a um alvo conhecido e depois fluorescem, se iluminam, quando expostas a um comprimento de onda de luz adequado. As proteínas que podem ser usadas como marcadores de sonda também são aplicadas diretamente pelas células nos processos da engenharia genética para expressá-las (veja o Capítulo 16 para uma discussão sobre micróbios criados por engenharia genética). Essas proteínas são úteis para estirpes estudadas em laboratório, porém obviamente não o são para amostras ambientais.

**DICA**

Esses corantes funcionam quando adicionados a uma amostra e apenas fluorescem ligados ao DNA. A maioria entra facilmente nas células, mas outros, como o corante vital iodeto de propídio aplicado para avaliação de morte celular, não consegue entrar nas células; assim, elas só se ligam ao DNA fora de uma célula ou entram através dos orifícios das membranas das células mortas.

Outra técnica útil envolve a marcação apenas das células com base na *filogenia* ou em sua relação evolutiva. Em essência, esse método, denominado *hibridação fluorescente in situ* (FISH), realçará as células do grupo microbiano desejado com base em sua similaridade genética.

**PAPO DE ESPECIALISTA**

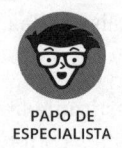

Os ribossomos são a estrutura essencial para a produção das proteínas na célula. Eles próprios contêm proteínas e uma estrutura de RNA chamada de RNA ribossômico (RNAr). Como todas as células necessitam dos seus ribossomos para sobreviver, são conservados ao longo da evolução e não são alterados tão rapidamente. Os organismos que se encontram intimamente relacionados terão uma sequência similar do gene RNAr. Quanto mais distante for a relação entre dois organismos, maiores serão suas diferenças nas sequências dos genes RNAr. Existem exceções a essas regras simples, mas, no geral, são verdadeiras, tornando os RNAs e seus genes ferramentas úteis para a identificação dos grupos microbianos e do estudo de sua evolução (veja o Capítulo 8).

As sondas FISH funcionam devido à tendência de complementariedade das sequências dos ácidos nucleicos, que permite que se liguem uns aos outros. A sequência-alvo é transportada dentro da célula microbiana e é, então, adicionada para se ligar à sequência-alvo da sonda. As sequências da sonda são quimicamente conectadas a uma proteína fluorescente, chamada de *marcador*, que as torna visíveis ao microscópio.

## Mensurando a atividade microbiana

Ao pesquisar o funcionamento de um ecossistema, também é importante saber o que os micro-organismos fazem. Existem várias maneiras de medir a atividade microbiana em uma amostra. Algumas são medições diretas e outras, indiretas.

A medição direta da atividade envolve medir os produtos das reações químicas após a adição dos substratos necessários. Quando os produtos não podem ser medidos diretamente ou são produzidos em quantidades muito baixas, são utilizados os métodos indiretos. Eles incluem:

» **Medir a expressão genética:** É medida para observar os genes que são transcritos. Isso fornece uma indicação da provável produção das proteínas. Os métodos para medi-la são discutidos na próxima seção.

» **Usar radioisótopos:** Os radioisótopos são utilizados para rastrear o destino de um elemento ou a taxa de conversão de um composto radioativo adicionado. Por exemplo, o enxofre radioativo é adicionado à forma de sulfato para observar como é rapidamente liberado como sulfureto de hidrogênio.

» **Sondagem dos isótopos estáveis:** A pesquisa dos isótopos estáveis é similar à utilização dos radioisótopos, exceto pelos elementos pesados usados no lugar dos elementos radioativos. A maioria dos elementos na natureza possui versões pesadas e leves presentes no ambiente. Quando a glicose produzida a partir do carbono pesado (C13) é alimentada em um ambiente que se espera que contenha um micróbio que a quebre, o C13 eventualmente chega até o DNA desse organismo. Uma vez que o DNA pesado seja separado do DNA leve e sequenciado, a identidade do micro-organismo que consome a glicose é deduzida.

## Identificando as espécies através dos genes marcadores

O sequenciamento é utilizado para identificar espécies microbianas dentro de uma amostra. Essa técnica é realizada na maioria das vezes com bactérias, mas também é feita com qualquer outro tipo de micro-organismo, incluindo os vírus, desde que haja um banco de dados disponível para a comparação dos resultados. Conforme mencionado anteriormente na seção "Vendo as células através das lentes", o gene RNAr 16S é frequentemente usado para distinguir as espécies. Os genes marcadores, incluindo o RNAr 16S, são úteis porque:

» São rápidos para amplificar através da reação em cadeia da polimerase (PCR).
» São menos dispendiosos do que sequenciar o genoma inteiro.
» Fornecem uma boa resolução taxonômica.

O *filotipo* é uma sequência de um perfil molecular que difere de todas as outras naquela pesquisa em mais de 3%. Uma árvore filogenética é produzida com base nas diferenças encontradas no gene RNAr 16S das bactérias ou das arqueias (ou literalmente de qualquer organismo). As árvores filogenéticas são úteis não só para identificar os micro-organismos, como para analisar sua história evolutiva. Também servem para calcular a biodiversidade de uma comunidade ou de um ecossistema (veja o Capítulo 8).

# Pegando o Jeito da Genética Microbiana e de Seus Sistemas

Durante a revolução da biologia molecular, técnicas como o sequenciamento e a manipulação genética foram excelentes ferramentas para se estudar os micro-organismos, seus genes e processos. A recente geração da tecnologia do sequenciamento forneceu ainda mais ferramentas para complementar aquelas de ecologia microbiana. O sequenciamento de nova geração tornou possível o processamento de milhões de bases em uma fração de tempo e custo reduzidos. Os velozes computadores e os algoritmos computacionais mais avançados tornaram o estudo do DNA, RNA e até mesmo das proteínas dos micro-organismos de comunidades misturadas mais viável do que nunca.

## Sequenciando genomas inteiros

Os genomas procariontes das bactérias e das arqueias são mais simples do que os dos eucariontes. Isso porque são mais curtos e não contêm *regiões intergênicas* (não codificadoras do DNA que interrompe os genes). Por essa razão, o sequenciamento e a montagem dos genomas bacterianos e arqueanos são razoavelmente realizados em um curto espaço de tempo por uma quantidade suficiente de dinheiro. O sequenciamento do genoma de um organismo fornece informações sobre suas principais funções metabólicas, virulência e genes de comunicação, assim como sua estreita relação com outros genomas conhecidos.

Os passos que envolvem o sequenciamento de um genoma bacteriano são os seguintes:

1. **Isolamento do DNA genômico da cultura do organismo de interesse.**
2. **Sequenciamento do DNA genômico isolado.**
3. **Montagem das sequências.**
4. **Anotação dos genes.**

## APENAS OBSERVE AS TERMINAÇÕES

DICA

Não se deixe intimidar por todas essas palavras terminadas em -*oma*. Hoje, os cientistas aproveitam qualquer oportunidade para transformar suas pesquisas em algo atraente e complexo acrescentando o sufixo -*omico* ou -*omica* no final. O sufixo -*oma* significa "todo" e o sufixo -*omico* ou -*omica*, o "estudo de todos". Algumas palavras já estão enraizadas na língua portuguesa e possuem conceitos específicos, como o genoma, por exemplo. Mas outras têm significados variados. Neste capítulo, falamos sobre diversas maneiras de estudar os micro-organismos sozinhos ou em comunidades naturais através dos seus genes (genoma), de todos os genes dos micróbios em uma comunidade (metagenoma), todos os RNA expressos (transcriptoma), todas as proteínas de uma célula (proteoma) ou todas as pequenas moléculas que flutuam em uma célula (metaboloma).

Nem todo mundo usa essas palavras da mesma maneira. Por exemplo, para algumas pessoas, a palavra *proteoma* significa "proteínas expressas por um organismo". Para outras, *proteoma* define "proteínas medidas durante um experimento". Às vezes, algumas palavras se referem a algo "em determinado momento" e outras vezes são usadas para se referir a "sempre". Por exemplo, como o RNA às vezes é expresso e outras vezes não, se você medir o transcriptoma de uma célula, receberá uma imagem do RNA sob as condições no momento em que foi coletado. À medida que você lê o restante deste capítulo, vai se familiarizar e compreender mais claramente os diferentes estudos genéticos utilizados e seus propósitos.

O esforço necessário para realizar esse último passo, às vezes, é enorme. Por essa razão, muitos genomas são publicados como *rascunho de genoma*, pois uma ideia aproximada de sua aparência é conhecida. No entanto, talvez nem todas as peças estejam lá e nem todos os genes sejam analisados (anotados). Um genoma completo é decididamente mais trabalhoso, porém o resultado final é um mapa confiável de todos os genes de um organismo, o que é muito útil para seu estudo.

Se o organismo que deseja estudar não for prontamente cultivado em laboratório, existem algumas maneiras criativas de obter uma sequência do seu genoma. A partir de uma população mista de bactérias ou de arqueias (ou de qualquer outro ser vivo), são isoladas células que se assemelham ou se mostram parte de um grupo de interesse utilizando o FISH (veja "Vendo as células através das lentes", anteriormente neste capítulo).

Uma vez isolados, uma única célula ou um pequeno número de células pode ser usado para o sequenciamento do seu genoma. O desafio é que o pequeno número de células não fornece DNA suficiente para o sequenciamento. Para superar esse desafio, é utilizado um método de amplificação de genoma completo para aumentar as cópias do genoma presente. A amplificação por deslocamento múltiplo (MDA) depende de uma enzima viral, que começa a copiar o DNA em sítios aleatórios e desloca a outra fita no processo (veja a Figura 18–1).

A MDA é mais rápida que o PCR (que precisa ser submetido a ciclos através de uma temperatura elevada para desnaturar as duas fitas de DNA). Ele gera centenas de cópias do genoma de interesse em questão de minutos. Uma preocupação ao executar a MDA é procurar os artefatos de pareamento de bases não específicas.

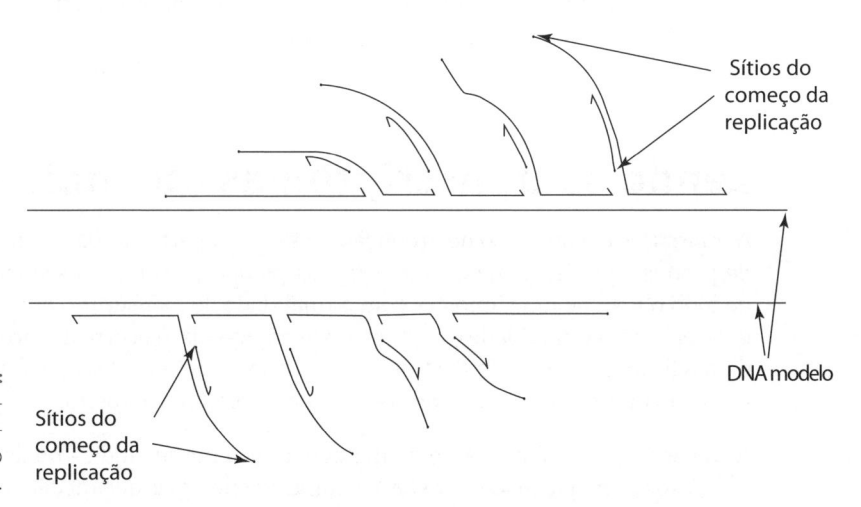

**FIGURA 18–1:** A amplificação por deslocamento múltiplo.

Sítios do começo da replicação

DNA modelo

Sítios do começo da replicação

## Usando metagenômica para estudar as comunidades microbianas

A palavra *metagenômica* significa literalmente "uma visão de alto nível da genômica". Na prática, representa o sequenciamento da alta taxa de transferência de todos os genes microbianos de uma amostra. Essa palavra também é utilizada para significar o sequenciamento de qualquer gene microbiano do DNA extraído de uma amostra. A metagenômica como sequenciamento de todos os genes microbianos de uma amostra difere do sequenciamento de todo o genoma de um organismo, de modo que é aplicada a uma comunidade de micróbios e não apenas a um único micro-organismo, e não existe a etapa de montagem do genoma.

A lista dos genes presentes em uma amostra fornece uma estimativa de como a comunidade funciona. Indica quais processos enzimáticos provavelmente estão ocorrendo naquela comunidade e que tipos de competição e cooperação acontecem. Uma característica que os microbiologistas frequentemente procuram ao analisar os dados metagenômicos para uma comunidade bacteriana é a presença dos genes que codificam a resistência aos antibióticos. Recentemente, estudos metagenômicos descobriram que a resistência é encontrada em quase todos os lugares. E aumenta em comunidades bacterianas que são expostas frequentemente a antibióticos, como hospitais e animais de fazenda.

Além disso, a identificação dos organismos é muito mais fácil quando você tem mais do que apenas um gene marcador. Embora isso seja verdade para comunidades simples em que os membros são bem conhecidos, em muitas amostras ambientais os micróbios continuam frequentemente desconhecidos. Então, os representantes dessas comunidades não se encontrarão em um banco de dados de referência. A análise metagenômica é a única maneira de saber sobre a presença desses organismos e como são similares ou diferentes das bactérias conhecidas ou das arqueias.

## Lendo os transcriptomas microbianos

A *transcrição* é o processo de produção do RNAm a partir do DNA com o objetivo de produzir proteínas na célula. A *transcriptômica*, então, é o sequenciamento de todo o RNA de uma amostra com a finalidade de mensurar o quanto de cada gene em uma comunidade é expresso. Novamente, isso ocorre de forma distinta da medição dos níveis de RNA de uma estirpe — em vez disso, é a medição de todo o RNA produzido por todos os micróbios em uma amostra.

A transcriptômica é diferente da metagenômica porque indica quais genes são expressos e em que níveis. Existem algumas tecnologias que medem as diferenças transcricionais entre os grupos de micróbios, todas utilizam a *transcriptase reversa* (a capacidade de uma enzima viral copiar o RNA em DNA). O produto de uma reação de transcriptase reversa é designado DNA complementar (cADN) para distingui-lo do DNA genômico.

A seguir estão os métodos atualmente usados para estudar a transcriptômica:

> » **RNAseq:** O RNAseq é semelhante à metagenômica; porém, em vez de isolar o DNA de uma amostra, o RNA é isolado. Ele é convertido em cDNA, utilizando a transcriptase reversa, e depois é sequenciado como de costume.
> » **Microarranjos:** Os microarranjos também medem a abundância de cDNA; no entanto, em vez de sequenciar tudo, se aproveitam da tendência das duas fitas de DNA complementares de hibridizarem umas às outras. Uma fita é do cDNA de cadeia simples e outra, sintetizada quimicamente e ligada a uma superfície sólida. O cDNA também é marcado de forma fluorescente, de modo que seja lido através de um scanner fluorescente. Às vezes, duas amostras são comparadas marcando-se o cDNA de cada uma com uma cor diferente.
> » **RT-PCR quantitativo (qPCR):** O qPCR utiliza o PCR para amplificar um sinal a partir de uma pequena quantidade do RNA modelo. A parte *RT* do nome significa *transcriptase reversa* e a parte *quantitativa* indica que, à medida que as cópias do DNA são feitas durante cada ciclo do PCR, seu número é medido. Através do cálculo a partir do número de cópias realizadas do DNA, você obtém uma estimativa bastante precisa de quanto RNA havia no início. Esse método é sensível e bastante rápido, porém precisa ser realizado na transcrição de cada gene individualmente.
> » **Nanostring:** Uma nova tecnologia que possui a sensibilidade do qPCR e a capacidade de produzir muitos genes como o microarranjo ou o RNAseq. Você precisa saber em quais genes está interessado com antecedência e ter sondas concebidas para cada um; mas, ao contrário de um microarranjo, as sondas não se ligam a uma superfície. Em vez disso, o RNAm e a sonda nanostring hibridizam diretamente, e apenas aqueles que formam um complexo hibridizado são mantidos e contabilizados.

## Descobrindo o proteoma e o metaboloma

Os micro-organismos alteram as proteínas que produzem, dependendo do seu ambiente e do modo como interagem com ele. A fim de observar quais proteínas são produzidas sob certas condições, as técnicas proteômicas são utilizadas.

**LEMBRE-SE**

O genoma informa quais proteínas um micro-organismo possui. Já que cada gene codifica uma proteína, você pode supor que listando todos seja possível ter uma noção dos processos que acontecem na célula. No entanto, é um pouco mais complicado do que isso. Os genes são transcritos para RNAm em diferentes velocidades e apenas quando necessário. Assim, nem todas as moléculas de RNAm são transformadas em proteínas. A medição de toda a proteína presente em uma célula de uma só vez fornece informações sobre sua interação com o ambiente sob condições específicas.

Duas principais técnicas de proteômica funcionam bem quando usadas juntas (veja a Figura 18–2):

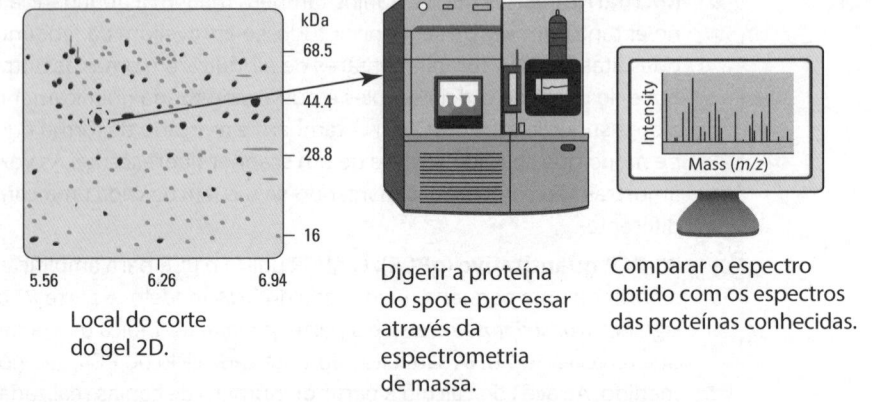

**FIGURA 18-2:** O uso dos géis 2D e da espectrometria de massas na proteômica.

Local do corte do gel 2D.

Digerir a proteína do spot e processar através da espectrometria de massa.

Comparar o espectro obtido com os espectros das proteínas conhecidas.

» **Géis 2D:** As proteínas são extraídas de uma cultura pura de uma estirpe microbiana e separadas por sua carga e tamanho. Os diferentes aminoácidos utilizados para montar uma sequência de proteínas dispõem de cargas diferentes, que conferem à proteína final uma carga global (veja o Capítulo 6). Como as proteínas variam enormemente em comprimento; os aminoácidos variam em tamanho. Quando terminado, o gel 2D parece a pelagem de um dálmata e os padrões entre os géis são comparados. Cada ponto (ou spot) pode ser extraído do gel e utilizado para a espectrometria de massas.

» **Espectrometria de massa:** Uma amostra de proteína é primeiro digerida em pequenos peptídeos. Em seguida, a sequência de aminoácidos desses peptídeos é calculada através da espectrometria de massas, que utiliza cálculos muito precisos para cada elemento em cada aminoácido e fornece um espectro ou padrão único para cada peptídeo. Para identificar a proteína de interesse, os espectros produzidos são comparados com os de um conjunto padrão de proteínas conhecidas.

Mesmo quando temos alguma informação sobre as proteínas presentes em uma célula em determinado momento, nem sempre é fácil inferir seu metabolismo. A metabolômica é o estudo de todos os produtos metabólicos e intermediários presentes em uma célula. Metabólitos são pequenas moléculas orgânicas que se movem para dentro e para fora da célula e são os substratos, produtos ou intermediários das reações químicas que ocorrem. Há muito mais metabólitos do que moléculas de proteínas, RNA ou DNA; portanto, o metabolismo é a função mais complicada a ser estudada sobre os micro-organismos.

> ## MODELANDO AS PROTEÍNAS
>
> Com base na sequência genética, são feitas suposições sobre a função das proteínas que codificam os genes. Elas são realizadas com base na semelhança entre os genes conhecidos de outros organismos e onde a atividade foi testada. Se os genes forem muito similares, mais de 70% idênticos, é provável que possuam a mesma função. Se não forem tão semelhantes, sua estrutura ainda pode ser modelada a partir das proteínas com muito menos de 70% de identidade.
>
> Modelar uma proteína fornece informações importantes sobre ela, como seu sítio de ligação, quais aminoácidos se encontram nele, assim como as características de sua estrutura que afetam sua função (por exemplo, o sítio de ligação do cofator). Não podemos prever a estrutura de uma proteína com base em sua sequência de aminoácidos, então é necessário que alguém já tenha mensurado experimentalmente a estrutura de uma proteína semelhante usando uma técnica chamada de cristalografia de raio-x. Se quiser saber mais sobre as estruturas das proteínas, visite o site do Banco de Dados de Proteínas da RCSB (www.rcsb.org). Eles têm uma coleção incrível.

# Buscando a Matéria Escura Microbiana

Com diversas ferramentas à nossa disposição para estudar as comunidades microbianas da natureza, é possível imaginar que sabemos tudo a respeito de bactérias, arqueias e micróbios eucariontes com os quais compartilhamos o planeta. A verdade é que ainda há muitas espécies de bactérias e arqueias que ainda não foram descobertas. Com base em *métodos independentes de cultura* (métodos fundamentados no sequenciamento do DNA a partir de micro-organismos isolados), os cientistas descobriram que há muito mais espécies de procariontes a serem descritas do que o originalmente estimado. Surpreendentemente, parece que apenas a ponta do iceberg, em termos de espécies bacterianas e arqueanas, foi identificada e menos ainda já foi cultivada.

> **NESTE CAPÍTULO**
>
> Compreendendo a regulação da expressão gênica
>
> Observando como os sistemas bacterianos são usados como interruptores
>
> Juntando as peças para criar sistemas mais complexos

# Capítulo 19
# Sintetizando a Vida

O uso aplicado dos micro-organismos remonta aos primórdios da agricultura e da utilização da fermentação para produzir alimentos. Através de um processo de tentativa e erro, os seres humanos têm selecionado os micróbios úteis para nós. Por exemplo, os micróbios que proporcionam sabores especiais a nossos queijos favoritos, cervejas e vinhos. Ao mesmo tempo, os cientistas perceberam que os micróbios são perfeitos para estudar as conexões internas da célula. Como são unicelulares, são fáceis de cultivar em laboratório e possuem menos genes que as células eucarióticas, o que os torna excelentes para se aprender, por exemplo, como e quando o DNA é transformado em proteínas e como permitem que a célula cresça e se divida. A partir de experimentos genéticos meticulosos que mapearam como cada gene em uma célula funciona, nasceu a era da clonagem molecular, quando se tornou rotina isolar e realizar cópias dos fragmentos do DNA em laboratório, movendo-os de uma célula para outra até ajustá-los para observar a consequência das mutações.

A *biologia sintética* é a fusão entre a área da microbiologia aplicada e da clonagem molecular. Em vez de procurar por organismos que realizem funções específicas, por que não simplesmente *criar* um? A biologia sintética começou através dos primeiros experimentos em que foi possível mover o DNA entre os organismos e posteriormente evoluir para isolar e cloná-lo. À medida que as ferramentas para manipular e sintetizar grandes fragmentos do DNA se tornaram disponíveis, a biologia sintética realmente começou a decolar.

Neste capítulo, examinamos como sistemas simples de controle de expressão gênica de bactérias são *reconectados* para fazer com que as células trabalhem para nós, produzindo proteínas específicas. Ao usar partes desses sistemas simples, outros mais elaborados foram criados e a biologia sintética surgiu.

# Regulando os Genes: O Operon lac

Como as funções celulares estão diretamente ligadas às proteínas produzidas por uma célula, o domínio da expressão gênica lhe dá controle sobre o comportamento das células. Outro termo para esse controle sobre quando e como os genes são expressos é a *regulação da expressão gênica* ou simplesmente *regulação*. Nas bactérias, a regulação da expressão gênica foi descoberta através do sistema de degradação da lactose, em um grupo de genes chamado de operon *lac*, um ótimo exemplo de sistemas de regulação gênica, porque foi amplamente estudado, é bem compreendido e tem sido intencionalmente alterado para mudar o modo como se comporta. O operon *lac* contém genes de importação e de degradação do açúcar lactose, além de sua expressão ser regulada pelo promotor *lac*.

**LEMBRE-SE** Todos os genes necessários para importar e utilizar a lactose são agrupados e denominados de *operon*, em que todos são transcritos juntos a partir de um único promotor ($P_{lac}$).

## Usando um bom sistema natural

A lactose é um açúcar encontrado no ambiente. As bactérias a levam para a célula para obter energia. Essa é uma molécula grande; assim, as bactérias precisam usar uma proteína de transporte para atravessar a membrana. A proteína de transporte é denominada *permease*. À medida que a lactose penetra na célula através da permease, uma enzima chamada β-galactosidase a converte em dois outros açúcares para facilitar a digestão celular: glicose e galactose.

Ao mesmo tempo, uma pequena quantidade de lactose é convertida em alolactose. A alolactose não é usada para obtenção de energia. Em vez disso, age como um sinal da quantidade de lactose dentro da célula. Ela faz isso ligando-se a uma proteína chamada de repressor *lac* (veja a Figura 19-1) e a inativando. O repressor *lac* (LacI) é uma proteína que atua como um interruptor que liga e desliga a expressão dos genes envolvidos na utilização da lactose.

O repressor *lac* se liga ao promotor *lac* e bloqueia a transcrição do RNA polimerase nos genes da permease e galactosidase. Quando os níveis de lactose estão elevados, a alolactose é produzida e se conecta ao repressor *lac*, o que o impede de reprimir o operon *lac*. O sistema é, então, induzido e os genes do operon *lac*, transcritos. Esse sistema permite que a célula controle a expressão dos genes para a utilização da lactose.

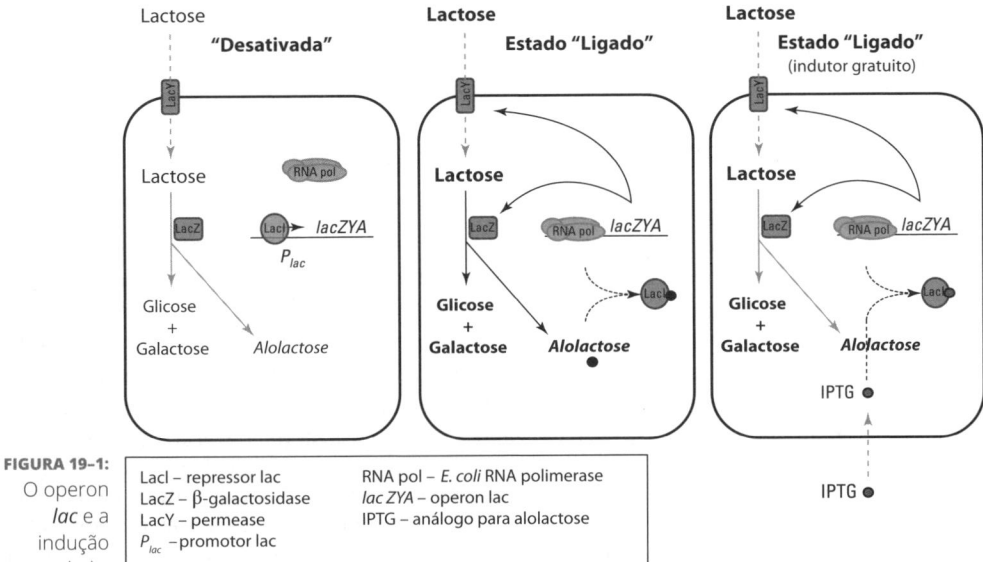

**FIGURA 19-1:** O operon *lac* e a indução controlada.

LacI – repressor lac
LacZ – β-galactosidase
LacY – permease
$P_{lac}$ – promotor lac
RNA pol – *E. coli* RNA polimerase
lac ZYA – operon lac
IPTG – análogo para alolactose

**PAPO DE ESPECIALISTA**

Os cientistas franceses, François Jacob e Jacques Monod, foram os pioneiros no estudo da regulação da expressão gênica. Para auxiliar seus experimentos, queriam ligar o sistema sem a necessidade da lactose ou de sua permease. Eles, então, rastrearam uma coleção de pequenos compostos de moléculas e se depararam com a isopropil-β-D-1-tiogalactopiranósido (IPTG), que se difunde na *E. coli* sem a necessidade da permease e se liga ao repressor *lac*, ativando o operon *lac*.

Existem algumas características do operon *lac* que valem ser ressaltadas a partir de uma perspectiva de design:

» **O "vazamento" do operon *lac* é essencial.** Você precisa de uma expressão de baixo nível para ter um pouco de permease na membrana, para fazer com que um pouco de lactose entre na célula e depois alguma β-galactosidase, para produzir um pouco de alolactose, a fim de fazer com que o sistema se ligue em sua presença. Se o sistema estivesse realmente desativado, não seria capaz de ser induzido, porque a lactose nunca entraria na célula. Assim, se quiser construir um sistema com um estado realmente desativado, o sistema natural *lac* não é uma boa escolha.

» **O sistema se comporta como um ciclo de retroalimentação positiva.** Um pouco de lactose entra na célula inicialmente através de algumas poucas *lac* permeases, que então ativam o operon *lac* e produzem mais alolactose e mais *lac* permease, e assim por diante. Esse ciclo de retroalimentação positiva significa que você não pode obter níveis de expressão do operon *lac* diretamente proporcionais aos de lactose: é um sistema de tudo ou nada.

» **O promotor *lac* não é tão forte e não é bom se você quiser produzir muito do produto.**

**LEMBRE-SE**

É importante perceber que essas propriedades não são consideradas "falhas de design" do operon *lac*, mas características essenciais que permitem que o operon *lac* funcione bem na *E. coli* em seu ambiente natural.

## Aprimorando o bom sistema

O estudo do operon *lac* foi a base da compreensão dos cientistas em relação à regulação da expressão gênica (e ocasionou em um Prêmio Nobel para François Jacob, André Lwoff e Jacques Monod), mas também houve aplicações diretas do sistema *lac*. Qualquer gene poderia ser colocado após o promotor *lac* e ser induzido pela adição do indutor químico IPTG (o que significa que as proteínas exôgenas poderiam ser expressas na *E. coli*). Esse sistema original de expressão gênica não era ideal — o promotor *lac* não era tão forte quando totalmente induzido e havia sempre um pouco da expressão "vazando" quando o sistema deveria estar desativado.

Para resolver o problema da baixa expressão, encontraram um promotor *lac* mais forte, através do processo de criar condições estressantes que permitissem apenas que as bactérias com promotor *lac* mais forte crescessem, o que é chamado de *seleção*. Após a seleção de um promotor mais forte, o problema do "vazamento" da expressão foi enfrentado com o aumento da quantidade de repressor presente através da *superexpressão*, que é quando a célula leva o repressor a níveis muito mais elevados do que ocorreria naturalmente.

Com essas alterações, o sistema de expressão *lac* se tornou muito útil para as proteínas superexpressas na *E. coli*, necessárias para purificar e estudá-la, assim como ocorre na biotecnologia (veja o Capítulo 16).

Com as ideias do sistema *lac* em mente, os cientistas projetaram um sistema de superexpressão na década de 1980 que ainda é amplamente utilizado nos dias de hoje. Esse sistema não se baseou nos genes bacterianos, mas nos do bacteriófago T7. Esse bacteriófago codifica o próprio RNA polimerase e, quando o fago infecta uma célula bacteriana hospedeira, essa polimerase se encontra tão ativa que logo quase todo o RNAm na célula se torna proveniente do vírus, assegurando que apenas a proteína T7 seja produzida.

As características do bacteriófago T7, que o tornam tão útil para a expressão das proteínas, são:

» **A T7 RNA polimerase é rápida.** Aliás, mais rápida que o RNA polimerase natural da *E. coli*, que age na célula hospedeira. Por isso, ela rapidamente supera o RNA polimerase da *E. Coli* na obtenção de recursos e produz uma grande quantidade de RNAm rapidamente.

» **A T7 RNA polimerase apenas reconhece os promotores T7,** tornando-a muito específica para seu alvo.

» **Os promotores T7 ($P_{T7}$) são muito diferentes dos da *E. coli*,** então, a T7 RNA polimerase nunca transcreve os promotores da *E. coli* por engano.

**CUIDADO**

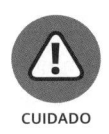

Quando o gene para uma proteína de interesse é encaixado ao lado de um promotor T7 em uma célula que expressa a T7 RNA polimerase, a célula produz quase que exclusivamente aquela proteína. Do mesmo modo que a expressão de todas as proteínas do fago é ruim para a célula hospedeira, superexpressar uma proteína de interesse com o sistema T7 RNA polimerase é muito tóxico para a célula. Para impedir que isso aconteça, o sistema precisa ser controlado e a expressão do gene-alvo, desativada até que seja deliberadamente ativada.

Para tornar o sistema T7 controlável, a expressão da T7 RNA polimerase foi colocada sob o controle do promotor *lac* e reprimida pelo repressor *lac*. Desse modo, a expressão da proteína-alvo poderia ser ativada apenas após as células terem crescido normalmente até uma alta densidade celular. O interruptor de ativação foi fornecido pela adição de IPTG à massa celular, agora grande, induzindo a expressão da T7 RNA polimerase que logo produziu bastante RNAm e subsequentemente grandes quantidades da proteína-alvo.

O uso da combinação do operon *lac* e dos genes T7, resumidos na Figura 19-2, revolucionaram a expressão e a purificação das proteínas nas bactérias.

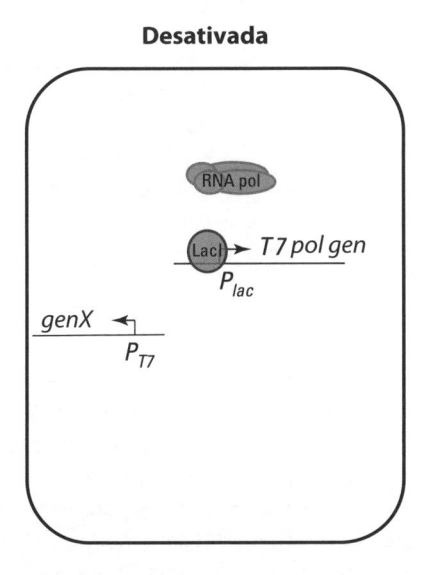

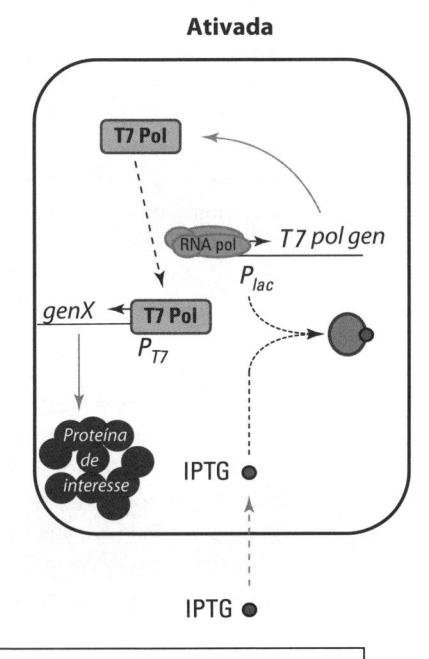

**FIGURA 19-2:** Superexpressão de proteína exógena em *E. coli*.

LacI – repressor lac
$P_{lac}$ – promotor lac
$P_{T7}$ – promotor T7
T7 pol – T7 RNA polimerase

RNA pol – RNA polimerase da *E.coli*
IPTG – análogo para a alolactose

**CUIDADO** — Uma vez ativado, esse sistema é muito tóxico, de modo que as células da *E. coli* sofrerão mutações para superar os efeitos prejudiciais, interrompendo de modo eficaz o sistema. Essa é uma limitação importante à biologia sintética, pois os sistemas biológicos são inerentemente instáveis.

**Lembre-se:** A mutação e a seleção (isto é, a evolução) são características intrínsecas de todos os sistemas biológicos.

**DICA** — É claro que, se a seleção correta for usada em laboratório, essa limitação se tornará um recurso que pode ser explorado para melhorar o desempenho de um sistema de engenharia.

**CUIDADO** — Os sistemas biológicos também podem ser "ruidosos" — suas propriedades podem ser alteradas com o tempo e entre as células, mesmo na ausência de um importante estressante como a superexpressão das grandes quantidades de proteína estrangeira.

## NÃO TÃO PARECIDO, AFINAL DE CONTAS

Um tubo de uma cultura no laboratório, contendo bilhões de bactérias, é muitas vezes completamente homogêneo. Ou seja, todas as células dentro dele são pequenos clones idênticos umas das outras, comportando-se de modo semelhante. Em teoria, *deveriam ser*, pois presumivelmente todas vêm de uma única célula. Mas, como se verifica, isso não é inteiramente verdade. As células de uma população aparentemente homogênea terão diferentes níveis de expressão gênica. Em uma perspectiva da biologia sintética, isso é importante. Não é de se surpreender que o operon *lac* e a biologia sintética façam parte da história da compreensão da variabilidade célula-célula das populações.

Em um artigo refinado, mas frequentemente esquecido, Aaron Novick e Milton Weiner, em 1958, demonstraram a heterogeneidade em células únicas dentro da população de *E. coli* em relação ao operon *lac* e sua indução tudo ou nada. E em tempos contemporâneos, Michael Elowitz e seus colaboradores usaram estudos que tinham base na proteína fluorescente verde (GFP) para explorar a heterogeneidade das células da *E. coli*. Isso foi em parte motivado pelos resultados das próprias experiências da biologia sintética e por não obter o comportamento consistente nos sistemas existentes como eles gostariam.

# Criando as Redes Genéticas

A biologia sintética funde os campos da biologia, engenharia e até mesmo da modelagem matemática para projetar novos sistemas regulatórios genéticos, reestruturar as proteínas e as vias metabólicas e até, potencialmente, construir novos organismos a partir do zero. As primeiras incursões reais na biologia sintética se caracterizaram por construir redes reguladoras genéticas com comportamentos específicos.

Os exemplos nesta seção definem os sistemas simples ou os módulos que podem ser usados para projetar os sistemas mais elaborados. Eles servem para ilustrar o básico e mostrar como alguns projetos simples são parte de circuitos mais complexos.

## Mudanças de um estado para outro

Uma das primeiras redes genéticas sintéticas projetadas foi inspirada pelo bacteriófago Lambda (λ). Esse fago se integra ao genoma de sua célula hospedeira, é denominado *fago temperado* e existe na forma de lisogênico estável (veja o Capítulo 14). Um estado lisogênico pode ser mantido durante gerações ou induzido para um estado lítico, em que o DNA do fago é excisado, replicado e embalado em novas partículas. Esse sistema de estado lisogênico versus lítico não é controlado por uma simples regulação de liga/desliga, mas por um sistema de repressores duplos (os repressores CRO e cI), um inibindo a expressão do outro. O resultado é um interruptor biestável, que pode ser estável em um estado ou outro e alterna entre ambos.

Um sistema sintético construído sobre essa ideia emprega uma versão sensível à temperatura do repressor λ cI e do *lac* (LacI). O gene repressor cI também possui um gene GFP como parte do mesmo operon. Assim, quando o sistema está ativado, as células ficam verdes fluorescentes. Esse sistema usa dois sinais para comutar os estados, mostrados na Figura 19-3:

» **Temperatura:** O repressor cI sensível à temperatura é inativado a 37°C.

» **IPTG:** Quando adicionado, esse composto inativa o repressor *lac*.

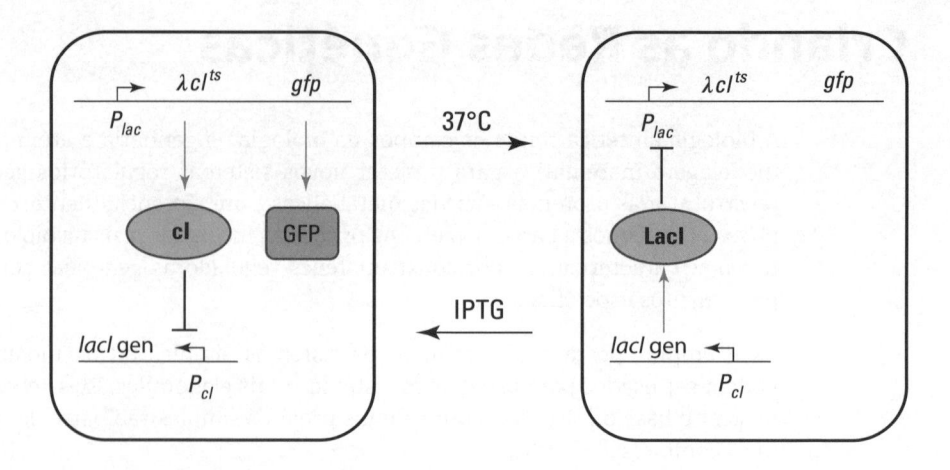

**FIGURA 19-3:**
Interruptor biestável.

LacI – repressor lac
$P_{lac}$ – promotor lac
$P_{cI}$ – promotor do fago λ
$λ\,cI^{ts}$ – repressor do fago λ sensível a temperatura

Esse sistema simples é acoplado a outros genes para controlar as funções celulares. Os cientistas trocam as células de um estado para o outro rapidamente, alterando a temperatura ou adicionando IPTG.

## Oscilando entre os estados

Uma rede de reguladores sintéticos mais elaborada, chamada de *repressilador*, foi um dos primeiros sistemas construídos. Muitos sistemas biológicos possuem um comportamento oscilatório; por exemplo, temos os relógios circadianos, que controlam a expressão gênica em um ciclo de 24 horas.

**DICA**

Curiosamente, a maioria dos relógios circadianos — desde em simples cianobactérias até nossos próprios relógios — não é regulada simplesmente pela luz e escuridão. É por isso que superar um atraso no ciclo circadiano é tão difícil quando viajamos por muitos fusos horários. Nosso relógio interno não é facilmente redefinido pelo novo ciclo de luz/escuridão.

Michael Elowitz e seus pares começaram a projetar uma simples rede genética oscilante. Enquanto uma rede de dois repressores existe em estados biestáveis, um sistema de três repressores (ou qualquer número ímpar) oscila se os parâmetros estiverem corretos. O repressilador (veja a Figura 19–4) foi construído com um gene para GFP sob controle do repressor tetraciclina (TetR), que também reprimiu a síntese do repressor *lac* (LacI), o que limitou a síntese do repressor do bacteriófago Lambda (λ CI), que, por sua vez, reprimiu a síntese do TetR. As células alternadamente expressaram e reprimiram a expressão de GFP, criando uma oscilação de fluorescência.

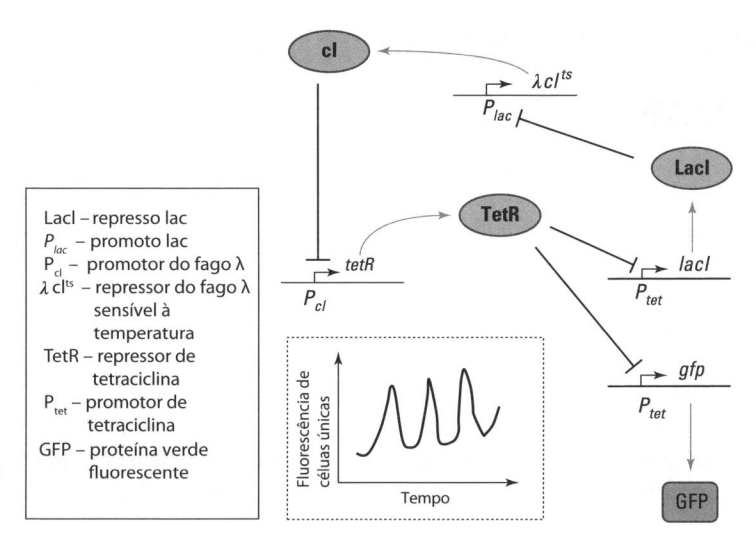

**FIGURA 19-4:**
O repressilador.

Um recurso do projeto que foi crucial para o funcionamento desse sistema é que os repressores tiveram meias-vidas curtas. Uma vez produzidas, as proteínas repressoras geralmente duram algum tempo, causando longos períodos de repressão do seu promotor-alvo. Para que o repressilador funcione, essas proteínas devem ser quebradas rapidamente para que os genes sejam desreprimidos. Para tornar os repressores menos estáveis, as marcações de degradação ssrA são adicionadas a eles.

## Mantendo os sinais curtos

Nas bactérias, se houver um problema durante a formação de uma proteína (por exemplo, se o ribossoma enguiçar) existe um sistema para se livrar da proteína inacabada. O peptídeo não pode ser liberado do ribossoma até que uma sequência curta de aminoácidos, denominada *marcador*, seja adicionada ao final da cadeia peptídica. Depois, o peptídeo marcado é direcionado ao mecanismo proteolítico e rapidamente destruído. Embora o marcador natural seja de 11 aminoácidos de comprimento, observamos que apenas adicionar os últimos 3 aminoácidos (LAA) funciona também. Isso é chamado de marcador ssrA (abreviação de *pequeno RNA estável A*) e é uma ferramenta útil para a biologia sintética. Alterando a sequência dos marcadores (para AAV ou LVA), a quantidade de tempo necessária para degradar a proteína é ajustada, fornecendo um controle sobre por quanto tempo um repressor permanecerá disponível depois de produzido, por exemplo.

# A Caixa de Ferramentas da Biologia Sintética

Os engenheiros adoram construir coisas. Imagine que, ao invés de uma caixa de ferramentas cheia de fios, resistências, interruptores e outras parafernálias, tenham uma caixa cheia de reguladores transcricionais, promotores e redes genéticas modificadas, cada uma com uma função semelhante a um interruptor, uma luz intermitente ou outras funções que não são possíveis com objetos inanimados feitos de metal e plástico. Essas peças biológicas são usadas para *reconectar* as células para realizarem todo tipo de novas funções. A biologia sintética se expandiu até os sistemas eucariontes mais complexos, como os das leveduras, através de uma caixa de ferramentas semelhante à desenvolvida para as bactérias.

## Modulando

Embora no papel esses sistemas pareçam simples de construir, é necessário muito esforço para construí-los a partir do zero. Os primeiros sistemas de biologia sintética foram criados através de tentativa e erro, com muito sangue, suor e lágrimas! Por essa razão, uma coleção de "peças" da biologia sintética, também chamadas de BioBricks, e protocolos estão disponíveis e são distribuídos para todos que queiram construir algo a partir de partes vivas.

Existem vários recursos para ajudá-lo a começar:

» **O Registro iGem do Padrão das Peças Biológicas** (http://parts.igem.org/Frequently_Used_Parts): É um kit de biologia sintética de peças bem caracterizadas, incluindo operadores, promotores e reguladores, que não para de crescer.

» **A Fundação BioBricks** (www.biobricks.org): Uma organização dedicada a tornar a biologia sintética aberta a todos, mantendo-a ética e segura.

» **OpenWetWare** (www.openwetware.org): Um lugar para compartilhar informações, procurar ajuda e se inspirar para construir algo.

Com um kit de ferramentas na mão, você pode começar a projetar todos os tipos de rede. Isso inspirou Drew Endy e seus pares a iniciarem uma competição durante a graduação para fazer exatamente isso, a competição iGEM.

# Participando da competição iGEM

A competição internacional de engenharia genética (iGEM) dá aos estudantes universitários a oportunidade de usarem as ferramentas da biologia para projetar e operar novos sistemas genéticos em micróbios. As equipes das universidades de todo o mundo recebem os BioBricks do repositório da iGEM e são encarregadas de criar os próprios blocos de construção, que depois são combinados de modo a realizarem uma nova função. As equipes apresentam seus projetos em uma reunião anual e competem pelo reconhecimento da execução do melhor projeto.

Um projeto iGEM envolve a seleção de um problema para enfrentar as soluções que utilizam a biologia sintética e, em seguida, a execução de conceitos da ciência. Ao longo do caminho, as equipes são encorajadas a participar da divulgação da comunidade e a considerar a percepção do público sobre seu desenvolvimento. Elas devem se perguntar: "Será que o público consideraria nossas invenções seguras?" e "Eles aprovariam seu uso?".

A competição do iGEM não é de forma alguma uma típica feira de ciências. Os alunos flexionam seus músculos científicos e surgem com criações de alta qualidade. Ao ajustar as redes genéticas e mover os genes entre os micróbios, os alunos empregam a biologia sintética para fornecer soluções para uma variedade de campos. Seguem exemplos de projetos apresentados nas competições do iGEM:

- O uso dos micróbios para gerar material de construção em um processo chamado de biocimentação é usado para que não tenhamos que transportar grandes e pesados tijolos para os planetas habitáveis do futuro (Universidades Brown e Stanford).
- A engenharia dos vermes que detectam e migram para os poluentes ambientais, como o material tóxico em areias contaminadas com petróleo e que, em seguida, absorvem e digerem esse material de uma maneira segura para removê-lo do ambiente em um processo denominado *biorremedia*ção (Queens University, Canadá).
- Um sistema "inteligente" de administração de fármacos que liga a *E. coli* modificada a nanopartículas que contêm fármacos, de modo que a *E. coli* detecte quando chegar a um determinado ambiente e produza a enzima necessária para liberar o fármaco das nanopartículas (Escola Politécnica Federal de Lausanne, Suíça).
- A criação de bactérias sensíveis à luz que atuam como filme fotográfico. A equipe modificou a típica *E. coli* para gerar um produto químico preto a menos que exposto à luz. Iluminar uma placa de bactérias com uma luz padronizada criou uma imagem com uma resolução de 100 megapixels (Universidade da Califórnia, São Francisco e Universidade do Texas).

# 7
# A Parte dos Dez

**NESTA PARTE...**

Conheça alguns dos micróbios mais hostis — desde vírus terríveis, como o ebola e a influenza, até bactérias que causam a cólera e a tuberculose.

Veja as diversas maneiras de utilização dos micro-organismos em nosso dia a dia, da fabricação do vinho ao tratamento do esgoto.

Aprenda sobre como as abordagens da microbiologia se aplicam a seu cotidiano, incluindo a manutenção de sua saúde e a de seu animal de estimação e a proteção ambiental.

> **NESTE CAPÍTULO**
>
> Conhecendo as doenças que possuem sintomas graves
>
> Descobrindo novas ameaças microbianas à saúde humana
>
> Entendendo como a resistência aos antibióticos cria patógenos assustadores

Capítulo 20

# As Dez (ou Quase) Doenças Causadas pelos Micróbios

Os micróbios desempenham um papel crítico na saúde humana e na dos animais mantendo os ecossistemas e conduzindo os grandes processos geoquímicos. Eles habitam todos os ambientes na Terra, dos mais amenos aos mais extremos. No entanto, a maioria das pessoas considera os micróbios ou "germes" como sinônimo de doenças. De fato, não faltam micróbios causadores de doenças. Alguns são notáveis pelo número de pessoas que infectam e outros, pela gravidade das infecções que causam.

A interação das pessoas com os patógenos moldou o curso da história humana. Embora seja tentador pensar neles como vilões do passado, muitos dos mesmos problemas que atormentavam as pessoas há centenas de anos continuam sendo ameaças potenciais hoje. Viagens entre os continentes foram as responsáveis pela chegada de doenças infecciosas devastadoras para o Novo Mundo, e ainda são um risco hoje, com o número sem precedentes de pessoas que viajam ao redor do nosso planeta altamente conectado. As viagens aéreas nos permitem chegar a qualquer canto do globo entre 24 e 48 horas. Significa também que os micróbios nos alcançam em qualquer lugar do planeta com a mesma rapidez. A ameaça das grandes epidemias ainda está aqui, apesar dos enormes avanços nos tratamentos e na prevenção de doenças infecciosas.

À medida que alcançamos áreas remotas do mundo, o risco de novos patógenos de outras espécies atacarem os seres humanos, as chamadas *zoonoses*, também aumenta. Elas podem ser bastante graves — pois a relação mais equilibrada que existia entre o hospedeiro natural e seu patógeno deixa de existir.

Neste capítulo, listamos os mais terríveis micróbios, que incluem:

» Patógenos encontrados na humanidade há milhares de anos.

» Patógenos controlados com vacinas e antimicrobianos que estão ressurgindo como ameaças em razão da resistência.

» Patógenos emergentes que são novas ameaças para o homem, geralmente, na forma de zoonoses migradas de outras espécies hospedeiras.

# Ebola

O ebola é um dos vírus mais letais que infectam os seres humanos, com uma taxa de mortalidade atingindo 90% em alguns surtos. Esse é um dos dois filovírus conhecidos que causam febre hemorrágica grave nos seres humanos. Identificadas pela primeira vez em 1976, no Congo, perto do rio Ebola, as infecções por esse filovírus ficaram confinadas a pequenos surtos em regiões isoladas do centro-oeste da África. Os morcegos frugívoros são considerados seu hospedeiro natural, mas a carne de animais selvagens contaminada é a fonte inicial da infecção. O vírus é transmitido através do contato com fluidos corporais de pessoas infectadas ou de animais.

O que torna o ebola tão terrível é o fato de poder permanecer indetectado em uma pessoa por cerca de 21 dias. No entanto, quando os sintomas começam a aparecer, a doença progride rapidamente, começando por febre, fadiga, dor muscular e dor de cabeça e terminando com vômitos, diarreia, hemorragia interna e, muitas vezes, hemorragia externa. Devido ao longo período de incubação do vírus, conter um surto é um desafio. Pessoas saudáveis viajam para novas áreas, em que eventualmente ficam doentes, e, se não forem isoladas imediatamente, infectam outras. Os hábitos culturais de reunir pessoas em torno do falecido em cerimônias de enterro pioraram ainda mais o cenário, a infecção se espalha ainda mais rápido durante os últimos estágios da doença.

# Antraz

O *Bacillus anthracis*, causador da doença conhecida como antraz, é uma bactéria esporulante Gram-positiva, que recebeu esse nome por causa do tecido preto, semelhante ao carvão, que descama da infecção de pele que ele provoca (*anthrakis* é carvão em grego). Ele está principalmente associado a infecções de animais de pasto, pois seus esporos persistem no solo por décadas. Nos seres humanos, são observados três tipos de infecção:

> » **Antraz cutâneo** é facilmente diagnosticado através de lesões cutâneas características e é facilmente tratado.
>
> » **Antraz gastrointestinal** surge pela ingestão de carne infectada malcozida. Essa forma de antraz é incomum e pode ser eficientemente tratada. No entanto, por se apresentar inicialmente como uma intoxicação alimentar comum, muitas vezes não é identificado a tempo e, consequentemente, possui uma alta taxa de mortalidade.
>
> » **Antraz inalatório** é decorrente da respiração dos esporos. Sua ocorrência costumava se limitar ao setor de curtimento de couro, quando os esporos eram liberados da pele de animais infectados. Os pacientes inicialmente apresentam sintomas semelhantes aos da gripe. No entanto, a doença progride rapidamente após cerca de 48 horas para uma doença aguda seguida por coma e morte em até 95% dos indivíduos infectados.

O potencial de utilização desses esporos como arma biológica foi percebido precocemente e é uma grande preocupação. O maior surto de antraz inalatório ocorreu em 1979, em Sverdlovsk, na antiga União Soviética, em uma área próxima a uma base militar. Resultou em 105 mortes. No final de 2001, seis cartas contendo esporos de antraz foram enviadas para políticos norte-americanos, resultando em 11 casos de antraz inalatório (com 5 mortes) e 11 de antraz cutâneo. O potencial impacto dos esporos aerossolizados em uma população concentrada pode ser devastador. E sua ameaça como uma arma biológica é real.

# Influenza

Quantas vezes você já ouviu alguém se queixar por estar gripado por alguns dias? Normalmente, é apenas um resfriado comum. A verdadeira gripe é uma doença grave, com febre, dores de cabeça e fadiga, que dura por muitos dias.

Ela é causada pelo vírus influenza e ocorre sazonalmente em todo o mundo. É sempre a estação da gripe em algum lugar! Todos os anos, a gripe sazonal é responsável por mais de 5 milhões de casos graves e meio milhão de mortes. Pode ser particularmente severa em jovens e idosos, embora uma forma recente de gripe tenha sido mais grave entre os jovens. Novos vírus da gripe surgem a cada ano, de modo que a vacina de um ano geralmente não é eficaz no seguinte.

Cerca de três vezes a cada século, ocorre uma pandemia de gripe que se espalha de modo mais eficaz e é mais letal. A pandemia de gripe entre 1918 e 1920, também chamada de gripe espanhola, teria causado a morte de 20 a 100 milhões de pessoas.

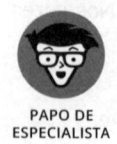

**PAPO DE ESPECIALISTA**

A maneira como realizamos o controle do ciclo da influenza é através de sua denominação, de acordo com as diferentes variantes de duas proteínas de revestimento viral — a hemaglutinina (H) e a neuraminidase (N) —, às quais são atribuídos números. A pandemia de 1918, assim como os surtos de 2009 e de 2010, por exemplo, foi causada pelo vírus H1N1.

O vírus da gripe geralmente é transmitido por contato físico ou partículas aéreas originadas de pacientes ao tossir e espirrar. No entanto, como no caso da gripe aviária (H5N1), as aves podem ser portadoras do vírus com potencial de se espalhar rapidamente pelo mundo. Embora não tenha se transformado na próxima grande pandemia, o H5N1 foi considerado altamente patogênico em seres humanos e aves.

# Tuberculose

A tuberculose (TB) é uma epidemia global e uma das principais causas de morbidade e mortalidade em todo o mundo. A cada ano, infecta até 9 milhões de pessoas e é responsável por mais de 1,5 milhão de mortes. Uma vez infectadas com a bactéria *Mycobacterium tuberculosis*, cerca de 5% das pessoas desenvolverão a doença ativa dentro de cinco anos. Os 95% restantes terão uma infecção latente que pode persistir por décadas, mais tarde ativada em cerca de 5% desses indivíduos. Com o tratamento, a taxa de mortalidade é inferior a 2%, mas sem o tratamento as taxas são muito maiores.

Uma grande mudança que aumentou a gravidade da tuberculose foi o surgimento de cepas multirresistentes a drogas. As cepas de *M. tuberculosis* são resistentes aos antibióticos anteriormente eficazes, como a rifampicina e a isoniazida. A tuberculose extensivamente resistente a drogas (XDR-TB) provém de cepas resistentes a todos os antibióticos mais potentes, o que a torna mais difícil de tratar. Quase meio milhão de casos de tuberculose multirresistente e um número crescente de cepas de XDR-TB surgem a cada ano, tornando uma epidemia intratável de tuberculose uma possibilidade real, caso novas drogas não sejam descobertas.

# HIV

Como o próprio nome sugere, o vírus da imunodeficiência humana (HIV) infecta as células imunológicas. A supressão imunológica causada pela infecção do HIV torna os pacientes vulneráveis a infecções secundárias por bactérias, vírus, fungos ou protozoários. São essas infecções secundárias que causam problemas para as pessoas infectadas pelo HIV, pois se tornam difíceis de tratar à medida que o sistema imunológico do paciente se deteriora. O termo síndrome da imunodeficiência adquirida (AIDS) se aplica aos estágios mais avançados da infecção pelo HIV, em que as infecções secundárias são frequentemente fatais.

Em 2012, estimava-se que 35 milhões de pessoas viviam com o HIV, com mais de 2 milhões de novas infecções e 1,6 milhão de mortes por ano. Infecções secundárias de tuberculose são atribuídas a cerca de 25% de todas as mortes relacionadas ao HIV. O vírus é transmitido através do contato sexual, de fluidos corporais e de agulhas contaminadas.

A AIDS surgiu na década de 1980, como uma doença de causa desconhecida, e se espalhou pela comunidade homossexual masculina antes que os cientistas identificassem o agente causador. Hoje, a infecção por HIV não se restringe aos homens gays. Na verdade, as mulheres são o grupo de mais rápido crescimento entre os indivíduos recém-infectados.

A terapia antirretroviral é eficaz no controle das infecções pelo HIV, mas é dispendiosa e amplamente disponível apenas nos países mais desenvolvidos. Embora essas drogas tenham tornado o HIV uma doença eficazmente controlável no mundo desenvolvido, a AIDS continua sendo uma epidemia devastadora em muitas partes do mundo.

# Cólera

A cólera é uma doença diarreica aguda, causada pela bactéria aquática *Vibrio cholerae*. Todos os anos, afeta de 3 a 5 milhões de pessoas e provoca até 200 mil mortes. A desidratação rápida pode ser fatal dentro de algumas horas, porém pode ser efetivamente tratada com terapia de reidratação oral. É claro que essa reidratação pode ser um desafio, porque a doença está associada ao saneamento deficiente e à má qualidade da água. Houve sete grandes pandemias de cólera em todo o mundo nos últimos 200 anos, que resultaram em dezenas de milhões de mortes.

John Snow, um médico inglês, é considerado o precursor do estudo da ciência da epidemiologia. Ele mapeou casos de cólera em Londres na década de 1850 e observou que todos se agrupavam nos arredores da bomba de água pública da Broad Street. A manivela da bomba de água foi removida e isso foi relacionado ao declínio da epidemia. Em locais onde o *V. cholerae* naturalmente habita, os surtos podem frequentemente ser acompanhados por desastres naturais em que há danos à infraestrutura local.

# Varíola

O vírus da varíola, *Variola major*, foi considerado um patógeno importante durante toda a história da humanidade e foi o responsável por grandes epidemias do passado. Entretanto, ele é particularmente relevante porque representa uma notável história de sucesso na erradicação de doenças infecciosas. O esforço internacional da década de 1960 foi declarado bem-sucedido em 1980. A varíola foi a primeira e única doença humana infecciosa significativa a ter a transmissão natural erradicada.

Esse foi o ponto culminante do pioneiro trabalho de Edward Jenner, que demonstrou a eficácia do vírus da varíola bovina como uma eficiente vacina contra a varíola no final do século XVIII. Esse vírus é considerado existente, nos dias de hoje, apenas em coleções laboratoriais. No entanto, a ameaça da varíola como arma biológica tem renovado o interesse em continuar a desenvolver novas vacinas no caso de um surto causado pelo homem.

# Meningoencefalite Amebiana Primária

As bactérias e os vírus são a primeira coisa que vem à mente quando as pessoas pensam nos maléficos micróbios. No entanto, há muitos exemplos de outros tipos de organismos que são particularmente insidiosos. Dentre o pequeno número de amebas oportunistas patogênicas, a *Naegleria fowleri* merece uma atenção especial, porque é conhecida como a "ameba comedora de cérebro". Essa ameba de vida livre encontrada na água doce percorre as vias nasais de seu hospedeiro, se alimentando do nervo olfativo e abrindo caminho através das fibras nervosas até o cérebro, onde faz a festa. Ela provoca uma condição chamada de meningoencefalite amebiana primária (MAP), uma doença muito rara, mas que pode afetar qualquer indivíduo e é adquirida a partir da água doce, incluindo piscinas.

## MICRÓBIOS RESISTENTES A DROGAS

Embora não seja um patógeno específico, uma crescente preocupação é o surgimento de bactérias multirresistentes a drogas, chamadas de *superbactérias*. O declínio acentuado das doenças infecciosas na última metade do século XX pode ser atribuído a melhorias na qualidade da higiene e da água, vacinas e drogas antimicrobianas. Esses remédios eram tão eficazes que no final dos anos 1960 pensava-se que as doenças infecciosas — especialmente as infecções bacterianas — haviam sido derrotadas. Contudo, essa vitória não durou muito.

A maioria das drogas antimicrobianas é produzida por outros micróbios ou modificações deles. Eles vivem em uma guerra química constante entre si há centenas de milhares de anos e enquanto explorávamos essas armas químicas microbianas para atacar patógenos, eles desenvolveram genes resistentes que tornaram as drogas ineficazes. O uso generalizado de antibióticos na agricultura e a utilização abusiva na medicina aceleraram a propagação dessa resistência. No início de 2014, a Organização Mundial da Saúde declarou que a resistência se tornou uma ameaça à saúde global. Ela pode, em breve, nos levar a uma era pós-antibiótica, em que as infecções comuns do cotidiano e as pequenas lesões se tornam incuráveis e as taxas de mortalidade observadas há cinco ou seis décadas podem retornar.

Os sintomas aparecem em até uma semana após a exposição e começam com a perda dos sentidos do olfato e paladar, seguida por sintomas genéricos de dor de cabeça, vômito e febre, e terminam com confusão mental, alucinações e convulsões. As infecções pela ameba *N. fowleri* são quase sempre fatais. A morte ocorre entre uma e duas semanas após o surgimento dos sintomas iniciais.

# O Desconhecido

Talvez o mais assustador e terrível dos micróbios seja aquele que não conhecemos e, portanto, contra o qual não podemos nos preparar. A Organização Mundial da Saúde e os Centros de Controle de Doenças dos Estados Unidos estão constantemente em alerta em relação a patógenos emergentes, mas mesmo assim eles ainda podem aparecer sem qualquer aviso. A falta de vacinas ou tratamentos para lidar com essas novas ameaças para a saúde humana os tornam muito perigosos. Dois exemplos recentes de surtos zoonóticos virais são:

Em 2002, o surto de uma pneumonia incomum, que ficou conhecida como síndrome respiratória aguda grave (SARS), infectou mais de 8.700 pessoas e matou quase 800 no sul da China. A doença se espalhou em algumas semanas por 37 países. Muitas mortes ocorreram na equipe médica que tratava os pacientes antes que a natureza da epidemia tivesse sido determinada. As infecções pelo coronavírus SARS apresentaram uma mortalidade de quase 10%. Quase tão rapidamente quanto surgiu, a epidemia foi contida. Hoje, é considerada uma doença rara. Esse vírus zoonótico provavelmente atingiu os seres humanos associados ao comércio de animais selvagens e foi encontrado em civetas, cães-guaxinins e furões-texugos.

Em 2012, o primeiro caso da síndrome respiratória do Oriente Médio (MERS) foi descrito na Arábia Saudita, causado pelo coronavírus MERS. Acredita-se que tenha origem nos camelos. O número de casos da MERS está aumentando lentamente (ao contrário do rápido surgimento da SARS). Embora a MERS não possa se tornar uma ameaça tão grave como a SARS, outra SARS ou algo muito pior está por aí, à espera de uma oportunidade para atacar um novo hospedeiro.

> **NESTE CAPÍTULO**
>
> Observando os processos microbianos em sua vida cotidiana
>
> Beneficiando-se da fermentação microbiana
>
> Mantendo o equilíbrio de sua flora intestinal

# Capítulo 21
# Dez Melhores Utilidades dos Micróbios

Como normalmente não podemos ver os micro-organismos à nossa volta no dia a dia, é muito fácil ignorá-los. No entanto, neste capítulo, mostramos dez maneiras diferentes como os micróbios afetam nossas vidas.

## Cozinhando Alimentos Deliciosos

A levedura *Saccharomyces cerevisiae* é usada há milênios, pois é capaz de fermentar açúcares e produzir dióxido de carbono, o que faz o pão crescer. O fermento comercial, vendido em mercados, é muito prático, porque age de maneira rápida e previsível a cada uso. Um saboroso tipo de pão, chamado *sourdough* (ou pão de massa azeda), é feito com a utilização de leveduras naturais ou selvagens em vez de fermento comercial. Essas leveduras selvagens estão presentes em todos os lugares e apenas precisam de um pouco de incentivo para iniciar o processo de fermentação. Elas preferem condições mais ácidas e crescem mais lentamente que os fermentos comerciais. Então, o pão que produzem possui um sabor mais ácido, complexo e (alguns diriam) delicioso em relação a outros pães.

As bactérias do ácido láctico, como os *Lactobacillus* e as *Bifidobacteria*, são utilizadas na produção de produtos lácteos fermentados. O leitelho, o creme azedo, o queijo e o iogurte são feitos por meio da fermentação das bactérias do leite em diferentes graus. Após os estágios iniciais, vários outros tipos de micróbios podem ser adicionados para dar aos queijos seu sabor específico. Os queijos azuis são inoculados com espécies de fungos para que recebam o sabor picante e os veios coloridos. Outro exemplo é o uso da *Proprionibacteria* para a fabricação do queijo suíço.

Os micro-organismos também são responsáveis pelo processo de conserva. As espécies de *Lactobacillus* são felizes em condições muito ácidas, então, estão quase sempre presentes nos estágios finais da conserva.

As bactérias do ácido láctico ainda são usadas para curar carnes como o salame e o pepperoni, que são desidratadas e/ou defumadas após a fermentação.

## Desenvolvendo os Legumes

As plantas *leguminosas* como a soja, as ervilhas, o trevo, a alfafa e o feijão formam íntimas associações com bactérias fixadoras de nitrogênio, como a *Rhizobium*. Essas bactérias, essencialmente, se instalam nas raízes e criam pequenos casulos chamados *nódulos*. Dentro deles, elas se modificam completamente de sua forma de vida livre e produzem compostos nitrogenados usados pela planta em troca de abrigo e compostos orgânicos produzidos pela planta. Essa configuração é excelente para os dois indivíduos, mas também serve para repor os níveis de nitrato do solo, razão pela qual agricultores, muitas vezes, alternam os plantios entre esses vegetais e outros não leguminosos para prolongar a fertilidade do solo.

# Fermentando Cerveja, Bebidas Alcoólicas e Vinho

Além da panificação, a levedura *Saccharomyces cerevisiae* é provavelmente mais conhecida pelo seu uso na fabricação de bebidas alcoólicas. Esse processo envolve a mistura de uma fonte de açúcar — como a cevada para a cerveja, o suco de fruta para o vinho e o arroz ou o amido de batata para as aguardentes — com levedura e água. A levedura primeiro consome os açúcares aerobicamente até que o oxigênio se esgote, depois ela fermenta os açúcares anaerobicamente, de modo que produz etanol e dióxido de carbono como resíduos. Quando a concentração de etanol chega a cerca de 20%, a levedura para a fermentação, por isso a destilação é usada para produzir bebidas alcoólicas com concentrações de álcool mais altas.

# Matando as Pragas

A bactéria *Bacillus thuringiensis* (também conhecida como Bt) produz uma toxina específica para certos tipos de insetos, muitos dos quais são pragas enfrentadas por jardineiros e agricultores. A toxina é tão eficaz em matar o inseto-alvo, que há anos tem sido utilizada como inseticida. Uma solução concentrada das células Bt é vendida como pulverização, que pode ser aplicada diretamente nas plantas. Os cientistas isolaram os genes da toxina Bt e criaram plantas capazes de expressá-los, produzindo plantas transgênicas Bt.

**LEMBRE-SE**

Há alguns inconvenientes nesse método de controle de pragas. No entanto, como acontece com qualquer inseticida, a toxina Bt mata insetos que não fazem parte do seu alvo e que são, na verdade, úteis para o jardim. Além disso, alguns insetos desenvolveram imunidade a ele.

Outro grupo de agentes patogênicos de insetos utiliza pequenos vermes chamados *nematoides* para penetrar no inseto hospedeiro. Os membros dos gêneros bacterianos *Photorhabdus* e *Xenorhabdus* pegam carona dentro de nematoides que habitam o solo sem prejudicá-los. Somente quando o nematoide penetra nas larvas dos insetos é que as bactérias emergem e produzem as toxinas que as matam, de modo a fornecer ao nematoide muitos nutrientes para serem utilizados em sua reprodução. Os jardineiros que desejam reduzir o número de larvas em seus gramados e jardins se aproveitam desse ciclo de vida natural.

# Tratando o Esgoto

Os micro-organismos são importantes partes do tratamento de águas residuais durante algumas etapas diferentes do processo. Depois que o esgoto foi fisicamente filtrado para remover os resíduos sólidos, o que se denomina *pré-tratamento*; os micróbios decompõem a matéria orgânica insolúvel durante o *tratamento secundário*. Esse processo é especialmente necessário para os resíduos ricos em matéria vegetal, como os provenientes de indústrias de processamento de alimentos. Grandes comunidades de micro-organismos presentes nos biorreatores (ou digestores de lodo) agem em conjunto para a decomposição anaeróbia da matéria orgânica na água.

Outro tipo de tratamento secundário é aeróbio e envolve os micróbios que formam aglomerados conhecidos como *flocos biológicos*. A eles, se ligam a matéria orgânica remanescente e outros micro-organismos. Os flocos, então, são decantados e a água restante se torna muito mais clara que a inicial.

Os micro-organismos das estações de tratamento de esgoto também convertem o nitrato das águas residuais em gás nitrogênio, que é dissipado pelo ar. Esse processo, denominado *denitrificação*, é importante porque a água com um índice elevado de nitrato estimula o crescimento de uma enorme quantidade de algas que sujam os lagos, os rios e os córregos

## Contribuindo com a Medicina

Os micróbios evoluíram ao longo dos últimos 3,5 bilhões de anos para competir uns com os outros, principalmente, por meios químicos. Não é surpreendente, portanto, que a maioria dos milhares de antibióticos conhecidos seja produzida por micro-organismos. As espécies do gênero bacteriano *Streptomyces*, sozinhas, produzem mais de 500 antibióticos diferentes, incluindo a cicloheximida, a cicloserina, a eritromicina, a canamicina, a lincomicina, a neomicina, a nistatina, a estreptomicina e a tetraciclina. Outros antibióticos são produzidos pelas bactérias *Bacillus* e por fungos, como o *Penicillium*.

O botox, a toxina da bactéria *Clostridium botulinum*, é mais conhecido por sua utilização cosmética para diminuir as rugas paralisando os músculos da face. Ele funciona bloqueando a liberação do neurotransmissor acetilcolina dos neurônios, efetivamente impedindo-os de enviar sinais elétricos aos músculos. Recentemente, tem sido usado em muitas outras aplicações médicas, como no tratamento de músculos hiperativos e de distúrbios de contração muscular, assim como no tratamento de enxaquecas e dores crônicas nas articulações, músculos e tecido conjuntivo.

## Equilibrando Seu Aquário

Na natureza, os peixes vivem em complexos ambientes cheios de plantas, insetos e micro-organismos. Devido à sua complexidade biológica, os habitats naturais são eficientes na absorção e reciclagem dos resíduos dos peixes, como a amônia, de modo que não se acumulem. Em um recipiente fechado, no entanto, como um aquário, a amônia liberada nos resíduos dos peixes se acumula rapidamente, tornando a água inóspita e tóxica.

Para interromper esse acúmulo de amônia, os proprietários de aquários precisam fazer duas coisas:

» Cerca de uma vez por semana, trocar um quarto da água do aquário.
» Estimular o estabelecimento de bactérias oxidantes de amônia e de arqueias que vivem no filtro e no sedimento do aquário e convertem a amônia em produtos menos nocivos, em um processo chamado de *nitrificação*.

## Produzindo e Decompondo Plásticos Biodegradáveis

A maioria dos plásticos usados hoje em dia é sinteticamente produzida a partir do petróleo e é extremamente resistente à degradação. Algumas tentativas foram feitas para produzir plásticos biodegradáveis sinteticamente, adicionando-se amido ou utilizando diferentes polímeros. No entanto, a maioria ainda não é completamente decomposta. Os melhores tipos de plástico biodegradável são os produzidos por bactérias, porque também podem ser decompostos por bactérias. Esses plásticos contêm poliláctido (PLA), criado como produto de fermentação, ou polihidroxialcanoato (PHA), produzido por bactérias como compostos de armazenamento.

Os PLAs são degradados mais lentamente e não são tão bons quantos os PHAs, que possuem muitas das mesmas propriedades dos polímeros sinteticamente produzidos usados nos plásticos. Polímeros de PHA, como os poli-$\beta$-hidroxibutiratos (PHB) e os poli-$\beta$-hidroxivaleratos (PHV), foram combinados para a produção de embalagens de shampoo e de outros produtos de cuidados pessoais na Europa.

Infelizmente, os plásticos produzidos de forma biodegradável ainda não foram capazes de competir com os produzidos sinteticamente, porque o petróleo ainda é mais baratos que o açúcar necessário para alimentar as bactérias.

## Reaproveitando Resíduos Compostáveis

A capacidade da pilha de compostagem do seu quintal ou do centro de tratamento de resíduos municipal de transformar o lixo orgânico depende diretamente dos micro-organismos. O processo de compostagem começa com a decomposição inicial da matéria orgânica simples através de micro-organismos que produzem, entre outras coisas, dióxido de carbono, calor e *húmus* (matéria orgânica decomposta).

Em seguida, as bactérias tolerantes ao calor chamadas *termófilas* continuam a decomposição, aumentando a temperatura até 60°C ou 70°C. Essa fase é importante porque o aumento da temperatura quebra a matéria orgânica complexa e mata a maioria dos patógenos de animais e vegetais. É também, nesse ponto, que a pilha de compostagem é revirada para fornecer oxigênio e para impedir que a temperatura fique muito alta e mate todos os micróbios de compostagem.

Finalmente, a pilha de compostagem esfria e matura para incluir uma comunidade complexa de micro-organismos e insetos benéficos para o meio ambiente.

# Mantendo o Equilíbrio

As comunidades microbianas complexas que vivem na superfície ou no interior do corpo humano algumas vezes entram em desequilíbrio. Os probióticos foram projetados para fornecer as espécies de bactérias benéficas para o corpo humano. Eles são pensados para ajudar a comunidade microbiana do corpo a retornar a um estado equilibrado. Probióticos amplamente utilizados incluem principalmente as bactérias do ácido láctico. Eles são ingeridos através de cápsulas ou no leite fermentado, como o iogurte. Considera-se que os probióticos são úteis para auxiliar em tudo, desde doenças inflamatórias intestinais, resistência contra vírus e bactérias patogênicos até o tratamento de câncer. O inconveniente do uso dos probióticos é que nem sempre são eficazes e precisam ser administrados diariamente para surtir efeito.

A *bioterapia fecal* (por vezes chamada de *transplante fecal*) é a inserção das fezes de uma pessoa saudável (o doador) no cólon de uma pessoa que sofre de um distúrbio ou doença gastrointestinal. A ideia é que a comunidade microbiana desequilibrada do paciente e a comunidade saudável de micróbios da amostra doadora, juntas, restabeleçam uma comunidade microbiana equilibrada e saudável. O melhor exemplo do seu uso é o tratamento de pessoas que sofrem de infecção causada por *Clostridium difficile* (ou *C. diff*), uma infecção insidiosa do trato gastrointestinal normalmente contraída em hospitais após tratamento com antibióticos. A *C. diff* é muito difícil de ser tratada porque produz endósporos resistentes a antibióticos. Se não tratada, geralmente é fatal. A bioterapia fecal tem sido usada com muito sucesso para tratar essas infecções, pois a bactéria não consegue competir com outros micróbios. Embora a bioterapia fecal ainda seja controversa, alguns ensaios clínicos destinados a tratar distúrbios do trato gastrointestinal estão em andamento.

> **NESTE CAPÍTULO**
>
> Tratando e prevenindo doenças infecciosas
>
> Protegendo o meio ambiente
>
> Minimizando a contaminação microbiana
>
> Fabricando produtos naturais

# Capítulo 22
# Dez Melhores Utilidades da Microbiologia

Existem muitas profissões em que saber sobre micróbios, sejam patogênicos ou benignos, é muito útil. Há também diversas situações em que a aplicação da abordagem microbiológica a um problema o tirará de uma saia justa. Neste capítulo, fornecemos dez exemplos disso. Alguns são relativos às indústrias que empregam microbiologistas, e outros são circunstâncias em que esse conhecimento é essencial para realizar seu trabalho.

# Assistência Médica: Mantendo as Pessoas Saudáveis

Um dos lugares em que a microbiologia é essencial é o setor da saúde. Aqui estão apenas alguns dos profissionais de saúde que pensam criticamente sobre os micróbios todos os dias:

- **Enfermeiros e médicos:** Na linha de frente do sistema de saúde hospitalar, os enfermeiros e os médicos de controle de infecções estão constantemente atentos à transmissão de patógenos microbianos. Existem protocolos para proteger os pacientes e os profissionais contra vírus, bactérias e fungos. A simples lavagem das mãos faz maravilhas para proteger as pessoas. Existem também rastreamentos de rotina para bactérias resistentes a antibióticos e regras rigorosas em torno das áreas de cuidado intensivo e dos centros cirúrgicos do hospital.
- **Farmacêuticos:** Os farmacêuticos lidam com uma variedade de medicamentos, muitos dos quais têm origem microbiana. Mesmo as drogas sintéticas são derivadas frequentemente de um produto natural modificado.
- **Microbiologistas clínicos:** A identificação dos micro-organismos patogênicos nas muitas amostras colhidas de pacientes todos os dias é de responsabilidade dos laboratórios clínicos. Essa identificação é realizada em meios seletivos, reação em cadeia da polimerase (PCR) e testes bioquímicos e metabólicos.
- **Obstetras e parteiras:** Os recém-nascidos são completamente vulneráveis a infecções por agentes patogênicos microbianos, razão pela qual os obstetras e as parteiras examinam as mães em busca de possíveis patógenos que podem ser transmitidos aos bebês durante o parto. Nascidos relativamente estéreis, os bebês começam a receber as bactérias naturais benéficas quase imediatamente após o nascimento. Por isso, os pais são incentivados a expor os bebês aos bons micróbios, através do leite materno, do contato físico com os pais e com os irmãos e a manter os bebês longe dos micróbios que causam doenças, como os de pessoas com doenças contagiosas.
- **Funcionários da saúde pública:** Essas pessoas monitoram a disseminação dos agentes infecciosos na população e fornecem informações sobre a transmissão de doenças e os cronogramas de vacinação. Os funcionários da saúde pública também são responsáveis pelo monitoramento das taxas das doenças transmitidas pelos alimentos e pela água para rastrear suas fontes de contaminação.

# Assistência Odontológica: Conservando os Dentes Brancos e Brilhantes

O consultório do dentista é um lugar onde os sorrisos são cuidados e as irritantes dores de dentes, reprimidas. Mas uma grande parte da odontologia ocorre através do conhecimento dos micro-organismos que vivem na boca. A cavidade oral possui a maior diversidade microbiana em relação a qualquer local do corpo humano. Ela concentra, sozinha, várias centenas de espécies de bactérias.

A placa bacteriana que se acumula em torno da área em que as gengivas encontram os dentes é uma substância dura, composta principalmente de polissacarídeos e outros produtos extracelulares das bactérias. Após cada limpeza dentária, os biofilmes bacterianos se reformam na boca através de um processo organizado, que envolve diferentes espécies de bactérias trabalhando juntas para formar uma matriz, que é compartilhada como comunidade. Isso é parte da razão pela qual é difícil se livrar das bactérias responsáveis pela *halitose* (mau hálito). É complexo identificar qual micróbio é o culpado e é difícil se livrar apenas daqueles que você deseja. Isso porque eles vivem em uma comunidade bastante unida.

A *periodontite* é a inflamação do tecido que circunda os dentes, causada por uma crescente reação imunológica aos micro-organismos patogênicos que vivem abaixo da superfície da gengiva. Esse estágio inflamatório dentro do tecido da gengiva é estudado por alguns cientistas e associado a muitos outros resultados negativos da saúde em relação a doenças cardiovasculares. Outros discordam dessa conexão, ressaltando que as pessoas que já não se sentem bem geralmente não praticam bons cuidados bucais. A questão ainda é calorosamente debatida. No entanto, o objetivo dos dentistas é manter as gengivas felizes e livres de doenças, para o benefício dos dentes e para contribuir com o bem-estar geral dos seus pacientes.

# Assistência Veterinária: Ajudando o Totó a Se Sentir Bem

Os veterinários, médicos com conhecimento especial sobre muitos tipos diferentes de animais, mantêm saudáveis os animais de estimação, o gado e até os animais selvagens. Os tipos de microbiologia utilizados na medicina veterinária são muito semelhantes aos utilizados na humana. Os patógenos apenas têm nomes diferentes.

Quando os animais de estimação contraem doenças misteriosas, os veterinários usam alguns fundamentos da microbiologia para descobrir se a causa da doença é um micróbio. Isso inclui a microscopia, a coloração de Gram dos fluidos corporais e das fezes, assim como a cultura das amostras clínicas. Eles administram as vacinas para os vírus como o da raiva e o da leucemia felina e fornecem outros tratamentos preventivos para os parasitas, como o verme do coração, causador da dirofilariose.

Os veterinários de fazenda tratam as doenças infecciosas do gado, como a *mastite* (inflamação das glândulas mamárias e do tecido do úbere) em vacas e os vírus em suínos e aves. Muitas pesquisas são realizadas sobre a prevenção e sobre como lidar com as infecções do gado, principalmente devido à tendência de se espalharem rapidamente através de populações de animais e porque a perda de uma vida animal é cara para a indústria agrícola.

Muitos patógenos de animais foram eliminados com sucesso de suas populações apenas para permanecerem na população de animais selvagens, o que é muito mais difícil de tratar. Um exemplo de tratamento de população selvagem é o caso da raiva. Uma vacina oral foi desenvolvida, é segura para os animais e funciona através da ingestão. As populações selvagens de guaxinins, coiotes e raposas foram imunizadas desse modo, diminuindo, assim, a disseminação da doença.

# Monitorando o Ambiente

Os programas nacionais de monitoramento ambiental, como o *US Geological Survey*, nos Estados Unidos, utilizam a microbiologia tanto para impactar a conservação ambiental quanto por motivos de pesquisa básica. Exemplos como esses incluem:

» **Monitorando os impactos das mudanças climáticas nas populações microbianas:** O aumento das temperaturas causa o crescimento de alguns micróbios, como as *cianobactérias*, impactando as populações de animais e de plantas. As temperaturas crescentes aumentam as taxas metabólicas dos micróbios do solo, levando à ampliação do ciclo do carbono através da liberação do dióxido de carbono, um gás do efeito estufa.

» **Conservando a vida selvagem:** Os cientistas monitoram as doenças dos animais aquáticos e terrestres e pesquisam maneiras de tratá-los ou protegê-los dos micróbios infecciosos.

» **Estudando a interação dos micro-organismos e seu ambiente:** O modo como os micro-organismos interagem com as plantas, os corais e o solo é considerado um aspecto importante do funcionamento do ecossistema. Esse campo é chamado de *ecologia microbiana*.

» **Pesquisando e publicando os dados sobre a qualidade da água:** Os cientistas estudam a qualidade da água para manter o consumidor informado sobre o fechamento de praias recreativas e avisá-los sobre a má qualidade da água em lagos e riachos.

» **Estudando como os micro-organismos interagem com partes não vivas do ambiente:** Elas incluem os sedimentos, os minerais, as rochas e a atmosfera. Esse campo é denominado *geomicrobiologia*.

» **Combinando todas as atividades acima para medir o funcionamento global do ecossistema:** Inclui pesquisas sobre a estabilidade de diferentes ecossistemas em face do desgaste, assim como sobre a maneira de restaurar os habitats naturais. Como os micro-organismos desempenham um papel importante para o funcionamento do ecossistema, os cientistas estudam sua presença e como se modificam.

## NÃO HÁ ONDE SE ESCONDER

Populações de aves encontradas em nenhum outro lugar do planeta estão em perigo de extinção nas ilhas do Havaí por causa da malária aviária. Esse desagradável patógeno do pássaro é transmitido por um mosquito e dizima populações de aves todos os anos. Os mosquitos só chegaram à ilha em 1827, portanto, as espécies de aves que evoluíram sem a malária estavam completamente desprotegidas. No passado, as temperaturas mais baixas nas altas altitudes agiram como um refúgio para os pássaros que tentaram escapar desses mosquitos. No entanto, os recentes aumentos de temperatura devido ao aquecimento global reduziram a área das ilhas com temperaturas frias o bastante para impedir a proliferação dos mosquitos. Assim, a malária aviária do Havaí age como um indicador do aquecimento global. Devido a essa doença, espécies de aves entram em extinção em uma proporção sem precedentes.

# Deixando as Plantas Radiantes

Os agricultores, horticultores e jardineiros usam a microbiologia todos os dias para manter as plantas protegidas contra seus patógenos. Uma grande quantidade de micro-organismos vive da infecção de tecidos vegetais, e, às vezes, é difícil permanecer à frente deles. As plantas infectadas com os patógenos microbianos são menos saudáveis, muitas vezes possuem manchas antiestéticas e podem sucumbir rapidamente, apesar do tratamento. A prevenção é o melhor remédio, especialmente porque muitos patógenos entram nos tecidos das plantas e tornam complexo se livrar deles antes que as plantas morram.

As abordagens da microbiologia usadas para combater os patógenos das plantas envolvem:

» **Conhecer o inimigo.** É importante identificar o culpado utilizando as técnicas da microbiologia, tais como cultura, identificação dos fungos e coloração bacteriana. Além disso, muitos dos desagradáveis colonizadores de plantas possuem um ciclo de vida que se estende para além do inverno. Por isso, é importante limpar todo o material infectado que sobrou da temporada anterior. Caso contrário, os esporos irão germinar na primavera. E não se esqueça de que muitos têm mais de um hospedeiro; assim, embora você se preocupe com maçãs, por exemplo, também precisa se livrar de todas as folhas de amoreira infectadas (porque é lá que os fungos se escondem).

» **O inimigo do seu inimigo é seu amigo.** Vários micro-organismos competem ativamente para matar outros micro-organismos. Por isso, é importante saber quais são e como incentivá-los a crescer por perto, sobre ou dentro de suas plantas. Alguns exemplos incluem as bactérias de vida livre no solo, que são bioprotetoras.

» **A melhor proteção é uma planta saudável.** Os agentes patogênicos das plantas frequentemente atacam plantas doentes ou esgotadas, que de outra forma não seriam suscetíveis à infecção. Manter uma boa umidade e drenagem do solo, fornecer a quantidade apropriada de luz, não agrupar demais as plantas e certificar-se de que o solo não esteja sendo drenado de nutrientes essenciais ajuda a manter as plantas saudáveis.

# Mantendo os Peixes Nadando Bem

A indústria da pesca trabalha em conjunto com as agências de proteção da vida selvagem para garantir que as populações de peixes cativos e selvagens se encontrem saudáveis e livres de doenças. Para isso, devem ser considerados diversos patógenos e perigos microbianos:

» Uma grande parte da indústria pesqueira envolve manter as **fazendas de peixes** livres dos patógenos microbianos. Os peixes cultivados são particularmente vulneráveis a doenças, e os países que compartilham um oceano notificam um ao outro em relação à existência de um vírus ou de um patógeno bacteriano dentro de suas fazendas de peixes. As vacinas para peixes foram desenvolvidas e também auxiliam nesse aspecto.

» Os patógenos bacterianos, virais e fúngicos dos peixes são também um grande problema para as **populações naturais de lagos**. É importante coletar dados sobre os patógenos dos peixes em populações selvagens de parques nacionais para se certificar de que a população de rios a montante não esteja afetando as populações de peixes selvagens.

» As mortes em larga escala de peixes jovens podem acontecer devido à ingestão de **cianobactérias produtoras de toxinas**. Os invertebrados consomem as bactérias e são, por sua vez, comidos pelos peixes. Quanto mais os peixes se alimentam dos invertebrados, mais toxinas absorvem.

» As **espécies invasivas de peixes** impactam as populações locais de forma negativa, atacando-as, assim como competindo por alimentos e habitats. Outro impacto negativo das espécies invasivas é o fato de levarem os patógenos para os peixes nativos que não possuem imunidade contra eles.

» **Zoonoses**, que são transmitidas de uma espécie para outra.

» Algumas bactérias causam a **deficiência da vitamina B1** nos ovos de truta, levando-os à morte em estágios iniciais da vida.

# Produzindo Alimentos, Vinho e Cerveja

Embora as bactérias e as leveduras sejam utilizadas extensivamente na indústria alimentar para fermentar uma série de produtos, a microbiologia também é usada para manter os processos de fabricação desses alimentos seguros contra os micro-organismos que os infectam ou deixam as pessoas doentes. Foram desenvolvidas maneiras inteligentes de manter os micróbios fora das superfícies na indústria de processamento de alimentos. Elas incluem a inibição dos biofilmes bacterianos, a fim de impedir que bactérias como a *Listeria* cresçam em equipamentos utilizados no processamento de alimentos.

Uma questão importante é como determinar se o equipamento está livre de micróbios contaminantes. Para responder a essa pergunta, o monitoramento ambiental é usado, incluindo as placas de cultura e as amostras clínicas para avaliar o grau de limpeza. As placas de cultura são inoculadas através do contato com a superfície em questão. Elas são, então, incubadas para permitir que as bactérias cresçam e que os organismos sejam cultivados e identificados. Mesmo baixos números de bactérias são problemáticos, mas essas pequenas quantidades de organismos são difíceis de se detectar através do plaqueamento. Aproveitando o fato de que a adenosina trifosfato (ATP) não permanece muito tempo após as células morrerem, amostras clínicas especiais são projetadas para detectar pequenas quantidades de ATP, indicando que uma célula viva está presente. O teste utiliza a luciferase do vaga-lume como um indicador, que se acende na presença do ATP.

Os alimentos enlatados são aquecidos para matar os organismos patogênicos; no entanto, esse processo não garante que o alimento dentro das latas seja esterilizado — as temperaturas usadas na esterilização destruiriam muito do valor nutricional e alterariam a qualidade do alimento. Muitos organismos tolerantes ao calor ainda permanecem no alimento, porém não são capazes de deixar as pessoas doentes. Isso porque esses organismos não são adaptados ao corpo humano e não produzem compostos tóxicos para as pessoas.

Os usos da microbiologia na indústria da cerveja e do vinho incluem monitorar o processo de fermentação em estágios diferentes para procurar fermentadores lácticos que estragam o produto. A indústria do vinho também depende muito dos microbiologistas agrícolas para manter as videiras livres dos patógenos dos vegetais.

# Hackeando a Ciência

O Twitter está inundado de hashtags como #ScienceHack (`www.twitter.com/hashtag/sciencehack`), que visa chamar todos os cientistas amadores, ou melhor, todos os entusiastas da ciência não afiliados a uma universidade para participar de eventos destinados a causar algum impacto nas pesquisas e na medicina. Um exemplo envolve a engenharia genética da *E. coli* para produzir um composto antimicrobiano e possivelmente anticancerígeno chamado *violaceína*. Esse composto roxo brilhante e aromático é produzido naturalmente por um micróbio Gram-negativo, semelhante à *Neisseria*, conhecido como *Chromobacterium violaceum*. Se a *E. coli* fosse projetada para produzir e excretar a violaceína, o custo dessa droga útil seria consideravelmente reduzido. Se você é mais um cientista solitário, encomende um kit de Synbiota (pelo site `http://blog.synbiota.com` — conteúdo em inglês) e comece a trabalhar em sua cozinha, utilizando a biotecnologia para mudar o mundo em meses, em vez de anos.

# Procurando Micróbios em Salas Limpas

As salas limpas são utilizadas na fabricação de produtos estéreis e em centros de pesquisas especiais, em que a limitação de todas as fontes de contaminação por poeira e pelos micro-organismos é importante. Nessas salas, o ar que entra é filtrado, as pessoas são completamente cobertas para evitar a entrada de contaminantes do exterior e todo o material que vai para as salas é cuidadosamente limpo e/ou esterilizado. As superfícies são higienizadas com produtos químicos que foram estudados para eliminar todos os micro-organismos vivos e pessoas monitoram a área assiduamente em busca de micróbios vivos que possam ter ficado para trás.

Foram precisamente essas precauções que selecionaram e permitiram que um micro-organismo raro crescesse em superfícies como as da sala limpa da NASA usada para preparar a sonda espacial *Phoenix*. Uma bactéria recentemente descoberta, chamada de *Tersicoccus phoenicis*, foi encontrada durante uma verificação de rotina da instalação. Essa bactéria foi capaz de suportar os produtos químicos pesados e as altas temperaturas usadas para desinfetar o local e permaneceu após todos os outros micro-organismos terem sido removidos.

Os pesquisadores imaginam que a *T. phoenicis* não tenha sido vista anteriormente, pois há tantos outros organismos na natureza que torna difícil isolar e identificar cada um. O mesmo micróbio poderia estar escondido na sujeira comum do lado de fora da instalação e, dessa maneira, nunca seria percebido — foi só porque eles trabalharam muito para se livrar das bactérias que aquelas que sobreviveram à desinfecção foram encontradas nas superfícies.

# Fabricando Produtos Farmacêuticos

*Metabolismo secundário* é o termo utilizado para descrever quaisquer produtos não essenciais gerados por um organismo. Muitas vezes são produtos residuais excretados da célula, porém, outras vezes, esses produtos têm uma atividade importante nas células vivas e por isso são denominados *bioativos* e podem ser excretados ou armazenados dentro da célula. As propriedades bioativas dos metabólitos secundários incluem:

» Atrair ou repelir outros organismos.

» Matar ou impedir o crescimento das bactérias. Os antibióticos são o grupo mais conhecido dessa classe.

» A toxicidade para células eucariontes, incluindo os fármacos quimioterapêuticos utilizados para eliminar as células cancerosas.

Existem muitas outras funções, e o espectro das atividades ainda é amplamente desconhecido.

Muitos compostos possuem mais de uma função, que muitas vezes só vem à tona após extensos testes e pesquisas. As plantas, os animais e os micro-organismos produzem metabólitos secundários bioativos que utilizam para interagir com seu ambiente. Quando esses compostos bioativos são purificados pela indústria farmacêutica, são chamados de *produtos naturais*. De fato, a indústria de produtos naturais é responsável por uma grande proporção de todos os fármacos usados hoje. Quase todos os produtos naturais usados hoje são de fontes microbianas. Dois terços das bactérias (especialmente os actinomicetos, como os *Streptomyces*) e um terço dos fungos. Por essa razão, a indústria farmacêutica emprega um grande número de microbiologistas que trabalham para descobrir, isolar e estudar os produtos naturais dos micróbios, essencialmente para tentar aproveitar o poder desses compostos para uso humano.

# Índice

**Símbolos**
β-galactosidase, 318
β-lactama, 252

**A**
acetogênese, 150
Acidithiobacillus, 284
ácido
  carbônico, 160
  láctico, 152
  lipoteicoico, 40
  nucleico, 230
  pirúvico, 56
  propiônico, 152
  sulfúrico, 162
  teicoico, 40
acidobactérias, 130
ácido desoxirribonucleico (DNA), 106
acidófilos, 175
acidófilos extremos, 194
ácidos graxos, 65, 200
ácidos ribonucleicos (RNA), 106
açúcares, 200
adenina, 63, 68
adenosina fosfosulfato redutase, 136
adenosina trifosfato, 122, 198
aeróbios, 140
aftas, 202
agentes patogênicos, 230
AIDS, 261. Consulte também HIV
  surgimento, 335
álcool-ácido-resistentes, 97
Alexander Fleming, 249
alga, 212
algas, 207, 212
  marrons, 214
  verdes, 212, 214
  vermelhas, 212, 214
alginato, 214
alimentos, 279
alolactose, 318, 319
ambientes
  anóxicos, 135
  aquáticos, 210, 303
  microaeróbicos, 135
  óxicos, 135, 140
ambientes anaeróbios, 53
ameba, 210
amebas, 209, 211
amebas de vida livre, 207
amilóides, 230
aminoácidos, 79, 92, 200, 282
  ácido D-glutâmico, 38
  ácido diaminopimélico (DAP), 38
  combinação de, 275
  D-alanina, 38
  L-alanina, 38
  ligações entre, 80
amônia, 181
amonificação, 161
anabolismo, 61
anammox, 138, 161
anammoxossomo, 138
anóxicas, 56
antibiótico, 248
  aminoglicosídeos, 251
    canamicina, 251
    gentamicina, 251
    neomicina, 251
  artificiais, 248
  atuação, 248
  aztreonam, 259
  bacitracinas, 250
  bactericidas, 248
  bacteriostáticos, 248
  cefalosporinas, 250
  cicloserinas, 250
  cloranfenicol, 251
  concepção racional de fármacos, 254
  Espectro, 248
  gramicidina, 250
  lincosamidas, 251
  macrólidos, 251
  meticilina, 251
  metronidazol, 251
  naturais, 248
  penicilinas, 250
  polimixina, 251
  quinolonas, 251
  resistência, 254
  rifampicina, 251
  Risco de toxidade, 254
  Salvarsan, 249
  sensibilidade, 250
  sintético, 248
  suscetibilidade, 250
  terapia combinada, 248
  tetraciclinas, 251
  vancomicina, 253
  vancomicinas, 250
antibióticos, 17, 342
  de amplo espectro, 248
  de espectro estreito, 248
  descoberta, 19
  naturais, 280
  sintéticos, 254
anticoagulantes, 279
anticódon, 80
anticorpos, 245
  classes de, 246
antígeno, 296
antígenos, 243, 298
antisséptico, 101
antissoros, 296
antivirais, 261
Anton van Leeuwenhoek, 13
Antraz, 333
Apicomplexos, 207
aquários, 343
Archaea, 191, 197
  Aigarchaeota, 191
  Crenarchaeota, 191
  Desulfurococcus, 194
  Euryarchaeota, 191
  Ferroglobus, 193
  Ferroplasma, 194
  Halobacteria, 195
  Haloquadratum, 195
  Ignicoccus, 193
  Korarchaeota, 191
  Methanobacterium, 196
  Methanobrevibacter, 196
  Methanocaldococcus jannaschii, 192
  Methanopyrus, 193

Methanosarcina, 196
Nanoarchaeum, 193
Natronococcus, 195
Nitrosopumilus, 196
Picrophilus, 194
Pyrococcus, 193
Pyrodictium, 194
Sulfolobus, 193
Thaumarchaeota, 191
Thermococcus, 193
Thermoplasma, 194
Armillaria ostoyae, 206
Arquea, 9
arqueias
 história evolutiva, 118
 metanogênicas, 196
 nitrificantes, 137
arqueobacterias, 191
artrite reumatoide, 241
Ascomycotas, 202
ascósporos haploides, 204
assimilação, 161
atividades catalíticas, 106
ATP, 127, 130, 133
autoindutores, 164
autotrófico, 181
autótrofos, 126, 167
auxotróficas, 92
azidotimidina, 261
Azotobacter, 17, 161
AZT, 261

B

bacitracina, 293
Bacteria, 180, 197
 Acinetobacter, 183
 Actinobacteria, 188
 Akkermansia mucilagina, 188
 Amoebobacter purpureous, 186
 Aquifex, 188
 Azotobacter, 17
 Bacillus, 189
  Bacillus thuringiensis, 189
 Bacillus subtilis, 277
 Bacillus thuringiensis, 189
 Bacteroidetes, 187
 Bdellovibrio, 184
 Beggiatoas, 182
 Borellia, 188
 Burkholderia, 183
 Campylobacter, 183
 Chlamydia, 187

Chlorobi, 186
Chloroflexi, 187
Chromatium, 186
Clostridium, 189
Clostridium difficile, 258
Corynebacterium diphtheria, 190
Coxiella, 183
Cyanobacteria, 186
Cytophaga, 187
Deinociccus radiodurans, 188
Deinococci, 188
Deltaproteobacteria, 182
Desulfobacter, 182
Desulfomonas, 182
Desulfovibrio, 182
Enterococcus, 189
Epsilonproteobacteria, 183
Escherichia, 183
Escherichia coli, 252
Firmicutes, 189
Flavobacterium, 187
Fusobacteria, 188
Gammaproteobacteria, 183
Helicobacter, 183
Kingella, 183
Klebsiella, 183
Lactococci, 189
Lactococcus, 189
Lamprocystis roseopersicina, 186
Legionella, 183
Leptotrichia, 188
Magnetospirillum, 184
Methylococcaceae, 182
Micobacteria, 190
mixobactérias, 185
Moraxella, 183
M. tuberculosis, 190
Mycobacterium, 292
Mycobacterium tuberculosis, 190
Mycoplasma, 180, 277
Neisseria, 183
Nitrobacter, 182
Nitrossomonas, 182
Paracoccus, 182
Planctomycetes, 187
Preptostreptococcus, 189
Prevotella, 187
Proprionibacterium, 190
Proteobacteria, 181
Proteus, 183

Pseudomonas, 183
Pseudomonas aeruginosa, 252
Ralstonia, 183
Rhizobium, 182
Rhodoferax, 186
Rhodospirillium, 186
Rhodovibrio, 186
Rickettsias, 184
Salmonella, 183
S. aureus, 252
Serratia, 183
Shigella, 183
Spirillia, 183
Spirochaetes, 183, 188
Staphylococci, 189
Staphylococcus aureus, 290
Streptococcus, 189
Streptomyces, 190, 249
termotolerante, 188
Thermodesulfobacterium, 188
Thermotoga, 188
Thermus, 188
 Thermus aquaticus, 188
Thiobacillus, 182
Treponema pallidum, 188
V. cholera, 183
Verrucomicrobia, 188
Wolbachia, 180, 185
Yersinia, 183
Y. pestis, 183
bactérias
 aeróbias, 135
 aquáticas, 183
 bacteriocinas, 260
 cocos, 32
 código genético, 115
 concentração de, 95
 cultura de, 96
 denitrificantes, 150
 E. coli, 45
 entéricas, 183
 fototróficas, 156, 186
 Gram-negativas, 39, 186, 276
 Gram-positivas, 39
 hidrogênicas, 136
 história evolutiva, 118
 metanotróficas, 182
 morfologias, 33
 Mycoplasma, 39
 nitrificantes, 137

Planctomycetes, 138
probióticas, 260
quimiolitotróficas, 122
quimiorganotróficas, 136
simbióticas, 161, 162
termófilas, 344
verde não sulfurosa, 127
verdes sulfurosas, 127
vida livre, 161
Bactérias, 9
bacterioclorofila, 127, 128, 133
bacteriófago, 221, 225
bacteriófagos, 88, 268, 273, 294
bacteriógafo Lambda, 323
bacteriorrodopsina, 128
bases
   adenina, 76
   citosina, 76
   guanina, 76
   uracila, 76
basidioma, 206
Basidiomiceto, 202
Basidiomycotas, 202, 206
basidiósporos, 206
basófilos, 243
bebidas alcoólicas, 282
Beggiatoa, 17
bicamada fosfolipídica, 37
Bifidobactérias, 340
biocombustível, 283
biodiversidade, 304
biodiversidade microbiana, 17
biofilme, 164, 165
biologia
   evolutiva, 10
   molecular, 10, 17, 18
biologia sintética, 317
bioluminescência, 183
biomassa, 23, 166, 281
biorremediação, 284
biossíntese, 69, 280
biotecnologia, 279
   microbiana, 263
bioterapia fecal, 344
bolor limoso, 211
   celular, 211
   plasmodial, 211
bomba de efluxo, 47
bombas de efluxo, 251
brotamento, 99, 184, 199, 205
   assexuado, 205

## C

cadeia de DNA, 68
cadeia de transporte de elétrons, 132
cadeia de transporte dos elétrons, 57
calcário, 160
camada limosa, 42
Candida albicans, 202
capsídeo viral, 218
cápside viral, 261
cápsula, 42
carapaça, 214
carbapemases, 259
carbol-fucsina, 292
carbonato de cálcio, 214
carbono
   Ciclo do, 158, 196
   inorgânico, 158
   orgânico, 158, 159
   vegetal, 203
Carbono, 91
carboxissoma, 124
carboxissomos, 42
carga metabólica, 276
cariogamia, 201
Carl Linnaeus, i
carotenóides, 129
catabolismo, 56
   anaeróbio, 56
catalisador, 50
cauda poli A, 80, 81
célula
   organela da, 43
   procariótica, 33
   tamanho da, 34
   vegetativa, 43
   Visão Geral, 34
célula hospedeira, 221, 229
células
   animais, 227
   B, 245
   bacterianas, 47, 96, 234
   densidade da cultura, 98
   distinção de, 97
   eucarióticas, 279
   exterminadoras naturais, 243
   Gram-negativas, 97
   Gram-positivas, 97
   haploides, 74, 201
   haploides flageladas, 211

   imunes adaptativas, 240, 243
   imunes inatas, 242, 243
   microbianas, 47, 97
      concentração de, 98
      remoção das, 101
   primitivas, 107
   procarióticas, 33
   sanguíneas, 207
   vegetais, 203
célula T, 243
celulose, 173, 283
cepa, 116, 297
cepa microbiana, 10
cérebro, 208
Chlorobi, 186
Chloroflexi, 187
Chytridiomycotas, 202
cianobactéria, 212
Cianobactéria, 162
cianobactérias, 131, 348
ciclo de Calvin, 134
ciclo do ácido cítrico, 144
ciclo do hidroxipropionato, 125
cicloheximida, 342
ciclo reverso do ácido cítrico, 124
cicloserina, 342
ciclos geoquímicos, 196
ciliados, 209
   cavidade oral, 210
   de vida livre, 207
cílios, 210
cisteína, 275
citocromo, 294
citocromo c, 137
citocromos, 57
citoplasma, 42, 212, 228, 235, 275
citosina, 68
citrato, 294
classificação taxonômica, 180, 212
clivagem, 233, 235
cloro, 102
clorobenzeno, 286
clorofila, 127, 128, 133, 214
cloroplasto, 198
cloroplastos, 43, 129
clorossomo, 129
Clostridium, 161
Clostridium botulinum, 342

Clostridium difficile, 344
coagulase, 293
códons, 79, 275
cofator, 123
cogumelo, 201, 206
   ciclo de vida, 206
cólera, 335
coloração de Gram, 97, 98
combustíveis fósseis, 160
competência natural, 70
complexo de Golgi, 43
complexos de pigmento-proteína, 128
compostos
   bioativos, 280
   halogenados, 286
   não halogenados, 286
comunidade microbiana, 166
comunidades microbianas, 22
Concentração inibitória mínima (MIC), 297
conídios, 205
conidióspro, 99
conjugação, 70, 87, 88
construção DNA inserto-vetor de clonagem, 271
contagem
   de viáveis, 95
   microscópica direta, 96
contaminantes orgânicos, 284, 286
controle
   negativo, 82
   positivo, 83
corpo de frutificação, 185, 204, 206, 211
crescimento exponencial, 45
crescimento microbiano
   inibição do, 101
cromatóforos, 129
cromossomos, 73
   centrômeros, 73
   das células eucarióticas, 74
   heterocromatina, 73
cromossomos artificiais da levedura (YACs), 279
Cryphonectria parasitica, 202
Cryptococcus, 202
Cryptosporidium, 207
cultura contínua, 100
cultura enriquecida, 17
culturas agrícolas, 230

## D

decompositores, 200
denitrificação, 148, 161, 342
desalogenação redutora, 286
descendência, 111
desinfecção, 101
desinfecção doméstica, 102
desinfetantes
   Halogêneos, 102
diatomáceas, 209, 214
   cêntricas, 214
   penadas, 214
dicariótica, 201
difusão
   facilitada, 46
   passiva, 46
digestão, 269
dióxido
   de carbono, 284
   de enxofre, 284
dióxido de carbono, 158
diplococos, 32
diploide, 74
diploides, 201
Disco-difusão em ágar, 297
ditiotreitol (DTT), 286
diversidade, 166
   viral, 217
divisão celular, 43, 73, 99
   célula filha, 73
divisão evolutiva, 180
DNA, 72, 99, 140, 230
   complementar, 267
   de cadeia dupla, 228
   dupla fita, 71
   exógeno, 88, 269, 276
   ligase, 72
   plasmidial, 271
   polimerase, 72
   recombinação homóloga, 277
   recombinante, 265, 269, 273
      tecnologia do, 264, 267
   sequência de, 225
   transposon, 88
DNA complementar, 312
DNA-girase, 114
doença
   antraz, 333
   da debilidade crônica, 229
   da vaca louca, 229
   de Creuztfeldt-Jakob, 229

   gastrointestinal, 344
doença diarreica, 209
doença do sono, 208
doença holandesa do olmeiro, 202
doenças, 290
   autoimunes, 241
   cardiovasculares, 347
   infecciosas, 241
   priônicas, 229
   resistentes às drogas, 256
doenças virais
   HIV, 19
   influenza, 19
   poliomielite, 19
   sarampo, 19
   varíola, 336
Domínio
   Archaea, 180, 191
   Bacteria, 180
   Eukarya, 180
drogas antimicrobianas, 337

## E

Ebola, 332
   mortalidade, 332
   sintomas, 332
E. coli, 222, 275, 279, 352
ecologia microbiana, 303
ecossistema, 22
ecótipos, 112
Edward Jenner, 15, 336
efeito estufa, 160
Elementos-traço, 92
elemento transponível, 225
encefalopatia espongiforme bovina (BSE), 229
encistamento, 208
endomicorriza, 203
endonucleases, 269
endósporo, 189
endósporos, 42, 102
endósporos bacterianos, 101
endossimbiose, 109, 212
enriquecimento, 305
Ensaio de imunoabsorção enzimático (ELISA), 296
Enterobacter, 183
enterococcus, 256
enterocolite necrotizante, 260
envelope, 228
envelope viral, 220

enxofre, 42, 91
  Ciclo do, 162
enzima
  Dicer, 235
  Slicer, 235
  transcriptase reversa, 107
  transposase, 225
enzimas, 50
  de restrição, 268
  endonucleases de restrição, 232
  galactosidase, 318
  hidrogenase, 182
  hidrolíticas, 182
  ligase, 270
  nitrogenase, 182
  permease, 318
  recombinantes, 282
  ribulose bisfosfato carboxilase, 122
  rusticianina, 137
Enzimas
  DNA polimerase, 72
  girase, 71
  helicase, 71
  RNA polimerase, 76
  Taq DNA polimerase, 26
  telomerase, 73
  topoisomerase, 71
enzimas hidrolíticas, 200
eosinófilos, 243
epidemiologia, 288
epidemiologistas, 288
epítopo, 298
eritromicina, 342
Ernst Chain, 249
Escherichia, 183
Escherichia coli, 252
esfingolipídios, 187
esgoto
  pré-tratamento, 342
  tratamento secundário, 342
espectrofotômetro, 96
espectrometria de massa, 314
espermatozoide, 201
espirilos, 32
espiroquetas, 32
esporos, 205, 206
esporos fúngicos, 200
esporozoítos, 207
esteiras microbianas, 24, 166, 187

esterilização, 101
  comercial, 101
estirpe, 116, 252, 295, 297
estirpes microbianas, 282
estômago, 241
estreita gama de hospedeiros, 268
estreptobacilos, 32
estreptococos, 32
estruturas aromáticas, 285
estudo do câncer, 279
etanol, 283
eucarionte, 198
eucariontes, 227, 279
  fotossintetizantes, 110, 111
  tolerantes à acidez, 214
  tolerantes ao calor, 214
Eukarya, 119, 197
eventos endossimbióticos, 212
evolução, 111
exonuclease, 232
exonucleases, 269
expressão, 82
expressão gênica, 83
  controle negativo, 82
  controle positivo, 83
extinção, 111
extremidades 5' e 3', 72

**F**

fago, 295
fagocitose, 210, 242
fagos, 88
fagossomo, 242
fago temperado, 323
fármacos, 279
fator CAMP, 293
febre tifoide, 290
Fenótipo, 10
fenótipos, 116
feofitina, 132
fermentação, 56, 141, 151, 159, 173
  ácida mista, 152
  butanodiol, 152
  butanol-acetona, 152
  do ácido butírico, 152
  do ácido propiônico, 152
  homolática, 152
fermentação industrial, 281
fermentações de Embden-Meyerhof, 152

fermentadores, 281
ferredoxina, 125
fertilização, 201
ficobilina, 130
ficobiliproteína, 130
ficobilissoma, 130
ficobilissomos, 214
filo, 180
  Proteobacteria, 181
filogenia, 114, 180, 202, 307
Filogenia, 10
filos de fungos, 202
filotipo, 309
fissão, 199
fissão binária, 43, 99, 184, 190
fitoplâncton, 214
fixação de $CO_2$, 133
fixação de nitrogênio, 148
fixação do carbono, 122, 128
fixação do nitrogênio, 160, 161
flavoproteínas, 57
flocos biológicos, 342
fluorescência, 307
fluxo reverso de elétrons, 134
fontes de energia, 157
fontes hidrotermais, 106
força próton-motriz, 46, 56, 59, 60, 122, 128, 129, 130, 135, 136, 144, 147
fosforilação oxidativa, 59, 60
fotoautotróficos, 126
fotofosforilação acíclica, 133
fotofosforilação cíclica, 133
fotofosforilação do nível do substrato, 56
fotoheterotróficos, 126
fóton, 131
foto-oxidação, 129
fotoprotetores, 130
fotossíntese, 126, 127, 130, 214
  anoxigênica, 25, 127, 130, 133
  oxigênica, 25, 127, 130, 131
fotossintetizante, 212
fototrofia, 126
fototróficos, 25, 126, 127, 128
  anoxigênicos, 167
  oxigênicos, 167
fototróficos anoxigênicos, 133
fototróficos oxigenados, 212
fototróficos oxigênicos, 108, 133
fragmentos de Okazaki, 72

**Índice**  359

frústula, 214
frutas, 202
fungos, 99, 199, 249
　benéficos, 203
　ectomicorrízicos, 203
　endomicorrizais, 203
　esporos, 200
　filamentosos, 205, 214
　haploides, 201
　holomórficos, 200
　micorrízicos, 171, 203
　microrrízicos arbusculares, 203
　obtenção de nutrientes, 200
　patogênicos, 203
　produção de enzimas, 26
　unicelulares, 199
Fungos
　Armillaria ostoyae, 206
　Ascomycota, 201
　Ascomycotas, 202
　Basidiomycotas, 202
　Chytridiomycotas, 202
　Cryptococcus, 202
　Glomeromycotas, 202
　Microsporidia, 202
　Pneumocystis, 202

# G

galactosidase, 318
Gammaproteobacteria, 183
gemulação, 184, 229. Consulte também brotamento
gene, 68
gêneros bacterianos, 33
genes
　ataque a, 255
　marcadores, 114
　virais, 221
Genes
　de biossíntese e metabolismo, 69
　de replicação e de reparo de DNA, 69
　de RNA ribossômico e RNA de transferência, 69
genes marcadores, 309
gene Tu, 114
genoma, 67, 68, 225, 310
　Mu, 225
　viral, 218, 223
Genótipo, 10

Gerhard Domagk, 249
Giardia lamblia, 209
giardíase, 209
girase, 71
glicocálice, 42
glicólise, 56, 141, 142
　fase de conservação de energia, 143
　fase preparatória, 143
gliconeogênese, 64
glicoproteína, 195
glicose, 57, 142, 294
glicosilação, 233
Glutamato desidrogenase, 63
Glutamato sintase, 63
Goma Xantana, 281
gripe, 290
grupos microbianos, 90
　Mesófilos, 90
　Psicrófilos, 90
　psicrotróficos, 90
　Termófilos, 90
guanina, 63, 68

# H

Habitat, 22, 156
halitose, 347
haloarchaea, 194
halogênio, 286
haploide, 74
haploides, 201, 205
heliobactérias, 129, 130
hemeproteínas, 60
hemólise, 293
　completa, 293
　parcial, 293
hepatite, 290
heterocistos, 186
heterotrófico, 182
heterótrofo, 122
heterótrofos, 159
hexoses, 63
hidratos de metano, 160
hidrazina, 138, 187
Hidrocarbonetos, 284
hidrofílicos, 36, 79
hidrofóbicas, 36
hidrofóbicos, 79
hifas, 199, 203
hipertermófilo, 90
hipertermófilos, 174
HIV, 228, 261, 290, 261
　supressão imunológica, 335

terapia antirretroviral, 335
hopanóide, 37
hormônios do crescimento, 279
hospedeiro, 169
Howard Florey, 249
HTST. Consulte também pasteurização rápida

# I

imunidade, 240
　adaptativa, 240
　coletiva, 291
　inata, 240
　natural, 246
　natural passiva, 246
imunoglobulinas, 245
imunomodulação, 260
indivíduo unicelular, 211
infecção, 244, 255
　ciclo de, 232
　memória da, 243
infecção viral
　Desrevestimento da partícula viral, 261
　Entrada do vírus, 261
　Produção de partículas virais, 261
　Síntese dos ácidos nucleicos, 261
infecções, 202, 290
　cutâneas, 257
　do trato urinário, 289
　hospitalares, 256
　nosocomiais, 289
　parasitárias, 243
　transmissão, 290
infecções ativas
　antibióticos, 19
inflamação
　crônica, 241
Influenza, 261, 333
　controle, 334
inibição de retroalimentação, 84
inseticida, 341
insulina, 279
interferon, 279
intestino
　contaminação do, 260
íntrons, 78
iodo, 102
íon $Mg^{2+}$, 133

IPTG, 324
isolamento reprodutivo, 118
isopropil-β-D-1-tiogalactopiranósido, 319

## J

John Snow, 336
Jonas Salk, 291

## L

Lactobacilos, 153, 340
lactose, 294
Legionella, 183
Leptospirillum, 284
levedura, 202, 205, 279, 283
    Saccharomyces cerevisiae, 277
leveduras
    Saccharomyces cerevisiae, 277
ligação, 270
ligação de fosfato, 54
ligação peptídica, 80
ligações covalentes, 69
ligações de dissulfeto, 275
ligase, 270, 271
lignina, 283
lincomicina, 342
linhagem da espécie, 111
lipídio A, 41
lipídios, 65
lipopolissacarídeo, 40, 41
lipoproteína, 41
lisar, 273
lisozima, 50, 241
locomoção, 47
    deslizamento, 48
luz
    comprimento de onda, 126
    espectro visível, 126
luz ultravioleta (UV), 102

## M

macrófagos, 242, 244, 245
malária, 207
MAMPs, 260
mancha vital
    iodeto de propídio, 307
manipulação genética, 263
marcador, 308
marcador selecionável, 268
Martinus Beijerinck, 17

mastócitos, 243
medicina veterinária, 347
medula espinhal, 208
meio de cultura, 92
meiose, 74, 85, 201, 204
membrana
    plasmática, 37
    proteínas da, 37
membrana citoplasmática, 129
membranas
    bacterianas, 37
    eucarióticas, 37
    periféricas, 37
membranas do tilacoide, 129
membros, 166
Meningoencefalite Amebiana Primária, 336
metabolismo, 69
    assimilativo, 148
    dissimilativo, 148
    fototrofia, 25
    microbiano, 26
    quimiolitotrofia, 25
    quimiorganotrofia, 25
Metabolismo, 10
metabólitos, 260, 314
metabólitos secundários, 24
metaboloma, 310, 313
metagenômica, 312
metais pesados, 102
metanogênese, 150, 159
metanogênicos, 159
metanógenos, 41, 159
metanotrofia, 159
metanotróficos, 159
metilação, 233
micélio, 199
micoses, 202
microaerófilos, 140
micróbio
    crescimento, 10
microbiologia
    aplicada, 11
    básica, 11
microbioma humano, 255
micróbios
    ácido-tolerantes, 284
    cercozoários, 214
    Cultivando, 92
    em cultura, 99
    pH, 90, 91
    pressão osmótica, 90
    radiolários, 214

    remoção de, 101
    requisitos físicos, 90
    requisitos químicos, 91
    sintróficos, 286
    temperatura, 90
    termófilos, 284
microbiota, 241
Microrganismos
    nomenclatura, 16
Microrganismos Eucariontes, 9
mitocôndria, 43, 198
mitocôndrias, 110
mitose, 74
mixósporos, 185
mixotróficos, 25
molécula
    correpressora, 82
    indutora, 82
montagem baseada em recombinação, 277
morbidade, 288
morfologia, 97, 292
Morfologia, 10
morfologia celular, 32
MRSA, 256, 257
    infecções cutâneas, 257
M. tuberculosis, 334
mudanças climáticas, 348
Mutação
    frameshift, 85
    missense, 85
    nonsense, 85
    pontual, 85
mutações, 112, 252
    espontâneas, 253
mutagênese
    aleatória, 267
    dirigida, 267
Mycobacterium tuberculosis, 334

## N

NADH desidrogenase, 57
nanobactérias., 34
neurônio, 229
neutrófilos, 243, 244, 245
New Delhi metallo-β-Lactamase, 259
nicho, 111
nitrato, 148, 181
nitratos, 285
nitrificação, 137, 161

nitrificantes, 138, 181
nitrogenase, 162
nitrogênio, 91
　fixação de, 276
　inorgânico, 181
núcleo, 43
nucleocápside, 218, 219, 228
núcleo do oligossacarídeo, 41
nucleoide, 42
nucleosídeos, 261
nucleotídeos, 63

## O

operon lac, 318, 319, 322
operons, 76
opsonização, 245
organela, 198, 242
organelas, 43, 108, 109, 129
organismos
　autótrofos, 25
　fototróficos, 25
　heterotróficos, 25
　infectantes, 259
　mixotróficos, 25
　multicelulares, 197
　quimiolitotróficos, 25
　quimiorganotróficos, 25
osmose, 195
óvulo, 201
oxidação, 51, 181, 182
　aeróbica, 137
　anóxica da amônia, 138
　da amônia, 138
　do hidrogênio, 135
oxidação fosforilativa, 56
oxidantes
　da amônia, 182
　de enxofre, 182
　de nitrato, 182
　do hidrogênio, 182
oxidase, 294
oxigenação, 124
oxigênio, 280

## P

pão, 282
parasita, 207
parceria simbiótica, 214
parede celular, 209, 214, 232
　bacteriana, 250
　de sílica, 214

partículas
　subvirais, 218
　virais, 220
Pasteur, 14
pasteurização, 101
　rápida, 102
　ultrarrápida, 102
patógeno, 202, 232, 281, 296
patógeno microniano, 28
patógenos, 240, 249, 255
patógenos microbianos, 346
Paul Ehrlich, 249
Penecillium, 205, 342
penicilina, 16
Penicillium, 16
Penicillium notatum, 249
pentoses, 63
peptídeos, 314
peptidoglicano, 39, 40, 107, 250, 251
periodontite, 347
periplasma, 81
permease, 318, 319
pesquisa de microbioma, 18
pesticidas, 285
pesticidas halogenados, 286
pH, 294
piezófilos, 175
piruvato, 141
placa bacteriana, 347
placas de microtitulação, 297
plâncton, 212
plantas, 171, 202, 230
　transgênicas, 282
plasmídeo, 224, 259, 267
　mobilizável, 271
plasmídeos, 42, 69
plasmídeos conjugativos, 70
plasmídeos R, 253
plasmodesmos, 231, 232, 235
Plasmodium, 207
plasmogamia, 201, 204
plástico biodegradável, 343
pleomórficas, 34
poder redutor, 133
polihidroxialcanoatos, 55
polímeros, 55
pólio, 291
poliomielite, 291
polissacarídeos, 63, 64
polissacarídeos O, 41
poli-β-hidroxibutirato, 55

posição de oscilação, 86
postulados de Koch, 15
prebióticos, 260
primers de RNA, 72
príons, 9, 218, 228, 229
probiótico, 259
procariontes, 10, 21, 115, 179
processos biogeoquímicos, 157
proclorófita, 127
produto
　bactericida, 101
　bacteriostático, 101
produtores primários, 158, 166
produtos, 50
profago, 224
promotor, 268
promotores "leaky, 274
propriedades antibacterianas, 249
proteases, 275
proteína
　ativadora, 83
　Cry, 282
　de movimento, 231
　do príon, 229, 230
　funcional, 274
　heteróloga, 275
　molécula de, 50
　truncada, 85
proteína repressora, 82
proteínas, 140, 195, 227, 228, 231
　biossíntese de, 91
　tradução das, 275
proteínas de ferro-enxofre, 58
proteínas de ligação do DNA, 82
　de sequência específica, 82
　inespecíficas, 82
proteínas ferro-enxofre, 134
Proteobacteria, 181, 183
proteoma, 310, 313
Protista, 207
protoplasma, 211
provírus, 229
pseudomeurina, 41
Pseudomonas aeruginosa, 252
psicrófilos, 175

## Q

queijo, 282
quimioautotróficos, 91
quimiolitotrofia, 17, 135

quimiolitotróficas, 166
quimiolitotróficos, 25, 136, 166
quimiorganotróficos, 25, 91, 139
quimiorganótroficos, 56
quinona, 134
quinonas, 58
quitina, 199
quitrídios, 202
quorum sensing, 164

## R

radiação, 102, 126
   infravermelha, 126
   ultravioleta, 126
radicais livres, 140
reações
   endergônicas, 50
   enzimáticas, 56
   exergônicas, 50
   redox, 52, 57
reações aeróbicas, 52
receptor de células T, 244
receptores de reconhecimento padrão (PRRs), 242
recombinação, 87
recombinação associada a transformação (TAR), 277
rede de Hartig, 204
redução, 51, 52
   assimilativa do sulfato, 149
   dissimilativa do sulfato, 149
redução do CO2, 122
região de reconhecimento, 235
regulação, 81
reguladores transcricionais, 326
relação simbiótica, 203
replicação
   bidirecional, 70
   do DNA, 71, 73
   do DNA e da divisão celular, 69
   por círculo rolante, 70
   semiconservativa, 72
replicação do ácido nucleico, 106
replicação retroviral ciclo de, 228
replicação viral, 224, 232
repressilador, 324
Repressores, 274

reprodução, 211
   assexuada, 200, 207
   fissão, 199
   sexuada, 200, 201, 205
resistência aos antibióticos, 248
respiração, 56, 61, 141, 144, 146, 159, 182
resposta imune, 240, 243
resposta imune adaptativa, 243
retículo endoplasmático, 43
retroalimentação positiva, 319
retrovírus, 228
Rhizobia, 162
Ribossomo, 80
ribossomo bacteriano, 251
ribossomos, 42
ribozimas, 106
rizobactérias, 169, 170
rizóbio, 170
rizosfera, 169
RNA, 68
   curtas sequências de, 231
   de interferência, 235
   de transferência, 78
      genes de, 69
   genoma do, 228, 230
   polimerase, 251, 268
   regulador, 232
   ribossômico, 78, 114
      genes de, 69
   viral, 229
RNAm, 79, 230
   policistrônico, 76
RNAr 16S, 173
RNAs não traduzidos, 78
Robert Hooke, 13
Robert Koch, 14
rúmen, 173

## S

Saccharomyces, 205
saúde pública, 346
S. aureus, 249, 252
seleção natural, 111
septos, 199
sequência de reconhecimento, 232
Sergei Winogradsky, 17
sífilis, 249, 290
sílica, 214
simbionte, 169
simbiose, 169, 203

simbiose secundária, 110
síntese de proteínas, 106
síntese do RNA, 251
síntese proteica
   alongamento, 80
   catalisar a, 80
   iniciação, 80
   terminação, 80
sintropia, 54
sistema CASCADE, 235
sistema CRISPR, 234, 235
sistema de restrição, 232
sistema de saúde hospitalar, 346
sistema imune
   adaptativo, 243
   inato, 243
sistema imunológico
   infecções acidentais, 28
sistema regulador de dois componentes, 84
sítio
   de clonagem múltipla, 268
   de ligação ao ribossomo, 274
sítio ativo, 50
sítios de restrição, 233
sobrexpressão, 320
solos florestais, 203
solutos compatíveis, 195
solventes, 285
soro do leite, 281
sorotipos, 296
Spirochaetes, 188
Streptomyces, 354
substância polimérica extracelular (EPS), 42
substâncias
   inorgânicas, 141
   orgânicas, 141
suco gástrico, 241
sulfito oxidase, 136
superbactéria, 286
superbactérias, 255
Synbiota, 352

## T

Taq DNA polimerase, 26, 188
taxa de cobertura, 291
taxia, 48
taxonomia, 115
telômeros, 73
tempo de geração, 45

Termófilo, 192
termófilos, 174
Teste
   da catalase, 293
   da coagulase, 293
   da urease, 294
   de aglutinação, 296
   de CAMP, 293
   de diluição em caldo, 297
   de hidrólise do amido, 293
   de oxidase, 294
testes
   bioquímicos, 293
   sorológicos, 296
tetrapeptídio, 38
Theodor Escherich, 117
timina, 68
tolerância, 243
tolueno, 286
toxicidade seletiva, 249
toxina Cry, 282
toxinas, 214
Toxoplasma, 207
tradução, 230, 232, 233
transcrição, 233, 268, 312
transcrição reversa, 261
transcriptase reversa, 219, 228, 229, 312
transcriptoma, 310
transcriptômica, 312
transdução, 87, 88, 253
   especializada, 88
   generalizada, 88
transfecção, 272
transferência horizontal do gene, 115
   transfecção, 115
   transferência lateral de genes, 115
   transformação, 115
transferência horizontal dos genes, 253
transferência vertical do gene, 115
transferência vertical dos genes, 253
transformação, 87, 88, 253
transplante fecal, 258, 344
transportadores de elétrons, 53

transporte ativo
transportadores de cassete de ligação de ATP (ABC), 47
transporte em grupo, 47
transporte passivo, 45. *Consulte também* difusão
   difusão facilitada, 46
   difusão passiva, 46
transposase, 225
transposição, 87, 88
   conservativa, 225
   replicativa, 225
transposon, 88
transposons, 253
trato
   gastrointestinal, 241
   respiratório, 241
Trichomonas vaginalis, 209
Tripanossoma, 208
tRNA, 275, 276
tuberculose, 241, 290
Turbidez, 96

## U

UHT. *Consulte também* pasteurização ultrarápida
unidades formadoras das colônias, 96
uridilato, 63
Uridina difosfoglicose, 65

## V

vacina, 291
vacinação, 291, 298
vacinas, 17, 281
vacúolo, 210
vacúolo contrátil, 211
vancomicina, 258
varíola, 336
V. cholera, 183
Verrucomicrobia, 188
vetor
   de clonagem, 271
   de clonagem-inserto, 271
vetores, 290
via do hidroxipropionato, 124
vias glicolíticas, 142

de Embden-Meyerhof, 142
Entner-Doudoroff, 142
fosfocetolase, 142
Vibrio cholera, 225
vibriões, 32
vida multicelular, 21
viés de códons, 274
vírion, 219, 223, 226, 227
viróides, 230, 231
vírus, 102
Vírus, 9
   ciclo de infecção, 232
   ciclo infeccioso do, 261
   da imunodeficiência humana, 228
   da leucemia felina, 228
   do mosaico do tabaco, 230
   Fusogênico, 227
   Latente, 227
   nu, 220
   Oncogênico, 227
   Persistente, 227
   Virulento, 227
VISA, 258
vitaminas, 92
Voges-Proskauer, 294
VRSA, 258

## W

Waksman, 249
Western blot, 296
whey, 281

## X

Xenobióticos, 285

## Y

Yersinia pestis, 18

## Z

zigoto, 201
zona anóxica, 167
zona fótica, 167
zoonoses, 290
Zoonoses, 351
Zygomycotas, 202